Andreas Frodl

Management-Lexikon für Mediziner

Andreas Frodl

Management-Lexikon für Mediziner

Fachbegriffe aus Betriebswirtschaft,
Arbeitsrecht und Informationstechnologie

Mit 108 Abbildungen
und 134 Tabellen

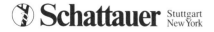

Dipl.-Kfm. Dr. rer. pol. Andreas Frodl
Von-Kleist-Straße 18
85435 Erding

Bibliografische Information der Deutschen Nationalbibliothek
Die Deutsche Nationalbibliothek verzeichnet diese Publikation in der Deutschen Nationalbibliografie; detaillierte bibliografische Daten sind im Internet über http://dnb.d-nb.de abrufbar.

Besonderer Hinweis:
In diesem Buch sind eingetragene Warenzeichen (geschützte Warennamen) nicht besonders kenntlich gemacht. Es kann also aus dem Fehlen eines entsprechenden Hinweises nicht geschlossen werden, dass es sich um einen freien Warennamen handelt.
Das Werk mit allen seinen Teilen ist urheberrechtlich geschützt. Jede Verwertung außerhalb der Bestimmungen des Urheberrechtsgesetzes ist ohne schriftliche Zustimmung des Verlages unzulässig und strafbar. Kein Teil des Werkes darf in irgendeiner Form ohne schriftliche Genehmigung des Verlages reproduziert werden.

© 2007 by Schattauer GmbH, Hölderlinstraße 3, 70174 Stuttgart, Germany
E-Mail: info@schattauer.de
Internet: http://www.schattauer.de
Printed in Germany

Lektorat: Dr. med. Gisela Heim, München
Umschlagabbildung: Symbolbild Arzt; © Coco Masuda/Illustration Source/Picture Press
Satz: Satzpunkt Ursula Ewert GmbH, Oswald-Merz-Straße 3, 95444 Bayreuth
Druck und Einband: fgb – freiburger graphische betriebe GmbH & Co. KG, Bebelstraße 11, 70108 Freiburg

ISBN: 978-3-7945-2536-2

Vorwort

Da der Zeitfaktor, die Arbeitsbelastung und der wirtschaftliche Druck in Klinik und Praxis eine immer größere Rolle spielen, bleibt für die Weiterbildung gerade in wichtigen gesundheitsökonomischen Fragen immer weniger Raum.

Das **Managementlexikon für Mediziner** ist daher als kompaktes Nachschlagewerk konzipiert, das allen Angehörigen der Heilberufe in konzentrierter Form die wichtigsten Fachbegriffe des Klinik- und Praxismanagements ohne erforderliche Vorkenntnisse auf verständliche Weise erläutert.

Ausgewählt wurden zahlreiche Schlagworte aus
- Betriebswirtschaft
- Bankwirtschaft
- Privatrecht
- Arbeitsrecht
- Informations- und Kommunikationstechnologie

Sicherlich sind nicht alle denkbaren Begriffe erwähnt. Für diesbezügliche Hinweise zur zukünftigen Vervollständigung und Verbesserung des Werkes, wäre ich sehr dankbar. Auch kann ein Lexikon nicht in die oft gewünschte inhaltliche Tiefe gehen. In diesen Fällen muss daher auf weiterführende Fachliteratur verwiesen werden.

Erding, im April 2007   **Andreas Frodl**

Hinweis: Um die Lesbarkeit des vorliegenden Textes zu erleichtern, wird im Folgenden das generische Maskulinum gebraucht, das gleichermaßen männliche und weibliche Personen umfasst. Die Entscheidung für diese Schreibweise beruht allein auf praktischen und nicht auf inhaltsbezogenen Erwägungen.

Inhalt

A

ABC-Analyse 1
Ablaufdiagramm 3
Ablauforganisation 4
Abmahnung 5
Abschreibung 6
Abwärtskompatibilität. 8
Abzahlungsdarlehen 8
Abzinsung. 8
Adapter 9
Änderungskündigung 10
Aktiengesellschaft (AG). 10
Aktiva 11
Akzeptkredit. 11
Ambulatorien. 12
Amortisationsrechnung 12
Anfechtung. 12
Anlagespiegel 13
Anlagevermögen 13
Anleihe 14
Annuitätendarlehen. 14
Annuitätenmethode 15
Anordnungsbefugnis. 15
Anwendung 16
Arbeitnehmer-Sparzulage. 16
Arbeitsanalyse 16
Arbeitsergonomie 17
Arbeitsplatzanforderung. 17
Arbeitsplatzbeschreibung 18
Arbeitsplatzgestaltung. 18
Arbeitsrecht 18
Arbeitsspeicher. 19
Arbeitsverhältnis 19
Arbeitsvertrag. 22
Arbeitszeit. 24
Arbeitszeiterfassung. 24
Arithmetisches Mittel 25
Arztdichte 27
Arzt-GmbH 27
Arztrechner 27
ASCII 32
ATM 32
Aufbauorganisation. 33
Aufgaben (Aufbauorganisation) 35
Aufgabenanalyse 35
Aufgabensynthese 35
Auflösung. 36
Aufwendungen. .36
Aufzinsung. 36
Ausbildungsverhältnis. 37
Ausführungsstelle 39
Ausgaben 39
Ausschreibung 40
Außenfinanzierung 40
Außerordentliche Kündigung 41
Auszahlung. 42
Autorisierung. 42
Autoritärer Führungsstil. 42
Aval 42

B

Bankdarlehen. 45
Barwert. 45
Befristetes Arbeitsverhältnis 45
Behandlungsblatt. 46
Behandlungsfallkosten 47
Behandlungsplanung 48
Beleihungsgrenze. 49
Benchmarking 50
Bestellsystem 53
Beteiligung. 56
Beteiligungsfinanzierung 57
Betriebliche Altersversorgung 57
Betriebliches Rechnungswesen. 58
Betriebssystem 58

Betriebsvereinbarung 59
Betriebsverfassungsrecht 59
Betriebswirtschaftliche Auswertungen
(BWA) 60
Bewertungsgrundsätze 62
Bewertungstechniken 62
Bilanz 62
Bilanzanalyse 63
Bilanzschema 65
Bildungsurlaub 65
BIOS 65
Bit 66
Blankokredit 66
Blockschaltbild 66
Bonität 66
Booten 66
Break-even-Analyse 66
Breitband 68
Browser 68
Bürgschaft 68
Bundesdatenschutzgesetz 70
Bundesschatzbrief 70
Bus 70
Byte 71

C

Cashflow 73
CD-ROM 73
Chat 74
Checklisten-Technik 74
Client 75
Client-Server-Architektur 75
Content-Management-System 76
Controller 77
Controlling 77
Controlling-Instrumente 79
Corporate Design 81
Corporate Identity 81

D

Darlehen 83
Data Warehouse 83
Datei 85
Dateiformat 86
Daten 87
Datenaustauschformate 87
Datenschutz 87
Datenträger 90
DATEV 91
Dauerarbeitsverhältnis 92
Deckungsbeitragsrechnung 92
Delkredere 92
Depotverwaltung 93
Desinvestition 94
Desktop-PC 94
Dienstvertrag 94
Differenzanalyse 94
Disagio 95
Diskontkredit 95
Diskontsatz 96
Distributionspolitik 96
Dividende 98
Divisionskalkulation 98
Dokumenten-Management-Systeme
(DMS) 99
Domäne 104
Drucker 104
DSL 105
Durchlaufzeit 107
DVD 108

E

E-Commerce 109
Effektivzins 109
EFQM-Modell 110
Eigenkapital 113
Einlagen 114
Einnahmen-Ausgaben-Rechnung 115
Einzelkosten 115
Einzugsermächtigung 116
Electronic Data Interchange (EDI) 117

Elektronische Märkte 119
Elternzeit......................... 121
E-Mail 121
Emission 126
Empfehlungs-Marketing.............. 126
Entgeltpolitik 126
Entgeltumwandlung 127
Entscheidungsbefugnis 127
Erfolgsrechnung.................... 127
Ergonomie 127
Erhebungstechniken 129
Ertragswertmethode 129
Erziehungsurlaub................... 131
Exponentielle Glättung.............. 131
Extranet 131

F

Facility Management................ 133
Factoring.......................... 136
Fehlinvestition 138
Fehlmengenkosten.................. 139
Festdarlehen 139
Festplatte......................... 139
Finanzplanung..................... 140
Firewall 141
Fixkosten.......................... 142
Flussdiagramm..................... 143
Fördereinrichtungen 143
Fördermittel....................... 145
Forderung......................... 150
Format 150
Freiberufler....................... 151
Fremdkapital 152
Fristlose Kündigung 153
Führung 153
Führungsinstrumente 153
Führungsprinzipien................. 154
Führungsstil 155
Funktionendiagramm 156

G

Garantie 157
GbR.............................. 157
Gehalt 157
Gehaltspfändung................... 160
Gemeinkosten 160
Gemeinschaftspraxis................ 161
Gerätetreiber 162
Gesamthandsvermögen 162
Gesamtkapitalrentabilität........... 162
Gesamtkosten..................... 162
Geschäftsbesorgungsvertrag......... 164
Gesellschaft bürgerlichen Rechts
(GbR) 164
Gesellschaft mit beschränkter Haftung
(GmbH) 165
Gewichtetes arithmetisches Mittel...... 167
Gewinn........................... 167
Gewinn-und-Verlust-Rechnung (GuV) . 168
Gewinnvergleichsrechnung 169
Gleitzeit........................... 169
GmbH............................ 169
Grundbuch........................ 170
Grundpfandrecht................... 170
Grundschuld 170

H

Haftungsfreistellung 173
Hardware 173
Hauptspeicher 174
Hausbank......................... 174
Homepage 174
HTML............................. 176
Hyperlink......................... 176
Hypothek 177

I

IGEL 179
Image 180
Informationsbefugnis 180

Inhaberpapier 180
Innenfinanzierung 181
Insolvenz 182
Instanz 183
Interner Zinsfuß 184
Internet 184
Interview-Technik 189
Intranet 190
Inventur 191
Inventurmethode 192
Investition 192
Investitionskredit 193
Investitionsrechnung 193
ISDN 195
ISO 9000 196

J

Job enlargement 199
Job enrichment 199
Job rotation 199
Joint Venture 199

K

KAIZEN 201
Kaltstart 202
Kapital 202
Kapitalgesellschaft 203
Kapitalwertmethode 203
Kaufvertrag 203
Kennzahlen 206
Kennzahlensystem 208
KG 209
Klinikrechner 209
Kommanditgesellschaft (KG) 209
Kommunikationspolitik 210
Komplementär 211
Konfliktbewältigung 211
Konflikthandhabung 213
Konflikttypen 214
Konfliktverläufe 215
Konformitätsbewertung 216

Konsolidierung 217
Kontokorrentkredit 217
Kooperativer Führungsstil 218
Kosten 218
Kostenartenrechnung 219
Kosten-Management 221
Kostenrechnung 222
Kostenstellenrechnung 222
Kostenträgerrechnung 223
Kostenvergleichsrechnung 224
Kredit 225
Kreditfähigkeit 226
Kreditleihe 226
Kreditwürdigkeit 226
KTQ 227
Kündigung 231
Kündigungsfristen 233
Kündigungsschutz 233

L

LAN 235
Lastschrift 235
Lean Management 236
Leasing 236
Lebenszykluskonzept 238
Leistungspolitik 239
Leitungsspanne 240
Lieferantenkredit 240
Linienorganisation 241
Link 241
Liquidität 241
Liquiditätskennzahlen 242
Liquiditätsplanung 242
Logistik 244
Lohn 247
Lohnfortzahlung 247
Lohnpfändung 247
Lombardkredit 248

M

Management by delegation............ 251
Management by exception 251
Management by objectives 251
Management by results 252
MAPI-Verfahren 252
Marketing......................... 253
Marketing-Mix..................... 255
Marketing-Strategien 256
Marketing-Ziele 257
Marktanalyse 259
Matrixorganisation 261
Medizinproduktqualität 261
Mehrarbeit 264
Mehrbenutzersystem................. 264
Mietkauf 264
Mietvertrag........................ 264
Minderung 265
Mitbestimmung.................... 266
Modem 266
Motherboard 266
Motivation 266
Multimomentverfahren 267
Multiplexer 268

N

Nacherfüllung 269
Namenspapier 269
Netzwerk.......................... 269
Newsgroup 271
Nichtigkeit 271
Niederstwertprinzip 271
Norm............................. 271
Nutzwertanalyse (NWA).............. 272

O

Obligation......................... 273
Öffentliche Förderhilfen 273
Offene Handelsgesellschaft (OHG) 273
Ordentliche Kündigung 274

Orderpapier 274
Organisation 275
Organisationsentwicklung 276
Organisationsformen 278
Organisationsplan................... 279
Organisationstechniken 279
OSSAD-Methode................... 280
Outsourcing....................... 280

P

Pachtvertrag....................... 283
Pareto-Prinzip 283
Partnerschaftsgesellschaft 284
Passiva............................ 284
Patientenbindung 285
Patientenkommunikation............. 287
Personalakte 287
Personalaustritt 288
Personalauswahl 289
Personalbedarf..................... 291
Personalbeschaffung 292
Personalbeurteilung 292
Personaldaten...................... 294
Personaleinsatz..................... 295
Personaleinstellung 296
Personalentwicklung................. 296
Personalfluktuation 298
Personalführung 299
Personalvertretungsgesetz............. 300
Personalverwaltung 300
Personalwerbung................... 302
Personengesellschaft 303
Pfandbrief......................... 304
Pfandrecht 305
Planung........................... 306
Plotter 307
Portfolioanalyse..................... 307
Praxisbewertung 309
Praxisgemeinschaft 311
Praxiskaufpreis..................... 312
Praxiskaufvertrag................... 314
Praxispositionierung................. 314
Praxisrechner 315

Probearbeitsverhältnis 315
Profitcenter 315
Prognoseverfahren 315
Prolongation 316
Provider........................... 316
Prozessor 317
Pufferzeit 317

Q

Qualität 319
Qualitätsmanagement 319
Qualitätsmanagement-Handbuch 321

R

Rating............................. 323
Recall-System 324
REFA 325
Rendite............................ 325
Rentabilität 325
Reset.............................. 326
Return on Investment (RoI) 326
Rückkehrausschluss 326
Rücklagen 327
Rücktritt 328
Rüstzeit 328

S

Sachmittel 329
Scanner 329
Schadenersatz 330
Schatzbrief........................ 330
Scheck 330
Schichtarbeit...................... 333
Schiedsgericht..................... 334
Schnittstelle...................... 334
Schuldmitübernahme 335
Schuldverschreibung 335
Selbstfinanzierung 336
Selbst-Management (Selbstorganisation) 336

Selbstzahlermedizin 338
Server............................. 339
Sicherungsabtretung 339
Sicherungsübereignung.............. 339
Skontrationsmethode 340
Soll-Ist-Vergleich 340
Sollzinssatzverfahren 340
Sozialversicherungsbeiträge.......... 340
Stab-Linien-Organisation 340
Stelle.............................. 340
Stellenanzeige 341
Stellenbeschreibung................ 342
Stellenbesetzungsplan 342
Stellenbildung..................... 343
Stiftung 344
Stille Gesellschaft 345
Stille Reserven..................... 346
Substanzwertmethode 346
Suchmaschine..................... 347

T

Tags 349
Tarifvertrag 349
Teilkostenrechnung 350
Teilzeitbeschäftigung 350
Telearbeit......................... 351
Telemedizin....................... 354
Terminbuch........................ 355
Terminplanung und -vergabe 356
Tilgung 358
Total Quality Management (TQM) 358
Tower-PC.......................... 358
Treiber 359
Treuhand.......................... 359

U

Überstunden....................... 361
Über- bzw. außertarifliche Zulage 361
Übertragungsprotokoll 361
Überweisung....................... 362
Umlaufvermögen 362

Umsatz 363
Umsatzrentabilität 363
Umwandlung 364
Umweltrecht 366
Umweltschutz 367
Update 369
URL 369
Urlaub 370

V

Variable Kosten 373
Venture Capital 373
Verbindlichkeit 374
Verfügung 374
Vergleich 375
Verlustausgleich 376
Vermögen 376
Vermögensendwertverfahren 377
Vermögenswirksame Leistungen 378
Verpfändung 378
Verschuldungsgrad 378
Versorgungsquote 379
Virtuelle Organisationen
und Unternehmen 379
Virus 383
Vollkostenrechnung 384
Vorfälligkeitsgebühr 385
Vorstellungsgespräch 386

W

Wandlung 389
Warmstart 389
Web-Browser 389
Wechsel 389
Weisungsbefugnis 390
Werbung 390
Werklieferungsvertrag 390
Werkvertrag 390
Wertberichtigung 391
Wertpapier 392
Wertstellung 393
Workflow 393
WWW 396

X

XML 399

Z

Zahlungsunfähigkeit 401
Zeitvergleich 401
Zertifizierung 401
Ziele 404
Zinsen 405
Zugewinngemeinschaft 405
Zugriffsrecht 406
Zulassungsverfahren 406
Zuschlagskalkulation 408
Zwangsvollstreckung 408
Zweiter Gesundheitsmarkt 411

Literatur 413

ABC-Analyse

Die ABC-Analyse ist ein betriebswirtschaftliches Mittel zur Bewertung von Objekten, um knappe finanzielle und personelle Ressourcen auf diejenigen Objekte zu konzentrieren, die den höchsten Erfolgsbeitrag erwarten lassen.

Die ABC-Analyse läuft in folgenden **Schritten** ab:
- Vorbereitung: Durchführung der Wertermittlung mit dem Ziel, den Wert für jeden Artikel durch Multiplikation der Menge mit seinem Preis zu ermitteln
- Durchführung: Ermittlung des relativen Anteils jeder Position am Gesamtwert, Sortierung der Positionen nach fallendem Wert, Kumulierung der Werte und Anteile
- Auswertung: → Vergleich der kumulierten Prozentanteile des Wertes und der Positionen, Einteilung in die ABC-Klassen

Die Klasseneinteilung dient dazu, Schwerpunkte für organisatorische Maßnahmen abzuleiten (beispielsweise intensive Lagerhal-

Tab. 1 Beispiel zur ABC-Analyse: Kapitalbindung in medizinischen Verbrauchsmaterialien

Mat.-Nr.	Jahres-bedarf in Stück	Preis/Stück	Jahres-bedarf in Euro	Rang-folge	Rang	Mat.-Nr.	Jahres-bedarf in Euro	Anteil vom Gesamt-wert in %	kumu-liert	Wert-gruppe
251	100	160,00	16 000	2	1	252	20 000	39	39	A
252	500	40,00	20 000	1	2	251	16 000	31	70	
253	250	10,00	2 500	4	3	257	5 000	10	80	
254	50	1,00	200	12	4	253	2 500	5	85	B
255	1 500	1,60	2 400	5	5	255	2 400	5	90	
256	1 000	1,40	1 400	7	6	258	1 500	2	92	
257	5 000	1,00	5 000	3	7	256	1 400	2	94	
258	2 500	0,60	1 500	6	8	260	900	2	96	C
259	2 000	0,40	800	9	9	259	800	2	98	
260	7 500	0,12	900	8	10	261	700	1	99	
261	7 000	0,10	700	10	11	262	360	0,5	99,5	
262	6 000	0,06	360	11	12	254	200	0,5	100	
			51 760							

Von 12 Positionen sind 3 (25%) A-Positionen (80% Wertanteil)
Von 12 Positionen sind 4 (33%) B-Positionen (14% Wertanteil)
Von 12 Positionen sind 5 (42%) C-Positionen (6% Wertanteil)

ABC-Analyse

tungsmaßnahmen bei A-Materialien, weniger Aufwand bei C-Materialien). **Vorteile** der ABC-Analyse sind die Konzentration auf das Wesentliche und das Erkennen von Schwerpunkten. Nachteilig wirkt sich der damit verbundene Rechenaufwand aus. Die Vorgehensweise bei der ABC-Analyse wird deutlich am Beispiel der Kapitalbindung in medizinischen Verbrauchsmaterialien, das in Tabelle 1 dargestellt ist.

Hier lässt sich durch die ABC-Analyse feststellen, dass in der Regel der größte Teil der jährlichen → Kosten für medizinische Verbrauchsartikeln verursacht wird. Wenn man das gesamte medizinische Verbrauchsmaterial nach dem jeweiligen Anteil an den gesamten jährlichen Kosten für Praxis- und Laborbedarf einteilt, so kann sich der in Abbildung 1 dargestellte Sachverhalt ergeben.

Aus Abbildung 1 ist ersichtlich, dass nur ein geringer Teil der Gesamtmenge an Verbrauchsmaterialien zur Deckung des jährlichen Bedarfs an medizinischem Verbrauchsmaterial einen recht großen Anteil an den gesamten jährlichen Materialkosten einnimmt. Diese hochwertigen Praxisartikel zählen zur **Gruppe A**. Der **Gruppe B** ist ein weiterer Teil der Materialien mit einem geringeren Kostenanteil zugeordnet. Die **Gruppe C** schließlich ist die überwiegende Menge geringwertiger Verbrauchsmaterialien mit einem geringen Anteil an den gesamten jährlichen Kosten für medizinisches Verbrauchsmaterial.

Als Ergebnis der ABC-Analyse lässt sich in diesem Fall festhalten: Eine Beschränkung auf die Verbrauchsmaterialien der Gruppe A ist ratsam, um den Aufwand beispielsweise für Bedarfsermittlung, Einkauf oder Bestandsüberwachung so gering wie möglich zu halten. Daher sollte zunächst die Gruppe dieser hochwertigen Artikel anhand der Einkaufspreise ermittelt werden.

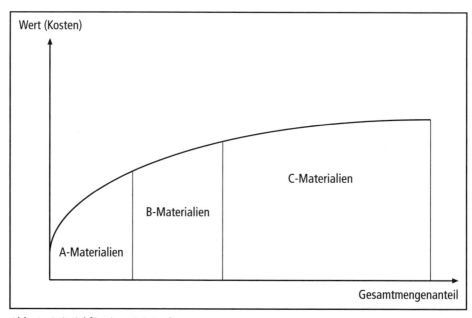

Abb. 1 Beispiel für eine ABC-Analyse

Ablaufdiagramm

Das Ablaufdiagramm stellt eine Kombination zwischen tabellarischer und symbolischer Darstellungstechnik dar und eignet sich vorwiegend für die Abbildung linearer medizinischer Organisationsprozesse.

Ablaufdiagramme sind ein wichtiges Instrument zur Optimierung medizinischer Organisationsprozesse. Sie dienen zur **Dokumentation** und als Hilfsmittel für die Darstellung und Verdeutlichung von Arbeitsabläufen (Abb. 2).

Lineare Abläufe, die keine Alternativbearbeitung, Schleifenbearbeitungen oder Parallelbearbeitungen aufweisen, lassen sich vorzugsweise mithilfe von **Listen** aufzeichnen.

Tätigkeiten, → Stellen und → Aufgaben werden bei einem **Blockschaltbild** in einer Matrix miteinander verknüpft. Aufgaben, Eingabedaten, Ergebnisdaten oder → Datenträger können dann beispielsweise im jeweiligen Schnittpunkt von Zeilen und Spalten genannt werden. Diese Darstellungsform eignet sich ebenfalls vornehmlich für lineare Abläufe, wobei auch einfache Alternativen oder Schleifen mit eingebaut werden können.

Das **Flussdiagramm** bietet den Vorteil, auch Alternativen, Schleifen und Parallelbearbeitungen gut darstellen zu können. Es ist an die Symbolik eines Datenflussplanes nach DIN 66001 angelehnt und eine häufig eingesetzte Dokumentationstechnik, die für vielfältige Ablaufarten in der medizinischen → Organisation gut verwandt werden kann.

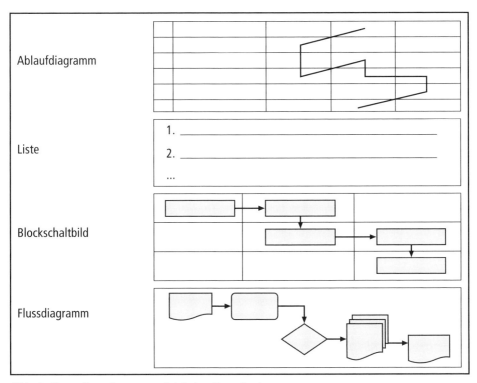

Abb. 2 Darstellungsformen medizinischer Organisationsprozesse

Ablauforganisation

Die Ablauforganisation strukturiert die Arbeitsprozesse in der Klinik oder Arztpraxis und legt somit fest, wer was wie, wann und wo macht.

Abbildung 3 zeigt, wie die Ablauforganisation in der Regel gestaltet wird. Zunächst sind die einzelnen **Vorgänge** zu ermitteln, um Abläufe zu strukturieren. Es muss festgestellt werden, aus welchen Vorgängen sich der Arbeitsablauf zusammensetzt und welche Arbeitsschritte jeder Vorgang einschließt. Bei der Beschaffung von medizinischem Verbrauchsmaterial können dies folgende grobe Arbeitsschritte sein:
- Auftragserteilung
- Angebotsvergleich
- Bezahlung
- Rechnungskontrolle

Üblicherweise werden die Arbeitsschritte und Vorgänge in einer bestimmten **Reihenfolge** durchgeführt. Als sinnvolle Reihenfolge ergibt sich: zunächst der Angebotsvergleich, dann die Auftragserteilung, danach die Rechnungskontrolle und zum Schluss die Bezahlung.

Da die Vorgänge an einem oder mehreren Arbeitsplätzen ausgeführt werden, sind für jeden Vorgang die zugehörigen **Arbeitsplätze** und deren aufbauorganisatorische Einordnung zu ermitteln. Als notwendige **Eingaben (Input)** in den Ablauf sind Informationseingaben, z. B. das Eintreffen einer Bedingung, von Formularen oder Belegen, festzuhalten, da jeder Vorgang in der Regel durch sie ausgelöst wird. Weil jeder Vorgang einen bestimmten Arbeitsauftrag beinhaltet, muss diese **Verarbeitung** nach bestimmten, zu beschreibenden Arbeitsregeln oder Entscheidungsregeln für die Durchführung der Vorgänge erfolgen. Die Informationen, Ergebnisse oder Belege, die aus dem Vorgang hervorgehen sollen, sind als **Ausgabe (Output)** zu definieren.

Es kann auch wichtig sein, die **Mengen**, die bei dem Ablauf bearbeitet werden, festzuhalten, um den Ablauf auch quantitativ richtig zu gestalten. Um die einzelnen Vorgänge quantifizieren zu können (z. B. Krankenscheine pro Quartal, Behandlungsfälle pro Tag), ist dabei zuerst die Festlegung repräsentativer **Bezugsgrößen** von Bedeutung. Hierzu müssen zunächst die aktuellen Arbeitsmengen, die zum Zeitpunkt der Analyse oder Gestaltung der Ablauforganisation gegeben

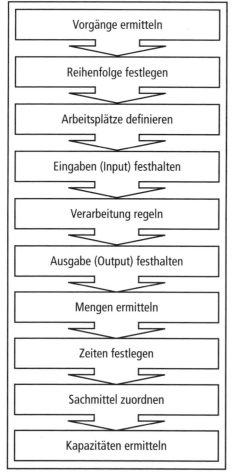

Abb. 3 Ablauforganisation

sind, ermittelt werden. Auch die **zukünftigen Mengen** sind festzulegen, da Ablaufsysteme für einen längeren Zeitraum geplant werden und daher während ihrer Einsatzdauer Veränderungen der aktuellen Menge erfolgen können. Zur Mengenermittlung bietet sich die Berücksichtigung von arithmetischen Mittelwerten, gleitenden Mittelwerten, der exponentiellen Glättung oder auch der Regressionsanalyse an.

Bei einem Arbeitsablauf schließt die Ermittlung der **Zeiten** mehrere → Aufgaben ein: Zunächst ist die → **Arbeitszeit** je Vorgang (auch: Auftragszeit) zu definieren. Die Arbeitszeit je Vorgang umfasst nach → REFA die Zeitspanne vom Beginn bis zum Ende eines Vorgangs ohne Liege- und Transportzeiten. Die Gesamtarbeitszeit setzt sich schließlich aus der Summe der Arbeitszeiten aller Vorgänge zusammen. Ferner muss die → **Durchlaufzeit** bestimmt werden. Die Durchlaufzeit umfasst nach REFA die Differenz zwischen End- und Starttermin eines Vorgangs und ist somit die Summe aus Arbeitszeit, Liege- und Transportzeit je Vorgang.

Von Bedeutung ist auch der **Zeitpunkt**, zu dem Arbeiten vorgenommen werden. Die **kontinuierliche (ständige)** Arbeitsdurchführung stellt hierbei eine andauernde Arbeit während der gesamten Arbeitszeit dar. Eine immer wieder neu aufgenommene Bearbeitung ist dagegen die **diskontinuierliche (unterbrochene)** Arbeitsdurchführung. Es handelt sich dabei um eine Stapelbearbeitung, bei der die Bearbeitung nur dann erfolgt, wenn ein Bearbeitungsstapel gegeben ist, wie etwa bei der Bearbeitung mehrerer Proben hintereinander im Labor. Aus den Durchführungszeitpunkten ergibt sich schließlich bei einer regelmäßig diskontinuierlichen Arbeitsdurchführung ihre **Häufigkeit** oder Frequenz: alle 5 Minuten, stündlich, täglich, wöchentlich, monatlich, vierteljährlich usw., je nach Notwendigkeit der Arbeitsdurchführung. Bei einer unregelmäßigen, diskontinuierlichen Arbeitsdurchführung kann nur deren durchschnittliche Frequenz oder der Mittelwert der Häufigkeit ermittelt werden.

Die Zuordnung der in einem Arbeitsablauf eingesetzten → **Sachmittel** ist ebenfalls Gegenstand der Strukturierung dieses Ablaufes. Häufig wird dabei aus Gründen der Praktikabilität auf die Zuordnung allgemein üblicher Sachmittel verzichtet, und nur die ablaufspezifischen werden erfasst. Die Zuordnung kann anhand folgender Merkmale erfolgen:

- Sachmittelart
- Menge
- Einsatzart
- verfügbare und benutzte Kapazität
- Mehrfacheinsatz bei anderen Arbeitsabläufen

Schließlich muss noch das Personal im Rahmen der **Kapazitäten** ermittelt werden. Hierbei müssen die **verfügbare** und die **benötigte** Personalkapazität grundsätzlich für jeden Arbeitsgang ermittelt werden. Zweckmäßigerweise sind dabei als **Maßeinheit** zu wählen:

- Stunden je Arbeitstag
- Wochenstunden
- Personentage je Monat

Am Ende der Gestaltung der Ablauforganisation müssen noch **Merkmale** wie Qualifikation, Spezialkenntnisse, Befugnisse usw. der arbeitenden Personen ebenfalls auf den einzelnen Arbeitsvorgang bezogen werden.

Abmahnung

Verletzen Praxisangehörige ihre arbeitsvertraglichen Pflichten, so kann sie der Arzt als Praxisinhaber und Arbeitgeber zur Einhaltung dieser Pflichten ermahnen.

Da Abmahnungen häufig die Vorstufe zu → Kündigungen darstellen, kommt ihnen eine Warn- und Ankündigungsfunktion zu. Die

Abmahnung darf mit keiner weiteren Sanktion verbunden sein. Sie erfolgt, um eine Arbeitskraft nachdrücklich auf ein Fehlverhalten hinzuweisen und sie aufzufordern, dieses Fehlverhalten einzustellen.

Die Anforderungen an eine ordnungsgemäße Abmahnung sind gesetzlich nicht geregelt. Für den Fall, dass der Arbeitnehmer erneut einen Pflichtenverstoß begeht, enthält die Abmahnung in der Regel den zusätzlichen Hinweis, dass in diesem Fall der Bestand des → Arbeitsverhältnisses gefährdet ist: Der Arbeitnehmer muss mit der Kündigung rechnen.

Als **Abmahnungsgründe** können angesehen werden:
- verbotener Alkoholgenuss während der → Arbeitszeit
- Störung des Betriebsfriedens
- unzureichende Leistungen
- häufige Arbeitsfehler
- Unfreundlichkeit gegenüber Patienten
- häufige Unpünktlichkeit
- extrem langsames Arbeiten

Die Abmahnung kann mündlich oder schriftlich erfolgen, wobei Folgendes zu beachten ist:

- Das Fehlverhalten ist genau zu bezeichnen.
- Die Missbilligung des Verhaltens muss deutlich ausgesprochen werden.
- Ein Hinweis auf Gefährdung des Arbeitsverhältnisses im Wiederholungsfall ist zu geben.
- Sie muss den → Personalakten hinzugefügt werden.

Der Arbeitskraft muss zwischen zwei Abmahnungen oder einer Abmahnung und der Kündigung ausreichend Zeit und Gelegenheit eingeräumt werden, das Fehlverhalten zu korrigieren. Eine → ordentliche Kündigung kann in der Regel nur nach einer vorhergehenden Abmahnung erfolgen.

Abschreibung

Die Abschreibung stellt ein buchtechnisches Instrument zur rechnerischen Verteilung des Werteverzehrs zuvor angeschaffter Güter dar.

Die Funktion der Abschreibung besteht darin, die leistungsabhängig oder zeitbezogen auftretende **Wertminderung** zu erfassen, die

Tab. 2 Abschreibungsverfahren

Verfahren	Beschreibung	Formel für die Ermittlung der Abschreibungsbeträge
Linear	gleichbleibende Jahresbeiträge	$Ab_p = A / n$
Geometrisch degressiv	um festen Prozentsatz vom Buchwert fallende Jahresbeiträge	$Ab_p = 1 - \sqrt[n]{Rbw / A}$
Arithmetisch degressiv	um festen Degressionsbetrag fallende Jahresbeiträge	$Ab_p = A / n + (n - 2 \times p + 1/2) \times Pb$
Progressiv	geometrisch steigende Jahresbeiträge	$Ab_p = Db (1 - Db)^{n-p} \times A$
	arithmetisch steigende Jahresbeiträge	$Ab_p = A / n + [(n - 2)(n - p) - 1] \times Pb$
Nutzungsverschleiß	Jahresbeiträge abhängig von der Leistung oder Inanspruchnahme	$Ab_p = A / Gl \times l_p$

Ab_p = Abschreibungsbetrag in der Periode p; A = Anschaffungskosten; n = Nutzungsdauer; Pb = Progressionsbetrag; Db = Degressionsbetrag; Gl = Gesamtleistungsabgabe; l_p = Leistungsabgabe in der Periode p

Anschaffungs- und Herstellungskosten auf eine bestimmte Zeitdauer zu verteilen oder nicht planmäßig eintretenden Wertminderungen Rechnung zu tragen. Die Abschreibung erfasst den Werteverzehr von Vermögensteilen in der → Kostenrechnung als → **Kosten**, in der Handelsbilanz als **Aufwand** und in der Steuerbilanz als **Betriebsausgaben** (bzw. Werbungskosten). In der Kostenrechnung sollen die **kalkulatorischen Abschreibungen** den Gebrauchs- und Zeitverschleiß verursachungsgerecht erfassen. **Gebrauchsverschleiß** ist auf die Nutzung der Betriebsmittel zurückzuführen und den variablen Kosten zuzurechnen. **Zeitverschleiß** entsteht unabhängig von der Betriebsmittelnutzung und gehört zu den → Fixkosten. Kalkulatorische Abschreibungen mindern den Betriebserfolg. In der Handels- und Steuerbilanz werden die Abschreibungen zur Beeinflussung des → Gewinns eingesetzt, da wegen der Unsicherheit über den zutreffenden Abschreibungspfad (Zeitraum und Höhe der Abschreibungen) erhebliche Gestaltungsspielräume bestehen. Die buchhalterischen Abschreibungen mindern den Jahresüberschuss, die steuerlichen Abschreibungen (Absetzung für Abnutzung = AfA) die Steuerbemessungsgrundlage.

Die verschiedenen **Abschreibungsverfahren** sind in Tabelle 2 dargestellt.

Die **planmäßigen Abschreibungen** dienen der Abschreibung von Vermögensgegenständen mit zeitlich begrenzter Nutzung entsprechend einem Abschreibungsplan, in dem die Abschreibungsbasis (Ausgangswerte der Abschreibung), das Abschreibungsvolumen, die Abschreibungsdauer (Nutzungsdauer) und das Abschreibungsverfahren festgelegt sind.

In der Kostenrechnung ist das Abschreibungsverfahren frei wählbar; verwendet wird die Methode, die die Abschreibungsursachen

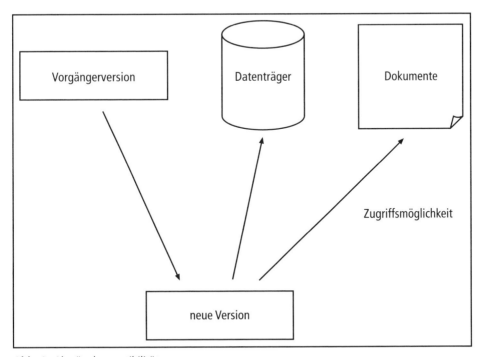

Abb. 4 Abwärtskompatibilität

am besten erfasst. In der Handelsbilanz sind alle Abschreibungsmethoden zulässig, die die Anschaffungs- oder Herstellungskosten nach einem Plan verteilen. In der Steuerbilanz sind nur die lineare und die geometrisch-degressive Abschreibung erlaubt, bei Nachweis auch die Leistungsabschreibung. Nicht planmäßige Abschreibungen sind **Sonderabschreibungen** und haben die Funktion, ungeplante Wertminderungen zu erfassen oder anders begründete Abwertungen buchtechnisch durchzuführen.

Abwärtskompatibilität

Programme, die auf einer neueren, verbesserten Systemumgebung entwickelt wurden, die sich aber dennoch mit einer einfacheren (älteren) Version ausführen lassen, sind abwärtskompatibel.

Die Abwärtskompatibilität beschreibt also die Kompatibilität zu den Vorgängerversionen (Abb. 4). Die Spezifikationen des Vorgängermodells werden somit auch in der neueren Version unterstützt. Kommerzielle Produkte sollten über eine Abwärtskompatibilität verfügen. So ist bei der Verwendung neuer Software-Versionen darauf zu achten, dass diese sichergestellt ist. Klinik- oder Arztprogramme, die auf einer neueren, verbesserten Systemumgebung entwickelt wurden, sollten sich stets auch mit einer einfacheren bzw. älteren Version ausführen lassen. Insbesondere das Lesen von älteren archivierten → Datenträgern sollte gewährleistet sein.

Abzahlungsdarlehen

Das Abzahlungsdarlehen ist ein → Kredit, den der Arzt als Kreditnehmer durch fallende Jahresleistungen (gleich bleibender Tilgungsanteil, aber fallender Zinsanteil) zurückzahlt.

Häufig wird diese Tilgungsform auch als Ratenkredit bezeichnet (Tab. 3).

Abzinsung

Bei der Abzinsung wird ein nach n Jahren fälliger Geldbetrag B_n unter Berücksichtigung von Zins und Zinseszins auf einen jetzt fälligen Geldbetrag B_0 (→ Barwert) abgebildet.

Tab. 3 Beispiel für ein Abzahlungsdarlehen

Darlehensbetrag		200 000
Monatsraten		96
Zinssatz über die gesamte Laufzeit		0,5 % je Monat
Bearbeitungsgebühr		0,5 %
Berechnung der Zinsen	((0,5 × 96) × 200 000) / 100	48 000
Berechnung der Monatsraten	Darlehensbetrag	200 000
	Zinsen	48 000
	Bearbeitungsgebühr	1 000
	Summe	249 000
	Monatsrate (249 000 / 96)	2 593,75

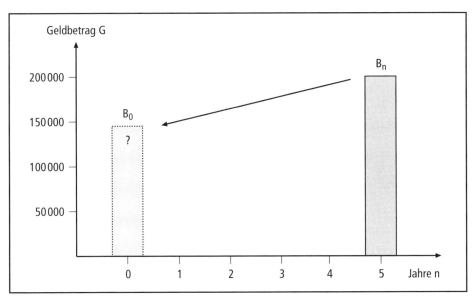

Abb. 5 Abzinsung

Durch die Abzinsung lässt sich somit ermitteln, welchen Betrag die Klinik oder der Arzt als Investor *heute* aufwenden muss, um bei Vorgabe von Zinssatz und Laufzeit einen bestimmten Betrag *zukünftig* zu erzielen (Abb. 5).
Durch Multiplikation des zukünftigen Wertes mit dem **Abzinsungsfaktor** wird der **Barwert** errechnet. Der Abzinsungsfaktor wird mit folgender Formel ermittelt:
$B_0 = B_n \times (1 + i)^{-n}$
B_0 = heutiger Betrag (Barwert)
B_n = zukünftiger Betrag
$(1 + i)^{-n}$ = Abzinsungsfaktor
i = Zinssatz
n = Laufzeit in Jahren
In Tabelle 4 wird die Abzinsungsmethode an einem Beispiel dargestellt.

Adapter

Ein Adapter ist eine Steckkarte für einen PC, die es ermöglicht, Peripheriegeräte – z. B. ein → Modem oder einen Joystick – zu nutzen, für die standardmäßig nicht die notwendigen Buchsen, Ports und Platinen vorhanden sind.

Eine einzige Steckkarte kann dabei über mehrere integrierte Adapter verfügen. **Netzwerk-Adapter** sind beispielsweise Erweiterungskarten oder andere Geräte, die für den Anschluss eines Computers an ein lokales → Netzwerk eingesetzt werden. Bei einem **Video-Adapter** (er wird auch als Video-Controller bezeichnet) handelt es sich um die erforderliche Schaltungstechnik zur Erzeugung

Tab. 4 Beispiel zur Abzinsungsmethode

Formel	Zukünftiger Betrag	Zinssatz	Laufzeit	Berechnung
$1 / (1 + i)^n$	200 000	6 %	5	$200\,000 \times (1 / (1 + 0{,}06)^5) = 149\,451{,}63$

eines Videosignals, das über ein Kabel an das Video-Display gesendet wird. Der Video-Adapter befindet sich auf der Hauptplatine des Computers oder auf einer Erweiterungskarte, kann aber auch Teil eines Terminals sein.

Änderungskündigung

> Eine Änderungskündigung zielt nicht auf die Beendigung eines → Arbeitsverhältnisses ab, sondern auf dessen Fortsetzung unter anderen arbeitsvertraglichen Bedingungen.

Die Änderungskündigung wird häufig im Arbeitsverhältnis praktiziert und beinhaltet in der Regel das gleichzeitige Angebot, das Arbeitsverhältnis unter geänderten Bedingungen fortzusetzen (Schriftform erforderlich). Auch diese Form der → Kündigung ist mit Rechtsmitteln angreifbar, und bei ihr sind ebenfalls → Kündigungsfristen zu wahren. Werden die neuen Bedingungen vom Arzt als Arbeitgeber oder von den Mitarbeitern als Arbeitnehmern nicht akzeptiert, so muss der Weg der ordentlichen Kündigung beschritten werden. Gegen die Wirksamkeit von Änderungskündigungen kann beim Arbeitsgericht geklagt werden.

Aktiengesellschaft (AG)

> Eine Aktiengesellschaft ist eine juristische Person mit einem in Aktien aufgeteilten Grundkapital, an dem die Gesellschafter mit → Einlagen beteiligt sind.

Die AG ist eine → Kapitalgesellschaft mit eigener Rechtspersönlichkeit, deren **Gesellschafter** (Aktionäre, Anteilseigner) mit Einlagen an dem in Aktien zerlegten Grundkapital beteiligt sind, ohne persönlich für die Verbindlichkeiten der AG zu haften. An der **Gründung** einer AG müssen sich eine oder mehrere Personen beteiligen, die die Aktien gegen Einlagen übernehmen (Simultangründung oder Einheitsgründung). Der **Gesellschaftsvertrag** (Satzung) muss notariell beurkundet werden und bestimmten gesetzlichen Erfordernissen entsprechen. Die AG entsteht erst durch die Eintragung im Handelsregister. Die **Einlagen** der Aktionäre können in Geld bestehen (Bareinlage) oder in anderen Vermögenswerten (Sacheinlage). Der **Mindestnennbetrag** des Grundkapitals ist 50 000 Euro.

Für die **Verbindlichkeiten** der AG wird nur mit dem Gesellschaftsvermögen gehaftet. Die Aktien werden zur Refinanzierung eingesetzt. Das Aktiengesetz enthält umfangreiche Regelungen bezüglich Aufsichtsrat, Bekanntmachungen, Hauptversammlung, Aktienübertragung. Da weitreichende **Publizitätspflichten** herrschen, kommt die AG ernsthaft nur für Privatkliniken in Betracht, die einen Mindesthonorarumsatz von einigen Millionen Euro erwirtschaften. Das „Standing" gegen-

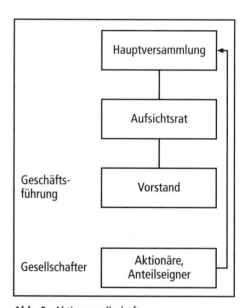

Abb. 6 Aktiengesellschaft

über Banken und dem Wettbewerb ist dabei allerdings wesentlich besser als z. B. bei einer (→ GmbH).

Die Organe der AG sind Vorstand, Aufsichtsrat und Hauptversammlung (Abb. 6). Der **Vorstand** kann aus einer oder mehreren Personen bestehen; die Mitglieder werden vom Aufsichtsrat auf höchstens 5 Jahre bestellt. Dem Vorstand obliegt die Geschäftsführung und die Vertretung der AG nach außen, er hat den Jahresabschluss aufzustellen und einen Lagebericht zu erstatten. Jahresabschluss, Lagebericht und der Vorschlag über die Verwendung des Bilanzgewinns sind vom Aufsichtsrat zu prüfen. Der **Aufsichtsrat** hat die Geschäftsführung zu überwachen. Seine Zusammensetzung richtet sich nach dem Mitbestimmungsgesetz. Aufgaben der Geschäftsführung können ihm nicht übertragen werden, jedoch hat die Satzung oder der Aufsichtsrat zu bestimmen, dass bestimmte Geschäfte nur mit seiner Zustimmung vorgenommen werden dürfen. Er muss der Hauptversammlung über das Geschäftsjahr berichten und vertritt die Gesellschaft gegenüber dem Vorstand. Die **Hauptversammlung**, der alle Aktionäre angehören, wird in der Regel vom Vorstand einberufen; sie kann auch durch den Aufsichtsrat oder auf Verlangen von Aktionären, die einen Mindestanteil am Grundkapital vertreten, einberufen werden. Sie wählt die Vertreter der Anteilseigner im Aufsichtsrat und den Abschlussprüfer, beschließt jährlich über die Gewinnverwendung (→ Dividende) sowie die Entlastung des Vorstands und Aufsichtsrats und entscheidet über Satzungsänderungen.

Aktiva

Als Aktiva werden Vermögenswerte allgemein und die Aktivposten der → Bilanz bezeichnet.

Es handelt sich dabei um die Vermögensteile einer Klinik oder Arztpraxis, die auf der Aktivseite (Sollseite) der Bilanz erfasst und ausgewiesen werden. Dazu zählen:

A. Ausstehende → Einlagen
   davon eingefordert
B. → Aufwendungen für die Ingangsetzung und Erweiterung des Geschäftsbetriebs
C. → Anlagevermögen
   I. Immaterielle Vermögensgegenstände
   II. Sachanlagen
   III. Finanzanlagen
D. → Umlaufvermögen
   I. Vorräte
   II. → Forderungen und sonstige Vermögensgegenstände – davon mit einer Restlaufzeit > 1 Jahr
   III. → Wertpapiere
   IV. → Schecks, Kassenbestand, Bundesbank- und Postgiroguthaben, Guthaben bei Kreditinstituten
E. Rechnungsabgrenzungsposten
   I. Abgrenzungsposten für latente Steuern
   II. Sonstige Rechnungsabgrenzungsposten
F. Nicht durch → Eigenkapital gedeckter Fehlbetrag

Akzeptkredit

Bei dem Akzeptkredit handelt es sich um die Kreditgewährung durch eine Bank, indem diese im Rahmen getroffener Kreditabsprachen von erstklassigen Kunden ausgestellte → Wechsel akzeptiert.

Hierdurch stellt die Bank dem Arzt als Kunden die eigene → **Kreditwürdigkeit** zur → Verfügung. Dies bezeichnet man auch als Kreditleihe. Anschließend erfolgt zumeist Diskontierung des Akzepts durch die Akzeptbank im Rahmen eines bestehenden → **Diskontkredits**. Der Gegenwert fließt in die Betriebsmittel der Klinik oder Arztpraxis (Aussteller des Akzeptes). Seltener wird das Ak-

Ambulatorien

zept an einen Gläubiger des Arztes weitergegeben (indossiert). Vorteile für die Klinik- oder Arztpraxis ergeben sich aus der Differenz zwischen dem gültigen Marktzins für → Kontokorrentkredite einerseits und zu zahlender Akzeptprovision und → Diskontsatz andererseits.

Ambulatorien

Ambulatorien und vergleichbare Einrichtungen sind Sonderformen ärztlicher Kooperation der ehemaligen DDR, die durch den Einigungsvertrag geschützt sind (§ 311 Abs. 2 SGB V).

Es sind also Sonderformen der ärztlichen Zusammenarbeit, die mit der Beschäftigung von angestellten Ärzten vergleichbar sind. Der Unterschied besteht darin, dass die in diesen Einrichtungen beschäftigten Ärzte kraft Gesetz in der Regel ordentliche Mitglieder der Kassenärztlichen Vereinigung (KV) sind. Die ordentliche Mitgliedschaft ist somit nicht an die Niederlassung geknüpft.

Amortisationsrechnung

Die Amortisationsrechnung zählt zu den Mischformen der → Investitionsrechnung und beantwortet die zentrale Frage, wie lange die Wiedergewinnung der Investitionssumme aus den Einnahmeüberschüssen einer Klinik- oder Praxisinvestition dauert.

Durch einen → Vergleich der Soll- mit der Ist-Amortisationsdauer kann die Vorteilhaftigkeit einer → Investition bewertet werden. Die Ist-Amortisationsdauer ergibt sich, indem man die Investitionssumme durch die jährlich zu erwartenden Einnahmeüberschüsse dividiert:

Investitionssumme / (Einnahmen – → Ausgaben) = Ist-Amortisationsdauer

Die Soll-Amortisationsdauer ergibt sich durch subjektive Schätzung des investierenden Arztes. Liegt die Ist- unter der Soll-Amortisationsdauer, erscheint die Investition vorteilhaft (Tab. 5).

Anfechtung

Die Anfechtung stellt die Beseitigung der Rechtsfolgen einer Willenserklärung oder eines Rechtsverhältnisses dar.

Die Anfechtung ist möglich, wenn Rechtsfolgen entstehen durch:
- falsche Übermittlung
- Irrtum
- widerrechtliche Drohung
- arglistige Täuschung

Mit der **Anfechtungsklage** kann der in seinen Rechten Betroffene den Abwehranspruch

Tab. 5 Amortisationsrechnung

Investitionssumme	200 000
Einnahmen – Ausgaben	40 000
Soll-Amortisationsdauer	6 Jahre
Berechnung:	
Investitionssumme / Einnahmen – Ausgaben	200 000 / 40 000
Ist-Amortisationsdauer	**5 Jahre**

gegen einen rechtswidrigen Verwaltungsakt geltend machen. Der Klage muss in der Regel ein Widerspruchsverfahren vorausgehen. Bei negativem Widerspruchsbescheid ist binnen eines Monats die Anfechtungsklage zu erheben. Mit der Anfechtungsklage lässt sich auch auf die Aufhebung eines Rechtsverhältnisses (z. B. eines Vertrags) oder bestimmte gerichtliche Entscheidungen zielen.

Anfechtungsberechtigt ist, wer die anfechtbare Willenserklärung abgegeben hat. Unbeteiligte Dritte sind nicht anfechtungsberechtigt. Die Anfechtung geschieht durch einseitige, formlose Erklärung. Sie hat unverzüglich oder binnen Jahresfrist zu erfolgen. Eine irrtümliche Anfechtung kann allerdings auch Ersatzpflichten begründen.

Anlagespiegel

Große und mittelgroße → Kapitalgesellschaften müssen laut Handelsgesetzbuch die Entwicklung ihres → Anlagevermögens und der aktivierten → Aufwendungen für die Ingangsetzung und Erweiterung ihres Geschäftsbetriebs in einem Anlagespiegel zusammenstellen.

Der Anlagespiegel kann wahlweise in der → Bilanz oder in deren Anhang dargestellt werden. Er ist nach dem Brutto-Prinzip aufgebaut: Ausgehend von den Anfangsbeständen zu ursprünglichen Anschaffungs- oder Herstellungskosten werden die **Zu- und Abgänge** sowie die Umbuchungen zu den Anschaffungs- und Herstellungskosten erfasst (Tab. 6). Die seit dem Anschaffungszeitpunkt vorgenommenen → **Abschreibungen** werden als kumulierte Abschreibungen dargestellt, die mit den Zuschreibungen der Vorjahre saldiert sind. Die Abschreibungen des Geschäftsjahres können in einer gesonderten Spalte des Anlagespiegels ausgewiesen werden, ansonsten sind sie in anderer Weise in der Bilanz oder im Anhang anzugeben. Die Zuschreibungen des Geschäftsjahres werden ebenfalls in einer Spalte dargestellt. Der Anlagespiegel schließt ab mit den Buchwerten am Ende dieses und des vorangegangenen Geschäftsjahres. Aus der Sicht des externen Analytikers ermöglicht der Anlagespiegel z. B. einer Klinik einen guten Einblick in den technischen Stand, die vorhandenen Ressourcen, die Vermögenslage sowie die Abschreibungs- und Investitionspolitik der Klinik in Rechtsform einer Kapitalgesellschaft.

Anlagevermögen

Zum Anlagevermögen gehören alle Vermögensgegenstände (Wirtschaftsgüter) einer Klinik oder Praxis, die am Bilanzstichtag dazu bestimmt sind, nicht nur vorübergehend, sondern dauernd verwendet zu werden.

Zum Anlagevermögen zählen (Tab. 7):
- materielle und immaterielle Wirtschaftsgüter (WG)
- Sachanlagen

Tab. 6 Struktur eines Anlagespiegels

Anlagenbestand zu historischen Anschaffungskosten	Zugänge der Periode zu Anschaffungskosten	Abgänge der Periode zu Anschaffungskosten	Umbuchung zu Anschaffungskosten	Abschreibung kumuliert	Zuschreibung des Geschäftsjahres	Buchwert am Ende des Geschäftsjahres	Buchwert am Anfang des Geschäftsjahres

Tab. 7 Anlagevermögen einer Klinik oder Praxis

Zuordnung / Nutzung	Materielle Wirtschaftsgüter (Sachanlagen)		Immaterielle Wirtschaftsgüter	
	bewegliche Wirtschaftsgüter	unbewegliche Wirtschaftsgüter	Finanzanlagen	Rechte
Abnutzbar	Behandlungseinrichtungen Praxisausstattung Klinikfahrzeuge	Klinikgebäude		Praxiswert Patente Lizenzen
Nicht abnutzbar	Kunstwerke	Grundstücke	Beteiligungen Wertpapiere	

- Rechte
- Finanzanlagen
- bewegliche und unbewegliche WG
- abnutzbare und nicht abnutzbare WG

Da für die Zuordnung der Vermögensgegenstände zum Anlage- oder → Umlaufvermögen die **Zweckbestimmung** am Bilanzstichtag maßgebend ist, können zwischen den Bilanzstichtagen Veränderungen eintreten. Anhaltspunkte für die Einordnung als Anlagevermögen ergeben sich beispielsweise aus der Sache selbst (Grundstücke gehören in der Regel zum Anlagevermögen). Die Zuordnung wird ansonsten nach der allgemeinen Zweckbestimmung vorgenommen. So können beispielsweise → Wertpapiere zum Anlage-, aber auch zum Umlaufvermögen zählen.

In der → Bilanz ist das Anlagevermögen gesondert auszuweisen und hinreichend aufzugliedern. → Kapitalgesellschaften (z. B. eine Klinik-AG) müssen das Anlagevermögen in immaterielle Wirtschaftsgüter, Sach- und Finanzanlagen (jeweils mit weiteren Unterpositionen) untergliedern und die Entwicklung der einzelnen Posten in der Bilanz oder im Anhang in Form eines → Anlagespiegels darstellen. Die zutreffende Einordnung der Wirtschaftsgüter in das Anlage- oder Umlaufvermögen hat neben der formellen Bedeutung für die Bilanzgliederung eine erhebliche materielle Bedeutung für die Bewertung der beiden → Vermögen.

Anleihe

Bei Anleihen handelt es sich um eine langfristige Kreditaufnahme am in- oder ausländischen Kapitalmarkt durch öffentliche oder private Schuldner.

Zur Verbriefung der Anleiheforderungen werden → **Wertpapiere** beispielsweise in Form von → Pfandbriefen, → Schuldverschreibungen oder → Obligationen ausgegeben. Diese sind im Gegensatz zu Aktien Wertpapiere mit festem Zinsertrag. Zu den häufigsten Anleiheformen zählen:
- Anleihen mit Gläubigerkündigungsrecht
- Anleihen mit Schuldnerkündigungsrecht
- Anleihen mit Verlängerungsoption
- Anleihen mit Zinswahlrecht
- Koppelanleihen
- Währungsanleihen
- Optionsanleihen

Annuitätendarlehen

Das Annuitätendarlehen ist ein → Darlehen, das der Kreditnehmer durch gleichbleibende Jahresleistungen (Annuitäten) zurückzahlt.

Das Annuitätendarlehen ist die häufigste Form der Kredittilgung. Die Jahresleistung, die in halb-, vierteljährlichen oder monatli-

Tab. 8 Beispiel für ein Annuitätendarlehen

Jahre	Darlehensbetrag bzw. Restschuld	Annuität	Zinsanteil	Tilgungsanteil
1	200 000	20 000	10 000	10 000
2	190 000	20 000	9 500	10 500
3	179 500	20 000	8 975	11 025
4	168 475	20 000	8 423,75	11 576,25
5	156 898,75	20 000	7 844,94	12 155,06
…	…	…	…	…

chen Raten gezahlt wird, besteht aus folgenden Anteilen:
- Zinsanteil
- Tilgungsanteil

Durch die laufende Tilgungsverrechnung wird mit fortschreitender Darlehenslaufzeit der zu verzinsende Darlehensbetrag geringer. Da die Annuität jedoch unverändert bleibt, steigen die jährlichen Tilgungsbeträge um die sogenannten „ersparten" → Zinsen (Tab. 8). Bei einer nachschüssigen Tilgungsverrechnung werden die Tilgungsleistungen erst mit Beginn des nächsten Verrechnungsabschnitts für die Zinsberechnung wirksam. Tilgungsleistungen können jedoch auch sofort bei Zahlung verrechnet werden.

Annuitätenmethode

Die Annuitätenmethode ist eine Methode der dynamischen → Investitionsrechnung, bei der die durchschnittlichen jährlichen Einnahmen und → Ausgaben unter Verwendung der Zinseszinsrechnung als Annuitäten ermittelt werden und die Vorteilhaftigkeit einer → Investition für eine Klinik oder Arztpraxis sich ergibt, wenn die Einnahmeannuitäten größer oder gleich den Ausgabeannuitäten sind.

Die Annuitätenmethode, mit der Ein- und Auszahlungsbarwerte in gleiche Jahresbeträge (**Annuitäten**) umgerechnet werden, baut auf der → **Kapitalwertmethode** auf.

Lohnend ist eine Investition für die Klinik oder den Arzt in seiner Praxis dann, wenn beim gegebenen Kalkulationszinsfuß ein durchschnittlicher jährlicher Überschuss entsteht, der größer oder gleich Null ist. Der durchschnittliche jährliche Überschuss ist die Differenz zwischen den durchschnittlichen jährlichen Einnahmen (jE) und Ausgaben (jA).

Die Bedingung für die Vorteilhaftigkeit einer Investition kann daher so formuliert werden:

$$\varnothing jE >= \varnothing jA$$

Dabei ergibt sich das Problem, dass die Ermittlung der Durchschnittswerte jE und jA auf Schätzungen beruht, wie dies bei allen zukunftsorientierten Rechnungen der Fall ist. Der Rechnende muss außerdem seinen **Kalkulationszinsfuß** in sinnvoller Weise festlegen.

Anordnungsbefugnis

Die Anordnungsbefugnis begründet das Vorgesetzten-Untergebenen-Verhältnis und beinhaltet das Recht, Weisungen erteilen zu dürfen.

Häufig wird statt dem Begriff „Anordnungsbefugnis" auch der Begriff „Weisungsbefugnis" verwendet. Im Rahmen der Anordnungsbefugnis kann somit beispielsweise die Ersthelferin das Recht erlangen, der Auszubildenden Weisungen erteilen zu dürfen. Die Anordnungsbefugnis setzt den Anspruch auf Befolgung durch die unterstellte Person voraus. Sie ist häufig mit anderen Befugnisarten wie Informations- oder → Entscheidungsbefugnis verknüpft. Die Anordnungsbefugnis ist im Rahmen der → Aufbauorganisation einer → Stelle zuzuordnen.

Anwendung

Anwendungen sind Programme, die dazu konzipiert sind, den Benutzer bei der Ausführung bestimmter Aufgaben zu unterstützen.

Anwendungen (auch: Anwenderprogramme, Applikationen) sind somit Programme, die ihrem Benutzer (Anwender) zur Bearbeitung von Aufgaben aus einem bestimmten Anwendungsbereich dienen:
- Grafikerstellung
- Textverarbeitung
- Tabellenkalkulation

Unter Hilfsprogrammen sind Anwendungen zu verstehen, die keinem solchen Anwendungsbereich zugeordnet sind, sondern technisch-organisatorische Dienstleistungen wie z. B. die Datenkomprimierung verrichten. → Betriebssysteme und Programmiersprachen stellen ebenfalls eigene Kategorien dar. Auch im Rahmen der Diagnose und Therapie sowie der Klinik- oder Praxisverwaltung kann heute auf eine Vielzahl von speziellen Anwendungen zurückgegriffen werden.

Arbeitnehmer-Sparzulage

→ Vermögenswirksame Leistungen

Arbeitsanalyse

Die Arbeitsanalyse bildet die Grundlage für die Gewinnung von Informationen über die fachlichen und persönlichen Leistungsanforderungen eines Aufgabenbereichs.

Die Arbeitsanalyse umfasst die systematische Untersuchung der Arbeitsplätze und Arbeitsvorgänge in der Klinik oder Arztpraxis. Sie dient zur Ermittlung der persönlichen Eigenschaften, die die Mitarbeiter als Stelleninhaber besitzen sollten, um die an sie gerichteten Leistungserwartungen erfüllen zu können. Die Arbeitsanalyse hat im Einzelnen folgende **Aufgaben:**

Tab. 9 Anforderungsarten

Anforderung	Ausprägung
Geistige Fähigkeiten	Schulausbildung, Fachkenntnisse, Abstraktionsvermögen, Flexibilität
Körperliche Fähigkeiten	Kraft, Geschicklichkeit, manuelle Fertigkeiten, Sportlichkeit
Verantwortung	Verantwortungsbewusstsein, Sorgfalt, eigenverantwortliches Handeln
Geistige Arbeitsbelastung	Stressbewältigung, Arbeitsbewältigung, Schwerpunktsetzung
Körperliche Arbeitsbelastung	Ausdauer, Anstrengungsbereitschaft, Einsatzwille
Persönliche Eigenschaften	Führungsfähigkeit, Überzeugungsvermögen, Durchsetzungsfähigkeit, soziale Kompetenz (kann zuhören, nimmt sich Zeit für Gespräche, zeigt Verständnis, geht auf andere zu, bringt anderen Vertrauen entgegen, nimmt Rücksicht auf die Gefühle anderer, überschätzt sich selbst nicht), Umgangsformen

- Ermittlung sowohl der Arten als auch des jeweiligen Ausmaßes der → Arbeitsplatzanforderungen
- Ableitung von Anforderungsprofilen
- Entwurf von → Arbeitsplatzbeschreibungen
- Arbeitsablaufgestaltung

Arbeitsergonomie

→ Ergonomie

Arbeitsplatzanforderung

Unter Arbeitsplatzanforderung ist zunächst die Beherrschung bestimmter Teilarbeitsvorgänge zu verstehen, die aus der Zerlegung der → Aufgaben und Tätigkeiten in einzelne Arbeitsschritte gewonnen werden.

Die einzelnen Anforderungsarten lassen sich nach *Scholz* (1999) unterschiedlich klassifizieren (Abb. 7). In Tabelle 9 sind die einzelnen Anforderungsarten je nach verwendetem Konzept dargestellt. Die **Anforderungsprofile** für das medizinische Personal lassen sich nun aus diesen Anforderungsarten entwickeln. Die einzelnen Profile können je nach Aufgaben und Tätigkeiten unterschiedlich aussehen. Abbildung 8 zeigt anhand der oben aufgeführten Anforderungsarten eine Gegenüberstellung von jeweils einem Profil für den Assistenz- und den Verwaltungsbereich. Dabei sind die unterschiedlichen Wichtigkeiten der einzelnen Anforderungsmerkmale eingetragen.

Merkmale	Genfer Konzept	REFA-Konzept
Handfertigkeit, Gewandtheit	Können	Geschicklichkeit
Ausbildung, Erfahrung		Kenntnisse
dynamische, statische, einseitige Arbeit	Belastung	physiologische Belastung
Aufmerksamkeit, Denktätigkeit		psychische Belastung
eigene Arbeit, Arbeit anderer, Sicherheit	Verantwortung	
Ansteckungsgefahr, Unfallgefahr	Einflüsse der Umgebung	
Nässe, Schmutz, Dämpfe		
Klima, Lärm, Staub, Hitze		

Abb. 7 Arbeitsplatzanforderungen nach *Scholz* (1999)

Arbeitsplatzbeschreibung

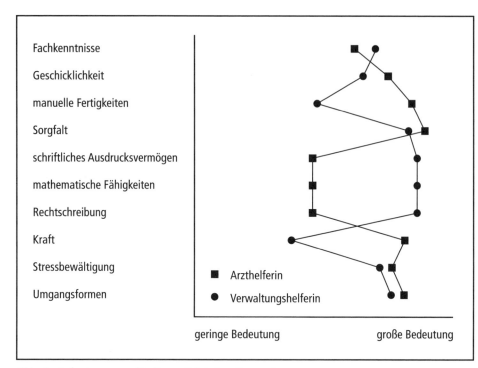

Abb. 8 Anforderungsprofile für medizinisches Personal

Arbeitsplatzbeschreibung

→ Stellenbeschreibung

Arbeitsplatzgestaltung

→ Ergonomie

Arbeitsrecht

Das Arbeitsrecht regelt die Rechtsfragen, die das Arbeitsleben und die Beschäftigungsverhältnisse in einer Klinik oder Arztpraxis berühren.

Es stellt damit die wichtigste rechtliche Rahmenbedingung der Personalarbeit im Klinik- und Praxisbetrieb dar. Die vielfältigen rechtlichen Grundlagen sind allerdings nicht in einem einheitlichen „Arbeitsgesetzbuch" zusammengefasst. Das Arbeitsrecht setzt sich vielmehr aus einer Vielzahl von Gesetzen zusammen, die verschiedene Problemkreise des Arbeitslebens regeln. Die wichtigsten rechtlichen **Grundlagen** des Arbeitsrechts sind in Tabelle 10 aufgeführt.

Das Arbeitsrecht setzt sich aus dem individuellen und dem kollektiven Arbeitsrecht zusammen. Das **individuelle Arbeitsrecht** regelt das → Arbeitsverhältnis zwischen Arbeitgeber und Arbeitnehmer. Im Mittelpunkt des individuellen Arbeitsrechts steht der → **Arbeitsvertrag**.

Während das individuelle Arbeitsrecht die Rechtsverhältnisse zwischen dem Arbeitgeber und den einzelnen Arbeitnehmern regelt, bezieht sich das **kollektive Arbeitsrecht** auf das Rechtsverhältnis zwischen allen Mitarbeitern

Tab. 10 Arbeitsrecht

Rechtsbereich	Rechtliche Grundlage
Allgemeine Grundlagen	Grundgesetz (GG) Bürgerliches Gesetzbuch (BGB) Handelsgesetzbuch (HGB)
Arbeitszeit	Arbeitszeitrechtsgesetz (ArbZRG)
Arbeitnehmerschutz	Jugendarbeitsschutzgesetz (JArbSchG) Kündigungsschutzgesetz (KündSchG) Mutterschutzgesetz (MuSchG) Schwerbehindertengesetz (SchwbG) Kündigungsfristengesetz (KündFG)
Aus- und Weiterbildung	Ausbildungsverordnungen Berufsbildungsgesetz (BBiG)
Lohn bzw. Gehalt	Bundeserziehungsgeldgesetz (BErzGG) Einkommenssteuergesetz (EStG) Feiertagslohnzahlungsgesetz (FLZG) Reichsversicherungsordnung (RVO) Tarifvertragsgesetz (TVG) Lohnsteuerdurchführungsverordnung (LStDV)
Urlaub	Bundesurlaubsgesetz (BUrlG)
Arbeitsstätte und Gewerbe	Arbeitsstättenverordnung (ArbStVo) Gewerbeordnung (GewO)
Personaldatenschutz	Bundesdatenschutzgesetz (BDSG)
Beschäftigungsförderung	Arbeitsförderungsgesetz (AFG) Beschäftigungsförderungsgesetz (BeschFG)

und dem Arbeitgeber, somit auf alle Arbeitgeber-Arbeitnehmer-Verhältnisse. Es gliedert sich im Wesentlichen in das **Tarifvertragsrecht** und das → **Betriebsverfassungsrecht**.

Arbeitsspeicher

Der Arbeitsspeicher (auch: Hauptspeicher bzw. Random Access Memory [RAM]) ist der hauptsächliche Allzweck-Speicherbereich eines Klinik- oder → Praxisrechners, auf den der → Prozessor direkten Zugriff hat.

Er ist ein kurzzeitiger Speicher, die darin befindlichen → Daten bleiben also maximal so lange erhalten, bis die Stromzufuhr unterbrochen oder ein → Reset durchgeführt wird.

Die anderen Speichermöglichkeiten eines → Arztrechners, z. B. die → CD-ROM oder das Magnetband, nennt man auch **Sekundärspeicher**. Werden Teile der → Festplatte mit Funktionen eines Arbeitsspeichers belegt, so spricht man von virtuellem Arbeitsspeicher.
Die Größe des Arbeitsspeichers ist von der Breite des Adressbusses (s. → Bus) abhängig: Ein Prozessor kann maximal 2^b → Byte Arbeitsspeicher ansteuern, wobei b die Breite des Adressbusses ist.

Arbeitsverhältnis

Ein Arbeitsverhältnis ist das zwischen Arbeitgeber und Arbeitnehmer bestehende Rechtsverhältnis. Es kann durch einen →

Arbeitsvertrag oder auch lediglich durch Arbeitsaufnahme begründet werden.

Je nach arbeitsvertraglicher Regelung lassen sich verschiedene **Arten des Arbeitsverhältnisses** unterscheiden. Für einen kalendermäßig festgelegten Zeitraum kann der **befristete** Arbeitsvertrag abgeschlossen werden, wenn hierfür ein sachlicher Grund in der Klinik oder Arztpraxis vorliegt (längere Krankheitsvertretung, Mutterschaftsvertretung usw.). Ohne Ausspruch einer → Kündigung endet er automatisch mit dem Ablauf der Zeit, für die er abgeschlossen wurde.

Dem Arzt als Arbeitgeber wird durch den Abschluss eines Arbeitsverhältnisses auf **Probe** die Möglichkeit gegeben, Bewerber hinsichtlich Leistung und Eignung für den vorgesehenen Arbeitsplatz zu beurteilen. Während der Probezeit können auch die Bewerber ihren Entschluss überprüfen, das Arbeitsverhältnis auf Dauer einzugehen. Das Arbeitsverhältnis auf Probe stellt ebenfalls ein echtes Arbeitsverhältnis mit allen sich daraus ergebenden Rechten und Pflichten dar. Es ist allerdings mit einer kürzeren Frist (in der Regel 2 Wochen) kündbar. Ein Probearbeitsverhältnis muss vor Arbeitsbeginn eindeutig als solches vereinbart werden. Wenn Arbeitgeber oder -nehmer vor Ablauf der Probezeit nicht fristgerecht gekündigt haben und der Vertrag auf unbestimmte Zeit abgeschlossen ist, so geht das Probearbeitsverhältnis nach Ablauf der Probezeit in ein Dauerarbeitsverhältnis über. Wird ein Arbeitsverhältnis durch einen Arbeitsvertrag begründet, der nicht auf Probe oder befristet, sondern auf unbestimmte Zeit abgeschlossen ist und damit den gesetzlichen → Kündigungsfristen unterliegt, stellt dies ein **Dauerarbeitsverhältnis** dar.

Teilzeitarbeitsverhältnisse sind Arbeitsverhältnisse mit einer kürzeren als der regelmäßigen → Arbeitszeit. Teilzeitkräfte haben den gleichen Urlaubsanspruch wie Vollzeitbeschäftigte und dürfen gegenüber Vollzeitkräften nicht benachteiligt werden. Ihr Urlaubs-

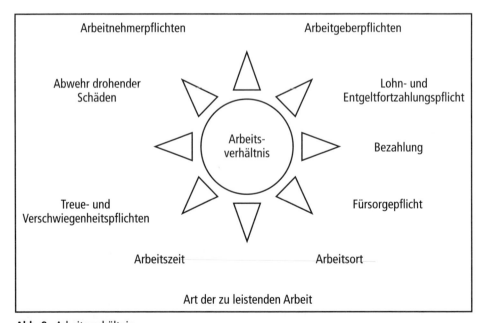

Abb. 9 Arbeitsverhältnis

entgelt bemisst sich nach dem Verhältnis ihrer Arbeitszeit zur betriebsüblichen Arbeitszeit. Teilzeitbeschäftigte arbeiten oft nur an bestimmten Wochentagen. Fällt auf einen dieser Tage ein gesetzlicher Feiertag, so steht ihnen für diesen Tag die entsprechende Feiertagsvergütung zu, ohne dass diese Zeit vor- oder nachgearbeitet wird muss.

Die Rechte und Pflichten von Arbeitgeber und -nehmer sind **inhaltlich** im Arbeitsverhältnis geregelt (Abb. 9). Die **Arbeitsleistung** ist im Rahmen der **Arbeitnehmerpflichten** als Hauptpflicht anzusehen. So wie sie im Arbeitsvertrag vorgesehen ist, muss sie auch erbracht werden. Die Mitarbeiter müssen den entsprechenden Weisungen des Arztes als ihrem Arbeitgeber folgen, wenn derartige Vereinbarungen fehlen. Die Leistungen sind jedoch nur ihm gegenüber zu erbringen und keinem anderen. So müssen sich die Mitarbeiter von diesem keinen anderen Arbeitgeber aufdrängen lassen, auch nicht nur zeitweise.

Aus dem Arbeitsvertrag ergibt sich weiterhin die **Art** der zu leistenden Arbeit. Ausschließlich zu der dort vereinbarten Arbeitsleistung sind die Mitarbeiter verpflichtet (Prophylaxe, Assistenz, Praxishygiene, Verwaltungsarbeiten usw.). Bei einem weiter gefassten Arbeitsbereich sind dagegen alle Arbeiten zu erbringen, die innerhalb dieses erweiterten Aufgabengebietes anfallen. Im Arbeitsvertrag wird auch oft die **Arbeitszeit** unter Berücksichtigung der gesetzlichen Bestimmungen (z. B. Arbeitszeitrechtsgesetz) sowie die Verpflichtung zur Leistung von → Überstunden festgelegt.

Die Mitarbeiter haben neben der Arbeitspflicht als Hauptpflicht ebenso **Treue- und Verschwiegenheitspflichten** zu erfüllen. Diese erstrecken sich auf die

- Interessen des Arztes als Arbeitgeber, die zu berücksichtigen sind;
- Betriebs- und Geschäftsgeheimnisse der Klinik oder Arztpraxis, die nicht an Außenstehende weitergegeben werden dürfen (ärztliche Schweigepflicht, Schutz von Patientendaten usw.);
- Unterlassungspflicht: Die Mitarbeiter sind dazu verpflichtet, alles zu unterlassen, was dem Ruf ihres Arbeitgebers schaden könnte.
- Treuepflicht: Die Mitarbeiter dürfen keine Sachgeschenke und sonstige Vorteile von Außenstehenden annehmen, es sei denn, es handelt sich um kleine Aufmerksamkeiten von geringem wirtschaftlichen Wert.

Die Mitarbeiter sind ferner verpflichtet, **drohende Schäden** abzuwenden. Dazu gehört die Pflicht, ihrem Arbeitgeber drohende Schäden mitzuteilen. Sie haften nach den Grundsätzen des *Bürgerlichen Gesetzbuches (BGB)* für Schäden, die aus einer **unerlaubten Handlung** entstehen, wobei sich die Haftung auch bei Vorsatz und Fahrlässigkeit ergibt.

Die Betriebsstätte des Klinik- oder Praxisbetriebs ist im Allgemeinen gleichzeitig der **Ort** der Arbeitsleistung. Aus der Eigenart der medizinischen Einrichtung können sich jedoch auch andere Einsatzorte ergeben.

Bei den **Arbeitgeberpflichten** ist die **Bezahlung** für die vom Arbeitnehmer erhaltene Leistung als Hauptpflicht anzusehen. Dazu zählen auch Naturallöhne, wie etwa das Bereitstellen einer Wohngelegenheit oder freie Kost. In den Tarifverträgen ist üblicherweise die Höhe des Arbeitsentgeltes geregelt. Die Bezahlung kann auch in Anlehnung an einen → Tarifvertrag erfolgen und zusätzliche Komponenten erhalten.

Grundsätzlich gilt im → Arbeitsrecht, dass ohne Arbeitsleistung auch keine Lohnzahlung erfolgt. Davon abweichend gibt es die **Lohn- oder Entgeltfortzahlungspflicht**: Der Anspruch auf das Arbeitsentgelt geht bei angestellten Mitarbeitern nicht verloren, wenn sie nur für eine kurze Zeit durch einen in ih-

rer Person liegenden Grund ohne ihr Verschulden an der Arbeitsleistung verhindert sind. Zu den häufigsten Fällen der Verhinderung an der Arbeitsleistung im Sinne der Lohn- oder Entgeltfortzahlungspflicht zählen:
- Arztbesuche, soweit der Arztbesuch nicht außerhalb der Arbeitszeit möglich ist
- Familienereignisse, wie schwere Erkrankung oder Tod des Ehegatten oder naher Verwandter
- Geburt von Kindern
- Wohnungswechsel
- Vorladungen zum Gericht oder zu Behörden
- Wahrnehmung staatsbürgerlicher Pflichten
- Pflege eines erkrankten Kindes, wenn keine andere im Haushalt lebende Person die Pflege übernehmen kann

Für die Pflege von Kindern gibt es zusätzlich auch einen versicherungsrechtlichen Anspruch auf unbezahlte Freistellung von der Arbeit bei Zahlung von Krankengeld. Bei Zusammenbruch des Verkehrsnetzes, beispielsweise wegen schlechter Witterungsbedingungen (Glatteis, Schnee, Hochwasser) oder Demonstrationen, besteht dagegen keine Lohnfortzahlungspflicht.

Auf die Entgeltfortzahlung im **Krankheitsfall** haben die Mitarbeiter einen Anspruch bis zur Dauer von 6 Wochen. Hat der Versicherungsträger eine **Kur** gewährt, besteht dieser Anspruch in der Regel auch und zusätzlich für eine anschließende eventuelle Schonungszeit. Wird an Feiertagen, die nicht auf einen Sonntag fallen, gearbeitet, greift ebenfalls das Lohnfortzahlungsprinzip, sodass der volle Arbeitsverdienst zu zahlen ist. Gleiches gilt für Dienste an **Sonn- und Feiertagen**. Wird an diesen Tagen Arbeit geleistet, so erhalten die Mitarbeiter hierfür das an Werktagen übliche Entgelt. Oft kommt ein Sonn- bzw. Feiertagszuschlag hinzu, der nicht gesetzlich geregelt ist, aber aufgrund von tariflichen oder betrieblichen Regelungen 50 bis 100% betragen kann.

Der Arzt hat als Arbeitgeber auch besondere **Fürsorgepflichten**. Zu den wesentlichen Fürsorgepflichten zählen:
- korrekte Behandlung der Mitarbeiter
- Geheimhaltung der ihm anvertrauten und bekannt gewordenen persönlichen → Daten
- Sicherung des von den Praxisangehörigen an die Arbeitsstelle üblicherweise mitgebrachten persönlichen Eigentums durch geeignete Maßnahmen
- ausreichende Belüftung und Beheizung der Behandlungs-, Pausen- und Arbeitsräume
- Vermeidung von Stolperstellen auf den Fußböden
- ausreichende Anzahl an Sitzgelegenheiten
- Vermeidung unzulässiger Mengen von Dämpfen, Nebeln und Stäuben
- Die Beendigung des Arbeitsverhältnisses erfolgt in der Regel durch:
- Kündigung
- Zeitablauf
- Auflösung in gegenseitigem Einvernehmen
- Betriebsübernahme
- Tod

Arbeitsvertrag

Der Arbeitsvertrag ist eine privatrechtliche Vereinbarung, durch den sich der Arbeitnehmer zur Leistung von Arbeit und der Arbeitgeber zur Zahlung der Arbeitsvergütung und anderer Leistungen verpflichtet.

Üblicherweise kommen Arbeitgeber und -nehmer durch entsprechende Inserate (Stellenangebot, Stellengesuch) oder durch Vermittlung des Arbeitsamtes zusammen. Wenn sich ein Arbeitnehmer in die Dienste eines Arbeitgebers begibt, kommt ein Arbeitsvertrag zustande. Im Arbeitsvertrag werden die

Tab. 11 Arbeitsvertrag

Bereich	Inhalt
Vertragsparteien	Arbeitgeber und Arbeitnehmer mit Vorname, Name und Anschrift
Beginn	Beginn des Arbeitsvertrags
Probezeit	Probezeit mit Dauer und Kündigungsfrist während der Probezeit
Tätigkeit	genaue Berufs- bzw. Tätigkeitsbezeichnung genaue Tätigkeitsbeschreibung mit Aufführung aller Tätigkeiten und eventuellen Vollmachten
Vergütung	Vergütung mit Art, Höhe, Steigerung, Fälligkeit und Auszahlungsweise des Gehalts zusätzliche Leistungen, wie beispielsweise Gratifikationen, Beiträge zur Vermögensbildung, Unfallversicherung, Verpflegungszuschuss, Arbeitskleidung
Arbeitszeit	regelmäßige Arbeitszeit Überstundenregelung
Urlaub	Urlaubsregelung
Besondere Pflichten	beispielsweise besondere Schweigepflicht in Bezug auf den Schutz der Patientendaten, ärztliche Schweigepflicht
Kündigungsfristen	Kündigungsfrist des Arbeitsverhältnisses, die sich an der gesetzlichen Kündigungsfrist orientiert
Unterschriften	Ort, Datum und Unterschrift von Arbeitgeber und -nehmer

Rechte und Pflichten von Arbeitgeber und -nehmer geregelt. Zu den wichtigsten **Inhalten** zählen die in Tabelle 11 aufgeführten.

Jeder voll Geschäftsfähige besitzt die **Fähigkeit** zum Abschluss von Arbeitsverträgen. Für Geschäftsunfähige können gesetzliche Vertreter einen Arbeitsvertrag abschließen. Für beschränkt Geschäftsfähige gibt es in der Regel folgende Alternativen:
- Sie können entweder selbst mit Zustimmung ihres gesetzlichen Vertreters einen Arbeitsvertrag abschließen oder
- der gesetzliche Vertreter handelt für sie und schließt einen Arbeitsvertrag ab.

Ausländische Arbeitnehmer benötigen für den Abschluss eines Arbeitsvertrags folgende Unterlagen:
- Aufenthaltsgenehmigung
- für Arbeitnehmer aus einem Land außerhalb der Europäischen Gemeinschaft zusätzlich: Arbeitserlaubnis

Da der Arbeitsvertrag grundsätzlich formlos ist, kann er mit der Willenserklärung von Arbeitgeber und -nehmer durch das Vertragsangebot und dessen Annahme auch mündlich zustande kommen. Bei Ausbildungsverträgen ist zu deren Wirksamkeit zwar ebenfalls keine Schriftform vorgeschrieben; allerdings ist die Ausbildungseinrichtung oder der ausbildende Arzt nach dem *Berufsbildungsgesetz (BBiG)* verpflichtet, nach Vertragsabschluss den wesentlichen Inhalt des Arbeitsvertrags schriftlich niederzulegen.

Tarifverträge und → **Betriebsvereinbarungen** gelten ergänzend zum Arbeitsvertrag. Nach ihnen hat bei einem nicht schriftlich abgeschlossenen Arbeitsvertrag mindestens zu erfolgen:
- Der Arbeitgeber hat die wesentlichen Arbeitsbedingungen schriftlich zu fixieren.
- Die Niederschrift ist dem Arbeitnehmer auszuhändigen, soweit nicht nur eine vorübergehende Beschäftigung vorliegt.

Der Arbeitsvertrag endet durch:
- Zeitablauf
- → Kündigung
- Aufhebungsvertrag
- Tod des Arbeitnehmers

Er endet nicht durch Betriebsübergang.

Arbeitszeit

(1) Arbeitszeit je Vorgang (auch: Auftragszeit). Sie umfasst nach → REFA die Zeitspanne vom Beginn bis zum Ende eines Vorgangs ohne Liege- und Transportzeiten.

Am Beispiel von Laboruntersuchungen wäre das die reine Untersuchungszeit ohne etwa die Zeitanteile für den Transport der Probe ins Labor oder die „Liegezeit", bis die Probe untersucht wird. Die Summe der Arbeitszeiten aller Vorgänge ergibt die Gesamtarbeitszeit.

(2) Durch → Tarifvertrag, → Betriebsvereinbarungen oder → Arbeitsvertrag geregelte Zeit vom Beginn bis zum Ende der Arbeit

Bei den Arbeitszeitarten wird unterschieden zwischen:
- tariflich festgelegter Arbeitszeit
- geleisteter Arbeitszeit
- bezahlter Arbeitszeit

Die bezahlte Arbeitszeit schließt auch → Urlaub, Krankheit usw. ein. Das **Arbeitszeitgesetz** regelt den öffentlich-rechtlichen Arbeitsschutz, wie:
- gesetzliche Höchstarbeitszeiten
- Mindestruhepausen und -zeiten
- Nachtarbeitnehmerschutz

Es gilt grundsätzlich für alle Arbeitnehmer in sämtlichen Beschäftigungszweigen.

Arbeitszeiterfassung

Beginn und Ende der täglichen → Arbeitszeit sowie Pausen werden bei der Arbeitszeiterfassung dokumentiert.

Für die Klinik oder Arztpraxis lassen sich grundsätzlich unterschiedliche **Zeiterfassungssysteme** anwenden (Abb. 10):
- Selbstaufschreibung mit anschließender manueller Auswertung: Sie ist das am häufigsten verwendete Zeiterfassungssystem und setzt ein großes Maß an Vertrauen voraus.
- Stempelkarte mit Stempeluhr ohne elektronische Auswertung: Die von den Mitarbeitern gestempelten Zeiten werden anschließend manuell ausgewertet und die für die Lohn- und Gehaltsabrechnung relevanten → Daten aufbereitet.
- Stempelkarte mit Stempeluhr und elektronischer Auswertung: Die gestempelten Zeiten werden festgehalten und elektronisch zu direkt abrufbaren täglichen, wöchentlichen oder monatlichen Arbeitszeitprotokollen ausgewertet.
- elektronische Zeiterfassung mithilfe von Ident-Karten: Persönlich zugeordnete elektronische Identifikationskarten im Scheckkartenformat übernehmen die Aufgaben der Stempelkarte, wobei ihre Anwendung sehr kostenaufwendig erscheint.
- Zeiterfassung durch den Klinik- oder Praxis-Computer: Zahlreiche Anwendungssysteme haben Arbeitszeiterfassungsprogramme als Standard-Software installiert, die die Arbeitszeiten durch tägliches persönliches An- und Abmelden am Computer erfassen und zu direkt abrufbaren Arbeitszeitprotokollen auswerten.

Mithilfe aller Systeme lassen sich Arbeitsbeginn und -ende sowie die Pausen exakt erfassen und die tatsächlich geleisteten Arbeitszeiten genau berechnen. Die Arbeitszeiterfas-

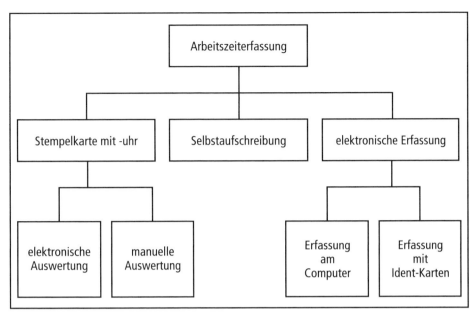

Abb. 10 Zeiterfassung

sung übernimmt dabei unterschiedliche **Funktionen**, wie z. B.:
- Einhaltung des Arbeitszeitrechts: Einhaltung der gesetzlich vorgeschriebenen Arbeits-, Pausen- und Ruhezeiten
- Vermeidung von Streitfällen: wenn häufig → Überstunden anfallen oder einzelne Mitarbeiter es mit der Pünktlichkeit nicht so genau nehmen
- Senkung von Personalkosten: Reduzierung der Bezahlung nicht erbrachter Arbeitsleistung

In größeren Klinik- oder Praxisbetrieben mit Personal- oder Betriebsrat ist jedoch der Abschluss einer entsprechenden → Betriebsvereinbarung Voraussetzung für die Einführung einer elektronischen Zeiterfassung.

Arithmetisches Mittel

Das arithmetische Mittel wird häufig als → Prognoseverfahren angewendet. Zur Bildung des arithmetischen Mittels (auch: gleitender Mittelwert) werden beispielsweise die Einnahmen- und Ausgabenwerte aus den vergangenen Perioden addiert und durch die Anzahl der berücksichtigten Perioden dividiert.

Als Ergebnis erhält man eine Durchschnittsgröße, die als Prognosewert für die zu planende Periode herangezogen werden kann (Tab. 12). Folgende Größen gehen in die Berechnung ein:
- V = Vorhersagewert für die nächste Periode
- T_i = Wert der Periode i
- n = Anzahl der berücksichtigten Perioden

Dieses Verfahren stützt sich zwar auf die **Erfahrungswerte** eines beliebig langen Zeitraums, nämlich der n Perioden (im Beispiel

Tab. 12 Prognose des Einnahmen- bzw. Ausgabenüberschusses mithilfe des arithmetischen Mittels

Periode	Einnahmen	Ausgaben
Januar	28 000	10 000
Februar	28 500	11 000
März	29 000	11 500
April	30 000	12 000
Mai	31 500	13 000
Juni	31 000	12 500
Berechnung:		
V = (T1 + T2 + ... + Tn) / n	178 000 / 6	70 000 / 6
Prognosewert Juli	**29 667**	**11 667**

in der Tab. 12 sind es 6 Monate). Jede Periode geht jedoch mit demselben Gewicht (1/6) in die Berechnung ein. Dadurch nimmt die Bedeutung jüngerer Erfahrungswerte bei wachsendem n ab, und die Einnahmen- und Ausgabenentwicklung über einzelne Perioden hinweg wird nicht berücksichtigt.

Dieses Problem kann durch die Einführung von geeigneten Gewichten für die einzelnen Perioden gemildert werden.

Das **gewichtete arithmetische Mittel** (auch: gewogener gleitender Mittelwert) versucht, durch die Gewichtung die besondere Bedeutung und Aktualität einzelner Einnahmen- und Ausgabenwerte zum Ausdruck zu bringen. Neuere Werte können dadurch in der Prognose stärker berücksichtigt werden als ältere (Tab. 13). Zusätzlich geht somit in die Berechnung ein:

Gi = Gewicht der Periode i

Bei dem gewichteten arithmetischen Mittel bleibt die Festlegung der Anzahl der Perioden und ihrer Gewichtung jedoch subjektiv. Es bleibt also dem Auswerter überlassen, welchen Einnahmen- und Ausgabenzeitraum sowie dessen Werte er mit welchem Gewicht in

Tab. 13 Prognose mithilfe des gewichteten arithmetischen Mittels

Periode	Gewicht	Einnahmen	Gewichtete Einnahmen	Ausgaben	Gewichtete Ausgaben
Januar	1	28 000	28 000	10 000	10 000
Februar	2	28 500	57 000	11 000	22 000
März	4	29 000	116 000	11 500	46 000
April	6	30 000	180 000	12 000	72 000
Mai	8	31 500	252 000	13 000	104 000
Juni	10	31 000	310 000	12 500	125 000
Berechnung:					
V = (T1G1 + T2G2 + ... + TnGn) / (G1 + G2 + ... Gn)			943 000 / 31		379 000 / 31
Prognosewert Juli			**30 419**		**12 226**

seine Prognose einfließen lässt. Diese Nachteile können zumindest teilweise durch den Einsatz der **exponentiellen Glättung** gemildert werden.

Arztdichte

Die Arztdichte (auch: Versorgungsdichte) ergibt sich aus der Ärztezahl für ein feststehendes Quantum zu behandelnder Einwohner.

Sie kann ebenso wie die → Versorgungsquote als Maßstab für die quantitative Versorgung angesehen werden und drückt die Versorgung der Bevölkerung mit medizinischen Dienstleistungen aus. So lag nach Angaben der *Kassenärztlichen Bundesvereinigung (KBV)* die Arztdichte 2005 in der Bundesrepublik Deutschland bei 375 Ärzten je 100 000 Einwohner. Als Indikator für die künftige Einnahmenentwicklung, die → Rentabilität und den Wettbewerb unter den Ärzten lässt sich die Arztdichte jedoch auch betriebswirtschaftlich nutzen. So ist sie in Ballungsgebieten generell wesentlich höher als etwa im ländlichen Raum. In Relation zur Versorgungsquote ist die Arztdichte weiterhin steigend.

Arzt-GmbH

→ Gesellschaft mit beschränkter Haftung (GmbH)

Arztrechner

Mit dem Begriff Arztrechner (auch: Klinik- oder Praxisrechner) werden auf die speziellen Belange einer Arztpraxis oder einer Klinik abgestimmte hard- und software-technische Komplettlösungen bezeichnet, die von vielen Herstellern von medizinischer Software angeboten werden.

Die **Funktionalitäten** derartiger Systemlösungen sind umfangreich. Sie umfassen insbesondere:
- maschinelle Kassen- und Privatabrechnung
- elektronische Karteikarten
- Hintergrunddateien
- grafische Darstellungen
- elektronischen Formulardruck
- Flexibilisierung der Verwaltung
- elektronische Datenübertragung
- elektronische Auswertungen und Statistiken

Die **maschinelle Kassenabrechnung** stellt eine wesentliche Unterstützung durch Arztrechnersysteme dar. Die erbrachten Leistungen werden direkt in der elektronischen Karteikarte erfasst, sodass alle Behandlungsinformationen für die Abrechnung zur Verfügung stehen. Die Mitarbeiter werden durch integrierte Plausibilitäten auf Eingabefehler hingewiesen. Anhand der eingespeicherten Punktwerte wird die optimale Ziffernkombination errechnet, und es werden Ersatzziffern oder Begründungen vorgeschlagen. Auf diese Weise werden Abrechnungsfehler vermieden, wie:
- ungenügende Begründung von Ziffern
- Abrechnen von Ziffern, die sich gegenseitig ausschließen
- Vergessen erbrachter Leistungen

Aufgrund von automatischen Kontrollen der Abrechnungsdaten können Listen der Abrechnungsfehler erstellt werden, anhand derer eine nachträgliche Beseitigung von Fehlern möglich ist. Ferner wird durch Kopie der Abrechnungsdaten auf Disketten oder CD der Datenträgeraustausch ermöglicht, sodass das Bekleben der Krankenscheinrückseiten entfällt.

Ein Thesaurus steht in der Regel für die Zuordnung von Schlüsselzahlen aus dem ICD-10 (International Statistical Classification of Diseases and Related Health Problems, 10. Revision) zu einzelnen Diagnosen und Abrechnungsbegründungen zur Verfügung. In dem Thesaurus sind alle Diagnosen und Abrechnungsbegründungen mit umgangssprachlichen Verweisen belegt. Dadurch lassen sich ausgewählte ICD-Schlüssel bestmöglich an die vom Arzt mit seinen eigenen Worten beschriebene Diagnose anpassen. Darüber hinaus können neben der systematischen Suche auch alle 12 000 Schlüssel nach Stichwörtern durchsucht werden. Der Arztrechner kann in der Regel auch den umgangssprachlichen Diagnosen den ICD-Schlüssel automatisch zuordnen. Neben den oft vorhandenen ICD-Fachgruppendatenbanken steht den einzelnen Berufsverbänden somit ein umfassendes Recherche-Werkzeug zur Verfügung.

Mit einer entsprechenden Ablauflogik ist auch die **Privatabrechnung** in den angebotenen → Anwendungen hinterlegt. Sie unterstützen den Abrechnungsablauf bis hin zur Zuordnung der Leistungsziffern zu einem Rechnungsformular. Die Privatrechnungen lassen sich ausdrucken oder können mithilfe der Anwendungen auch angemahnt werden. Anhand der gewünschten Rechnungsnummer ist in der Regel das Drucken von einzelnen Rechnungen direkt aus der Rechnungsliste möglich. Vom System wird üblicherweise auf die Überschreitung der Höchstwertregelungen hingewiesen; dadurch wird das Vermeiden von Rechnungsfehlern unterstützt. Um außergewöhnlich schwierige Untersuchungen erhöht liquidieren zu können, ist es auch möglich, dass jede Position der Gebührenordnung für Ärzte (GOÄ) innerhalb der Rechnung mit einem individuellen Steigerungssatz belegt werden kann. Eine automatische Rechnungsschreibung für die Patienten, bei denen die Behandlung abgeschlossen ist, wird durch die angebotenen Arztrechner ebenso unterstützt wie das automatische Mahnwesen. Briefköpfe sowie Rechnungs- und Mahntexte lassen sich mithilfe integrierter Textverarbeitungssysteme nahezu frei gestalten.

Über spezielle Programmfunktionen der Patientenbearbeitung kann die **elektronische Karteikarte** eines Patienten auf den Bildschirm gerufen werden und im Mittelpunkt der täglichen Arbeit am Arztrechner stehen. Die Behandlungsdaten lassen sich in der Regel durch Auswahl des Patientennamens aus der Patientenliste oder durch die Eingabe einer Patientennummer anzeigen. Ferner werden oft auch automatisch die wichtigsten Informationen als Zusammenfassung vor dem Erscheinen der kompletten Behandlungsdaten angezeigt. Die elektronische Karteikarte entspricht dabei weitestgehend der manuell geführten Papierkarteikarte und enthält Spalten für:
- Datum
- Beschreibung der eingetragenen Informationen
- Befund
- Leistungsziffern
- Erfassen der eigentlichen Behandlungsdaten
- Diagnoseart (Dauerdiagnose, Quartalsdiagnose)
- Medikation bzw. Rezept

Dadurch lässt sich die Krankengeschichte vom ersten Behandlungstag an chronologisch mitführen. Alle Behandlungsdaten werden in den entsprechenden Spalten in der elektronischen Karteikarte vermerkt. Der Eintrag des aktuellen Tagesdatums wird beim Aufrufen von den Programmen erzeugt und der Quartalswechsel optisch hervorgehoben.

Für die Erfassung von standardisierten Untersuchungen, Befunderhebungen und Dokumentationen bieten die angebotenen Systeme oft die Möglichkeit, eigene Bildschirmmasken zu erstellen. Da in der Regel alle Felder bereits mit Normalwerten besetzt sind, müssen bei Standards wie Ergometrie oder der arteriellen Doppler-Ultraschalluntersuchung die Einträge in den Bildschirmmasken nur abgeändert werden, wenn die erhobenen Befunde pathologisch sind. Dadurch, dass die Erfassungsmasken eine Art Checkliste darstellen, kann kaum ein Untersuchungsschritt vergessen werden.

Die gewohnte manuelle Vorgehensweise ist häufig das Vorbild für die Bedienung der elektronischen Karteikarte. Wird bei der Systemauswahl darauf geachtet, dass sich eine möglichst realitätsnahe Implementierung der einzelnen Routineabläufe in der Klinik oder Praxis nahezu idealtypisch durch alle Funktionen fortsetzt, dann ist der Arztrechner fast intuitiv zu beherrschen.

Weitere **Vorteile** der elektronischen Karteikarte sind:
- Sie kann im Gegensatz zu den herkömmlichen Karteikarten nicht verlegt oder falsch einsortiert werden.
- Sie lässt sich durch den Computer schnell heraussuchen, was beispielsweise das Beantworten telefonischer Anfragen erleichtert.
- Behandlungsdaten können automatisch in die Arztbriefe übernommen werden, was das Diktieren der Briefe verkürzt und das Überarbeiten von Karteikarten nach Beendigung des Tagesbetriebs überflüssig macht.

Die Datenerfassung wird dadurch vereinfacht, dass **Hintergrunddateien** alle wichtigen und häufig verwendeten Informationen enthalten. Hintergrunddateien gibt es in der Regel als → Dateien für:
- Therapiepläne
- Straßen- und Ortsnamen
- Anamnesen
- Leistungsziffern
- Arztadressen
- Befunde
- Diagnosen
- Krankenkassen
- Medikamente

Bei der Implementierung eines Arztrechners werden sie fachspezifisch mitgeliefert. Da ihre Inhalte nachträglich veränderbar sind oder ergänzt werden können, ist es möglich, den Arztrechner optimal an die individuelle Arbeitsweise anzupassen. Mit ihrer Hilfe können oft über Kürzel oder das Auswählen mit der Maus komplette Befund- oder Dokumentationsblöcke in die elektronische Karteikarte übernommen werden. Auch lassen sich Laborbefunde oder → Daten aus medizinischen Geräten übernommen, z. B. aus dem
- Autorefraktometer
- Phoropter
- EKG-Gerät
- Perimeter
- Lensmeter

Es erscheint nicht notwendig, bei der täglichen Verordnung einen direkten Zugriff auf die komplette *Rote Liste* der verfügbaren Präparate zu haben, da erfahrungsgemäß nicht das gesamte Spektrum der auf dem Markt befindlichen Medikamente verwendet wird. Tatsächlich werden bei der Behandlung des Patientenstamms etwa 100–150 Präparate eingesetzt. Eine Hintergrunddatei für Arzneimittelinformationen gibt anhand der dort abgelegten Arzneimittel das individuelle Verordnungsverhalten des Arztes wieder. Sie nimmt ein Medikament erst dann auf, wenn es erstmalig verordnet wird. Aus dieser Datei lassen sich dadurch beispielsweise abrufen:
- exakte Bezeichnung
- Darreichungsform
- zusätzliche Informationen über die einzelnen Präparate

Diese Hintergrunddatei kann auch beim Ausschreiben der Rezepte unterstützen, sodass Rezepte für umfangreiche Behandlungsmaßnahmen mit geringem Aufwand erstellt und ausgedruckt werden können. Dadurch, dass das Wiederholungsrezept üblicherweise in der elektronischen Karteikarte dokumentiert und abgerechnet wird, lassen sich auch Wiederholungsverordnungen auf diese Weise einfach erstellen. Darüber hinaus bietet die Medikamentenhintergrunddatei → Hyperlinks etwa zur *Gelben Liste Pharmaindex* an, damit auf Preise, Darreichungsformen und medizinische Informationen rasch und bequem zugegriffen werden kann.

Die **grafische Darstellung** von Untersuchungsergebnissen ist üblicherweise eine weitere Funktionalität von Arztrechnern. Im Rahmen der Befunddokumentation gehört dazu auch die Be- und Verarbeitung von Bildern beispielsweise aus den Bereichen:

- Sonografie
- Audiometrie
- Entwicklungsdiagnostik
- Blutzucker- und Augendruck-Tagesprofile
- Labor

Eine verbale Beschreibung der Lokalisationen und Größen von Schwellungen, Entzündungen oder Hämatomen kann entfallen, da sie in die Dokumentationsbögen des jeweiligen Facharztmoduls mit der Maus eingezeichnet werden können. Durch exakte Dokumentation der zeitlichen Entwicklung von pathologischen Veränderungen lässt sich eine sicherere Beurteilung erstellen, und es können rechtzeitig sekundäre Präventionsmaßnahmen ergriffen werden. Folgende Geräte können üblicherweise an den Arztrechner angeschlossen werden:

- Röntgenapparat
- Sonogerät
- Endoskop
- Kamera
- Perimetriegerät

In die aus diesen Geräten übertragenen und abgespeicherten Bilder können Markierungen eingezeichnet und sie können mit Anmerkungen versehen werden. Weiterhin können Freihandzeichnungen in den Rechner eingegeben werden.

Der **elektronische** Formulardruck ist ein weiteres Hilfsmittel von Arztrechnern. Durch Formulargeneratoren und die Textverarbeitung lassen sich zahlreiche Formulare am Bildschirm erstellen und ausdrucken, so z. B.:

- Überweisungen
- Kassen- und Privatrezepte
- Heil- und Hilfsmittelverordnungen
- Krankenhauseinweisungen

Die Formulare können nachträglich korrigiert und am Bildschirm bearbeitet werden, wenn beim Ausfüllen Fehler gemacht wurden. Da die einzelnen Formularfelder vom System mit Vorgabewerten ausgefüllt werden, muss oft nur noch daraus eine Auswahl getroffen werden. Das Ausfüllen wird zusätzlich dadurch verkürzt, dass das System Informationen aus der elektronischen Karteikarte übernehmen. Vorhandene Formulare können in der Regel auch vom Druckprogramm selbstständig erfasst und an die individuellen Bedürfnisse angepasst werden. Ob beispielsweise eine Überweisung oder ein Rezept ausgedruckt werden soll, entscheidet das Druckprogramm anhand der Art der erfassten Daten in der Regel selbstständig.

Das Schreiben von Arztbriefen wird dadurch unterstützt, dass das Textverarbeitungsprogramm die Übernahme der medizinischen Daten sowie der Stammdaten des Patienten in die Briefe ermöglicht. Das Schreiben der Arztbriefe lässt sich anhand von Textbausteinen teilautomatisieren. In die Bausteine sind bereits integriert:

- allgemeine Gestaltung des Briefes
- Grußformel
- Patientenstammdaten
- medizinische Behandlungsdaten

Beliebig viele Standardtexte für jede mögliche Behandlungssituation lassen sich auf diese Weise:
- abspeichern
- in einer Auswahlmaske zur Verfügung stellen
- auswählen
- entsprechend der Vorlage automatisch mit Stamm- und Behandlungsdaten füllen
- mit individuellen Änderungen versehen
- direkt ausdrucken

Es lässt sich ferner jederzeit festlegen, welche der Behandlungsdaten in den Brief übernommen werden sollen, oder ob das automatisch erstellte Schreiben manuell überarbeitet und ergänzt werden soll. Auch nachdem der Brief geschrieben worden ist, kann er für eventuelle nachträgliche Korrekturen erneut auf den Schirm gerufen und dort überarbeitet werden.

Das Ausdrucken kann ebenso flexibel erfolgen:
- einzeln, während des laufenden Betriebs
- gebündelt zu einem späteren Zeitpunkt in einer Stapelbearbeitung

Wenn sich mehrere Ärzte in einer Praxis oder verschiedene medizinische Einrichtungen gleichzeitig verwalten lassen, kann ein Arztrechnersystem zur Flexibilisierung der Verwaltung beitragen. Gerade bei der Verwaltung mehrerer, zu unterscheidender Patientenbestände erweist sich ein Arztrechner als hilfreiches und flexibles Unterstützungsinstrument. Bei Gemeinschaftspraxen können in der Regel durch Verwendung der Arztkürzel alle Patienten in einer gemeinsamen, zentralen Datenbank gespeichert und die Behandlungs- und Abrechnungsdaten dennoch getrennt erfasst werden. Die wirtschaftlichen Daten lassen sich je nach behandelndem Arzt getrennt ermitteln, und es lässt sich eine Aufteilung der Einnahmen vornehmen. Welche Daten von wem und für welchen Arzt in das System eingegeben wurden, ist auf diese Weise jederzeit feststellbar. Auch getrennte interne Berechnungen der Umsatzanteile sowie arztspezifische Statistiken lassen sich erstellen.

Der Zugriff auf die Patientendaten an den Bildschirmarbeitsplätzen kann gerade bei → Praxisgemeinschaften, in denen die Einzelpraxen selbstständig und unabhängig von den anderen Praxen arbeiten müssen, in Arztrechnersystemen praxisabhängig erfolgen: Die Ärzte können sich alle Behandlungsdaten des Kollegen am Bildschirm einblenden lassen, um auf seine Befunde für die eigene Diagnostik zurückgreifen zu können, dürfen jedoch nur ihre Patientendaten mit den von ihnen erfassten Behandlungs- und Abrechnungsmerkmalen bearbeiten. Obwohl in jeder Einzelpraxis eine eigene elektronische Karteikarte nachgewiesen wird, ist der Zugriff auf alle Patientendaten der Praxisgemeinschaft technisch möglich, da aufgrund des gemeinsamen Datenbestandes die Patientendaten in der Anmeldung nur einmal erfasst und im Bedarfsfall oft noch nicht einmal von einer medizinischen Einrichtung in die andere kopiert werden müssen. Auch die gemeinsame Nutzung medizintechnischer Geräte und die gegenseitige Urlaubsvertretung kann formal einwandfrei durchgeführt werden, weil die Behandlungs- und Abrechnungsdaten strikt getrennt sind. Die Arztrechnersysteme zeigen die Behandlungsdaten der zu vertretenden Einrichtung am Bildschirm an und erzeugen üblicherweise automatisch einen Vertreterschein.

Die elektronische Kartei ermöglicht es, **Auswertungen und Statistiken** aufgrund der strukturierten Erfassung von Patientendaten einfach zu generieren; dadurch wird eine manuell aufwendige Erzeugung überflüssig. Auf diese Weise lassen sich Verordnungen chronologisch sortiert am Bildschirm anzeigen und ebenso einfach Übersichten über Untersuchungsprotokolle und Arztbriefe erstellen. Einzelfallstatistiken ermöglichen eine Übersicht der Abrechnungsleistungen mit Angabe der jeweiligen Umsatzanteile sowie des erzielten Punktwertes je Patient und insgesamt im laufenden Quartal. Selektionsmöglichkeiten innerhalb der elektronischen Karteikarte ermöglichen eine schnelle Übersicht über die bisherigen Befunde. Tabellierfunktionen dienen dazu, beispielsweise auch die EKG-Befunde zu einer übersichtlichen Befundtabelle zusammenzustellen.

Ein weiterer wesentlicher Vorteil in Verbindung mit der Medikamentenhintergrunddatei ist die jederzeit mögliche Kontrolle der laufenden Verordnungskosten bei einzelnen Patienten sowie die Möglichkeit des direkten Preisvergleichs bei Generika-Präparaten. Dadurch lassen sich beispielsweise die Medikamentenkosten eines einzelnen Patienten im laufenden Quartal zu jedem Zeitpunkt berechnen und auf diese Weise Regresse präventiv abwenden. Anhand von Tagesprotokollen können die aktuellen Tagesverordnungskosten bei den RVO- bzw. Ersatzkassen errechnet und es kann eine entsprechende Hochrechnung für das jeweilige Restbudget durchgeführt werden, wodurch sich auch das eigene Verordnungsverhalten gezielt beeinflussen lässt.

Das Tagesprotokoll zeichnet mit dem Arztrechner in der Regel alle Patientenbewegungen und wichtigen Tätigkeiten auf. Auf diese Weise ist am Ende des Tagesbetriebs beispielsweise feststellbar, ob alle Behandlungsmaßnahmen vollständig erfasst wurden oder ob die Datensicherung ordnungsgemäß durchgeführt worden ist. Bei Bedarf lassen sich auch Korrekturen und Ergänzungen in den medizinischen Daten der einzelnen Patienten vornehmen. Eine Beurteilung der eigenen wirtschaftlichen Lage in wichtigen Punkten wird tagesaktuell dadurch möglich, dass im Rahmen der Erstellung des Tagesprotokolls auch der Tagesumsatz sowie die Ausnutzung des zur Verfügung stehenden Arzneimittelbudgets ermittelt werden.

ASCII

Bei ASCII (American Standard Code for Information Interchange) handelt es sich um ein Codierungsschema, mit dem Ziffern, Buchstaben und Sonderzeichen durch 7 → Bits dargestellt werden und das jedem Zeichen aus einem Zeichensatz eine eindeutige Nummer zuordnet.

Daraus ergeben sich $2^7 = 128$ mögliche Zeichen, die zusammen den ASCII-Zeichensatz bilden. ASCII ist in den meisten Minicomputern und in allen PCs eingebaut, sodass es in der Regel keine Probleme bereitet, reine ASCII-Texte zwischen verschiedenen Programmen oder → Betriebssystemen auszutauschen.

ASCII wurde mit der Intention entwickelt, Datenübertragungen zwischen divergierenden Hardware- und Software-Systemen zu standardisieren. Eine ASCII-Datei ist eine Dokumentdatei im ASCII-Format. Eine derartige → Datei enthält Buchstaben, Ziffern, Leerzeichen, Satzzeichen, gelegentlich auch Tabulatoren und ein Dateiende-Zeichen, aber grundsätzlich keine Formatierungen.

ATM

Der ATM (Asynchronous Transfer Mode) stellt ein Verfahren der asynchronen Datenübertragung für Hochgeschwindigkeitsnetze dar, mit dem sich → Daten, Sprache und Video in Echtzeit übertragen lassen.

ATM basiert auf einem einfachen Paketvermittlungsverfahren. Dabei werden die zu übermittelnden Daten in Einheiten aufgeteilt, die jeweils 48 → Byte groß sind. Mit zusätzlichen 5 Byte, die die Adresse enthalten, umfasst jede dieser Zellen 53 Byte. Dadurch erlaubt dieses Multiplexverfahren sehr hohe Bandbreiten und lässt sich idealerweise in Netzen mit Glasfaserkabeln einsetzen. ATM kann im WAN (Wide Area Network) wie auch im → LAN (Local Area Network) eingesetzt werden, wird aber derzeit nur vereinzelt in lokalen → Netzwerken verwendet. Aber es wird erwartet, dass die Technologie von den Telefongesellschaften übernommen wird, die dann in der Lage sein werden, dem Nutzer die → Kosten abhängig von der übertragenen Datenmenge und nicht von der Verbindungszeit zu berechnen.

Aufbauorganisation

Die Aufbauorganisation befasst sich mit der Strukturierung einer Klinik oder Arztpraxis, wobei sie einerseits als Gestaltungsaufgabe und andererseits als fertige oder gegebene Organisationsstruktur aufgefasst werden kann.

Im Rahmen der **Organisationsgestaltung** ist zunächst die Frage zu klären, wie die → Organisation einer Arztpraxis oder Klinik beschaffen sein muss, um die vorgegebenen → Ziele und → Aufgaben zu erreichen bzw. zu bewältigen. Dabei gilt es einerseits zu klären, wie die medizinische Einrichtung aufgebaut ist, das heißt, wie viele Mitarbeiter beispielsweise vorhanden sind und welche Aufgaben sie wahrnehmen.

Die **Struktur der Aufbauorganisation** kommt letztendlich durch die Zusammenfassung von mehreren → **Stellen** zu hierarchischen Einheiten zustande. Aufgrund der geringen Größe von Arztpraxen ist die Bildung derartiger Organisationseinheiten eher selten. Ein Beispiel wäre die Bildung einer Gruppe (oder gar Abteilung) Verwaltung und einer Gruppe Behandlungsassistenz mit jeweils einer Leiterin.

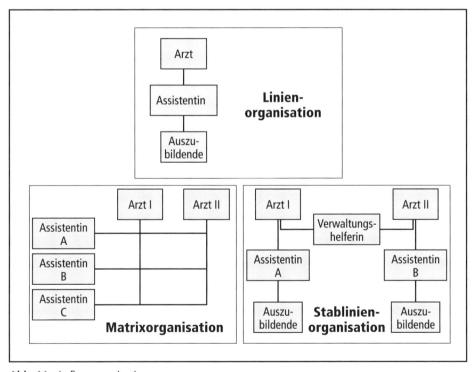

Abb. 11 Aufbauorganisation

Aufbauorganisation

Das Ergebnis der Strukturierung können verschiedene **Formen der Aufbauorganisation** sein, die in Abbildung 11 dargestellt sind.

Die **Linienorganisation** ist die klassische Organisationsform. Sie zeichnet sich durch klare Abgrenzung der Zuständigkeit und einen einheitlichen Instanzenweg aus und ist daher sehr übersichtlich. Ihre Nachteile können in einer gewissen Schwerfälligkeit und einer Überlastung der Führungskräfte liegen.

Die **Stablinienorganisation** ist eher selten anzutreffen. Sie wird in erster Linie eingesetzt, um den Nachteil der Überlastung der Führungskräfte zu mindern. Vorteile hierbei sind ebenfalls der einheitliche Instanzenweg, die Entlastung der Linieninstanzen durch die Stabsstelle (im Beispiel in der Abbildung die Verwaltungshelferin) und die klare Abgrenzung der Zuständigkeit. Die Gefahr eines Konflikts ist gegeben durch die Trennung von Entscheidungsvorbereitung und eigentlicher Entscheidung sowie durch Spezialisierungseffekte der Stabsstelle.

Bei der **Matrixorganisation** kann es zu Konflikten aufgrund der Mehrfachunterstellung kommen.

Die **Dokumentation der Aufbauorganisation** lässt sich mit verschiedenen Inhalten und in verschiedenen Darstellungsarten erstellen.

Der **Organisationsplan** (auch: Organigramm, Organisationsschaubild) ist eine grafische Darstellung der Aufbauorganisation. Er veranschaulicht das Verteilungssystem der Aufgaben und die Zuordnung von Teilaufgaben auf die einzelnen Stellen. Aus ihm sind ferner zu erkennen:

- System der Entscheidungs- und Informationswege
- Stellengliederung
- mögliche Zusammenfassung von Stellen
- hierarchische Ordnung

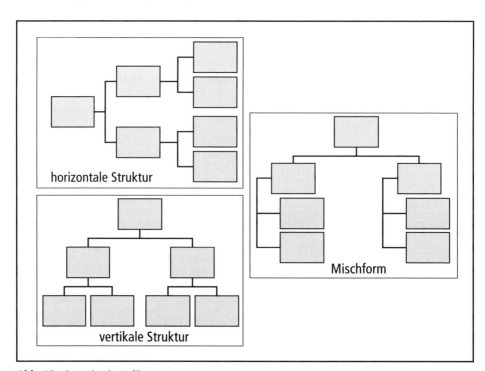

Abb. 12 Organisationspläne

Die Symbolik von Organisationsplänen ist nicht genormt. In der Regel findet man vertikale oder horizontale **Darstellungsarten** sowie Mischformen (Abb. 12).

Aufgaben (Aufbauorganisation)

Bei den Aufgaben handelt es sich um die Verpflichtung zur Vornahme bestimmter, einer → Stelle zugewiesener Verrichtungen.

Aufgaben können beispielsweise die Privat- und Kassenliquidation oder die Durchführung von Laborarbeiten sein. Die Aufgabeninhalte und die Aufgabenzuordnung ergeben sich aus:
- → Arbeitsvertrag
- → Stellenbeschreibung

Aufgabenanalyse

Die Aufgabenanalyse umfasst eine schrittweise Zerlegung oder Aufspaltung der Gesamtaufgabe einer Klinik oder Praxis in ihre einzelnen Bestandteile anhand von alternativen Gliederungsmerkmalen wie Objekt, Verrichtung, Rang, Phase, Zweckbeziehung.

Die Aufgabenanalyse läuft üblicherweise in den in Tabelle 14 aufgeführten Phasen ab.

Aufgabensynthese

In der Aufgabensynthese werden die in der → Aufgabenanalyse ermittelten Elementaraufgaben zu → Stellen zusammengefügt.

Der Vorgang der Zerlegung der → Aufgaben in Teilaufgaben und der Zusammenfassung zu Aufgabenpaketen lässt sich anhand eines **Beispiels** erläutern:
Die Gesamtaufgabe der Materialwirtschaft lässt sich in folgende Teilaufgaben zerlegen:
- Materiallagerung
- Materialbeschaffung
- Materialpflege

Um umfangreiche Aufgabengebiete wie die Materialpflege auf mehrere Mitarbeiter zu verteilen, kann es sinnvoll sein, einzelne Teilaufgaben weiter zu zerlegen, da ein einzelner Mitarbeiter mit der Pflege und Wartung aller medizinischen Geräte und Instrumente völlig

Tab. 14 Aufgabenanalyse

Phase	Inhalt
Aufgabengliederung	Gliederung der Aufgabe nach Tätigkeitsarten
Objektanalyse	Es wird davon ausgegangen, dass jede Verrichtung an einem Objekt vorgenommen werden muss.
Analyse des Rangs	Bei jeder Ausführungsaufgabe muss eine Entscheidungsaufgabe vorhergehen; die Entscheidungsaufgabe ist der Ausführungsaufgabe vor- und übergeordnet, wobei dies jedoch nicht unter zeitlichen, sondern unter qualitativen Aspekten zu sehen ist.
Phasenanalyse	Es ist davon auszugehen, dass eine Aufgabenerledigung üblicherweise in den Phasen Planung, Durchführung und Kontrolle erfolgt.
Zweckbeziehungsanalyse	Zerlegung der Gesamtaufgabe in Zweckaufgaben, die primär und unmittelbar den Zielen dienen und in Verwaltungsaufgaben, die nur sekundär und indirekt den Zielen nützen

überfordert wäre. Auf diese Weise lassen sich nach der Aufgabenzerlegung Aufgabenpakete für einzelne Arbeitsplätze zusammenstellen, wie etwa:
- Materiallagerung und -beschaffung
- Reinigung und Pflege des Behandlungszimmers I sowie der darin befindlichen Geräte und Instrumente
- Reinigung und Pflege des Behandlungszimmers II sowie der darin befindlichen Geräte und Instrumente
- Reinigung und Pflege des Röntgenraums

Grundsätzlich lassen sich auch Aufgabengebiete wie die Materiallagerung in weitere Teilaufgaben unterteilen, wie z. B.:
- Führen einer Materialkartei
- Überwachung der Lagerzeiten und Ablaufdaten
- Materialannahme und Eingangskontrolle

Andererseits sollten kapazitätsmäßig zueinander passende Teilaufgaben aber sinnvollerweise auch zum Aufgabenpaket für nur einen Arbeitsplatz zusammengefasst werden, damit kein Durcheinander entsteht, wenn beispielsweise mehrere Mitarbeiter gleichzeitig Materialbestellungen durchführen.

Auflösung

Als Auflösung wird die mit einem Bildschirm oder → Drucker bei der Ausgabe eines Bildes erreichbare Feinzeichnung von Details bezeichnet.

Die Auflösung von Druckern, die Zeichen aus kleinen, eng beieinander liegenden Punkten bilden, wird in Punkten pro Zoll (dots per inch [dpi]) gemessen und reicht von ungefähr 125 dpi bei Punktmatrixdruckern geringerer → Qualität bis zu etwa 600 dpi bei Laser- oder Tintenstrahldruckern. Die Anzahl der Bildpunkte (Pixel) bei Computer-Bildschirmen ist vom Grafikmodus und dem Grafik-Controller abhängig. Häufig verwendet man den Begriff Auflösung auch zur Angabe der auf einem Bildschirm in horizontaler und vertikaler Richtung darstellbaren Gesamtzahl von Bildpunkten.

Aufwendungen

Zu den Aufwendungen einer Klinik oder Arztpraxis zählen die Werte aller verbrauchten Materialien und Dienstleistungen pro Zeitperiode.

Hierzu zählen neben den → Auszahlungen und → Ausgaben der jeweiligen Zeitperiode auch z. B. die Abschreibungswerte von Geräten und Instrumenten, die in einer früheren Zeitperiode gekauft wurden und gegenwärtig noch der Nutzung unterliegen.

Aufzinsung

Ermittlung eines Endbetrages B_n aus einem Anfangsbetrag B_0 mit dem Aufzinsungsfaktor q^n (Abb. 13).

Die Frage, ob der Arzt als Investor eine → Investition und deren Nutzen von einem festen Zeitpunkt aus (statisch) oder beispielsweise über die gesamte Nutzungsdauer des Investitionsobjekts (dynamisch) betrachtet, hängt von der persönlichen **Zeitpräferenz** ab. So kann die Wahl der Höhe eines Zinssatzes zum Ausdruck bringen, welche stärkere Bedeutung ein heutiger Zahlungseingang im Vergleich zu einem zukünftigen Zahlungseingang für den Arzt als Investor hat. Beispielsweise kann man mithilfe der **Aufzinsung** errechnen, welchen Wert eine Kapitalanlage ohne Zinsausschüttung am Ende der Laufzeit bei einem angenommenen Zinssatz erreicht (Tab. 15).

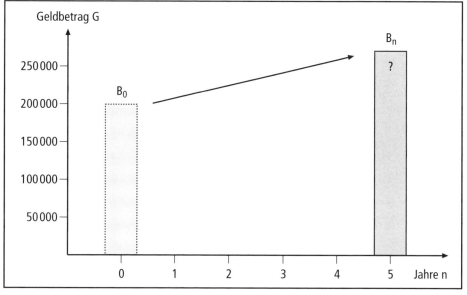

Abb. 13 Aufzinsung

Tab. 15 Beispiel zur Aufzinsungsmethode

Methode	Formel	Ausgangsbetrag	Zinssatz	Laufzeit	Berechnung
Aufzinsung	$(1+i)^n$	200 000	6 %	5	$200\,000 \times (1+0{,}06)^5 = 267\,645{,}16$

Der **Aufzinsungsfaktor** wird mit folgender Formel ermittelt:

$B_n = B_0 \times (1+i)^n$
n = Anzahl der Zinsperioden
i = p/100
p = Zinssatz

Ausbildungsverhältnis

Das Ausbildungsverhältnis stellt die Sonderform eines → Arbeitsverhältnisses dar und wird durch den Ausbildungsvertrag zwischen der Ausbildungseinrichtung oder dem Arzt als Ausbilder und den Auszubildenden begründet.

Grundsätzlich kann ein Ausbildungsvertrag mündlich abgeschlossen werden. Nach Vertragsabschluss sind jedoch die wesentlichen Inhalte des Vertrags schriftlich niederzulegen. Zu den wesentlichen Inhalten zählen die in Tabelle 16 aufgeführten.
Ist der Auszubildende noch minderjährig – dies ist häufig der Fall –, so ist der Vertrag von einem **gesetzlichen Vertreter** (Eltern oder Vormund) abzuschließen. Die Ausbildungseinrichtung ist verpflichtet, den Ausbildungsvertrag unverzüglich in das bei der jeweiligen Ärztekammer zu führende Verzeichnis der Berufsausbildungsverhältnisse eintragen zu lassen. Das Ausbildungsverhältnis kann während der **Probezeit** von beiden Seiten fristlos gekündigt werden. Die → **Arbeitszeiten** für

Tab. 16 Ausbildungsvertrag

Bereich	Inhalt
Ziel, Inhalte, Berufsbezeichnung	Art und Ziel der Ausbildung, insbesondere die Berufstätigkeit; sachliche und zeitliche Gliederung der Ausbildung
Zeitraum	Beginn und Dauer der Ausbildung
Externe Ausbildung	vorgesehene Ausbildungsmaßnahmen außerhalb der Einrichtung
Arbeitszeit	Dauer der regelmäßigen täglichen Arbeitszeit
Probezeit	Dauer der Probezeit
Vergütung	Zahlung und Höhe der Ausbildungsvergütung
Urlaub	Dauer des Urlaubs
Kündigung	Voraussetzungen, unter denen der Ausbildungsvertrag gekündigt werden kann

die in der Regel jugendlichen Auszubildenden richtet sich nach den Regelungen des *Jugendarbeitsschutzgesetzes (JArbSchG)*. Das Ausbildungsverhältnis endet mit der im Ausbildungsvertrag vereinbarten Ausbildungszeit. Wird die **Abschlussprüfung** bereits vor Ablauf der Ausbildungszeit abgelegt, so endet das Ausbildungsverhältnis mit dem Bestehen der Prüfung. Bei Nichtbestehen der Prüfung kann eine Verlängerung des Ausbildungsverhältnisses bis zum nächstmöglichen Termin einer Wiederholungsprüfung, üblicherweise jedoch höchstens um ein weiteres Jahr erfolgen.

Die **Pflichten des Ausbilders** erstrecken sich auf (Abb. 14):

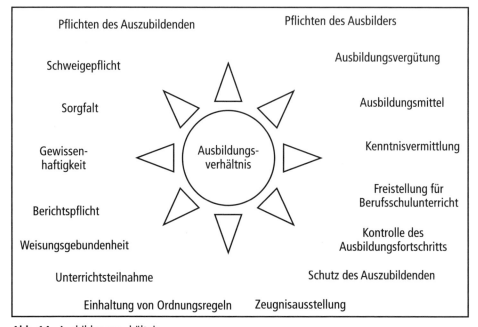

Abb. 14 Ausbildungsverhältnis

- Freistellung: Der Auszubildende ist für die Teilnahme am Berufsschulunterricht und an Prüfungen freizustellen.
- Kenntnisvermittlung: Die erforderlichen Kenntnisse, Fähigkeiten zum Erreichen des Ausbildungsziels (einschließlich der Abschlussprüfung) sind in der vorgesehenen Ausbildungszeit zu vermitteln.
- Kontrolle: Der Auszubildende ist zum Besuch der Berufsschule anzuhalten, seine Führung der Berichtshefte ist zu überwachen.
- Ausbildungsmittel: Die notwendigen Ausbildungsmittel sind kostenlos bereitzustellen.
- Zeugnisausstellung: Bei Beendigung des Ausbildungsverhältnisses ist ein Zeugnis auszustellen mit Ausführungen (auf Verlangen) zu Führung, Leistung und besonderen fachlichen Fähigkeiten.
- Schutz: Es ist sicherzustellen, dass der Auszubildende charakterlich, sittlich und körperlich nicht gefährdet wird.

Arbeiten, die dem Ausbildungszweck zuwiderlaufen, dürfen dem Auszubildenden nicht zugewiesen werden, wobei die **Übertragung verbotener Arbeiten** mit einer Geldbuße geahndet werden kann. Ausdrücklich verboten sind:
- körperliche Züchtigungen
- gesundheitsgefährdende Behandlungen

Die Ausbildungseinrichtung muss eine **Ausbildungsvergütung** zahlen. Bei unverschuldeter Krankheit muss die **Fortzahlung der Vergütung** für die Dauer von 6 Wochen erfolgen. Die Ausbildungseinrichtung hat auch die für die **Abschlussprüfung** erforderliche Zeit unter Fortzahlung der Ausbildungsvergütung zu gewähren und die → **Kosten für die Prüfung** zu übernehmen. Eine Verpflichtung auf **Weiterbeschäftigung** Auszubildender nach deren bestandener Abschlussprüfung besteht grundsätzlich nicht.

Zu den **Pflichten der Auszubildenden** zählen:
- Schweigepflicht: Über alle Arzt-, Geschäfts- und Betriebsgeheimnisse ist Stillschweigen zu bewahren.
- Gewissenhaftigkeit: Die im Rahmen der Ausbildung übertragenen Verrichtungen sind sorgfältig auszuführen.
- Sorgfalt: Mit Behandlungseinrichtungen, -geräten, Materialien und sonstigen Gegenständen der Arztpraxis ist sorgsam umzugehen.
- Unterrichtsteilnahme: Am Berufsschulunterricht ist teilzunehmen und die vorgesehenen Prüfungen und Zwischenprüfungen sind abzulegen.
- Berichtspflicht: Über Ausbildungsverlauf und -fortschritt ist ein Berichtsheft zu führen.
- Weisungsgebundenheit: Der Auszubildende hat sich an alle Weisungen zu halten, die der Ausbilder oder eine andere weisungsberechtigte Person im Rahmen der Ausbildung erteilen.
- Ordnung: Die im Ausbildungsbetrieb geltenden Ordnungsregeln sind zu beachten; über Abwesenheitsgründe ist der Ausbilder unverzüglich zu unterrichten.

Die Auszubildenden haben keinen Anspruch auf:
- Führen des Berichtshefts während der Arbeitszeit
- Übernahme der Fahrtkosten zum Besuch der Berufsschule durch den Ausbilder

Ausführungsstelle

→ Stelle

Ausgaben

Die Ausgaben einer Klinik oder Arztpraxis setzen sich aus den Anschaffungswerten aller zugegangenen Materialien und Dienstleistungen pro Zeitperiode zusammen.

Die Anschaffungen können durch eine sofortige → Auszahlung oder auch durch eine spätere Zahlung, Ratenzahlung usw. beglichen worden sein.

Ausschreibung

Mit der Ausschreibung seiner Praxis bekundet der bisherige Praxisinhaber, dass er seine Praxis und damit seine Kassenzulassung abgeben und die Praxis von einem Nachfolger weiter betreiben lassen möchte.

Hierzu ist ein formloser Antrag an die *Kassenärztliche Vereinigung* zu richten. Zur Ausschreibung der Kassenzulassung sind Ärzte berechtigt, die auf ihre Zulassung verzichten möchten und/oder die Altersgrenze erreicht haben. Die Berechtigung zur Ausschreibung geht nach dem Tode des bisherigen Praxisinhabers auf dessen Erben über.

Außenfinanzierung

Bei der Außenfinanzierung wird der Klinik oder Arztpraxis → Kapital in der Regel durch Dritte (Banken, Lieferanten) leihweise zur Verfügung gestellt.

Bei der Außenfinanzierung wird Kapital von außen zugeführt. Folgende **Arten** der Außenfinanzierung lassen sich dabei unterscheiden (Abb. 15):
- Eigenfinanzierung: Kapitalzuführung durch Anteilseigner oder Eigentümer
- → Beteiligungsfinanzierung: Kapitalzuführung durch neue Gesellschafter

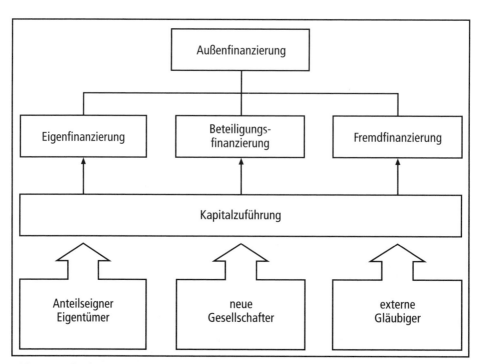

Abb. 15 Außenfinanzierung

- Fremdfinanzierung: Kapitalzuführung durch externe Gläubiger

Während die Fremdfinanzierung die Abwälzung des Kapitalrisikos auf die Gläubiger ermöglicht, bringt die Eigenfinanzierung den Vorteil von ausbleibenden Zins- und Tilgungsverpflichtungen mit sich. Durch die Fremdfinanzierung erwirbt der Kreditgeber daneben häufig Kontroll- und Mitsprecherechte.

Maßgebend für den Anteil der Außenfinanzierung sind die Außenfinanzierungsmöglichkeiten des Kapitalnehmers. Sie hängen im Wesentlichen von Folgendem ab:
- Möglichkeiten zur Bereitstellung von Eigenfinanzierungsmitteln im Wege der → Innenfinanzierung
- rechtlicher Organisationsform der kapitalsuchenden Einrichtung
- steuerlichen Gegebenheiten
- Konditionen an den Finanzmärkten

Außerordentliche Kündigung

Die außerordentliche → Kündigung ist eine fristlose Beendigung des → Arbeitsverhältnisses.

Für eine außerordentliche Kündigung muss ein wichtiger Grund vorliegen. Sie muss innerhalb von 2 Wochen nach Kenntnis dieses Grundes in schriftlicher Form und unter dessen Angabe ausgesprochen werden. Danach ist eine außerordentliche Kündigung ausgeschlossen.

Wichtige **Gründe** für eine außerordentliche Kündigung sind in Tabelle 17 aufgeführt. Gründe, die von Arbeitsgerichten in der Regel **nicht** anerkannt werden, sind:
- Die Leistungsfähigkeit sinkt ab.
- Die Arbeitsleistung verschlechtert sich.
- Es fehlt an Kenntnissen und Fertigkeiten.
- Es kommt zu Streitigkeiten.

Obwohl sie nicht als Begründung für eine außerordentliche Kündigung ausreichen, können sie allerdings Anlass für eine → ordentliche Kündigung geben.

Wenn es in der Klinik oder Praxis einen Betriebs- bzw. Personalrat gibt, so ist dieser vor einer außerordentlichen Kündigung zu hören. Seine Zustimmung gilt als erteilt, wenn er sich nicht innerhalb von 3 Tagen äußert. Bei einer außerordentlichen Kündigung kann kein Widerspruch eingelegt werden.

Tab. 17 Außerordentliche Kündigung

Grund	Ausprägung
Geheimnisverrat	Preisgabe von Arzt- oder Patientendaten und -geheimnissen
Diebstahl	Diebstahl in der Klinik oder Arztpraxis
Fahrlässigkeit	grobe Fahrlässigkeiten beim Umgang mit Behandlungseinrichtungen und Instrumenten
Unerlaubte Abwesenheit	unerlaubtes Verlassen des Arbeitsplatzes
Streitigkeiten	Tätlichkeiten grobe Beleidigungen
Untreue	Verleitung anderer Mitarbeiter zu schlechten Arbeitsleistungen oder Vergehen Unehrlichkeit und Untreue im Arbeitsverhältnis
Arbeitsverweigerung	beharrliche Arbeitsverweigerung

Auszahlung

Eine Auszahlung stellt immer eine Bargeldzahlung oder eine Abbuchung vom Konto (oder anderen Sichtguthaben wie Sparbüchern, Termingeldern usw.) dar.

Autorisierung

Mit der Autorisierung wird an Mitarbeiter das Recht übertragen, das Informations- und Kommunikationssystem (IuK-System) zu nutzen und → Daten in diesem zu speichern.

Mit ihr verfügt der Benutzer in einer Netzwerk- oder Multiuser-Umgebung über die Fähigkeit, durch sein Benutzerkonto auf eine bestimmte Ressource zuzugreifen. Für die Vergabe von Erlaubnissen ist der **Systemadministrator** oder eine andere autorisierte Person verantwortlich. Diese Erlaubnisse werden im System gespeichert und beim Versuch des Benutzers, auf eine Ressource zuzugreifen, kontrolliert.
Wenn sich Mitarbeiter Zugang zum System verschaffen wollen, werden bestimmte Angaben, mit denen sie sich ausweisen, z. B. eine Code-Nummer und ein Passwort, vom Computer überprüft. Die Autorisierung wird in der Regel durch den Systemadministrator definiert. Dem Benutzer wird bei der Anmeldung am System der Zugriff gewährt oder – bei ungültigen Angaben – verwehrt.

Autoritärer Führungsstil

Der autoritäre → Führungsstil ist dadurch gekennzeichnet, dass der Vorgesetzte sämtliche Entscheidungen trifft und sie in Form von unwiderruflichen Anweisungen oder Befehlen weitergibt, wobei er die Weisungen aufgrund der mit seiner Stellung verbundenen Macht erteilt und ihre Befolgung durch die Anordnung von Sanktionen erzwingt.

Bei diesem Führungsstil ist somit der persönliche Freiheitsbereich der Mitarbeiter gering. Kennzeichnend für diese Art der Mitarbeiterführung sind:
- klare Verhältnisse der Über- und Unterordnung
- Ausführungsanweisungen
- enge Kontrolle
- soziale Distanz zwischen Vorgesetzten und Mitarbeitern

Aval

Bei der kurzfristigen Bankfinanzierung durch Avale handelt es sich um die → Bürgschaft bzw. Garantieübernahme durch die Bank für andere → Kredite.

Die Bank übernimmt dabei als Avalkreditgeber im Auftrag des Arztes als ihrem Kunden gegenüber Dritten die Haftung für eine bestimmte Geldsumme durch Hergabe einer Bürgschaft oder einer → Garantie. Die Bank stellt hierbei keine eigenen Mittel, sondern lediglich ihre → Kreditwürdigkeit zur Verfügung. Für die Ausnutzung von Avalkrediten berechnen Kreditinstitute Avalprovision, prozentual auf den Wert der herausgegebenen Avalurkunden.
Zwischen Avalkreditgeber (Bank) und dem Arzt als Avalkreditnehmer liegt ein → Geschäftsbesorgungsvertrag vor. Zwischen Avalkreditgeber und dem Begünstigten aus dem Aval wird die Rechtsbeziehung von der Art des Avals bestimmt. Grundsätzlich gibt es folgende **Arten** von Avalen:
- Bürgschaft
- Kreditauftrag

- im Auslandsgeschäft gebräuchliche Garantien

Avale werden dem beabsichtigten Verwendungszweck und dem dadurch bestimmten Haftungsumfang angepasst. Avalurkunden werden unbefristet oder befristet ausgestellt. Hinsichtlich der Befristung werden kurz-, mittel- und langfristige Avale unterschieden. Unbefristete Avale erlöschen nach Rückgabe der Avalurkunde oder wenn der Begünstigte auf seine Rechte und Ansprüche aus dem Aval verzichtet. Die gängigsten **Avalkreditarten** sind Anzahlungsbürgschaft oder -garantie. Zu den weiteren Avalkreditarten zählen:
- Kreditbürgschaft
- Lieferungs- und Leistungsbürgschaft oder -garantie
- Gewährleistungsbürgschaft oder -garantie
- Prozessbürgschaft
- Zoll- und Steuerbürgschaft

Avale werden von den Kreditinstituten zumeist wie Barkredite behandelt. Sie sind entsprechend abzusichern oder werden bei entsprechender Schuldnerbonität blanko gewährt. Für die Ausnutzung von Avalen berechnen Kreditinstitute eine Avalprovision prozentual auf den Wert der herausgegebenen Avalurkunden. Diese ist abhängig von der Laufzeit des Avals, der → Bonität des Arztes, der Art der abzusichernden Risiken, der Größenordnung der Einzelgeschäfte sowie der gestellten Sicherheiten. Der Satz bewegt sich üblicherweise zwischen 0,5% und 3%. Zusätzlich wird je Urkunde in der Regel eine Ausfertigungsgebühr gerechnet.

B

Bankdarlehen

Zu den Bankdarlehen zählen alle Formen üblicher langfristiger Bankkredite, die der Klinik oder Arztpraxis gewährt werden, wie zum Beispiel Hypothekendarlehen, Bauspardarlehen oder Investitionsdarlehen.

Man unterscheidet dabei üblicherweise → Darlehen mit **Zinsanpassung**, die mit variablem Zinssatz häufig in einer Hochzinsphase aufgenommen werden, in der Hoffnung, zukünftig auf einen günstigeren Festzinssatz umsteigen zu können. Bei Darlehen mit **Zinsfestschreibung** handelt es sich um → Kredite, die zu einem für eine bestimmte Periode vereinbarten Festzinssatz ausgeliehen werden, was für den Arzt als Darlehensnehmer insbesondere in einer Niedrigzinsphase von Vorteil sein kann. Der feste Zinssatz bildet eine sichere Kalkulationsgrundlage für die zugrunde liegende → Investition.

Barwert

Unter dem Barwert sind auf einen Entscheidungszeitpunkt abgezinste Zahlungen zu verstehen (→ Abzinsung).

Es handelt sich somit um einen heutigen Wert künftiger Zahlungen, der sich durch Abzinsen (Abzinsungsfaktor) ergibt.

Befristetes Arbeitsverhältnis

Das befristete Arbeitsverhältnis (Zeitarbeitsverhältnis) ist ein auf bestimmte Zeit begründetes → Arbeitsverhältnis.

Ein → Arbeitsvertrag kann für einen kalendermäßig festgelegten Zeitraum befristet abgeschlossen werden, wenn hierfür ein sachlicher Grund in der Klinik oder Arztpraxis vorliegt. Sachliche Gründe sind beispielsweise:
- vorübergehender betrieblicher Bedarf
- Befristung im Anschluss an eine Ausbildung
- Schwangerschaftsvertretung

Ein Zeitarbeitverhältnis liegt vor, wenn seine Dauer **kalendermäßig** bestimmt ist (kalendermäßig befristeter Arbeitsvertrag) oder sich aus Art, Zweck oder Beschaffenheit der Arbeitsleistung ergibt (**zweckbefristeter** Arbeitsvertrag). Eine kalendermäßige Befristung ohne sachlichen Grund ist in der Regel begrenzt, der Vertrag kann innerhalb dieser Frist jedoch auch verlängert werden, sofern es hierzu keine abweichenden tarifvertraglichen Vereinbarungen gibt. Ausgeschlossen ist die kalendermäßige Befristung ohne sachlichen Grund, wenn zuvor mit demselben Arzt als Arbeitgeber ein unbefristetes oder befristetes Arbeitsverhältnis bestanden hat.

Die Befristung bedarf zu ihrer Wirksamkeit der **Schriftform**. Ein kalendermäßig befristeter Arbeitsvertrag endet mit Ablauf der vereinbarten Zeit. Ein zweckbefristeter Arbeitsvertrag endet mit Erreichen des Zwecks, frühestens jedoch 2 Wochen nach Zugang der schriftlichen Unterrichtung des Arbeitnehmers über das Erreichen dieses Zeitpunkts. Ist die Befristung unwirksam, gilt der befristete Arbeitsvertrag als auf unbestimmte Zeit geschlossen; er kann vom Arbeitgeber grundsätzlich frühestens zum vereinbarten Ende ordentlich gekündigt werden.

Behandlungsblatt

Auf dem Behandlungsblatt wird der gesamte Ablauf der Behandlung für den jeweiligen Patienten eingetragen.

Das Anlegen eines Behandlungsblattes ist als Grundlage der → Behandlungsplanung anzusehen. Es kann manuell oder maschinell (PC, → Arztrechner) geführt werden und ist **patientenorientiert**, das heißt für jeden einzelnen Patienten anzulegen. Das Behandlungsblatt dient als Orientierung sowie als Nachweis, welcher Behandlungsschritt wann durchgeführt wurde.

Damit alle durchzuführenden Behandlungsschritte und auch unterschiedliche Behandlungskomplexe darauf Platz finden, sollte als Behandlungsblatt ein geeignetes **Formular** gewählt werden. Die → Planung bleibt dadurch übersichtlich und für den Arzt, aber auch für die Mitarbeiter, ist der Ablauf oder der Fortschritt der Behandlung sofort ersichtlich, was insbesondere bei einem großen Patientenstamm von Bedeutung ist.

In Abbildung 16 ist ein **Musterbehandlungsblatt** mit den notwendigen Eintragungen dargestellt. Hinweise zur vereinfachten Führung eines Behandlungsblattes sind in Tabelle 18 aufgeführt.

Patient (Name, Anschrift): Brunner, Maja, Webermühle 4, 82137 Schwaben		
Terminlänge	**Behandlung**	**Termin (Datum/Uhrzeit)**
20 min	Extraktion Fußnagel	4.11.2006, 15.00 Uhr
10 min	Erneuerung Verband	6.11.2006, 17.15 Uhr
10 min	Erneuerung Verband	10.11.2006, 11.00 Uhr

Abb. 16 Behandlungsblatt

Tab. 18 Behandlungsblattführung

Informationseinheit	Besonderheit
Abkürzungen	Die Verwendung von Abkürzungen schafft auf dem Behandlungsblatt zusätzlichen Raum für andere Eintragungen.
Termine	Auf dem Blatt die geplanten und mit dem Patienten abgesprochenen Termine parallel zum Terminbuch eintragen, um bei Anfragen unnötiges Suchen und Blättern im Terminbuch zu vermeiden, denn durch Blick in die jeweilige Karteikarte sind auf dem dort befindlichen Behandlungsblatt sofort alle Termine ersichtlich.
Aufbewahrung	Die Aufbewahrung in der Karteikarte hat den Vorteil, dass bei jeder Behandlung sofort ersichtlich ist, wann ein eventuell nötiger nächster Termin geplant ist und wie lange er voraussichtlich dauern wird; zudem können absehbare Änderungen, die sich aufgrund der laufenden Behandlung ergeben, direkt eingetragen werden.
Eintragungen	Eintragungen in das Blatt im Behandlungszimmer direkt während der Behandlung vornehmen, da dadurch alles festgehalten werden kann, was für die Abrechnung und Terminvergabe wichtig ist; bei mündlicher Weitergabe dieser Daten gehen wichtige Informationen unter Umständen verloren.
Behandlungsart	Art und Länge der Behandlung in das Behandlungsblatt schreiben, damit alle Angaben, die benötigt werden, um vorbereitende Maßnahmen für die jeweilige Behandlung zu treffen, zur Verfügung stehen.
Patienteneigenschaften	Besondere Krankheiten wie z. B. Diabetes, Hypertonie, Glaukom, Allergien festhalten, um bei entsprechenden Behandlungen vorbeugen zu können.
Zentralisation	Das Behandlungsblatt bzw. die Informationen zentral im Arztrechner bereitstellen, damit ein reibungsloser Ablauf gewährleistet ist.

Behandlungsfallkosten

Behandlungsfallkosten sind Klinik- oder Praxiskosten, die bei dem jeweiligen Behandlungsvorgang und somit bei gleichen Behandlungsvorgängen in gleicher Höhe entstehen.

Die Behandlungsfallkosten lassen sich durch ein einfaches Kalkulationsverfahren ermitteln. Die → **Divisionskalkulation** dient zur Bestimmung der → Kosten je Behandlungsleistung (= Behandlungsfall). Bei der Divisionskalkulation werden zunächst die gesamten jährlichen Kosten durch die Gesamtzahl der Behandlungsfälle pro Jahr (= jährliche Behandlungsmenge) geteilt:

Gesamte jährliche Kosten / Gesamte jährliche Behandlungsmenge

Betragen die Praxiskosten in einem Jahr 400 000 Euro und werden in diesem Jahr 5 000 Behandlungen durchgeführt, so ergibt sich ein Durchschnittsbetrag von

400 000 Euro / 5 000 = 80,00 Euro

Das sind die durchschnittlichen Kosten je Behandlungsfall, die die Behandlungseinrichtung zur Erstellung der medizinischen Leistung aufbringen muss. Zweckmäßigerweise lässt sich diese Kalkulation zur regelmäßigen Kontrolle auch monatlich oder quartalsweise durchführen.

Betriebswirtschaftlich lässt sich das Ergebnis folgendermaßen interpretieren:
- Die medizinische Einrichtung muss je Behandlungsfall im Durchschnitt mindestens 80 Euro an Erlösen erzielen, um kostendeckend zu arbeiten.

- Behandlungsleistungen, die nicht mindestens 80 Euro an Erlösen erzielen, verursachen Verluste.
- Die Verluste müssen durch Behandlungsleistungen, die im Durchschnitt mehr als 80 Euro an Erlösen erzielen, ausgeglichen werden.

Aufgrund der Tatsache, dass die Art der erbrachten Behandlungsleistung nicht berücksichtigt wird, führt die Divisionskalkulation zu ungenauen und wenig aussagekräftigen Ergebnissen. So sind diejenigen Behandlungen besonders kostenintensiv, bei denen hochwertige, teure Geräte zum Einsatz kommen. Die für diese Therapien errechneten durchschnittlichen Behandlungsfallkosten werden dabei real bei weitem überstiegen. Die tatsächliche Entwicklung der durchschnittlichen Behandlungsfallkosten zeigt einen degressiven Verlauf (Abb. 17): Die Höhe der Kosten je Behandlungsfall nimmt mit zunehmender Zahl an Behandlungsfällen ab.

Die aus der Entwicklung der Behandlungsfallkosten ableitbare Annahme, dass eine Klinik oder Arztpraxis umso wirtschaftlicher arbeitet, je größer ihre Behandlungsmenge und damit die Anzahl der Behandlungsfälle pro Jahr ist, erscheint nicht zwangsläufig richtig.

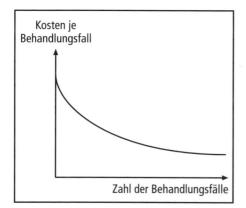

Abb. 17 Behandlungsfallkosten

Sie berücksichtigt nicht, dass die Kosten nicht stetig steigen, sondern insbesondere die → Fixkosten einen sprunghaften Verlauf annehmen können. Stellt die medizinische Einrichtung etwa zur Bewältigung der Zunahme der Behandlungsfälle zusätzliches Personal ein oder wird sie räumlich erweitert, so springen die Kosten ab diesen Zeitpunkten auf ein höheres Niveau. Erst bei einer Zuordnung der → Einzelkosten zu den einzelnen Behandlungsfällen erhält man genauere Aussagewerte.

Daher führt die → **Zuschlagskalkulation** im Vergleich zur Divisionskalkulation zu aussagekräftigeren und genaueren Ergebnissen der → Kostenträgerrechnung. Sie ermittelt zunächst die Einzelkosten für die jeweilige Behandlungsfallart und schlägt die → Gemeinkosten anschließend gemäß den in der → Kostenstellenrechnung erarbeiteten Verteilungsschlüsseln dem jeweiligen Behandlungsfall zu.

Behandlungsplanung

Die Behandlungsplanung umfasst das Erstellen von Behandlungsplänen mit den → Zielen eines möglichst ökonomischen Umgangs mit der Behandlungszeit und der Straffung der Behandlung durch gezielte Vorbereitungsmaßnahmen.

Die Klarheit über den **Zeitbedarf** für die einzelnen Behandlungsmaßnahmen sowie das sorgfältige Führen eines geeigneten Formulars als → **Behandlungsblatt** sind wichtige **Voraussetzungen** für eine erfolgreiche Behandlungsplanung.
Folgende **Vorbereitungen** sind zu treffen, um einen Behandlungstermin pünktlich und zügig ablaufen zu lassen:
- Besprechungstermine: Anschauungsmaterial, Laboruntersuchungsergebnisse, Röntgenbilder usw. sind bereitzuhalten.

- Gebührenpflicht: Patienten über Kostenvorausschätzungen im Rahmen der Kostentransparenz informieren; Patienten darauf hinweisen, dass es eine ärztliche Gratisberatung nicht geben kann und zu einer umfassenden Beratung eine gebührenpflichtige Diagnose erforderlich ist.
- Kostenvorausschätzungen: Vorausschätzungen für selbst zahlende Patienten frühzeitig anfertigen; Kostenberechnung möglichst genau kalkulieren; bei zu niedriger Kalkulation gehen berechtigte Einnahmen verloren.
- → Terminbuch: Täglich auf die am nächsten Tag bevorstehenden Behandlungstermine kontrollieren, damit die Vorbereitungen für Besprechungen, umfangreichere Behandlungsmaßnahmen usw. rechtzeitig durchgeführt werden können.
- Behandlungsarten: Unterschiedliche Behandlungsarten unter Berücksichtigung von Tageszeiten, Wochenenden oder Feiertagen einplanen; z. B. chirurgische Eingriffe für den Vormittag einplanen, weil dann die Konzentrationsfähigkeit des medizinischen Personals höher ist; chirurgische Eingriffe nicht für den Abend oder den Freitag einplanen, damit unvorhergesehene Komplikationen besser berücksichtigt und bei Schmerzen nach dem Eingriff Nachkontrollen durchgeführt werden können; gleichartige Behandlungen nicht in einer größeren Anzahl hintereinander einplanen, um Eintönigkeit und Stress zu vermeiden.

Eine Vorgehensweise, die sich bei der → Planung **umfangreicher Behandlungen** anbietet, ist in Tabelle 19 dargestellt.

Beleihungsgrenze

Die Beleihungsgrenze ist eine Prozentzahl, die bei der Beleihung von Sicherheiten angibt, bis zu welchem Teilbetrag des Belei-

Tab. 19 Behandlungsplanung

Schritt	Vorgehensweise	Maßnahmen
1	Diagnose durchführen	Diagnose durchführen und Behandlungsvorschläge auf dem Behandlungsblatt schriftlich festhalten
2	Beratung vereinbaren	Beratungstermin mit Patienten vereinbaren
3	Behandlung vereinbaren	Beratung mit Patienten durchführen (unter Verwendung von Bildtafeln, Kostendarstellungen usw.) und Entscheidung über die weitere Behandlung treffen
4	Behandlungsplan dokumentieren	Behandlungsmaßnahmen auf dem Behandlungsblatt niederschreiben
5	Behandlungstermine festlegen	einzelne Behandlungstermine und gegebenenfalls notwendige Laboruntersuchungen festlegen; jeweiligen Zeitbedarf und ausreichende Zeitabständen zwischen den einzelnen Terminen berücksichtigen
6	Vorbereitungsmaßnahmen festhalten	Vorbereitungsmaßnahmen zu den einzelnen Behandlungsterminen festhalten (Reservierung von stark frequentierten Behandlungseinrichtungen, Instrumente, Einsatz von medizinischen Geräten, Zahlungsvereinbarung usw.)
7	Zusatztermine reservieren	bei kritischen Phasen der Behandlung vorsorglich weitere Termine einplanen (eventuell weitere erforderliche Laboruntersuchungen usw.)

hungswertes ein → Pfandrecht unter Berücksichtigung eventuell vorgehender Belastungen als erststellige Sicherheit zur Verfügung steht.

Sicherheiten werden von Kreditinstituten nicht mit ihrem vollen Zeitwert angerechnet, sondern mit dem **Beleihungswert**, von dem, je nach Verwertungsrisiko, noch entsprechende Sicherheitsabschläge vorgenommen werden. Die Beleihungsgrenze ist bei den einzelnen Kreditinstituten unterschiedlich und hängt ab von den Sicherheiten und ihrer
- Wertbeständigkeit,
- Verwertbarkeit,
- Sicherungsart sowie
- der Sicherheitenpolitik des jeweiligen Kreditinstituts.

Die ermittelten **Anhaltswerte** für Beleihungsgrenzen sind in Tabelle 20 aufgeführt.

Benchmarking

Benchmarking ist ein Instrument des strategischen → Controllings und der Wettbewerbsanalyse, bei dem Wertschöpfungsprozesse, Management-Praktiken sowie Dienstleistungen der Klinik oder Praxis mit dem in dem jeweiligen Bereich führenden Konkurrenten verglichen werden.

Ziel des Benchmarkings ist es, Leistungsdefizite zum im jeweiligen Bereich führenden Konkurrenten als Vergleichsmaßstab aufzudecken und Anregungen für Verbesserungen zu gewinnen.
Es lassen sich grundsätzlich folgende **Benchmarking-Arten** (Abb. 18) als → Vergleiche anstellen:
- Wettbewerbs-Benchmarking: Vergleiche mit direkten Konkurrenten

Tab. 20 Beleihungsgrenzen

Sicherheiten	Beleihungsgrenzen in %
Inländische Bankguthaben	100
Bausparguthaben	90–100
Rückkaufswert von Lebensversicherungen	90–100
Kurswert inländischer festverzinslicher öffentlich-rechtlicher Emissionen	90–100
Kurswert inländischer festverzinslicher mündelsicherer Emissionen, Emissionen von inländischen Kreditinstituten	80–90
Nennwert von Patientenforderungen	50–90
Rücknahmepreis inländischer Investmentanteile an Rentenfonds	75–80
Kurswert anderer inländischer Emissionen	70–80
Sach- bzw. Ertragswert von Immobilien	50–80
Zeit- bzw. bereinigter Buchwert von gängigen Maschinen	50–66
Rücknahmepreis inländischer Investmentanteile an Aktien- und gemischten Fonds	50–60
Kurswert inländischer Standardaktien	50–60
Zeit- bzw. bereinigter Buchwert von gängigen Fahrzeugen	50–60
Gängige Handelswaren abzüglich Lieferantenverbindlichkeiten	50–60
Zeit- bzw. bereinigter Buchwert von Behandlungseinrichtungen	40–50
Kurswert inländischer sonstiger Aktien	30–40

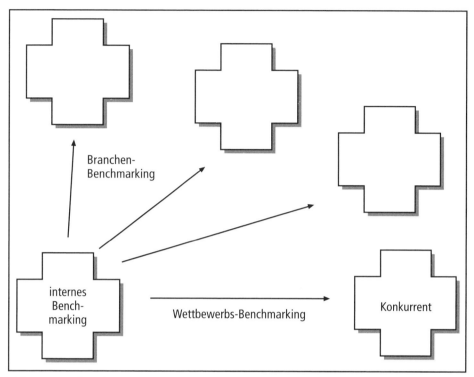

Abb. 18 Benchmarking-Arten

- Branchen-Benchmarking: Vergleiche in der Gesundheitsbranche
- internes Benchmarking: Vergleiche zwischen Organisationseinheiten der eigenen Klinik oder Praxis

Das interne Benchmarking lässt sich weiter unterteilen in:
- Performance-Benchmarking: Die medizinische Einrichtung wird als Ganzes mit Leistungskennzahlen verglichen.
- funktionales Benchmarking: Bestimmte Funktionen werden als Objekte des Benchmarking zugrunde gelegt; dadurch lassen sich Leistungslücken zwischen den Benchmarking-Einrichtungen auf der Ebene der Funktionen ermitteln.
- Prozess-Benchmarking: Die funktionsübergreifenden Prozesse stehen dabei im Vordergrund.

Besonders Erfolg versprechend erscheint das Vorhaben, sich nur an den **besten Konkurrenten** zu orientieren. Nicht immer befinden sich diese unter der unmittelbaren Konkurrenz. Auch sind nicht alle erfolgreichen medizinischen Einrichtungen in allen Bereichen gleich gut: Eine Einrichtung ist anerkannt für bestimmte Behandlungsmethoden und hat deshalb einen starken Patientenzuspruch; eine andere Klinik oder Arztpraxis ist bekannt für die hervorragende Patientenbetreuung und setzt auf diese Weise den Maßstab für den Vergleich. Weitere Benchmarks (Vergleichsmaßstäbe) können beispielsweise der allgemeine betriebswirtschaftliche Erfolg oder ein ausgezeichnetes Personal-Management sein. Benchmarking bedeutet somit, sich an dem in den einzelnen Bereichen jeweils Besten zu messen und zu versuchen, an dessen Leistungen in dem jeweiligen Teilbereich heranzukommen.

Das **Leistungsniveau** der Benchmarks in einem oder mehreren Teilbereichen der eigenen medizinischen Einrichtung zu erreichen, ist das Ziel, das es dabei zu verwirklichen gilt. Leistungsbezogene Unterschiede zwischen ausgewählten Einrichtungen oder Bereichen sollen im Hinblick auf bestimmte Funktionen aufgedeckt und in Form sogenannter Leistungslücken dargestellt werden. Oft wird dadurch eine kreative „Unruhe" in den beteiligten Einrichtungen erzeugt, und die festgestellten besseren Leistungsparameter von Vergleichseinrichtungen werden in adäquate Zielvorgaben transformiert. Die Ursachen für Leistungslücken, die in unterschiedlichen Prozessen, organisatorischen Defiziten oder auch unzureichender Weiterbildung liegen können, sollen analysiert und danach Maßnahmen zur Verbesserung der untersuchten Bereiche festgelegt werden. Beim Benchmarking wird externes Wissen auf interne Problemstellungen übertragen, um davon zu profitieren und gleichzeitig den Aufwand für die eigene Erarbeitung bestmöglicher Lösungen zu reduzieren. Nach *Camp* (1994) umfasst die **Vorgehensweise** des Benchmarkings in der Regel zehn Schritte, die in Abbildung 19 aufgeführt sind.

Das Benchmarking läuft in den folgenden vier Phasen ab:

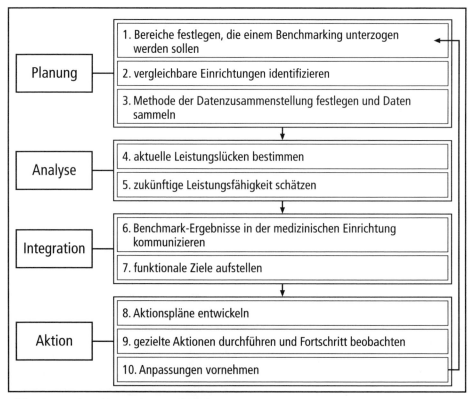

Abb. 19 Benchmarking nach *Camp* (1994)

- → Planung
- Analyse
- Integration
- Aktion

Im Rahmen der Planung ist zunächst zu definieren, was mit dem Benchmarking erreicht werden soll und welche Bereiche berücksichtigt werden sollen. In der Analysephase lassen sich die Abweichungen der verglichenen → Daten als Leistungslücken feststellen. Es ist wichtig, die Ergebnisse des Benchmarkings mit dem Team zu diskutieren und anschließend in der Aktionsphase gemeinsam Maßnahmenpläne aufzustellen. Durch die Verknüpfung der Aktionsphase mit der Planungsphase wird deutlich, dass sich Benchmarking als fester Bestandteil im Sinne eines ständigen Prozesses in die → Organisationsentwicklung integrieren lässt.

Da das Benchmarking vorbereitet sein muss, ist zunächst im Rahmen der Planung zu definieren, was mit dem Benchmarking erreicht werden soll, und welche Bereiche der Praxis dabei berücksichtigt werden sollen. Um möglichst gute Vergleichswerte erzielen zu können, ist es wichtig, dass die zum Vergleich herangezogenen medizinischen Einrichtungen oder relevanten Organisationseinheiten aus anderen Branchen mit der eigenen Einrichtung strukturell identisch sind. Die zu vergleichenden Daten sollten direkt bei dem Vergleichspartner erhoben werden und müssen zu diesem Zweck in ausreichendem Maß zur Verfügung stehen. Die Abweichungen der verglichenen Daten lassen sich in Form von Leistungslücken in der anschließenden Analysephase feststellen. Anhand der Ergebnisse sind die Plausibilität und Validität der Daten abschließend zu überprüfen und Messfehler auszuschließen. Abschließend ist einzuschätzen, ob sich die Leistungsfähigkeit in den Bereichen mit deutlichen Abweichungen verbessern lässt. Dadurch, dass die Ergebnisse des Benchmarkings mit den Mitarbeitern diskutiert werden, lässt sich die nötige Einsicht erzeugen und können beispielsweise dringende Maßnahmen umgesetzt werden. In der Aktionsphase sind → Ziele in Form gewünschter Sollzustände zu setzen und Maßnahmenpläne aufzustellen. Sie sollten beinhalten, was wie verändert werden kann, ohne die Vergleichseinrichtung kopieren zu müssen, und wer im eigenen Bereich dafür zuständig ist. Dabei ist es zweckmäßig, in den Aktionsplänen festzuhalten:

- Zuständigkeiten
- Termine
- Einzelaufgaben
- Umsetzungskontrolle

Die Überwachung der Maßnahmenumsetzung und des Ergebnisfortschritts ist ebenso wichtig, wie im Bedarfsfall im Sinne des Controlling-Regelkreises Anpassungen vorzunehmen bei:

- unwirtschaftlich erscheinenden Verbesserungen
- nur mit einem unvertretbar hohen Aufwand zu erreichenden Optimierungen
- sich als unrealistisch erweisenden Zielen

Bestellsystem

Anders als beim reinen Sprechstundensystem, bei dem jeder Patient innerhalb der Praxisöffnungszeiten auf eine Behandlung warten muss, werden die Patienten bei einem Bestellsystem zu vereinbarten Terminen behandelt.

Die Anwendung eines Bestellsystems hat folgende **Vorteile**:
- Arbeitsauslastung: Das Patientenaufkommen wird durch die Terminvergabe gesteuert, was eine gleichmäßige Arbeitsauslastung bewirkt.
- Stressvermeidung: Durch Zeitdruck bedingter Stress wird bei richtiger und kon-

sequenter Anwendung des Bestellsystems vermieden.
- Qualitätsverbesserung: Die Behandlungen lassen sich ohne Zeitdruck und mit dadurch verbesserter Arbeitsqualität vorbereiten und durchführen.
- Wartezeitreduzierung: Der Patient hat geringere Wartezeiten und den Eindruck, dass man auf ihn eingestellt ist.

Als **Nachteile** lassen sich zusammenfassen:
- Abhängigkeit von der Zuverlässigkeit der Patienten
- Gefahr von Leerzeiten
- Terminabhängigkeit für den Patienten, da er bis auf Ausnahmesituationen, etwa bei Notfällen, nur zu dem vereinbarten Termin behandelt wird

Da die Patienten möglichst kurze Wartezeiten, einen zügigen Behandlungsablauf und eine flexible → Terminplanung unter weitestgehender Berücksichtigung ihrer persönlichen Belange erwarten, liegt ein gut funktionierendes Bestellsystem in ihrem Interesse. Dass das Bestellsystem gut funktioniert, liegt aber auch im Interesse des gesamten Behandlungsteams, das geregelte → Arbeitszeiten und einen pünktlichen Feierabend anstrebt. Die Faktoren, die nötig sind, um den Erfolg eines Bestellsystems sicherzustellen, sind in Abbildung 20 dargestellt.

Damit ein Bestellsystem gut funktioniert, ist es wichtig, die Patienten richtig darüber zu informieren. So sollten die Patienten darauf aufmerksam gemacht werden, dass die abgesprochenen und eingetragenen Termine auch eingehalten werden, damit sich für sie ein Anspruch auf einen pünktlichen Behandlungsbeginn ableiten lässt. Dazu gehört auch der Hinweis, dass sie die **Nichteinhaltung** eines Behandlungstermins ihrerseits unverzüglich, spätestens jedoch 24 Stunden vor dem Termin der Behandlungseinrichtung mitteilen sollten, damit die Ablaufplanung des betreffenden Tages rechtzeitig geändert und der

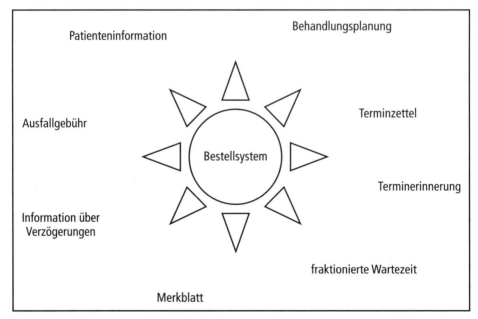

Abb. 20 Bestellsystem

> Liebe Patientinnen, liebe Patienten!
>
> Sie legen doch sicherlich Wert auf eine unverzügliche Behandlung und möchten bei uns nicht lange warten müssen.
>
> Sie können uns dabei helfen, indem Sie uns rechtzeitig darüber informieren, wenn Ihnen die Einhaltung eines vereinbarten Termins nicht möglich ist.
>
> Da Ihr Behandlungstermin ein für Sie reservierter Zeitraum ist, bringt Ihr Nichterscheinen unsere tägliche Ablaufplanung durcheinander. Anderen Patienten, die schon länger auf einen Termin warten, wird dadurch die Möglichkeit zu einer möglichst frühzeitigen Behandlung genommen.
>
> Auch Ihre Behandlung kann erst zu einem späteren Zeitpunkt durchgeführt werden, wenn Sie sich verspäten.
>
> Wir sind bemüht, Ihre Wartezeiten bei uns so gering wie möglich zu halten.
>
> Ihr Klinik-(Praxis-)Team

Abb. 21 Merkblatt zum Bestellsystem

Termin anderweitig vergeben werden kann. Ansonsten entstehen ungenutzte Leerlaufzeiten, die auch durch Umbestellungen oder kurzfristige Terminvergaben oft nicht überbrückt werden können. Der **Terminzettel**, der neben Datum und Uhrzeit des nächsten Behandlungstermins auch allgemeine Informationen zum Bestellsystem enthalten kann, dient dabei als wichtiges Informationsmaterial. Zusätzlich kann für die Patienten ein Merkblatt (Abb. 21) entwickelt werden, in dem das Bestellsystem kurz erläutert und auf die dringende Notwendigkeit des Mitteilens von Terminabsagen hingewiesen wird.
Soll eine **Ausfallgebühr** bei trotz Terminvereinbarung nicht erscheinenden Patienten erhoben werden, ist Folgendes zu beachten:

- Information: Der Patient ist darüber zu informieren, dass er pünktlich zu erscheinen oder rechtzeitig abzusagen hat.
- Einverständnis: Der Patient muss damit einverstanden sein, dass er bei Fernbleiben zumindest für einen Teil der laufenden → Kosten, die durch Reservierung von Behandlungszeiten und -kapazitäten entstehen, aufkommen muss.
- Vertrag: Zur Erhebung der Ausfallgebühr ist ein mit dem Patienten gesondert abzuschließender Vertrag notwendig, der sowohl mit Privat- als auch mit Kassenpatienten vereinbart werden kann, da die Versicherungsträger nicht die entstehenden Kosten ersetzen, wenn eine für den Patienten reservierte Behandlungszeit durch ihn nicht in Anspruch genommen wird.

Bei der Erhebung einer Ausfallgebühr ist allerdings zu bedenken, dass beispielsweise auch der Patient seinerseits Ansprüche erheben kann, wenn er, obwohl er zu seinem Termin pünktlich erschienen ist, aufgrund interner Verzögerungen verhältnismäßig lange warten oder der Termin komplett verschoben werden muss. Auch ist es erforderlich, den Patienten bei längeren Behandlungszeiten, wie etwa bei chirurgischen Eingriffen, die voraussichtliche Dauer der Behandlung vorher mitzuteilen. Den Patienten sollten hierüber so genaue Angaben wie möglich gemacht werden, damit sie auch die Zeit für die Nachbehandlung einplanen können. Gezielte **Terminerinnerungen** insbesondere vor umfangreicheren Behandlungsvorhaben dienen zur Vergewisserung, ob der Patient an den Termin gedacht hat oder man diesen Termin anderweitig vergeben kann. Die Erinnerung kann schriftlich oder durch ein kurzes Telefonat erfolgen. Im Rahmen der → **Behandlungsplanung** ist es unverzichtbar, bei Therapien, die mehrere Termine erforderlich machen, die Zeiten mit Arzt und Patienten genau abzusprechen und langfristig zu planen. Dies dient dazu, die

- → Organisation hinsichtlich vorbereitender Maßnahmen auf die Behandlung einzustellen und den
- Patienten über den Behandlungsablauf in Kenntnis zu setzen, damit dieser sich zeitlich darauf einstellen kann.

Bei auftretenden **Verzögerungen** sollten die Patienten unverzüglich über den Grund ihres Wartens informiert werden, um dadurch ihr Verständnis zu wecken und ihrem Informationsbedürfnis nachzukommen. Die **fraktionierte Wartezeit** ist ein gutes Instrument, um auftretende Verzögerungen zu verdecken; dabei wird der Patient bereits in ein freies Behandlungszimmer geleitet und auf die Behandlung vorbereitet. Er erhält dadurch den Eindruck, dass die Behandlung bereits beginnt oder zumindest unmittelbar bevorsteht. Bei der Verabschiedung des Patienten sollte dieser nochmals auf pünktliches Erscheinen bzw. rechtzeitige Absage hingewiesen werden, denn sein Beitrag für ein gut funktionierendes Bestellsystem ist von großer Bedeutung.

Beteiligung

Beteiligung ist das Mitgliedschaftsrecht an einer Klinik oder Arztpraxis, das durch Kapitaleinlage (Geld- oder Sacheinlage) erworben wird.

Es handelt sich dabei um **Anteile** an anderen Praxen oder Kliniken, die bestimmt sind, dem eigenen Betrieb durch Herstellung einer dauernden Verbindung wirtschaftliche Vorteile zu verschaffen. Dazu zählen alle durch → Wertpapiere (Aktien, Kuxe) verbrieften sowie unverbriefte Anteilsrechte (GmbH-Anteile, Anteile persönlich haftender Gesellschafter bei einer Offenen Handelsgesellschaft, einer → Kommanditgesellschaft und einer Kommanditgesellschaft auf Aktion, Anteile als Kommanditist und Beteiligung als stiller Gesellschafter). Die prozentuale Höhe des Besitzanteils am Gesellschaftskapital spielt dabei keine ausschlaggebende Rolle. Im Zweifel gelten Anteile an einer → Kapitalgesellschaft in Höhe von 20% des Nennkapitals als Beteiligung. Beteiligungen gehören zum → **Anlagevermögen** und dürfen ohne Rücksicht auf einen am Bilanzstichtag höheren Börsen- oder Marktpreis bzw. Tageswert höchstens zum Anschaffungs- oder dem sonstigen Einstandswert angesetzt werden. Sofern der am Bilanzstichtag beizulegende Wert niedriger ist als der Anschaffungswert, können die Beteiligungen mit diesem niedrigeren Wert angesetzt werden. Sie *müssen* mit dem niedrigeren Wert angesetzt werden, wenn es sich voraussichtlich um eine dauernde Wertminderung handelt (gemildertes → Niederstwertprinzip). Beteiligungen werden auch bei der Ermittlung der Bemessungsgrundlagen für die Gewerbesteuer berücksichtigt.

Eine Beteiligung kann folgende verschiedene **Formen** annehmen:
- ohne Gesellschaftscharakter
- mit Gesellschaftscharakter
- mit dem Ziel gegenseitiger wirtschaftlicher Förderung (z. B. Praxisverbund als Interessengemeinschaften)
- zwecks Beherrschung (Beherrschungsvertrag):
  - einfache Beteiligung einer Klinik an einer anderen (z. B. Tochtergesellschaften) oder
  - Verflechtung mehrerer Kliniken (verbundene Kliniken)

Die **stille Beteiligung** ist dadurch gekennzeichnet, dass der stille Anteilnehmer nach außen nicht in Erscheinung tritt. Sie ist daher für den Praxisinhaber ein Instrument der mittelfristigen Geldbeschaffung und für den stillen Anteilnehmer eine Kapitalanlagemöglichkeit. Ihm steht jedoch ein Kontrollrecht über die Jahresbilanz zu; ein Widerspruchsrecht bei Vornahme bestimmter Handlungen des Praxisinhabers hat der stille Anteilnehmer hingegen nicht. Die Beteiligung des stillen Anteilnehmers am laufenden → Gewinn und Verlust ist ein Wesensmerkmal der typischen stillen Beteiligung. Eine Verlustbeteiligung kann jedoch vertraglich ausgeschlossen werden. Bei Konkurs ist der stille Anteilnehmer Gläubiger des Praxisinhabers, soweit seine Einlage nicht durch den Anteil am Verlust aufgezehrt ist.

Beteiligungsfinanzierung

Bei der Beteiligungsfinanzierung führen die Eigentümer der Klinik oder Praxis von außen → Kapital zu.

Dies kann beispielsweise durch die Erhöhung der Kapitalanteile der bisherigen Gesellschafter oder durch Aufnahme zusätzlicher Gesellschafter geschehen. Die Beteiligungsfinanzierung wird auch als Einlagenfinanzierung bezeichnet.

Betriebliche Altersversorgung

Betriebliche Altersversorgung ist jede Versorgungsleistung, die der Arbeitgeber in der Regel ergänzend zu den Leistungen der gesetzlichen Rentenversicherung für seine Arbeitnehmer erbringt oder erbringen lässt.

Sie ist grundsätzliche für folgende **Fälle** gedacht:
- Eintritt wegen Alters in den Ruhestand
- Versorgung der Hinterbliebenen im Todesfall
- Invalidität

Der Arbeitgeber hat die Wahlmöglichkeit zwischen folgenden **Formen** der Absicherung:
- Versorgungszusage (Direktzusage)
- Direktversicherung
- Pensionskasse
- Pensionsfonds
- Unterstützungskasse

Sie unterscheiden sich vor allem hinsichtlich des Versorgungsträgers und der sich daraus ergebenden jeweiligen arbeits- und steuerrechtlichen Besonderheiten. Das *Altersvermögensgesetz (Betriebsrentengesetz)* enthält **Mindestbedingungen** zum Schutz der Arbeitnehmer und regelt unter anderem:
- Entgeltumwandlungszusagen
- Insolvenzsicherung von Versorgungszusagen
- Haftung des Arbeitgebers
- Rentenanwartschaften
- Zusageformen
- Unverfallbarkeit von Versorgungsanwartschaften

- Anrechnungs- und Auszehrungsverbot
- flexible Altersgrenze
- Anpassungsmodalitäten

Die späteren Versorgungsleistungen werden in der Regel während der Aktivitätszeit im Rahmen eines Anwartschafts-Deckungsverfahrens vorausfinanziert. Der Arbeitgeber finanziert die Leistungen durch:
- Zuwendungen an eine Unterstützungskasse, Pensionskasse oder Pensionsfonds
- Bildung von Rückstellungen in der → Bilanz
- Beiträge an ein Lebensversicherungsunternehmen

Die Beteiligung der Arbeitnehmer an der Finanzierung geschieht über Umwandlung von Teilen ihres Entgelts (→ **Entgeltumwandlung**). Darauf besteht nach dem Altersvermögensgesetz ein Anspruch. Allerdings kann tarifliches Entgelt für den Aufbau einer Betriebsrente nur genutzt werden, wenn dies im → Tarifvertrag vorgesehen ist, wobei Arbeitgeber und Arbeitnehmer gemeinsam durch eine Vereinbarung über die Durchführung entscheiden. Der Arbeitgeber kann den Arbeitnehmer bei Bestehen einer Pensionskasse oder eines Pensionsfonds darauf beschränken. Wegen der bereits bestehenden gesetzlichen Mindeststandards ist eine zusätzliche → Zertifizierung der betrieblichen Altersversorgung nicht nötig, lebenslange Leistungen müssen allerdings garantiert sein.

Betriebliches Rechnungswesen

Das betriebliche Rechnungswesen stellt ein Hilfsmittel der Praxis- oder Klinikleitung zur ordnungsmäßigen → Planung, Steuerung, Überwachung und Kontrolle der medizinischen Prozesse der Leistungserstellung dar.

Darunter sind alle Verfahren zu verstehen, die das gesamte betriebswirtschaftliche Geschehen zahlenmäßig erfassen und überwachen. Die Hauptaufgaben des betrieblichen Rechnungswesens sind die Kontrolle der Wirtschaftlichkeit und → Rentabilität des Klinik- oder Praxisbetriebs sowie die Bereitstellung von Unterlagen für sonstige Dispositionen der Geschäftsleitung. Von besonderer Bedeutung sind dabei die Teilgebiete der klassischen → Kostenrechnung und der → Erfolgsrechnung.

Betriebssystem

Beim Betriebssystem handelt es sich um die Software, die die Belegung und die Verwendung von Hardware-Ressourcen, z. B. → Arbeitsspeicher, Prozessorzeit, Datenträgerplatz und Peripheriegeräten, steuert.

Das Betriebssystem stellt das Fundament dar, auf dem die → Anwendungen aufgebaut sind. Es wird beim → „Booten" (Startvorgang) in den Arbeitsspeicher geladen und sorgt dafür, dass der Benutzer nach dem Einschalten mit dem Rechner arbeiten, Anwendungen starten, sie benutzen und wieder beenden kann. In einem → Netzwerk stellt das Betriebssystem sicher, dass mehrere Anwender gleichzeitig arbeiten können.
Zu den wichtigsten **Aufgaben** eines Betriebssystems zählen:
- Bereitstellung der installierten → Hardware durch Laden der → Dateien, die zum Betreiben der Hardware-Elemente benötigt werden
- Steuerung wichtiger Betriebsmittelressourcen wie Prozessorkapazität, → Hauptspeicher, Eingabe- und Ausgabeeinheiten
- Sicherstellung des Datenflusses zwischen Software und Hardware durch das Laden und Kontrollieren von Anwendungen, Be-

nutzereingaben, Fehlerbehandlung, Rechteverwaltung
- Bereitstellung von Diensten wie Sicherungsprogrammen, Kommunikationsverbindungen, Texteditoren
- Koordination und Steuerung der Dateiorganisation
- Bereitstellung von → Schnittstellen für Anwendungen und für Kommunikation mit dem Systemadministrator und dem Benutzer
- Koordination des Mehrbenutzbetriebs in Klinik- oder Praxisnetzwerken

In der Regel ist auf einem Computer nur ein Betriebssystem aktiv, das genau auf die jeweilige Rechnerart zugeschnitten ist. Bekannte Betriebssystemen sind Windows NT, Linux, OS/2, MacOS und UNIX.

Betriebsvereinbarung

Die Betriebsvereinbarung ist eine Vereinbarung zwischen Arbeitgeber und Betriebsrat über eine Angelegenheit des Klinik- oder Praxisbetriebs, die betriebsverfassungsrechtlich zu regeln ist.

Die Betriebsvereinbarung stellt kollektives → Arbeitsrecht dar und gilt somit für alle Angehörigen des Klinik- oder Praxisbetriebs unmittelbar. Sie wird in der Regel in einer Niederschrift festgehalten und ist im Vergleich zu Gesetzen und → Tarifvertrag nachrangig. Sie endet durch Zeitablauf oder → Kündigung. Oft werden einzelne Regelungen zur → Arbeitszeit oder → Arbeitszeiterfassung durch eine Betriebsvereinbarung fixiert.
In öffentlichen Kliniken tritt an die Stelle der Betriebsvereinbarung die Dienstvereinbarung.

Betriebsverfassungsrecht

Im Betriebsverfassungsrecht werden in erster Linie durch das Betriebsverfassungsgesetz (BetrVG) die Mitwirkungsmöglichkeiten der Klinik- und Praxisangehörigen geregelt.

Die betriebliche Mitbestimmung ist für die private Wirtschaft im Betriebsverfassungsgesetz (Betriebsrat) geregelt und für den öffentlichen Dienst im → Personalvertretungsgesetz (Personalrat).
Betriebsräte werden alle 4 Jahre in geheimer und unmittelbarer Verhältnis- oder Mehrheitswahl von der Klinik- oder Praxisbelegschaft gewählt. Arbeitnehmer, die mindestens 18 Jahre alt sind und dem Betrieb mindestens seit einem halben Jahr angehören, sind wahlberechtigt. In Betrieben ohne Betriebsrat kann dessen Wahl entweder durch wenigstens drei Wahlberechtigte oder durch die im Betrieb vertretene Gewerkschaft durchgesetzt werden. Betriebsräte genießen besonderen → Kündigungsschutz und dürfen wegen ihrer Tätigkeit beruflich nicht benachteiligt werden. Sie sind für die Betriebsratsarbeit freizustellen und haben für Schulung und Fortbildung ein Recht auf bezahlte Freistellung. Betriebsräte wachen darüber, dass Gesetze und Vorschriften zum Schutz der Arbeitnehmer sowie Tarifverträge eingehalten werden.
Nach dem **Grad der Einflussnahme** unterscheidet man:
- Mitentscheidungsrechte
- Mitwirkungsrechte
- Informationsrechte

Die Mitbestimmungsrechte eines gewählten Betriebsrates in einem Klinik- oder Praxisbetrieb, die bedeuten, dass ohne sein Einverständnis eine Maßnahme vom Arbeitgeber nicht durchgeführt werden kann, erstrecken sich im Einzelnen auf die in Tabelle 21 beschriebenen Bereiche.

Tab. 21 Mitbestimmungsrechte

Mitbestimmungsbereich	Rechtsfragen
Arbeitszeit	vorübergehende Verkürzung oder Verlängerung der üblichen Arbeitszeit; Überstunden; Beginn und Ende der täglichen Arbeitszeit im Klinik- und Praxisbetrieb; Pausenregelung; Verteilung der Arbeitszeit auf die einzelnen Wochentage; Einführung von Schichtplänen
Betriebliche Ordnung	Alkohol- und Rauchverbot; Benutzung des Telefons; Parkplatzvergabe
Lohn bzw. Gehalt	Zeit, Ort und Art der Auszahlung der Arbeitsentgelte; Fragen der Lohngestaltung;: Mitbestimmung bei der Einführung von Treueprämien, Gratifikationen, Leistungsprämien
Urlaub	Aufstellung allgemeiner Urlaubsgrundsätze und des Urlaubsplans; Betriebsurlaub
Sozialleistungen	Form, Ausgestaltung und Verwaltung von Sozialleistungen; Bereitstellung von Getränken; Möglichkeit der Zubereitung von Mahlzeiten; Verpflegungszuschüsse
Kontrolle	Einführung und Anwendung technischer Einrichtungen zur Überwachung des Verhaltens oder der Leistung von Betriebsangehörigen

Der Betriebsrat hat keinen unmittelbaren Einfluss auf die → Führung des Klinik- oder Praxisbetriebs und ihre wirtschaftlichen Entscheidungen. Wichtig ist das Einspruchsrecht in Fällen, in denen wesentliche Neuerungen im Klinik- oder Praxisbetrieb geplant sind, die zu einer deutlichen Änderung der Lage der Arbeitnehmer führen können. Um wirtschaftliche Nachteile auszugleichen oder zu mildern, die den Arbeitnehmern durch Betriebsänderungen entstehen, kann ein Betriebsrat auf Abschluss eines **Sozialplans** drängen.

Der Betriebsrat verfügt auch über **Unterrichtungs- und Beratungsrechte**. Er ist vom Arbeitgeber rechtzeitig zu unterrichten über:
- → Planung neuer Arbeitsabläufe und -verfahren
- geplante Neu-, Um- und Erweiterungsbauten für den medizinischen Betrieb
- Planung neuer Arbeitsplätze im Klinik- und Praxisbetrieb
- neue technische Anlagen und Behandlungseinrichtungen, die eingeführt werden sollen

Vor jeder beabsichtigten → **Kündigung** ist der Betriebsrat anzuhören, wobei der Arbeitgeber ihm die Gründe der Kündigung mitzuteilen hat. Eine Kündigung, die ohne vorherige Anhörung des Betriebsrats ausgesprochen wurde, ist aus formalen Gründen unwirksam. Gegen die beabsichtigte Kündigung kann der Betriebsrat Bedenken erheben und ihr auch widersprechen, wobei der Widerspruch innerhalb einer Woche schriftlich erfolgen muss. Mitbestimmungspflichtige Regelungen werden oft in → **Betriebsvereinbarungen** festgehalten, die schriftliche Vereinbarungen zwischen Arbeitgeber und Betriebsrat darstellen und für alle → Arbeitsverhältnisse gelten.

Betriebswirtschaftliche Auswertungen (BWA)

Bei den Betriebswirtschaftlichen Auswertungen handelt es sich um ein von der → DATEV angebotenes Berichtswesen, das die ökonomische Analyse einer Klinik oder Arztpraxis unterstützt.

Es verdichtet die in der Finanzbuchführung verarbeiteten Werte nach betriebswirtschaftlichen Aspekten. Die BWA stellen die Situation und die Entwicklung eines medizinischen Betriebs anschaulich dar. Als Vergleichsgrößen werden automatisch Vorjahreszahlen zur Verfügung gestellt. Ebenso können alternativ Planwerte herangezogen werden.

Oft wird die Finanzbuchführung durch den Steuerberater oder eine externe Buchhaltung bearbeitet, die wiederum in der Regel an die DATEV angeschlossen sind und deren Service und Verarbeitungsprogramme nutzen. Die DATEV e. G. bietet als Genossenschaft der Steuerberater, Wirtschaftsprüfer und Rechtsanwälte und gleichzeitig als eines der größten Software-Häuser Deutschlands BWA an, die auf dem Zahlenmaterial der Finanzbuchführung basieren. Auf dieser Grundlage lassen sich Fragen beantworten, die für die Steuerung des Klinik- oder Praxisbetriebs von großer Bedeutung sind.

Grundlage für die DATEV-BWA sind die Buchungsdaten aus der Finanzbuchhaltung der Praxis. Diese muss möglichst aktuell und zeitnah die aktuellen Einnahmen und → Ausgaben der Praxis verbuchen. Die anfallenden Buchungssätze werden auf der Basis eines **Kontenplans**, der sich aus einem speziellen Ärzte-Kontenrahmen individuell ableiten lässt, systematisch zugeordnet und verarbeitet. Der Kontenplan umfasst dazu:
- Erlöskonten
- Bestandskonten
- Anlagekonten
- Finanz- und Privatkonten
- Konten einzelner Kostenarten
- Vortrags- und Abschlusskonten

Die DATEV-BWA enthält unterschiedliche zu erläuternde **Informationen**. So geben die Umsatzerlöse Auskunft über die erbrachte Leistung, indem sie die Gesamtleistung anhand von auf den Erlöskonten verbuchten Zahlungseingängen oder Rechnungsstellungen wiedergeben. Die um den Materialeinkauf oder -verbrauch geminderte Gesamtleistung lässt sich als Reinertrag definieren. Der Materialverbrauch lässt sich aus den Materialkosten entnehmen. Das Betriebsergebnis erhält man, indem man vom Reinertrag neben den Materialkosten auch noch alle sonstigen → Kosten abzieht. Die Differenz zwischen neutralen → Aufwendungen und Erträgen stellt das neutrale Ergebnis dar. Zum vorläufigen Ergebnis gelangt man schließlich durch Abzug des neutralen Ergebnisses vom Betriebsergebnis:

Umsatzerlöse
– Zahlungseingänge oder Rechnungsstellungen
= Gesamtleistung
– Materialeinkauf oder -verbrauch
= Reinertrag
– sonstige Kosten
= Betriebsergebnis
– neutrales Ergebnis
= vorläufiges Ergebnis

Das vorläufige Ergebnis stellt in der DATEV-BWA das Ergebnis des laufenden Monats dar. Da für die jährliche Einnahme- und Überschussrechnung noch → Abschreibungen und anderweitige Faktoren berücksichtigt werden müssen, kann sich das vorläufige (monatliche) Ergebnis noch anteilig ändern. Die Tatsache, dass die BWA im Vergleich zum Jahresabschluss öfter – in der Regel monatlich – erstellt wird, unterstreicht ihren Charakter einer kurzfristigen → Erfolgsrechnung. Einerseits erscheinen somit in der kurzfristigen Erfolgsrechnung der DATEV-BWA die einzelnen (monatlichen) Buchungsperioden. In ihnen werden andererseits die bis zur jeweiligen Buchungsperiode aufgelaufenen Werte der vorausgehenden Buchungsperioden kumuliert, und ihnen werden **Vorjahresvergleichszahlen** gegenübergestellt. Erst dies ermöglicht z. B. anhand besonders hoher Abweichungen oder der absoluten Höhe einzelner Differenzen Aussagen zum → Controlling.

Die **Genauigkeit** der BWA und damit der kurzfristigen Erfolgsrechnung steigt mit der Berücksichtigung jährlicher Entwicklungen in den einzelnen kurzfristigen Analyseperioden.

Bewertungsgrundsätze

Die handels- und steuerrechtlichen Bewertungsgrundsätze regeln die Zuordnung einer Geldgröße auf bestimmte Güter oder unternehmerische Handlungsalternativen.

Art und Höhe des jeweiligen Wertansatzes hängen vom Bewertungszweck ab (Tab. 22). Nach dem kaufmännischen **Vorsichtsprinzip** gelten folgende Grundsätze:
- Realisationsprinzip: Nur realisierte Wertsteigerungen dürfen als → Gewinne berücksichtigt werden.
- Anschaffungswertprinzip: Noch nicht abgesetzte Güter müssen mit den Anschaffungs- oder Herstellungskosten bewertet werden; nur abgesetzte Leistungen dürfen mit dem (höheren) Marktpreis bewertet werden.
- Imparitätsprinzip: Noch nicht realisierte, aber schon abzusehende Wertminderungen müssen bei Erkennen ergebnismindernd berücksichtigt werden.
- → Niederstwertprinzip: Weichen Anschaffungs- oder Herstellungskosten eines Wirtschaftsgutes und der aus dessen Markt- und Börsenpreis am Abschluss-Stichtag abgeleitete bzw. der beizulegende Wert voneinander ab, so darf nur der niedrigere Wert angesetzt werden.
- Höchstwertprinzip: Dem Niederstwertprinzip auf der Aktivseite der → Bilanz entspricht auf der Passivseite das Höchstwertprinzip.

Bewertungstechniken

Die Bewertungstechniken sind Methoden zur Beurteilung von Sachverhalten der Klinik- oder Praxisorganisation mit dem Ziel, möglichst quantitativ begründbare Entscheidungen zu erreichen.

Sie lassen sich insbesondere zur Unterstützung bei der Durchführung organisatorischer Veränderungen verwenden. Zu den wichtigsten Bewertungstechniken zählen:
- → ABC-Analyse
- Nutzwert- oder Scoring-Verfahren
- → Checklisten-Technik

Bilanz

Die Bilanz stellt die zusammengefasste systematische Gegenüberstellung von → Vermögen und → Kapital eines Unternehmens zum Abschluss-Stichtag dar.

Dabei bildet das Vermögen als Gesamtheit aller Wirtschaftsgüter der Klinik oder Arztpraxis die → Aktiva, das Kapital als Summe aller

Tab. 22 Wertansätze

Jahresabschluss: Bilanz, GuV	Kostenrechnung	Unternehmensbewertung
Herstellungskosten	Tageswert	Substanzwert
Anschaffungskosten		Ertragswert
Allgemeiner Wert		
Teilwert		

Schulden und des → Eigenkapitals die → Passiva. Auf der **Aktivseite** wird erfasst, wie das Unternehmen das ihm zur Verfügung stehende Kapital angelegt hat, indem das Vermögen nach zunehmendem Grad der Liquidierbarkeit getrennt nach Anlage- und → Umlaufvermögen ausgewiesen wird. Die **Passivseite** stellt dar, wer das Kapital zur Verfügung gestellt hat, indem zum einen die Schulden (→ Fremdkapital) und zum anderen das den Eigentümern zuzurechnende Eigenkapital (als Differenz zwischen Vermögen und Schulden) ausgewiesen werden. Folglich ist eine Bilanz stets ausgeglichen.

Das **Vollständigkeitsgebot** verpflichtet zur Bilanzierung sämtlicher Vermögensgegenstände, Schulden und Rechnungsabgrenzungsposten. **Bilanzierungsverbote** bestehen für → Aufwendungen für die Gründung und Beschaffung von Eigenkapital sowie für nicht entgeltlich erworbene immaterielle Vermögenswerte des → Anlagevermögens, wie beispielsweise den originären Praxiswert. Daneben werden **Bilanzierungswahlrechte**, u. a. für Bilanzierungshilfen, eingeräumt. Der Gesetzgeber hat für Nicht-Kapitalgesellschaften auf eine Gliederungsvorschrift verzichtet und im Aufstellungsgrundsatz lediglich verlangt, dass der Jahresabschluss klar und übersichtlich und innerhalb einer dem ordnungsgemäßen Geschäftsgang entsprechenden Zeit aufzustellen ist. Für → Kapitalgesellschaften (z. B. Praxis-GmbH, Klinik-AG) existieren Gliederungsvorschriften (→ **Bilanzschema**). Ferner sind der Grundsatz der **Darstellungskontinuität** sowie die Verpflichtung zur Angabe von **Vorjahresvergleichszahlen** zu beachten. Jede Kapitalgesellschaft muss für das Anlagevermögen sowie für die Aufwendungen für Ingangsetzung und Erweiterung einen → **Anlagespiegel** erstellen. Das Eigenkapital wird in das gezeichnete Kapital (Nominalkapital), die Kapitalrücklagen (aus Maßnahmen zur Kapitalerhöhung) sowie die Gewinnrücklagen (aus Gewinnthesaurierung, also der Einbehaltung von → Gewinnen zur → Innenfinanzierung) unterteilt. Steuerfreie → Rücklagen sind im Sonderposten mit Rücklageanteil auszuweisen, in dem auch steuerliche Sonderabschreibungen (→ **Abschreibung**) und erhöhte Absetzungen ausgewiesen werden dürfen. Zum Zweck der Veröffentlichung dürfen mittelgroße und kleine Kapitalgesellschaften ihr Gliederungsschema straffen. Haftungsverhältnisse und Eventualverbindlichkeiten (aus Begebung und Übertragung von → Wechseln, → Bürgschaften, Gewährleistungsverträgen sowie Bestellung von Sicherheiten für fremde → Verbindlichkeiten), müssen unter der Bilanz dargestellt werden, soweit sie nicht auf der Passivseite auszuweisen sind.

Daneben gibt es für bestimmte Zwecke **Sonderbilanzen** (→ Umwandlung, Sanierung, Insolvenzverfahren usw.).

Für den externen Betrachter haben die aus der Bilanz abzuleitenden → Kennzahlen zur Vermögens- und Kapitalstruktur sowie zum Finanzierungsaufbau eines Unternehmens eine wichtige Funktion zur Beurteilung der Finanzlage des Unternehmens (→ **Bilanzanalyse**).

Bilanzanalyse

Die Bilanzanalyse stellt die Untersuchung und Auswertung der → Bilanz eines Unternehmens dar.

Sie besteht in der Regel aus der Ertragsanalyse (Analyse der Ertragslage) und der Finanzanalyse (→ Kennzahlen der Vermögens- und Kapitalstruktur).

Bei der **Ertragsanalyse** wird die Entwicklung der Gesamtleistung bzw. des → Umsatzes gegenüber den Vorjahren unter gleichzeitiger Berücksichtigung der Situation in der Gesundheitsbranche analysiert. Aktivierte Eigenleistungen (z. B. selbst erstellte Behandlungseinrichtungen) mindern prozentual den → **Gewinn**, es sei denn, die vorhandenen **Kapazitäten** waren nicht voll ausgelastet. Veränderungen im Einsatz von medizinischem Verbrauchsmaterial (absolut und prozentual zur Gesamtleistung) können folgende Gründe haben: günstigerer Einkauf, Bildung oder Auflösung stiller Reserven im Materiallager, Steigerung der Eigenleistungen im Eigenlabor, Verluste und Gewinne durch Abrechnungsänderungen, Schwund durch Verderb, Diebstahl oder Ausschuss bei medizinischem Material. Die angefallenen → **Kosten** werden in Prozent der Gesamtleistung und im → **Vergleich** zum Vorjahr gemessen. Interessant sind **Kostenverschiebungen** in einzelnen Kostenarten. Wichtig ist auch der **Fixkostenanteil** an den → **Gesamtkosten** und dessen Veränderung. Personalkosten werden ins Verhältnis zur Gesamtleistung gesetzt, der **Unternehmerlohn** des Arztes bei → Personengesellschaften und Einzelfirmen ist kalkulatorisch zu Vergleichszwecken zu berücksichtigen. Auch der **Umsatz** je beschäftigte Person und dessen Veränderung zu den Vorjahren ist eine aussagefähige Maßgröße. Bei → **Abschreibungen** sind insbesondere zu hinterfragen:

- Art, Anlass und Abschreibungsmodus (linear oder degressiv)
- Unterlassung von Abschreibungen und → Wertberichtigungen
- Inanspruchnahme von Sonderabschreibungen
- Angemessenheit der Abschreibungshöhe
- Vergleich der Höhe von unterjährigen Abschreibungen und → Investitionen (ungenügende Ersatzbeschaffung)

Im Rahmen der Ertragsanalyse lässt sich der → **Cashflow** ermitteln, als eine der wichtigsten Messzahlen für Unternehmenserträge:

Jahresüberschuss
+ Abschreibungen auf Anlagen
+ Abschreibungen auf → Umlaufvermögen
+ Erhöhung langfristiger und kurzfristiger Rückstellungen
− Auflösung von Rückstellungen
+ Steuern von Einkommen, Ertrag und → Vermögen
= unbereinigter Cashflow
± außerordentlicher Aufwand bzw. Ertrag
= bereinigter Cashflow
− Steuern von Einkommen, Ertrag und Vermögen
− Bilanzgewinn bzw. Dividendensumme
= Netto-Cashflow
+ Bilanzgewinn
− Entnahmen
− →Tilgungen
− Investitionen netto
+ Neukredite
= Liquiditätsergebnis

Bei der Analyse der Vermögens- und Kapitalstruktur im Rahmen der **Finanzanalyse** wird die Höhe des → Eigenkapitals im Verhältnis zum → Fremdkapital (kurz- und langfristiges) folgendermaßen ermittelt:

Eigenkapital
+ Gesellschafterdarlehen, sofern der Gesellschafter für die seitens der Bank gewährten → Kredite die → Bürgschaft übernommen hat
+ → stille Reserven (Beispiel: Klinikgebäude ist mit 500 000 Euro bilanziert, aber 700 000 Euro wert (stille Reserve, die dem → Kapital zugerechnet werden kann: 200 000 Euro)
+ Privatvermögen des Arztes als Inhaber einer Einzelfirma (netto nach Abzug privater Schulden)
− private Schulden des Arztes als Inhaber bzw. persönlich haftender Gesellschafter

Tab. 23 Mindestgliederung des Bilanzschemas für kleinere Kapitalgesellschaften

Bilanzgliederung	
Aktivseite	**Passivseite**

A. Ausstehende Einlagen
  – davon eingefordert
B. Aufwendungen für die Ingangsetzung und Erweiterung des Geschäftsbetriebes
C. Anlagevermögen
  I. Immaterielle Vermögensgegenstände
  II. Sachanlagen
  III. Finanzanlagen
D. Umlaufvermögen
  I. Vorräte
  II. Forderungen und sonstige Vermögensgegenstände – davon mit einer Restlaufzeit > 1 Jahr
  III. Wertpapiere
  IV. Schecks, Kassenbestand, Bundesbank- und Postgiroguthaben, Guthaben bei Kreditinstituten
E. Rechnungsabgrenzungsposten
  I. Abgrenzungsposten für latente Steuern
  II. Sonstige Rechnungsabgrenzungsposten
F. Nicht durch Eigenkapital gedeckter Fehlbetrag
	A. Eigenkapital
	  I. gezeichnetes Eigenkapital
	  II. Kapitalrücklage
	  III. Gewinnrücklagen
	  IV. Gewinnvortrag bzw. Verlustvortrag
	  V. Jahresüberschuss bzw. Jahresfehlbetrag
	B. Sonderposten mit Rücklagenanteil
	C. Rückstellungen
	D. Verbindlichkeiten – davon Restlaufzeit bis zu einem Jahr
	E. Rechnungsabgrenzungsposten

Bilanzschema

Für → Kapitalgesellschaften ist nach dem Handelsgesetzbuch (HGB) ein einheitliches Grundgliederungsschema (Mindestgliederung) der → Bilanz vorgesehen.

Für Kaufleute ist allgemein vorgeschrieben, dass Anlage- und → Umlaufvermögen, → Eigenkapital, Schulden und Rechnungsabgrenzungsposten gesondert auszuweisen und hinreichend aufzugliedern sind. Für kleine Kapitalgesellschaften existieren ferner größenabhängige Aufstellungserleichterungen (Tab. 23).

Bildungsurlaub

→ Urlaub

BIOS

Das BIOS (Basic Input/Output System) stellt eine Kombination wichtiger Software-Routinen dar, die nach dem Start des Computers einen Hardware-Test durchführen, das → Betriebssystem laden und Routinen für den Datentransfer zwischen den Hardware-Komponenten zur Verfügung stellen.

Der Inhalt des BIOS geht nach dem Abschalten des PCs nicht verloren. Der Anwender kommt mit dem BIOS gewöhnlich nicht in Berührung, obwohl es für die Leistung eines Systems mitbestimmend ist.

Bit

Ein Bit (binary digit) ist die kleinstmögliche Informationseinheit, die von einem Computer verarbeitet werden kann.

Ein Bit nimmt im Binärsystem entweder den Wert 0 oder 1 ein und wird technisch durch ein gesetztes oder nicht gesetztes Register bzw. eine geschlossene (Wert 1) oder geöffnete (Wert 0) elektronische Schaltung dargestellt. Der Wert „True" wird in der Programmierung in binären oder logischen Abfragen durch die Ziffer 1 dargestellt, der Wert „False" durch die Ziffer 0. Ein einzelnes Bit stellt nur eine vergleichsweise unbedeutende Information dar. Erst durch die Zusammenfassung mehrerer Bits zu einem → Byte können vielfältige Arten von Informationen übermittelt werden. Jedes Zeichen innerhalb eines Zeichensatzes wird üblicherweise einem aus acht Bits bestehenden Byte zugeordnet. Dadurch kann jeder Zeichensatz prinzipiell bis zu 256 Zeichen enthalten (z. B. → ASCII-Zeichensatz).

Blankokredit

Der Blankokredit beinhaltet aus der Sicht der Bank die niedrigste Absicherungsstufe und wird ausschließlich aufgrund der → Kreditwürdigkeit (Bonität) des Arztes als Kreditnehmer gegeben.

Die Bank verzichtet dabei auf Sicherheiten, die über die üblichen Verzugs- und Zahlungsvereinbarungen hinausgehen. Unabhängig davon haftet der Arzt mit seinem gesamten → Vermögen, sodass die Bank als einzige Sicherheit die Möglichkeit hat, bei → Zahlungsunfähigkeit die gerichtlichen Zwangsvollstreckungsmaßnahmen einzuleiten. Ein Blankokredit wird daher üblicherweise nur über eine niedrige Summe gewährt, wie im Fall des → Kontokorrentkredits.

Blockschaltbild

→ Ablaufdiagramm

Bonität

→ Kreditwürdigkeit

Booten

Als „Booten" bezeichnet man das Starten eines Rechners, wobei das → Betriebssystem in den → Arbeitsspeicher geladen wird.

Das Betriebssystem lädt alle → Dateien, die zum Betreiben der Hardware-Elemente (→ Treiber, Systemerweiterungen, Grafikkarte, Bildschirm, Tastatur, Maus, Laufwerke usw.) benötigt werden. Dabei werden die technischen Einzelheiten vom Betriebssystem so gekapselt, dass sie weder für den Bediener noch für ein Anwendungsprogramm sichtbar sind. Beispielsweise übersetzt das Betriebssystem reale Adressen in virtuelle Adressen oder teilt Laufwerken den Namen zu, über den dieses Gerät angesprochen wird.
Zum Hochfahren des Computers bestehen folgende Möglichkeiten:
- Einschalten des Computers
- Druck auf den Reset-Schalter (der am Computer-Gehäuse angebracht ist)
- Betätigung der dafür reservierten Tastenkombination auf der Tastatur
- Anwahl des entsprechenden Menüpunktes

Break-even-Analyse

Die Break-even-Analyse ist ein Verfahren zur Bestimmung der Gewinnschwelle: Der Break-even-Point ist der Schnittpunkt von

Gesamterlös- und Gesamtkostenkurve, das heißt, fixe und variable → Kosten werden bei einem → Gewinn von null gerade durch die Erlöse (→ Umsatz) gedeckt. Unterhalb des Break-even-Point befindet man sich in der Verlust-, oberhalb in der Gewinnzone.

Mit der Break-even-Analyse lässt sich z. B. ermitteln, bei welchem Umsatz und welcher Behandlungsmenge die Verlustzone verlassen und ein Gewinn erwirtschaftet wird. Zur Ermittlung des Break-even-Punktes, ab dem alle Kosten gedeckt werden, ist der Umsatz mit den → Gesamtkosten in eine Beziehung zu setzen, die in Abbildung 22 dargestellt ist. Aus dem Beispiel in Abbildung 22 ist ersichtlich, dass ab einer bestimmten Zahl an Behandlungsfällen pro Jahr und einem damit erzielten Umsatz ein Gewinn erwirtschaftet wird. Bei weniger Behandlungsfällen werden Verluste erzielt. Zum Gewinn trägt jeder zusätzliche Behandlungsfall oberhalb des „Durchbruchpunktes" (Break-even-Point) bei. Die Analyse ist jedoch deshalb idealtypisch, weil die Kosten nicht kontinuierlich, sondern sprunghaft ansteigen. Bei einem plötzlichen Kostenanstieg kann die Gewinnzone erst bei einem entsprechend höheren Umsatz und einer größeren Behandlungsmenge erreicht werden. Auch ist das Verhältnis zwischen Anzahl der Behandlungsfälle pro Jahr und Umsatz entscheidend von der Art der Behandlungsfälle abhängig. Bei einer medizinischen Einrichtung, die mit einer geringeren Anzahl von Behandlungsfällen höhere Einnahmen erzielt, wird die Gewinnzone früher erreicht als bei einer Einrichtung mit einer größeren Anzahl an Behandlungsfällen, die vergleichsweise geringe Erlöse erzielen.

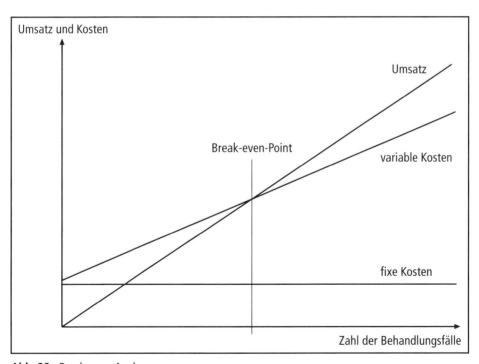

Abb. 22 Break-even-Analyse

Breitband

Mit Breitband wird die Eigenschaft eines Kommunikationssystems beschrieben, durch das Übertragungsmedium (z. B. Kupferkabel oder Glasfaserkabel) gleichzeitig mehrere Nachrichten zu transportieren.

Es stehen also mehrere Übertragungskanäle zur Verfügung. Jede Nachricht wird dabei mithilfe von → Modems auf eine eigene Trägerfrequenz moduliert. Bei einem **Breitband-Netzwerk** handelt es sich somit um ein lokales → Netzwerk, bei dem die Einzelübertragungen als Hochfrequenz-Signale über getrennt ankommende und abgehende Kanäle transportiert werden. Die Verbindung der Netzwerkstationen erfolgt durch Koaxial- oder Glasfaserkabel. In Breitband-Netzwerken können → Daten, Sprache und Video mithilfe mehrerer Übertragungskanäle gleichzeitig transportiert werden. Jeder Datenstrom wird dabei auf eine eigene Frequenz moduliert. Mit einem Breitband-Netzwerk lassen sich sehr hohe Geschwindigkeiten (20 Megabit pro Sekunde und mehr) erreichen. Für die Arztpraxis sind Breitband-Netzwerke allerdings teurer und zum Teil auch schwieriger zu installieren als Basisband-Netzwerke. Breitband-Netzwerke basieren auf einer Technologie, die auch beim Kabelfernsehen eingesetzt wird.

Browser

Ein Browser ist eine → Anwendung, die es einem Benutzer ermöglicht, z. B. mit einem → Web-Browser HTML-Dokumente im World Wide Web beziehungsweise in einem anderen → Netzwerk oder auf dem eigenen Computer zu betrachten.

Auch können mithilfe des Browsers die → **Hyperlinks** zwischen den → Dateien verfolgt und Dateien übertragen werden. Die meisten Browser basieren auf einer Verbindung, die auch in der Lage ist, Grafiken im Dokument darzustellen, Audio- und Videodateien wiederzugeben und kleine Programme auszuführen, die in HTML-Dokumente eingebettet sein können. Einige Web-Browser benötigen zusätzliche Hilfsanwendungen, um solche Funktionen bewerkstelligen zu können. Darüber hinaus ermöglichen es die meisten heutigen Web-Browser ihren Benutzern, → E-Mails zu senden und zu empfangen.

Bürgschaft

Die Bürgschaft ist ein einseitig verpflichtender Vertrag, durch den sich der Bürge gegenüber dem Gläubiger (Kreditinstitut oder andere Person) bereit erklärt, für die Erfüllung der → Verbindlichkeiten des Arztes als Schuldner einzustehen.

Für den Fall, dass Sachwerte nicht in ausreichendem Umfang als **Sicherheiten** zur Verfügung stehen, lassen sich diese auch in Form von Bürgschaften stellen. Infolge ihrer Abhängigkeit von der Hauptschuld (z. B. → Hypothek) gehört die Bürgschaft zu den Personensicherheiten.
Der **Bürge** haftet der Bank grundsätzlich nur subsidiär, das heißt die Bank muss zunächst erfolglos versucht haben, Befriedigung aus dem beweglichen → Vermögen des Arztes als Schuldner zu erlangen. Die Höhe der **Bürgschaftsverpflichtung** bemisst sich nach dem Bestand der Hauptschuld. Nachträgliche Erhöhungen der Hauptschuld sind dem Bürgen gegenüber ohne sein Einverständnis nicht wirksam. Er kann seine Haftung nach Umfang oder nach Zeit begrenzen. Wegen ihrer Folgen bedarf die Vertragserklärung des Bürgen der Schriftform. Der wesentliche Inhalt der **Bürgschaftserklärung** muss sich aus der **Bürgschaftsurkunde** selbst ergeben.

Tab. 24 Bürgschaftsformen

Unterscheidungsmerkmal	Bürgschaftsformen
Haftungsumfang	Teilbürgschaft, unbegrenzte Bürgschaft, Höchstbürgschaft
Bürgenanzahl	Mitbürgschaft, Nebenbürgschaft
Dauer	unbefristete Bürgschaft, Zeitbürgschaft
Art	gewöhnliche Bürgschaft, Ausfallbürgschaft, selbstschuldnerische Bürgschaft

Die verschiedenen **Bürgschaftsformen** sind in Tabelle 24 aufgeführt. Nach dem Haftungsumfang des Bürgen sind die unbegrenzte Bürgschaft, die Höchstbetragsbürgschaft und die Teilbürgschaft zu unterscheiden. Von der gewöhnlichen Bürgschaft sind die Ausfallbürgschaft und die selbstschuldnerische Bürgschaft abzugrenzen. Verbürgen sich mehrere Personen, kann eine Mitbürgschaft oder eine Nebenbürgschaft vorliegen. Bürgschaften von Kreditinstituten im Rahmen von Avalkrediten heißen **Bankbürgschaften**. Eine Bürgschaft kann zeitlich unbefristet (unbefristete Bürgschaft) oder befristet (Zeitbürgschaft) sein. Um das Bürgschaftsrisiko zu minimieren, lassen sich beispielsweise Ausfall-, Höchstbetrags- und Zeitbürgschaft kombinieren.

Kreditinstitute nehmen außer zum Zweck der Haftungserweiterung in der Regel nur Bürgschaften an, die ihnen umfassende Sicherheit bieten. Sie prüfen dazu die Bonität (→ Kreditwürdigkeit) des Bürgen. Der Bürge soll ein ausreichendes Vermögen oder sichere und regelmäßige Einkünfte haben. Die Kreditinstitute verlangen stets selbstschuldnerische Bürgschaften, um bei → Zahlungsunfähigkeit des Kreditnehmers sofort den Bürgen in Anspruch nehmen zu können; dabei wird überwiegend die Höchstbetragsbürgschaft eingesetzt.

Die Stellung ausreichender Sicherheiten ist zur Aufnahme von Bankkrediten notwendig. Hierbei gibt es die Möglichkeit **öffentlicher Bürgschaften**, um auch solchen medizinischen Einrichtungen, die nicht genügend Si-

Tab. 25 Öffentliche Bürgschaften

Bürgschaftszweck	Erläuterung
Konsolidierung	Verbürgung von Krediten zur Konsolidierung, insbesondere zur Umschuldung von kurzfristigen Verbindlichkeiten der Klinik oder Arztpraxis; Voraussetzung ist in der Regel ein tragfähiges Gesamtkonsolidierungskonzept, an dem sich auch die Hausbank entsprechend beteiligt.
Investitionen	Verbürgung von Krediten für Investitionen zu • Rationalisierung • Modernisierung • Erweiterung • Umstellung bestehender medizinischer Einrichtungen
Betriebsmittel	Verbürgung von Krediten zur Deckung des Betriebsmittelbedarfs, vor allem in Verbindung mit Investitionen in Behandlungseinrichtungen und Räumlichkeiten
Existenzgründung	Verbürgung von Krediten für die Errichtung neuer und die Übernahme bestehender medizinischer Einrichtungen

cherheiten verfügbar haben, die Kreditaufnahme zu ermöglichen. → Fördereinrichtungen übernehmen mit öffentlichen Bürgschaften oder → Haftungsfreistellungen gegenüber den → Hausbanken einen Großteil des Risikos. Die zu verbürgenden → Kredite (Tab. 25) können bestimmt sein zur:
- Existenzgründung
- Finanzierung von → Investitionen
- wirtschaftlichen → Konsolidierung der Einrichtung
- Bereitstellung von Betriebsmitteln für Behandlungseinrichtungen usw.

Die → **Kosten** für eine öffentliche Bürgschaft gestalten sich unterschiedlich:
- laufende Gebühr mit einem geringen Prozentsatz pro Jahr aus dem jeweiligen Bürgschaftsbetrag
- als laufende Avalprovision gestaltet
- ergänzbar um eine einmalige Bearbeitungsgebühr

Bundesdatenschutzgesetz

→ Datenschutz

Bundesschatzbrief

Der Bundesschatzbrief ist eine von der Bundesrepublik Deutschland als Daueremission begebene Schuldbuchforderung.

Bundesschatzbriefe bieten feste jährliche Zinssätze, die im Lauf der Zeit ansteigen und dadurch einen Anreiz zur längerfristigen Anlage bilden sollen. Die Zinskonditionen orientieren sich jeweils am Kapitalmarkt. Es gibt zwei **Typen** von Bundesschatzbriefen:
- Typ A: sechsjährige Laufzeit, nachträgliche jährliche Zahlung der → Zinsen
- Typ B: siebenjährige Laufzeit, Zinszahlung mit Zinseszinsen bei Rückzahlung

Ein Bundesschatzbrief kann nur von natürlichen Personen als deutschen Staatsangehörigen und von gemeinnützigen, mildtätigen oder kirchlichen Einrichtungen erworben werden. Er ist jederzeit auf erwerbsberechtigte Dritte übertragbar, wobei der Käufer die Wahl hat zwischen der Gutschrift auf seinem Depotkonto bei einem Kreditinstitut (Sammelschuldbuchforderung) und der Eintragung auf seinen Namen im Bundesschuldbuch (Einzelschuldbuchforderung). Bundesschatzbriefe sind gebührenfrei bei Banken, Sparkassen und Landeszentralbanken zum Nennwert zu erwerben. Eine vorzeitige Kündigung durch den Bund ist ausgeschlossen. Über Rückzahlungen und → Emissionen von Bundesschatzbriefen wird im Bundesanzeiger informiert.
Sie zählen nicht zu den Effekten, da keine Börseneinführung erfolgt.

Bus

Der Bus stellt das Leitungssystem zur Datenübertragung zwischen den Komponenten eines Klinik- oder → Arztrechners dar.

Der Datenbus ist ein gemeinsam genutztes Datenverkehrssystem, das verschiedene Teile des Systems miteinander verbindet und ihnen den Informationsaustausch ermöglicht. Mit einem Bus verbunden werden beispielsweise:
- Mikroprozessor
- → Controller
- → Arbeitsspeicher
- Eingabe-Ausgabe-Ports

Der Bus setzt sich aus speziellen Gruppen von Leitungen, die unterschiedliche Arten von Informationen übertragen, zusammen (Tab. 26). Der Datenbus ist für den Transport der → Daten zuständig, der Adressbus übermittelt die Adressen, an denen sich die zu

Tab. 26 Busarten in Klinik- oder Praxisrechnern

Busart	Aufgabe
Datenbus	Datentransport
Adressbus	Übermittlung von Adressen im Speicher
Steuerbus	Übertragung von Steuersignalen

übertragenden Daten befinden, in den Speicher, und der Steuerbus überträgt die Steuersignale. Die Anzahl der → Bits, die dieser gleichzeitig übertragen kann, ist ein wesentliches Merkmal eines Busses. Da diese Anzahl mit der Anzahl der Leitungen, aus denen der Bus besteht, identisch ist, kann ein Computer mit einem 16-Bit-Datenbus beispielsweise 16 Datenbit gleichzeitig übertragen. Über einen oder mehrere Erweiterungssteckplätze, die die meisten Mikrocomputer besitzen, können zusätzliche Platinen (Leiterplatten) mit dem Bus verbunden werden.

Byte

Ein Byte (binary term) ist eine Informationseinheit, die in der Regel aus 8 → Bit besteht und die genau ein Zeichen, z. B. einen Buchstaben, eine Ziffer oder ein Satzzeichen, repräsentiert.

Ein Byte kann demzufolge $2^8 = 256$ verschiedene Zustände annehmen, was ausreicht, um alle üblichen externen Zeichen darzustellen. Ein Byte lässt sich in 2 Halb-Bytes aufteilen. Da ein Byte nur eine vergleichsweise kleine Informationsmenge darstellen kann, werden die üblichen Speichermengen (Tab. 27), wie Bereiche im → Arbeitsspeicher oder Bereiche auf → Datenträgern, meist angegeben in:
- Kilobyte
- Megabyte
- Gigabyte

Tab. 27 Speichermengen

Größe	Abkürzung	Anzahl	Menge
Kilobyte	KByte	2^{10}	1 024
Megabyte	MByte	2^{20}	1 048 576
Gigabyte	GByte	2^{30}	1 073 741 824

C

Cashflow

Es handelt sich dabei um den Umsatz- oder Finanzüberschuss einer Klinik oder Arztpraxis, der sich als Nettozugang an flüssigen Mitteln aus der Umsatztätigkeit innerhalb eines Zeitraums darstellt.

Der Cashflow ist eine gebräuchliche, sehr aussagefähige **Kennzahl** zur Beurteilung der Finanzlage einer medizinischen Einrichtung. Er kann zum → Zeitvergleich herangezogen oder mit dem Cashflow von anderen Einrichtungen verglichen werden. Er lässt sich direkt ermitteln aus den Einnahmen (zahlungswirksame Erträge) abzüglich der → Ausgaben (zahlungswirksame → Aufwendungen) oder indirekt als Bilanzgewinn (oder -verlust) zuzüglich Zuführung zu → Rücklagen (oder abzüglich Auflösung von Rücklagen, abzüglich Gewinnvortrag aus der Vorperiode oder zuzüglich Verlustvortrag aus der Vorperiode) zuzüglich → Abschreibungen und zuzüglich der Erhöhung langfristiger Rückstellungen (oder Verminderung der langfristigen Rückstellungen):

- direkte Ermittlung:
  Betriebseinnahmen (zahlungswirksame Erträge)
  - Betriebsausgaben (zahlungswirksame Aufwendungen)
  = Cashflow
- indirekte Ermittlung:
  Bilanzgewinn (oder -verlust)
  + Zuführung zu den Rücklagen (– Auflösung von Rücklagen)
  - Gewinnvortrag aus der Vorperiode (+ Verlustvortrag aus der Vorperiode)
  = Jahresüberschuss
  + Abschreibungen (– Zuschreibungen)
  + Erhöhung der langfristigen Rückstellungen (– Verminderung der langfristigen Rückstellungen)
  = Cashflow

CD-ROM

Als CD-ROM (Compact Disc Read Only Memory) werden ausschließlich lesbare, optische → Datenträger bezeichnet, die sich durch hohe Kapazität (etwa 650 Megabyte) und die Verwendung einer Laser-Optik anstelle einer magnetischen Abtastung für das Lesen der → Daten auszeichnen.

Der Inhalt einer CD-ROM ist nur lesbar und vom Anwender nicht veränderbar. Zum Abspielen wird ein geeignetes Laufwerk benötigt, wobei die Aufzeichnung eigener Daten mit einer CD-ROM nicht möglich ist. Hierzu gibt es beschreibbare Alternativen, wie CD-R (Compact Disc Recordable) oder CD-RW (Compact Disc Rewritable). Die CD-ROM ist kreisrund mit einem Durchmesser von 12 cm (4,5 Zoll) und einer Stärke von ca. 1,2 mm. Wie bei der Audio-CD sind auch bei der CD-ROM die Informationen als Folge von Vertiefungen in Form einer Spirale, die in Sektoren untergliedert ist, gespeichert. Die Spirale wird von innen nach außen gelesen, aber anders als bei einer → Festplatte sind alle Sektoren gleich lang.

CD-ROMs sind ein verbreitetes mobiles Speichermedium für umfangreiche Datenmengen und für Software-Produkte. Ihr wesentlicher Vorteil liegt in den niedrigen Herstellungskosten und dem geringen Platzbedarf bei enormer Speicherkapazität.

Chat

> Der Chat ist ein Informationsaustausch mit anderen Benutzern über den Computer in Echtzeit (live).

Er stellt die Konversation zwischen zwei oder mehr Personen in einem Computer-Netzwerk nahezu ohne Zeitverzögerung durch Eintippen von Worten und Zeichen in die Tastatur dar. Geben Teilnehmer eine Textzeile ein und schließen die Eingabe mit der Eingabetaste ab, so erscheint die Zeile wenige Augenblicke danach auf den Bildschirmen der anderen Teilnehmer, die dann entsprechend darauf antworten können. Auf diese Weise können mehrere Nutzer in → Netzwerken bequem und schnell online miteinander kommunizieren, wobei sie gleichzeitig online sein können und Zugang zum gleichen Chat-System haben müssen. Die meisten Online-Dienste bieten eine Chat-Funktion an. Das Chat-Angebot ist dabei gewöhnlich in einzelne Bereiche unterteilt, wie **Chat-Rooms** oder Channels, in denen ein bestimmtes Thema oder eine Chat-Runde angeboten werden.

Checklisten-Technik

Die Checklisten-Technik ist eine Organisationsmethode zum Auffinden und Bewerten von Schwachstellen durch Zusammenstellung logisch abgeleiteter und aus der Erfahrung gewonnener Fragen.

Zur **Anwendung** der Checklisten-Technik sind üblicherweise folgende Schritte notwendig (Tab. 28): Die **Vorbereitung** beginnt mit der Zusammenstellung eines Fragenkatalogs. Dabei erweist sich oft als problematisch, dass allgemeine Fragen sich vielfältig anwenden lassen, aber häufig noch der Interpretation bedürfen. Spezielle Fragen können nur für ganz spezielle Analysegebiete genutzt werden, zielen jedoch direkt auf mögliche Schwachstellen ab. Zur **Durchführung** findet ein Abfragen statt, wobei die Fragen im jeweiligen Aufgabengebiet zu beantworten sind. Fragen ohne Antwort oder mit „Nein" beantwortete Fragen deuten bei der **Auswertung** auf Schwachstellen hin.

Das eindeutige Ergebnis, aus dem die Entscheidung direkt abgeleitet werden kann, stellt den wesentlichen **Vorteil** der Checklisten-Technik dar. Die Abdeckung des gesamten Themengebietes sowie die aufwendige Entwicklung des Fragenkatalogs sind als **Nachteile** anzusehen.

Tab. 28 Checklisten-Technik

Schritt	Bereich	Maßnahme
1	Vorbereitung	Fragenkatalog zusammenstellen mit allgemeinen oder speziellen Fragen
2	Durchführung	Beantwortung des jeweiligen Fragengebiets
3	Anwendung	auf Fragen ohne Antwort oder mit „Nein" beantwortete Fragen achten

Client

Der Client ist ein Computer, der auf die von einem → Server bereitgestellten, gemeinsam genutzten Netzwerk-Ressourcen zugreift.

Er fordert Dienste von einem anderen Programm oder Computer, üblicherweise einem Server, an. Das Programm, das auf eine Dienstleistung eines Servers zugreift, wird auch als Client-Programm bezeichnet. In einem Computer-Netzwerk sind die Clients beispielsweise die Rechner am Arbeitsplatz, die gewöhnlich für die Präsentation von Inhalten zuständig sind, einfache → Anwendungen ausführen können und bei Bedarf auf die Dienste eines Servers zugreifen. In der → **Client-Server-Architektur** antwortet der Server auf Befehle eines Clients. Ein Dateiserver kann z.B. ein Archiv von → Daten oder Programmdateien enthalten. Fordert ein Client eine → Datei an, überträgt der Server eine Kopie der Datei an den Client.

Client-Server-Architektur

Bei der Client-Server-Architektur handelt es sich um ein wichtiges Bauprinzip von Datenverarbeitungsanlagen und → Netzwerken, bei dem sowohl der → Server als auch die individuellen Arbeitsstationen wie intelligente, programmierbare Geräte behandelt werden.

Der wesentliche Vorteil der Client-Server-Architektur gegenüber anderen Rechnerkonstellationen liegt darin, dass die Verarbeitung der eingesetzten → Anwendung von den Client- und Server-Computern gemeinsam realisiert wird. Dies führt zu einer Erhöhung und zu einer effizienteren Nutzung der verfügbaren **Verarbeitungsleistung**.

Die Client-Server-Architektur hat zum Ziel, die volle **Rechenleistung** aller angeschlossenen Geräte zu nutzen. Die Verarbeitung einer Anwendung wird zu diesem Zweck zwischen zwei selbstständigen Komponenten aufgeteilt: Die **Client-Komponente** bietet dabei uneingeschränkt alle Leistungen und Funktionen für den Betrieb von Anwendungen und stellt einen vollständigen, eigenen PC dar. Ein zweiter PC, die **Server-Komponente**, erweitert die Möglichkeiten der Client-Komponente durch Bereitstellung von folgenden Leistungsmerkmalen:

- Datenverwaltung
- gemeinsame Nutzung von Informationen zwischen Client-Computern
- intelligente Netzwerkverwaltung
- Sicherheitseinrichtungen

Während der Server-Teil die zentralisierte Mehrbenutzer-Funktionalität zur Verfügung stellt, ist der Client-Teil der Anwendung in der Regel für die Interaktion mit den Benutzern vorgesehen.

Die **Aufgaben** von Client-Server-Architekturen in Netzwerken bestehen nach *Kuppinger* (1995) aus dem Verbund (Abb. 23) von:

- → Daten
- Kommunikation
- Funktionen
- Lasten
- Sicherheit

Der Datenverbund ermöglicht es, auf in einem Netz-Computer gespeicherte Daten von anderen Netz-Computern aus zuzugreifen. Üblicherweise werden dazu ein oder mehrere Computer als Server im Netz eingesetzt, deren Aufgabe es ist, Dienstleistungen und Daten für andere Computer im Netz zur Verfügung zu stellen. Dadurch wird die gemeinsame Nutzung von Datenbeständen unter Vermeidung von Redundanz und Inkonsistenz ermöglicht, die ansonsten durch mehrfache Eingabe, Speicherung und Pflege der Daten

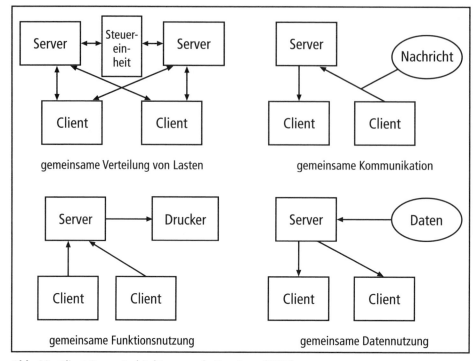

Abb. 23 Client-Server-Architekturen nach *Kuppinger* (1995)

entstehen könnten. Der Kommunikationsverbund bewerkstelligt, dass verschiedene Mitarbeiter über ihre Computer im Netz miteinander kommunizieren und Informationen austauschen können. Der wesentliche Vorteil des Kommunikationsverbunds ist dabei die Unabhängigkeit von der Anwesenheit des Empfängers einer Nachricht, da diese im Netz abgespeichert und jederzeit abgerufen werden kann. Der Funktionsverbund ermöglicht die gemeinsame Nutzung von freien Ressourcen einzelner Computer sowie von Massenspeichern, Ausgabe- und Telekommunikations-Endgeräten. Der Lastenverbund stellt sicher, dass die Aufträge auf denjenigen Server verteilt werden, der zu diesem Zeitpunkt eine geringere Auslastung aufweist. Da auf zwei Servern im Netz die gleichen Informationen auch gleichzeitig verarbeitet werden können, mit der Folge, dass alle Datenbestände immer doppelt vorhanden sind und bei einem Serverausfall keine Daten verloren gehen, kann dem Sicherheitsverbund eine wesentliche Rolle im Rahmen der Datensicherung zugeschrieben werden.

Content-Management-System

Content-Management-Systeme sind Software-Produkte, die Inhalte beliebiger Art aufnehmen, verwalten und zu einer Präsentation verfügbar machen.

Folgende Arten lassen sich unterteilen:
- weborientierte Content-Management-Systeme
- druckorientierte Content-Management-Systeme (Redaktionssysteme)

Content-Management-Systeme zeichnen sich durch die direkte Arbeit der Anwender in internetbasierten Programmteilen aus. Inhalte können direkt über einen → Browser eingegeben und in einer Datenbank auf einem Internet-Host (Host: Haupt-Computer in einem System von Computern, die über Kommunikationsleitungen verbunden sind) abgelegt werden. Per Fernzugang (Remote Access) kann der Redakteur auf diese Datenbank und ein komplettes Textverarbeitungs- oder Layout-Tool zugreifen. Im Unterschied zu herkömmlichen Redaktionssystemen sind Content-Management-Systeme allgemeiner gehalten und können das gesamte sich ansammelnde Wissen aufnehmen und für Präsentationszwecke der unterschiedlichsten Art zur Verfügung stellen.

Controller

Der Controller ist eine Rechnerkomponente, die Subsysteme des Computers oder Peripheriegeräte steuert und über die andere Geräte auf ein Subsystem des Klinik- oder Praxis-Computers zugreifen.

Die Datenübertragung von und zur jeweiligen Komponente wird durch eine Vielzahl von Controllern gesteuert (Tab. 29).

Eine weitere Form von Controllern ist eine Steckkarte, die über einen Steckplatz mit der Systemplatine und über Kabel mit dem zu steuernden Gerät verbunden wird. Sie selbst kann einen oder mehrere Chips, Speicher und weitere erforderliche Bauteile enthalten.

Controlling

Das Controlling hat die Aufgabe, die Koordination von → Planung und Kontrolle mithilfe der Steuerung der Informationsversorgung wahrzunehmen.

Die Ausgangsbasis für das Controlling sind die → Ziele. Die unterschiedlichen Zielvorstellungen bilden aus Ober- und Unterzielen das gesamte Zielsystem, an dem sich das Controlling orientieren muss. Die Ziele müssen daher operationalisiert und hinsichtlich
- Zeit,
- Erreichungsgrad und
- Inhalt

Tab. 29 Controller-Arten

Controller	Aufgabe
Disk-Controller	steuert den Zugriff auf Festplatten- und Diskettenlaufwerke und ist dabei sowohl für die physikalischen als auch für die logischen Laufwerkszugriffe verantwortlich
Bus-Controller bzw. USB-Controller	steuern die Komponenten auf der Systemplatine
Speicher- oder Memory Controller bzw. Cache Controller	regeln jeweils die Kommunikation mit der genannten Komponente
Festplatten-Controller	Controller für interne Massenspeicher
Mikrocontroller	bei ihm sind alle wesentlichen Steuerfunktionen auf einem Chip zusammengefasst
Embedded Controller	Mikrocomputer, der in die unterschiedlichsten technischen Geräte des Alltags integriert ist

möglichst eindeutig definiert sein. Wann in welchem Umfang was erreicht werden soll, lässt sich bei quantitativen Kosten- oder Gewinnzielen recht einfach beschreiben. Qualitative Zielkriterien müssen hingegen erst in quantifizierbare Größen etwa mithilfe der → **Nutzwertanalyse (NWA)** umgewandelt werden, um sie im Rahmen des Controllings erfassen und überwachen zu können. Es ist Aufgabe des Controllings festzustellen, ob und wie die Ziele im Zeitablauf erreicht wurden, wie groß mögliche Abweichungen zwischen Soll- und Ist-Zielwerten sind und welche Ursachen es dafür gibt. Anschließend sind Gegensteuerungsmaßnahmen zu ergreifen, gegebenenfalls aber auch Zielkorrekturen, falls einzelne Ziele nicht realisierbar erscheinen.

Das **operative** Controlling ist auf einen Zeitraum von 1 bis 2 Jahren ausgerichtet und konzentriert sich auf den Erfolg. Im Vordergrund stehen dabei die kurzfristig gesteckten Ziele, die eine Steuerung der innerbetrieblichen Funktionen und Abläufe erforderlich machen. Auf der Grundlage der → Daten aus der Buchhaltung und der → Kostenrechnung werden hierzu in erster Linie Soll- und Istanalysen durchgeführt, um mögliche Abweichungen zu erkennen und notwendige Gegensteuerungsmaßnahmen einleiten zu können. Das operative Controlling leistet durch seinen steuernden Einfluss auf Kostensenkung, Leistungssteigerung und Verringerung des eingesetzten → Kapitals somit einen Beitrag zur Entscheidungs- und Handlungsfähigkeit. Ziele sind dabei in erster Linie eine erfolgsorientierte operative Planung der Vorgabe einzelner → Kosten und die Kontrolle der Einhaltung dieser Vorgaben. Das **strategische** Controlling hingegen umfasst darüber hinaus das systematische Erkennen zukünftiger Chancen und Risiken mit dem Ziel, langfristige Erfolgspotenziale aufzubauen und zu sichern. Es ist daher auf einen Zeitraum von etwa 5 bis 10 Jahren ausgerichtet und stellt die Existenzsicherung in den Vordergrund. Damit trägt es auch dem Bedarf an stärkerer Effizienz der strategischen Planung Rechnung, bei der oft die Gefahr besteht, dass die gesteckten Ziele im Alltag aus den Augen verloren oder eingeschlagene Strategien nicht konsequent genug verfolgt werden. Das strategische Controlling muss hierzu bei der → Organisation des strategischen Planungsprozesses mitwirken, die Umsetzung der strategischen Pläne in operationalisierbare, kurz-

Tab. 30 Controlling-Funktionen

Funktion	Inhalt
Planungsfunktion	Ziele und Prämissen festlegen, die anzugehenden Probleme definieren, Maßnahmen zur Verbesserung ergreifen, Ressourcen planen, Termine für die Zielerreichung bestimmen, Personal als Aufgabenträger bestimmen, Ergebnisse erzielen
Kontrollfunktion	verfahrensorientiert, ergebnisorientiert
Informationsfunktion	Sammlung (Erschließung der Informationsquellen wie Buchhaltung, Abrechnungsdaten, Gewinnung von für den Arzt verwertbaren Informationen aus den Daten), Transformation (Zusammenstellung von Kennzahlen, Aufbereitung zu einem Kennzahlensystem), Kommunikation (verständliche Darstellung der Kennzahlen, Bestimmung von zusätzlichen Empfängern der Informationen wie Personal oder Steuerberater)
Steuerungsfunktion	Zukunftsorientierung der Leitung, Regulierung bei Abweichungen von der Zielerreichung, Rückführung auf den richtigen Weg

fristige Ziele sicherstellen sowie Kontrollgrößen erarbeiten und ein Frühwarnsystem zur Gewinnung von Kontrollinformationen aufbauen. Dieses ermöglicht die Steuerung dahingehend, die Ressourcen möglichst optimal einzusetzen, die Möglichkeiten, die sich aus Veränderungen der Umwelt ergeben, zu nutzen und andererseits mögliche Bedrohungen abzuwehren. Das strategische Controlling hat einen großen Stellenwert.

In Tabelle 30 sind einige der wichtigsten **Funktionen** des Praxis-Controllings aufgeführt.

Zu den wichtigsten **Arten** des Controllings gehört zunächst das **rechnungswesenbezogene** Controlling. Es ist vergangenheitsorientiert, und seine Aufgaben bestehen in erster Linie aus den Funktionen der Buchhaltung, wie etwa der Durchführung von Kostenstellen- und → Kostenträgerrechnungen sowie dem Weiterentwickeln von Jahresplänen. Vergangenheitswerte werden fortgeschrieben und abgelaufene buchhalterische Vorgänge nachgezeichnet. Das rechnungswesenorientierte Controlling ist dann als ausreichend anzusehen, wenn sich das Umfeld und die Rahmenbedingungen kaum verändern, weitestgehend konstante Situationen zu verzeichnen und somit entsprechend gesicherte Voraussetzungen für eine langfristige Planung der weiteren Entwicklung gegeben sind. Das **handlungsbezogene** Controlling findet in der Regel dann Anwendung, wenn sich die Rahmenbedingungen häufig ändern und eine Planung aufgrund von Unsicherheiten oder gar fehlender Grundlagen zunehmend schwierig wird. Das handlungsbezogene Controlling ist damit zukunftsorientiert und nicht auf das Fortschreiben von Vergangenheitswerten ausgerichtet. Das **leitungsbezogene** Controlling versteht Controlling als Führungsaufgabe und versucht, den Betrieb präventiv und frühzeitig gegenüber Veränderungen im Umfeld zu wappnen. Dazu gehören die Entwicklung von Strategien, die die Klinik oder Arztpraxis beispielsweise unabhängiger von allgemeinen Entwicklungen machen und die Sicherstellung einer hohen Flexibilität und Anpassungsfähigkeit an veränderte Situationen.

Der **Controlling-Prozess** geht von der Planung und ihrer Gesamtzielsetzung und -strategie aus. Die Grundlage für die spätere Lenkung und Kontrolle bilden die mittel- und langfristige **Planung** und deren Quartals- bzw. Jahresvorgabewerte. Auf der Basis der Vorgabewerte für → Umsatz, Kosten oder → Gewinn vollzieht sich die betriebswirtschaftliche **Lenkung**. Vorgegebene Kostenbudgets ermöglichen beispielsweise die laufende **Kontrolle**, die Analyse von Abweichungen und deren Ursachen. Die Ermittlung von Abweichungen erfolgt durch den → Vergleich der Budgetwerte mit dem Ist-Zustand. Alle quantifizierbaren Planungswerte lassen sich kontrollieren. Die Planung ist somit eine wesentliche Voraussetzung für die Kontrolle im Rahmen des Controllings. Die Feststellung von Abweichungsursachen alleine führt allerdings noch zu keiner Verbesserung. Die Ergebnisse der Abweichungsanalyse bilden lediglich die Grundlage für geeignete Maßnahmen zu **Korrekturen**.

Controlling-Instrumente

Die Controlling-Instrumente umfassen die Koordinations-, Planungs- und Kontrollwerkzeuge zur Durchführung des → Controllings.

Die **Einnahmen- und Überschussrechnung** bietet zwar die Möglichkeit des jährlichen → Vergleichs, wie sich → Umsatz, → Kosten und → Gewinn verändern. Als reine Vergangenheitsbetrachtung eignet sie sich jedoch kaum als Instrument zur Steuerung und Kontrolle. Auch die **Praxisbuchhaltung** ist nur bedingt als Controlling-Instrument geeignet, da sie nicht alle erforderlichen Informationen liefert, und sich manche nur indirekt durch weitere Analysen aus den Zahlen des Rechnungswesens oder durch zusätzliche Relationen ermitteln lassen. Derartige vordefinierte Zahlenrelationen sind betriebliche → **Kennzahlen**, die durch Kombination von Zahlen des Rechnungswesens entstehen, regelmäßig ermittelt werden und aus denen sich Aussagen zu betriebswirtschaftlichen Sachverhalten prägnant ableiten lassen. Diese Kennzahlen werden jedoch ebenfalls in erster Linie aus den Vergangenheitswerten ermittelt und werfen nur ein Schlaglicht auf die betriebswirtschaftliche Situation. Auch ist ihre Aussagekraft mitunter kritisch zu beurteilen, da Kennzahlen Informationen stark verdichtet wiedergeben und durch diese Komprimierung einzelne Auffälligkeiten verloren gehen können, was die Ursachenforschung im Rahmen von Abweichungsanalysen erschweren kann. Insofern reichen → Kennzahlensysteme für das Controlling nicht aus. Es bedarf vielmehr neben der Analyse von quantifizierbaren → Daten wie Rentabilitätskennzahlen der zusätzlichen Berücksichtigung von Informationen aus möglichst allen Bereichen, die mitunter auch nicht direkt messbar sind. Das Instrumentarium des **Vergleichs** hingegen bietet vielfältige Möglichkeiten, im Rahmen des Controllings realisierbare → Ziele zu setzen, deren Einhaltung zu überwachen und gegebenenfalls korrigierend einzugreifen. Bei einem Vergleich werden aktuellen Zahlenwerten Vergangenheitswerte, Werte der Konkurrenz oder Sollwerte gegenübergestellt, um positive oder negative Differenzen zu ermitteln und diese zum Maßstab des eigenen Handelns zu machen. Folgende verschiedene **Vergleichsarten** bieten sich hierbei an:

- → Zeitvergleich: Er lässt sich entlang der Zeitachse (wöchentlich, monatlich, quartalsweise, jährlich, mehrjährig) für verschiedene Bereiche anhand absoluter oder relativer Werte (Kennzahlen) durchführen.
- Praxisvergleich: Dabei wird eigenes Zahlenmaterial den Vergleichszahlen der Konkurrenz (direkter Vergleich) beziehungsweise Durchschnittswerten (indirekter Vergleich) gegenübergestellt.
- → Benchmarking: Es bedeutet, sich an den besten Konkurrenten zu orientieren und zu versuchen, deren Leistungsniveau in einen oder mehreren Teilbereichen zu erreichen.
- Soll-Ist-Vergleich: Er setzt die Planvorgabe von aus den Zielen abgeleiteten Sollwerten voraus, mit denen die am Ende der Vergleichsperiode erreichten Istwerte verglichen werden.

Die → **Differenzanalyse** schließt sich notwendigerweise an einen Zeit-, Praxis- oder Soll-Ist-Vergleich an. Sie geht von der Höhe der positiven oder negativen Abweichungen der jeweiligen Vergleichswerte aus und versucht die Ursachen hierfür festzustellen. Da eine „Punktlandung" in den seltensten Fällen vorkommt und die Differenzanalyse immer Abweichungen aufweist, sind praktikablerweise **Toleranzbereiche** für die Sollwerte festzulegen. Sie können als relative Bandbreiten eines Sollwerts definiert werden (beispielsweise +/– 5 %) oder als maximaler bzw. minimaler absoluter Wert. Die → DATEV e. G. bietet als Genossenschaft der Steuerberater, Wirtschaftsprüfer und Rechtsanwälte und gleichzeitig als eines der größten Software-Häuser Deutschlands → **Betriebswirtschaftliche Auswertungen** (BWA) an, die auf dem Zahlenmaterial der Finanzbuchführung basieren. Auf dieser Grundlage lassen sich Fragen beantworten, die für das Controlling von großer Bedeutung sind. Die BWA stellt die Situation und die Entwicklung anschaulich dar. Als Vergleichsgrößen werden automatisch Vorjahreszahlen zur Verfügung gestellt. Ebenso können alternativ Planwerte herangezogen werden. Mithilfe einer BWA lässt sich die voraussichtliche wirtschaftliche Lage besser einschätzen. Die Ergebnisse des Vorjahresvergleichs werden untersucht, die wichtigsten Werte herausgestellt und kommentiert. Die Auswertungen geben ferner in kurzer und prägnanter Form einen Überblick über die wichtigsten Größen.

Corporate Design

→ Kommunikationspolitik

Corporate Identity

→ Kommunikationspolitik

D

Darlehen

Das Darlehen ist ein → Kredit, der in einer Summe oder in Teilbeträgen zur Verfügung gestellt wird und in festgelegten Raten (Ratenkredit, Tilgungskredit) oder auf einmal nach Ablauf der vertraglich geregelten Laufzeit zurückzuzahlen ist (Kredit mit Endfälligkeit).

Das **Gelddarlehen** stellt somit die verzinsliche oder unverzinsliche Überlassung eines Geldbetrags dar, der bei Fälligkeit zurückzuerstatten ist. Es ist eine häufige Form der langfristigen Kreditfinanzierung. Die → Zinsen stellen dabei das Entgelt für den Nutzungswert des → Kapitals dar. Wird der Darlehensvertrag zwischen einem Unternehmer als Darlehensgeber und einem Verbraucher als Darlehensnehmer geschlossen, gelten die besonderen Regeln des Verbraucherkredits.

Als **Sachdarlehen** wird die zeitweilige Überlassung von Sachen bezeichnet, für das der Darlehensnehmer ein Entgelt zahlen und die Sachen von gleicher Art, Güte und Menge bei Fälligkeit zurückerstatten muss.

Data Warehouse

Das Data Warehouse (auch: Information Warehouse) hat die Sammlung von entscheidungsrelevanten Informationen und Klinik- oder Praxisdaten in einer speziellen Datenbank zum Ziel, um sie unterschiedlichen planungs- und entscheidungsorientierten Anwendungssystemen bedarfsgerecht zur Verfügung zu stellen.

Auf der Basis eines plattformunabhängigen, einheitlichen Informationsystems mit aktuellen, qualifizierten und nicht-redundanten Datenbeständen soll eine übergreifende Informationsversorgung mit möglichst hoher Effizienz realisiert werden. Das Data Warehouse stellt damit einen Lösungsansatz für das Problem der effektiven Nutzung anfallender Datenberge dar. Zudem bietet es die Möglichkeit einer effektiveren, zielgerichteten **Informationsdistribution**, die im Rahmen der Restrukturierungsprozesse und zunehmender Dezentralisierung der Verantwortung für die eigenverantwortlichen, sich

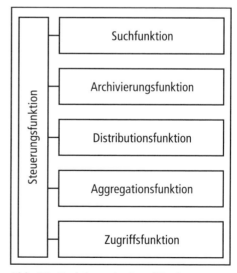

Abb. 24 Funktionen im Data Warehouse

selbst steuernden Organisationseinheiten erforderlich sind.

In das Data Warehouse werden konsolidierte → Daten und Informationen aus allen im Klinik- und Praxisbetrieb befindlichen Datenbanken übertragen, die den Informationsbedarf abdecken sollen. Das Data Warehouse ist somit eine vordefinierte Datenbank, die flexible Abfragemöglichkeiten bietet.

Das Data Warehouse besteht aus unterschiedlichen, in Abbildung 24 wiedergegebenen funktionalen Komponenten. Eine grundlegende Funktion ist die **Zugriffsmöglichkeit** auf die in unterschiedlichen internen Datenbanken befindlichen operativen Daten- und Informationsbestände sowie auf zusätzliche interne und externe Datenbanken, die entscheidungsrelevante Führungsinformationen enthalten. Ein weiterer funktionaler Schritt ist der Abgleich, die Aufbereitung und **Aggregation** dieser Daten. Dies ist notwendig, da der Anwender selten einzelne Datensätze, sondern häufiger konsolidierte Informationen zur schnellen Entscheidungsfindung benötigt. Zur bedarfsgerechten Bereitstellung dieser konsolidierten Daten wird eine **Distributionsfunktion** benötigt. Ferner ist als grundlegende Funktion die **Archivierungsmöglichkeit** der so gewonnenen konsolidierten Informationen in relationalen Datenbanken in einer multiplen Systemumwelt anzusehen. Die Speicherung und der Zugriff auf die Daten sollten jederzeit in einem günstigen Antwortzeitverhalten möglich sein. Intelligente **Suchfunktionen**, die die gewünschten Daten und Informationen erkennen und selektieren, sowie Steuerungs- und Analysefunktionen komplettieren das notwendige Funktionsspektrum eines Data Warehouse. Kontrolle, Automatisierung und Fehlerbehebung aller ablaufenden Prozesse werden systemübergreifend durch die **Steuerungsfunktion** ermöglicht.

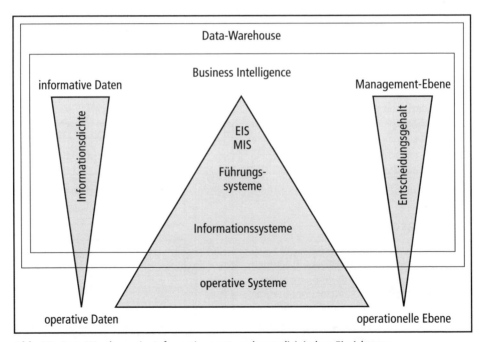

Abb. 25 Data Warehouse im Informationssystem der medizinischen Einrichtung

Führungsinformationssysteme (FIS) oder **Executive Information Systems (EIS)** spiegeln den Bedarf des Arztes als Manager wieder, möglichst schnell über entscheidungsrelevante Informationen verfügen zu können. Die Entwicklung der Informationstechnologie zeigte bereits in den 70er Jahren unter dem Begriff der **Management-Informationssysteme (MIS)** elektronische Unterstützungsmöglichkeiten auf. Business Intelligence und das Data-Warehouse-Konzept gehen jedoch weiter. Sie beziehen nicht nur die Klinik- oder Praxisführung in die Informationsdistribution ein, sondern ermöglichen – wie aufgezeigt – die unternehmensweite Nutzung zentraler Informationssysteme auf einer breiten Datenbasis. Während FIS und EIS in erster Linie Planungs-, Frühwarn- und Reporting-Instrumente für die Klinik- oder Praxisleitung darstellen und auf die spezifische Situation des jeweiligen Betriebs zugeschnitten sind, stellt das Data Warehouse eine datenverarbeitungstechnische Plattform für die gezielte Informationsversorgung des gesamten Klinik- oder Praxisbetriebs mit externen und internen Daten dar. **Business-Intelligence-Systeme** basieren darauf und bieten Auswertungsmöglichkeiten für alle Anwender.

Abbildung 25 gibt die Einordnung des Information Warehouse in das gesamte Informationssystem der medizinischen Einrichtung wieder. Aus der Abbildung wird deutlich, dass die insgesamt verarbeiteten Daten organisatorisch in zwei Bereiche aufgeteilt werden: einerseits die kurzfristig aktiven, operativen Daten für die Massendatenverarbeitung und andererseits die langlebigen, informativen Daten als Grundlage für Entscheidungen in allen Management-Ebenen des Klinik- oder Praxisbetriebs. Je höher die Management-Ebene liegt, desto größer ist der Gehalt und damit die Bedeutung der dort getroffenen Entscheidungen. Um möglichst schnell zu fundierten Entscheidungen zu gelangen, muss die Informationsdichte der als Entscheidungsgrundlage herangezogenen Daten möglichst hoch sein. Diese Aufgabe einer qualitativ hochwertigen Datenaggregation für die Klinik- oder Praxisleitung übernehmen insbesondere die Führungsinformationssysteme.

Datei

Eine Datei ist eine grundlegende Einheit einer geordneten Menge von digitalisierten Informationen, die unter einem gemeinsamen Namen abgespeichert und angesprochen werden und die die Unterscheidung einzelner Sätze von Informationen ermöglichen.

Dateien stellen die Grundeinheit jeder elektronischen Datenverarbeitung dar. Es handelt sich dabei um eine vollständige, benannte Sammlung von Informationen, beispielsweise:

- ein Programm
- ein von einem Programm verwendeter Satz von → Daten
- ein erstelltes Dokument

Man kann sich eine Datei als Bindemittel vorstellen, das ein Konglomerat aus Befehlen, Zahlen, Wörtern oder Bildern zu einer Einheit zusammenfasst, die der Anwender abfragen, ändern, löschen, speichern oder an ein Ausgabegerät senden kann. Sie zu verwalten ist eine der wichtigsten Aufgaben jedes → Betriebssystems. In Abbildung 26 sind einige wichtige Dateiarten aufgeführt.

Ausführbare Dateien enthalten Anweisungen an den Rechner, bestimmte Aktionen durchzuführen, wie z. B.:

- Kommunikation mit anderen Rechnern
- Veränderung von Daten, die in nicht ausführbaren Dateien gespeichert sind
- Interaktion mit Peripheriegeräten

Dateiformat

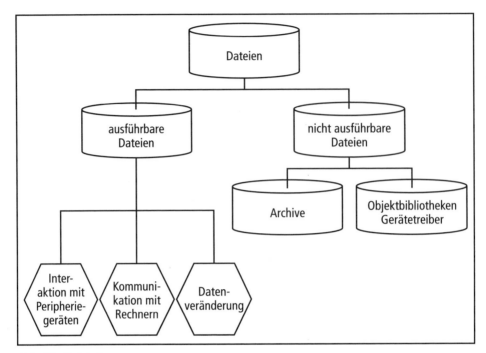

Abb. 26 Dateiarten

Der Inhalt von **nicht ausführbaren** Dateien kann vom Rechner nicht direkt verarbeitet werden. Dazu zählen zunächst von Anwendungsprogrammen erzeugte und bearbeitete Dateien, wie z. B.:
- Bilder, Videos oder Audiodateien aus Multimediaanwendungen
- Tabellen aus einem Tabellenkalkulationsprogramm
- Dokumente
- formatierte Texte aus einer Textverarbeitung

Zu den nicht ausführbaren Dateien zählen Archive, in denen große Mengen von Informationen in komprimierter Form abgespeichert sind. Objektbibliotheken oder → Gerätetreiber sind nicht ausführbare Dateien, die zwar nicht alleine lauffähig sind, die aber zum Erstellen oder für die korrekte Funktion von ausführbaren Dateien notwendig sind.

Der Dateiname setzt sich in den meisten Betriebssystemen aus folgenden Bestandteilen zusammen:
- eigentlicher Namen
- Extension oder dem Suffix als Erweiterung (besteht meistens aus drei Zeichen)

Als Dateiattribute werden neben dem eigentlichen Namen von den meisten Betriebssystemen oft noch weitere Informationen abgespeichert, wie Lese- oder Löschbefugnisse.

Dateiformat

→ Format

Daten

Daten sind Zeichen oder kontinuierliche Funktionen, die zum Zweck der Verarbeitung Informationen darstellen.

Daten in diesem Sinn werden nach ihrer äußeren Form unterteilt in Zeichen (Buchstaben, Ziffern, Sonderzeichen), Bilder, Texte, Sprache und Muster. Weiterhin muss unterschieden werden, ob Daten in maschinenlesbarer Form vorliegen, nur von Menschen interpretiert werden können oder beides zutrifft. **Personenbezogene Daten** sind nach dem → *Bundesdatenschutzgesetz (BDSG)* Einzelangaben über persönliche oder sachliche Verhältnisse einer bestimmten oder bestimmbaren natürlichen Person. Für solche Daten gelten besondere Bestimmungen bezüglich Verarbeitung, Nutzung und Speicherung. Es gilt grundsätzlich das **Datengeheimnis**, das von Personen, die in der Praxis oder Klinik-EDV arbeiten, auch nach ihrem Ausscheiden geachtet werden muss.

Datenaustauschformate

Datenaustauschformate werden benutzt, um z. B. Texte, Tabellen oder Datenbanken in eine Form zu bringen, in der sie auf einem anderen Rechner mit anderen Programmen oder sogar → Betriebssystemen weiterverarbeitet werden können.

Für die Übertragung von → Daten zwischen verschiedenen Programmen und/oder Computern sind geeignete Übertragungswege (austauschbarer → Datenträger, Data Link, → Netzwerk, Datenfernübertragung) und gegebenenfalls Filter erforderlich, die der Übersetzung zwischen den Datenformaten von Absender und Adressat dienen. Anstelle einer direkten Übersetzung kann dabei auch die Umwandlung in ein weit verbreitetes Datenaustauschformat treten. Es sind in der Regel einfache Dateiformate, die oft auf dem → ASCII-Code beruhen. Ein Austauschformat für Textverarbeitung ist beispielsweise das Rich-Text-Format (RTF). Es handelt sich dabei um eine Adaption des DCA-(Document-Content-Architecture-)Formats, und es ist für den Austausch formatierter Textdokumente zwischen verschiedenen → Anwendungen vorgesehen, die auch auf verschiedenen Plattformen laufen können, wie beispielsweise IBM- oder kompatiblen PCs und Apple Macintosh Computern.

Datenschutz

Der Datenschutz in einem Klinik- oder Praxisbetrieb umfasst alle geeigneten technischen und organisatorischen Maßnahmen, um personen- und damit patientenbezogene → Daten vor unbefugtem Zugriff zu schützen.

Im *Bundesdatenschutzgesetz (BDSG)* ist das Recht auf informationelle Selbstbestimmung verankert. Neben der Einhaltung dieser rechtlichen Grundlage gilt es jedoch, zahlreiche weitere Gefährdungspotenziale im Hinblick auf medizinische Daten und Informationen weitestgehend zu begrenzen und möglichst auszuschließen, wie z. B.:

- unbefugte Informationsbeschaffungen
- Systemausfälle
- Datenverluste
- Fehlfunktionen
- technische Manipulationen

Ebenso wie die Schädigungen wegen Behandlungsfehlern oder Fehlmedikation können auch die Folgen von Schäden im Bereich der Sicherheit von Daten und Informationen drastische Ausmaße annehmen:

- strafrechtliche Verfolgung
- standesrechtliche Ahndung

Tab. 31 Sicherheitsempfehlungen der *Bundesärztekammer*

Schutzbereich	Empfehlung
Datenträger	Nicht mehr benötigte Datenträger sind unter Aufsicht unbrauchbar zu machen.
Lesbarkeit elektronisch dokumentierter Informationen	Zumindest für die Zeit der vorgeschriebenen Aufbewahrungsfristen (10 Jahre) und auch nach einem Wechsel der IuK-Systeme oder der Anwendungen sollten innerhalb angemessener Zeit die elektronisch dokumentierten Informationen lesbar und verfügbar sein.
Fernwartung	Fernzugriff beispielsweise über Modem auf den Arztrechner zu Wartungszwecken ist nur dann zulässig, wenn dabei kein Zugriff auf patientenbezogene Daten möglich ist.
Systemwartung und Fehlerbeseitigung	Systemwartung oder Fehlerbeseitigung darf nicht mit Patientendaten, sondern nur mit Testdaten erfolgen.
Datenschutz	Im Störfall sollte dem Wartungspersonal der Einblick in Patientendaten nur in unvermeidlichen Ausnahmefällen ermöglicht werden.
Aufsichtspflicht	Wartungspersonal ist zu beaufsichtigen, schriftlich auf Verschwiegenheit zu verpflichten, und die durchgeführten Wartungsmaßnahmen sowie der Name des Technikers sind zu dokumentieren.
Datenaustausch	Bei Datenaustausch über wechselbare Datenträger ist deren sicherer Transport vom Sender zum Empfänger zu gewährleisten.

- Schadensersatzansprüche
- finanzielle Einbußen
- Vertrauensverlust bei Patienten

Die Sicherheitsempfehlungen der *Bundesärztekammer* sind in Tabelle 31 aufgeführt.

Die technischen und organisatorischen Grundsätze des *Bundesdatenschutzgesetzes* (Tab. 32) sind eine wichtige Grundlage zum Schutz von maschinell verarbeiteten medizinischen Daten und Informationen.

Die Umsetzung der allgemeinen Datensicherheit in der Klinik oder Arztpraxis erfolgt über physikalische und logische **Sicherungsmaßnahmen** (Abb. 27).

Die wichtigen **physikalischen** Sicherungsmaßnahmen, die insbesondere hardwaretechnische Einrichtungen wie Computer-Anlagen und Übertragungsleitungen schützen sollen, umfassen zumindest folgende Maßnahmen:

- Verhinderung des Zutritts von Unbefugten zu Informations- und Kommunikationsanlagen
- Verhinderung des Zugriffs von Unbefugten auf → Datenträger
- Brandschutz und Brandmeldeanlagen in Computer-Räumen
- Vorkehrungen zur unterbrechungsfreien Stromversorgung
- Kontrollen von Wartungsarbeiten durch Fremdpersonal
- gesicherte Entsorgung von
  - Hardware-Komponenten
  - Datenträgern
  - Datenverarbeitungsauszügen auf Papier

Neben den physikalischen Schutzmaßnahmen, die für ausschließlich lokal eingesetzte Computer vergleichsweise einfach und zuverlässig zu realisieren sind, werden **logische** Schutzmaßnahmen insbesondere dann erforderlich, wenn eine Vielzahl von Computern in einem → Netzwerk mit Anbindung an das → Internet betrieben werden. Die Gefährdungspotenziale erhöhen sich und damit insbesondere der Aufwand, die internen Daten

Tab. 32 Grundsätze des Bundesdatenschutzgesetzes

Grundsatz	Beschreibung
Auftragskontrolle	Sicherstellung, dass personenbezogene Daten, die im Auftrag der Praxis verarbeitet werden, nur entsprechend den Weisungen des Arztes verarbeitet werden können
Benutzerkontrolle	Verhindern der Benutzung des Praxis-Computers, dessen Anwendungen und darauf befindlicher Daten durch Unbefugte
Datenträgerkontrolle	Vermeiden, dass Unbefugte Datenträgern lesen, kopieren, verändern oder entfernen – durch sichere Aufbewahrung der Datenträger in der Praxis selbst, Inventarisierung der Datenträger, Deaktivieren von Diskettenlaufwerken und Vernichtung nicht mehr benötigter Datenträger
Eingabekontrolle	nachträgliche Überprüfung und Feststellung, welche Patientendaten zu welcher Zeit von wem im Praxis-Computer eingegeben worden sind durch Systemprotokollierung
Speicherkontrolle	Verhindern der Dateneingabe, der Kenntnisnahme, Veränderung oder Löschung gespeicherter Daten durch Unbefugte mittels passwortgeschützter Zugriffskontrollen, Bildschirmschoner und Sperrung der Betriebssystemebene
Transportkontrolle	Verhindern, dass Unbefugte Patientendaten bei der Übertragung der Daten sowie beim Transport von Datenträgern lesen, kopieren, verändern oder löschen
Organisationskontrolle	Gestaltung der innerbetrieblichen Organisation im Hinblick auf die besonderen Anforderungen des Datenschutzes, beispielsweise durch Benennung eines Beauftragten für den Datenschutz in der Praxis
Übermittlungskontrolle	permanente Überprüfung und Feststellung, wann, von wem und an welche Stellen Patientendaten durch Datenübertragung übermittelt werden durch Sendeprotokolle
Zugangskontrolle	Verhinderung des Zugangs von Unbefugten zum Praxiscomputer
Zugriffskontrolle	Sicherstellung, dass Praxisangehörige ausschließlich auf die ihrer Zugriffsberechtigung unterliegenden Daten zugreifen können durch Vergabe von Nutzerprofilen und Zugriffskontrollmechanismen

und Einrichtungen gegen mögliche Eingriffe von außen zu schützen. Der Einsatz einer → **Firewall** kann verhindern, dass Daten auf ihrem Weg durch die Netze verfälscht werden oder in die Hände Unbefugter gelangen. Gefährdungen können sich auch ergeben durch:
- extern verursachte Störungen des Netz- und Rechnerbetriebs
- unerwünschte externe Nutzungen der eigenen Ressourcen

Die Basis des logischen Schutzes stellt die zentrale Netzwerk- und Sicherheitsadministration mit den Funktionen der Identifizierung und Authentisierung dar. Dabei müssen sich die Mitarbeiter als Benutzer identifizieren und im Besitz der von ihnen wahrgenommenen Benutzungsrechte sein. Neben dem persönlichen Passwort als nach wie vor gebräuchlichstem Identifizierungsnachweis erhält jeder Nutzungsberechtigte eine eigene Kennung (User-ID), die auf den Zeitraum begrenzt sein sollte, in dem sie tatsächlich benötigt wird. User-ID und persönliches Passwort ermöglichen in Kombination den Zugang zu Rechnerressourcen sowie den darauf befindlichen Daten und Informationen. Dem Systemadministrator wird durch eine automatische

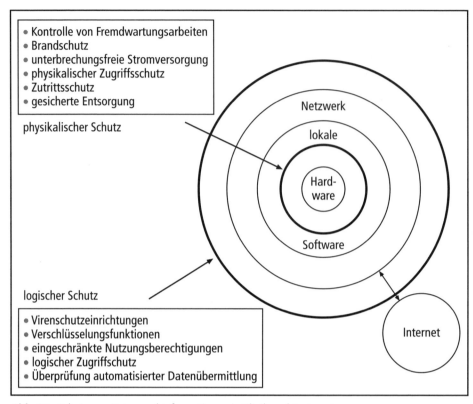

Abb. 27 Schutz von Daten und Informationen in Klinik und Arztpraxis

Begrenzung der Anzahl der Zugriffsversuche und durch eine automatische Sperrung bei Überschreitung einer bestimmten Anzahl von Fehlversuchen die Möglichkeit zur Kontrolle gegeben. Weitere Sicherungsmechanismen sind in der Regel in Form zeitlicher Begrenzungen der Zugriffsmöglichkeiten und automatischer Sperrung bzw. Abmeldung nach längerer Nichtbenutzung vorhanden. Sie werden ergänzt durch die Aufforderungen an die Mitarbeiter, ihr Passwort in bestimmten Zeitabständen zu ändern und dabei kein bereits benutztes Passwort erneut zu verwenden. Diese Funktionen können auch durch multifunktionale Chip-Karten ergänzt oder ersetzt werden. Sie ermöglichen:

- die Identifizierung
- umfangreichere Autorisierungsprüfungen
- den Einsatz zum Zweck elektronischer Signatur

Datenträger

Datenträger sind physikalische Medien, die → Daten unmittelbar aufnehmen und speichern.

Verbreitet sind heute vor allem magnetisierbare und optische Datenträger (Abb. 28).
Bei **magnetischen** Speichermedien wird ein → Bit durch einen magnetisierten bzw. un-

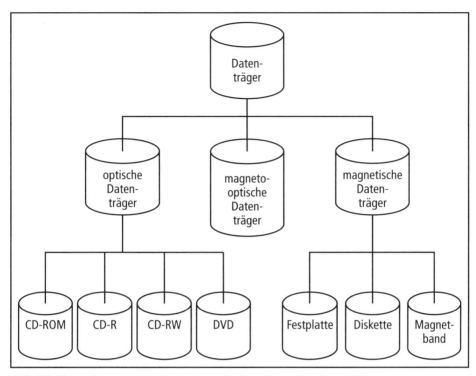

Abb. 28 Datenträger

magnetisierten Bereich auf dem Datenträger symbolisiert; Beispiele sind:
- → Festplatten
- Disketten
- Magnetbänder

Optische Datenträger kodieren Bits durch reflektierende bzw. verschiedenartig reflektierende Bereiche auf dem Medium, durch Übergänge zwischen beiden Zuständen und übergangslose Bereiche. Hierzu gehören:
- → CD-ROM (Compact Disc Read Only Memory)
- CD-R (Compact Disc Recordable)
- CD-RW (Compact Disc-Rewritable)
- → DVD (Digital Versatile Disc)

Bei **magnetooptischen** Datenträgern können Magnetkristalle in zwei Richtungen ausgerichtet sein und auf diese Weise ein unterschiedliches Reflexionsvermögen des Datenträgers bewirken. Datenträger lassen sich ferner unterscheiden in **Wechseldatenträger**, die sich aus dem Laufwerk entfernen lassen und fest installierte Datenträger. Disketten sind wechselbare Datenträger, Festplatten in der Regel nicht. Eine weitere Datenträgerart sind komprimierte Datenträger. Es handelt sich dabei um eine Festplatte oder eine Diskette, deren effektive Speicherkapazität durch den Einsatz eines Komprimierungsprogramms, z. B. Stacker oder Double Space, erhöht wurde.

DATEV

Die DATEV (Datenverarbeitung und Dienstleistung für den steuerberatenden Beruf) ist ein Dienstleistungsunternehmen mit Sitz in Nürnberg, das ein bedeutendes Rechenzentrum für steuerberatende Berufe betreibt.

Die DATEV bietet auch einen großen Online-Dienst zu steuerrechtlichen und betriebswirtschaftlichen Fragen. Auch viele andere Branchen nutzen die Angebote der DATEV.

Dauerarbeitsverhältnis

→ Arbeitsverhältnis

Deckungsbeitragsrechnung

Mithilfe der Deckungsbeitragsrechnung lassen sich die quantitativen Beziehungen zwischen Behandlungsmenge, → Kosten und → Gewinn verdeutlichen und für die Erfolgsanalyse bzw. die Gewinnplanung nutzen.

Die Deckungsbeitragsrechnung ist eine → Teilkostenrechnung, bei der die Erlöse des Kostenträgers in die Betrachtung einbezogen werden: Die Differenz zwischen zurechenbarem Erlös und zurechenbaren Kosten des Kostenträgers bildet den Deckungsbeitrag. Er gibt für eine medizinische Einrichtung den Betrag an, um den sich der Erfolg bei der Mehr- oder Mindererstellung einer Behandlungsleistung ändert. Die Deckungsbeiträge müssen so groß sein, dass die nicht zugerechneten Kosten gedeckt werden und kein Verlust erzeugt wird.

In einem möglichst pragmatischen Ansatz werden zunächst von den gesamten Erlösen (= → Umsatz) alle variablen Kosten abgezogen. Dadurch erhält man den Deckungsbeitrag:

   Umsatz
   – variable Kosten
   = Deckungsbeitrag

Der Deckungsbeitrag ist mit den fixen Kosten zu vergleichen. Ist er höher als die fixen Kosten, so ist dieser wichtige Kostenblock durch den Umsatz gedeckt. Eine → **Break-even-Analyse** beantwortet die Frage, ab welchem Umsatz zusätzlich auch die variablen Kosten und somit die → Gesamtkosten gedeckt werden. Um die Frage zu klären, welchen Deckungsbeitrag der einzelne Behandlungsfall erzielt und in welcher Höhe er zum Gewinn beiträgt, sind durch Anwendung der → **Zuschlagskalkulation** die → Einzelkosten für die jeweilige Behandlungsart zu ermitteln und um die Gemeinkostenanteile zu erhöhen. Mit den im Rahmen der Kassen- bzw. Privatliquidation erzielbaren Erlösen sind die so errechneten Kosten pro Behandlungsart anschließend zu vergleichen. Bei einem positiven Vergleichsergebnis erwirtschaftet die medizinische Einrichtung bei Durchführung dieser Behandlungsart Gewinne. Verluste werden bei einem negativen Ergebnis des → Vergleichs erzielt.

Delkredere

Ein Delkredere ist die vertraglich übernommene → Garantie für die Erfüllung einer → Forderung.

Es handelt sich dabei um eine vertragliche Verpflichtung, für die → Verbindlichkeit des Dritten bzw. des Vertragspartners einzustehen. Im Unterschied zur → Bürgschaft ist die Garantie nicht formgebunden und hängt auch nicht von einer Hauptverbindlichkeit ab. Für die Übernahme dieses zusätzlichen Risikos kann eine Provision (**Delkredereprovision**) verlangt werden. Der **Delkrederevertrag** ist als Garantie anzusehen.

Im externen Rechnungswesen werden auch Korrekturposten, die durch indirekte → Abschreibung auf Forderungen entstehen (→

Wertberichtigungen), als Delkredereposition bezeichnet.

Depotverwaltung

Die Depotverwaltung umfasst als Geschäftsbesorgung die Verwaltung der Depotwertpapiere.

Dabei nehmen Kreditinstitute die Interessen der Wertpapierhinterleger ohne besondere vorherige Weisungen selbst oder über Dritte wahr. Die **Aufgaben** und **Pflichten** sind in Abbildung 29 dargestellt. Sie lassen sich unterteilen in:

- Inkassotätigkeiten: Abtrennen und Einlösen der Zins- und Gewinnanteilscheine, Einziehen fälliger oder gekündigter → Wertpapiere
- Prüfungen: Sperren, Aufgebote, Lieferbarkeit
- Benachrichtigungen: → Kündigungen, Konvertierungen, Umtausch-, Abfindungs-, Übernahmeangebote, Hauptversammlungen, Depotauszug
- Individualtätigkeiten: Ausübung des Depotstimmrechts, Stimmkarten für Hauptversammlung, Versand von Aktionärsbriefen und Berichten

Die rechtlichen Voraussetzungen für die Depotverwaltung sind mit der Anerkennung der Allgemeinen Geschäftsbedingungen erfüllt. Die Depotverwaltung richtet sich nach den Bekanntmachungen im Bundesanzeiger und in den Wertpapier-Mitteilungen.

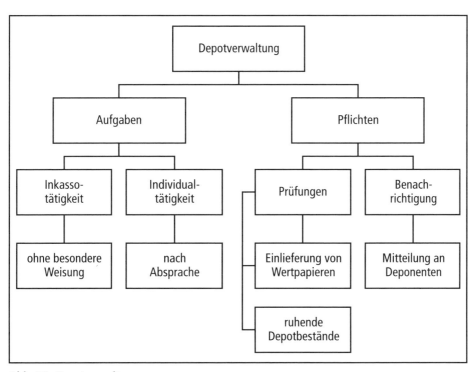

Abb. 29 Depotverwaltung

Desinvestition

Darunter ist die Rückgewinnung und Freisetzung der in konkreten Vermögenswerten gebundenen finanziellen Mittel durch Verkauf, Liquidation oder Aufgabe zu verstehen.

Die Desinvestition stellt damit den Gegensatz zu einer → Investition dar. Auch die Unterlassung von notwendigen Ersatzinvestitionen zählt dazu.

Desktop-PC

Desktop-PC ist die Bezeichnung für einen Tisch-PC, der so gestaltet ist, dass er zusammen mit dem Monitor auf einem Schreibtisch aufgestellt werden kann.

Der Monitor ist dabei in der Regel auf dem Gehäuse platziert. → Tower-PCs stehen im Gegensatz dazu aufrecht neben dem Monitor oder unter dem Schreibtisch. Desktops weisen damit gegenüber Tower-Gehäusen die Nachteile auf, dass sie mehr Platz beanspruchen und zum Öffnen des Gehäuses der Monitor zuvor entfernt werden muss.

Dienstvertrag

Im Dienstvertrag verpflichtet sich eine Person zur Leistung von vereinbarten Diensten und der Auftraggeber zur Zahlung der vereinbarten Vergütung.

Gesetzlich erlaubte Dienste jeglicher Art können Gegenstand eines Dienstvertrags sein. Der Dienstpflichtige hat dabei in der Regel die Leistungen persönlich zu erbringen, soweit nicht etwas anderes vereinbart wurde. Er endet durch:

- Erfüllung
- Aufhebung
- → Kündigung

Der Dienstvertrag unterscheidet sich vom → **Werkvertrag** dadurch, dass nur die Dienstleistung geschuldet wird, nicht jedoch deren Erfolg. Im Unterschied zur Geschäftsbesorgung stellt die Dienstleistung nicht zwangsläufig eine selbstständige, höher qualifizierte wirtschaftliche Tätigkeit dar, sodass in erster Linie die Bestimmungen über den → **Geschäftsbesorgungsvertrag** entsprechende Anwendung finden. Der → **Arbeitsvertrag** ist ein Unterfall des Dienstvertrags, der weitgehend eigenen Regeln folgt, auf den die Bestimmungen des Dienstvertrags jedoch ergänzend Anwendung finden.

Differenzanalyse

Die Differenzanalyse schließt sich sinnvollerweise an einen Zeit-, Betriebs- oder → Soll-Ist-Vergleich an. Sie geht von der Höhe der positiven oder negativen Abweichungen der jeweiligen Vergleichswerte aus und versucht, die Ursachen hierfür festzustellen.

Die Differenzanalyse berücksichtigt **negative** und **positive** Abweichungen gleichermaßen. Ein Beispiel für eine negative Abweichung, die eine Gegensteuerung erforderlich macht, ist die Differenz in Höhe von 20 000 Euro bei 210 000 Euro (Istwert) statt 190 000 Euro (Sollwert) geplanten jährlichen → Kosten. Eine positive Abweichung stellt hingegen die Überschreitung der Fallzahlen beispielsweise um 15% dar, falls dieser Wert aufgrund des höheren Patientenzuspruchs zustande gekommen ist, wobei zu überprüfen ist, ob der Sollwert nicht vielleicht zu gering angesetzt war. Bei dauerhaft hohen positiven Abweichungen sind in der Regel die Sollwerte falsch

gewählt, was den Steuerungseffekt des → Controllings entsprechend verringert, da davon auszugehen ist, dass nicht in allen Bereichen überaus erfolgreich gearbeitet worden ist. Aufgrund der Budgetierung können erhöhte Fallzahlen auch zu Einnahmeausfällen in Form nicht honorierter Leistungen führen. Die Differenzanalyse weist fast immer Abweichungen auf, da ein exaktes Erreichen der Sollwerte in den seltensten Fällen vorkommt. Daher sind zweckmäßigerweise folgende **Toleranzbereiche** für die Sollwerte festzulegen, die als relative Bandbreiten definiert werden können:
- als relative Abweichung: +/– 5 %
- als maximaler bzw. minimaler absoluter Wert: Sollwert Kosten pro Jahr: 180 000–200 000 Euro

Um den Kontroll- und Steuerungseffekt nicht zu verringern, ist allerdings bei der Definition der Toleranzbereiche darauf zu achten, dass die Bandbreiten nicht zu groß gewählt werden. Da die Ursachen für Abweichungen, die im Rahmen der Differenzanalyse festgestellt werden, nicht immer in tatsächlichen Kostensteigerungen, Einnahmenerhöhungen oder Veränderungen in der Patientenstruktur liegen, ist bei der Analysendurchführung auch auf Fehlerquellen zu achten, wie z. B.:
- fehlerhafte Weitergabe von → Daten an den Steuerberater
- Falschbuchungen
- Berechnungsfehler
- Ermittlungsfehler
- fehlerhafte Weitergabe von Informationen an die Buchhaltung

Daher ist es wichtig, die Plausibilität insbesondere der Istwerte zu überprüfen, bevor Korrekturmaßnahmen ergriffen werden. Vermeintlich negative Differenzen können ebenso zu falschen Schlussfolgerungen führen wie positive Abweichungen, die Nachlässigkeit erzeugen oder zu Unrecht in Sicherheit wiegen können.

Disagio

Das Disagio ist der Unterschiedsbetrag zwischen dem Rückzahlungs- und dem Ausgabebetrag von → Krediten.

Ein wesentlicher Punkt bei der Angabe des Auszahlungssatzes eines → **Darlehens** ist die mögliche Berücksichtigung eines Disagios. Die Vereinbarung eines Disagios findet häufig Anwendung bei Festzinsvereinbarungen in Darlehensverträgen. Der Kreditausgabetrag ist dabei geringer als die tatsächliche Kredithöhe, was durch einen verringerten Nominalzinssatz beglichen wird.
Ein Disagio bedeutet für den Arzt als Schuldner eine Verteuerung der Verzinsung (höherer → Effektivzins) seiner → Verbindlichkeit. Für die Bank als Gläubiger bedeutet ein vereinbartes Disagio eine Verbesserung der Verzinsung seiner Geldanlage oder Ausleihe gegenüber der Nominalverzinsung (Nominalzins). Bei der Ermittlung des effektiven Jahreszinses ist das Disagio laufzeitanteilig auf die → Zinsen zu verrechnen. Bei Privatpersonen sind Kreditinstitute verpflichtet, bei Vereinbarung eines Disagios den „anfänglichen effektiven Jahreszins" im Kredit- oder Darlehensvertrag anzugeben.

Diskontkredit

Bei einem Diskontkredit kaufen Kreditinstitute noch nicht zur Zahlung fällige → Wechsel unter Abzug von Diskontzinsen bis zum Fälligkeitstag an.

Der anzurechnende Zinssatz orientiert sich am → Diskontsatz der Deutschen Bundesbank, die bestimmte Wechsel im Rahmen ihres Rediskontgeschäftes angekauft hat. Es handelt sich dabei rechtlich nicht um ein Darlehensgeschäft, sondern um einen Kauf. Der Kreditnehmer kann in der Regel bis zur Höhe der vereinbarten Diskontkreditlinie Wechselmaterial zum Ankauf anbieten.

Diskontsatz

Der Diskontsatz ist der Zinssatz für Wechselkredite (→ Diskontkredite).

Beim Wechselankauf durch Banken werden die → Wechsel mit dem im Kreditvertrag vereinbarten Zinssatz entsprechend ihrer Laufzeit abgezinst. Dem Arzt als Kreditnehmer und Wechseleinreicher wird der → Barwert der Wechsel gutgeschrieben. Bei Fälligkeit der Wechsel erfolgt die Rückzahlung durch den Zahlungspflichtigen zum Nennbetrag der Wechsel. Die Differenz zwischen Barwert und Nennbetrag wird als Diskont bezeichnet.

Distributionspolitik

Aufgabe der Distributionspolitik (Patientenbetreuung) im Rahmen des → Marketings einer Klinik oder Arztpraxis ist es, die Behandlungsleistungen und auch alle sonstigen Service-Leistungen möglichst zeit- und bedarfsgerecht am Patienten zu erbringen.

Zweifelsohne wird die Behandlungsleistung primär am Patienten durchgeführt. Doch auch die weitere Patientenbetreuung spielt bei der → Patientenbindung eine wesentliche Rolle. Die richtige Betreuung der Patienten in und außerhalb der Klinik oder Praxis ist ein wichtiges Aufgabengebiet der Distributionspolitik. Nicht zuletzt aufgrund der Betreuung und Aufmerksamkeit, die er erfährt, gewinnt der Patient seinen Eindruck von der medizinischen Einrichtung.

Zu den **Instrumenten** der Distributionspolitik (Abb. 30) zählen beispielsweise die **Terminzettel**, die der Patient als „Merkzettel" für

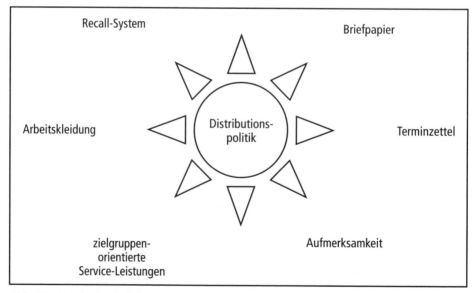

Abb. 30 Distributionspolitik

seinen nächsten Behandlungstermin bekommt. Sie stellen im Rahmen der Patientenbetreuung ein wichtiges Instrument dar, denn dadurch, dass der Patient sie mit nach Hause nimmt und vielleicht an seine Pinnwand heftet, um den nächsten Arzttermin nicht zu versäumen, haben sie eine ideale Werbeträgerfunktion.

Eine einheitliche, funktionelle und optisch ansprechende **Arbeitskleidung** ist eine weitere Möglichkeit der Selbstdarstellung im Rahmen der Distributionspolitik. Die Mitarbeiter sollten nicht nur im Team zusammenarbeiten, sondern ihre Zusammengehörigkeit und Zugehörigkeit zur medizinischen Einrichtung auch optisch zum Ausdruck bringen. Die einschlägige Berufskleidung ist von der Farbe weiß geprägt. Die traditionelle weiße Arbeitskleidung erzeugt bei vielen Patienten jedoch eine Hemmschwelle oder gar Ängste. Im Fachhandel erhältliche farbige Arbeitskleidung lässt sich bei der Zusammenstellung kombinieren und bringt Abwechslung in den Klinik- oder Praxisalltag.

Tab. 33 Zielgruppenorientierte Service-Leistungen

Zielgruppe	Leistungen
Berufstätige	computergestützte Gesundheitsuntersuchung zur Ermittlung individueller Gesundheitsrisiken unter Berücksichtigung der Körperzusammensetzung (bioelektrische Impedanzanalyse), einschließlich patientenbezogener Ernährungs- und Fitnessempfehlungen; Abendsprechstunden; Sprechstunden am Wochenende; frühe Sprechstundenzeiten; Sprechstundenzeiten in der Mittagspause; Möglichkeit zur Einnahme einer kleinen Mahlzeit; Handels- und Börsennachrichten
Familien mit Kindern	Früherkennung von Schwerhörigkeit bei Neugeborenen mittels Bestimmung der otoakustischen Emissionen oder mittels Hirnstammaudiometrie („Audio-Check"); kindergerechte Toiletten; Möglichkeit zum Babywickeln; Untersuchung zur Früherkennung von Schwachsichtigkeit und Schielen im Kleinkind- und Vorschulalter durch instrumentelle Untersuchung („Schiel-Vorsorge"); Spielecke im Wartezimmer, bzw. eigenes Spielzimmer; Anbringung von Steckdosen-Sicherungen; Vorhandensein von Fläschchenwärmern, Krabbeldecken, Reinigungstüchern usw.; Möglichkeit der Kinderwagenaufbewahrung; kindergerechte Medizintechnik; kleine Geschenke oder Spielzeug als „Belohnung"; Kindertrickfilme auf Video; Malwettbewerbe
Freizeitsportler	sportmedizinische Vorsorgeuntersuchung („Sport-Check"), einschließlich Belastungs-EKG, Lungenfunktionsprüfung sowie Untersuchung von Blut- und Stoffwechselwerten; ergometrische Untersuchung einschließlich Belastungs-EKG als Wunschleistung („Fitness-Check"); apparative isokinetische Muskelfunktionsdiagnostik und -therapie zur Rehabilitation nach Sportverletzungen und Operationen am Bewegungsapparat (z. B. MedX)
Senioren	reisemedizinische Vorsorge einschließlich Impfberatung und schriftlicher Informationen; Hilfe beim Aus- und Ankleiden; Früherkennung des Glaukoms (Grüner Star) mittels Perimetrie, Ophthalmoskopie und/oder Tonometrie („Glaukom-Vorsorge"); Verleih von Schirmen; Parkplatzreservierung; Begleitung zu den Behandlungsräumen, Wartezimmer, Fahrstuhl; Vergrößerungsgläser; funktionelle Magnetresonanztomographie zur Früherkennung demenzieller Erkrankungen (z. B. Morbus Alzheimer); Zusendung von Rezepten; Luftbefeuchter; Erfrischungstücher; Hinweise auf Seniorenveranstaltungen, in der Nähe befindliche Cafes, Gesundheitsvorträge; Hirnleistungs-Check zur Früherkennung von Hirnleistungsstörungen mit Anwendung standardisierter Fragebögen („Brain-Check")

Das Erscheinungsbild einer Klinik oder ärztlichen Praxis wird durch die Art und Weise geprägt, wie sie sich nach außen hin darstellt. Als weiteres wesentliches Medium zur Selbstdarstellung ist hierbei der Schriftverkehr anzusehen. Das **Briefpapier** sollte unverwechselbare Merkmale enthalten und gleichzeitig einen seriösen Eindruck hinterlassen. So setzt sich ein mehrfarbiger Briefkopf von dem üblichen schwarz-weißen Standard ab und macht einen interessanten, kreativen Eindruck. Hierbei sind allerdings die bestehenden standesrechtlichen Werbeverbote bei der Gestaltung und Farbverwendung zu beachten.

Ein weiterer Gesichtspunkt ist für eine erfolgreiche Patientenbetreuung besonders wichtig: Die **Aufmerksamkeit** gegenüber den Patienten. Es ist nicht einfach, sie im Alltag konsequent aufzubringen, und daher ist sie umso bedeutungsvoller. Der Patient möchte in seinen Anliegen und Bedürfnissen ernst genommen werden. Ihm gegenüber freundlich, zuvorkommend und kompetent aufzutreten, sollte das Ziel des gesamten medizinischen Personals sein.

Ein → **Recall-System** ist eine Möglichkeit zur langfristigen Patientenanbindung durch gezielten Hinweis auf Prophylaxe-Termine. Eine wesentliche Voraussetzung für die Anwendung eines Recall-Systems ist, dass die Patienten, die in ein solches System eingebunden werden sollen, eine Einverständniserklärung unterschreiben und damit zum Ausdruck bringen müssen, dass sie mit einem gezielten Hinweis und einer Terminvereinbarung einverstanden sind.

Eine weitere Möglichkeit der Distributionspolitik stellen **zielgruppenorientierte Service-Leistungen** dar. Sie sind speziell auf bestimmte Patientenzielgruppen zugeschnitten und versuchen, deren speziellen Bedürfnissen beim Aufenthalt in der medizinischen Einrichtung möglichst gerecht zu werden (Tab. 33). Zielgruppenorientierte Service-Leistungen lassen sich beispielsweise anbieten für:

- Berufstätige
- Familien mit Kindern
- Senioren
- Freizeitsportler

Dividende

Die Dividende stellt den Anteil am → Gewinn einer → Aktiengesellschaft dar, der auf die Aktionäre entsprechend der Anzahl ihrer Aktien aufgeteilt wird.

Die Dividende richtet sich nach der Höhe des **Bilanzgewinns** und kann jedes Jahr schwanken oder bei schlechter Ertragslage völlig ausfallen. Der Ausfall ist bei Vorzugsaktien in den folgenden Geschäftsjahren auszugleichen. Die Dividende wird in Euro je Aktie festgesetzt. Die Aktiengesellschaft darf den Aktionären keine → Garantien über die Dividendenhöhe geben oder ihnen feste Zinszahlungen für die → Einlagen auf ihre Aktien zusagen. Die **Hauptversammlung** entscheidet auf der Grundlage des festgestellten Jahresabschlusses über die Verwendung des Bilanzgewinns und damit über die Höhe der an die Aktionäre auszuschüttenden Dividende. Die → Auszahlung der Dividende erfolgt gegen Einreichung des Dividendenscheins bei den in der Dividendenbekanntmachung benannten Banken. Das Inkasso der Dividendenscheine wird im Rahmen der → Depotverwaltung von den Kreditinstituten übernommen. Häufig wird bei besonders guten Geschäftsergebnissen ein **Bonus** gezahlt, der sich als Sonderzahlung von der Dividende unterscheidet.

Divisionskalkulation

Die Divisionskalkulation ist ein Kalkulationsverfahren zur Ermittlung der Selbstkosten einer Leistungserbringung in der Klinik oder Arztpraxis.

Dokumenten-Management-Systeme (DMS)

Bei der Divisionskalkulation werden die → **Behandlungsfallkosten** ermittelt, indem die betreffenden → Gesamtkosten durch die Behandlungsmenge dividiert werden. Dazu werden die gesamten jährlichen Praxiskosten durch die Gesamtzahl der Behandlungsfälle pro Jahr (= jährliche Behandlungsmenge) geteilt. (Beispiel: → Behandlungsfallkosten). Die Kalkulation kann auch der Berechnung von Preisuntergrenzen dienen sowie → Daten für die → Behandlungsplanung liefern.

Dokumenten-Management-Systeme (DMS)

Dokumenten-Management-Systeme sind nach *Berndt* und *Leger* (1994) als hard- und software-technische Systeme zu verstehen, die jegliche Art von Informationen aufnehmen, verarbeiten und verwalten können, unabhängig davon, ob die Informationen in Papierform, in Form von Mikrofilmen oder elektronischen → Dateien vorliegen.

Viele Vorgänge in einer Klinik oder Arztpraxis sind mit der Erstellung von Schriftstücken verbunden: Patientenakten, Belege, Rechnungen, Lieferscheine, Korrespondenz, Verträge, Formulare. Sie sind nicht zuletzt aufgrund rechtlicher Vorgaben über längere Zeiträume aufzubewahren. Das **Handling** dieser Papiermengen und der Zugriff auf darin enthaltene Informationen gestalten sich oft als zeitaufwendig und kompliziert. Zudem nimmt die Menge der zu verarbeitenden → Daten und Dokumente ständig zu. Die medizinische Einrichtung muss immer mehr Informationen in immer kürzer werdenden Zeitabständen aufnehmen, verarbeiten und verwalten. Herkömmliche benutzergebunde-

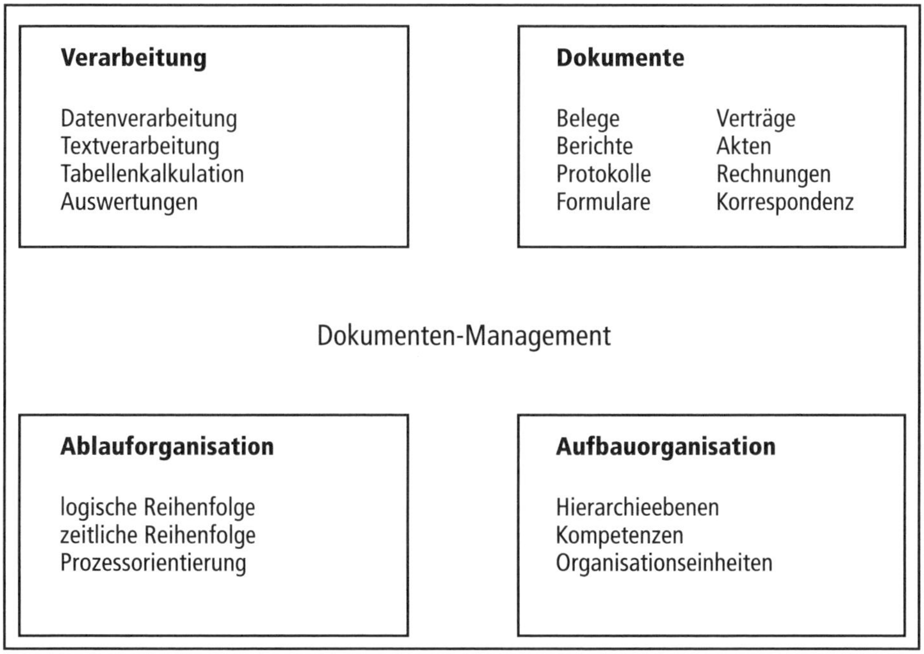

Verarbeitung	**Dokumente**	
Datenverarbeitung	Belege	Verträge
Textverarbeitung	Berichte	Akten
Tabellenkalkulation	Protokolle	Rechnungen
Auswertungen	Formulare	Korrespondenz

Dokumenten-Management

Ablauforganisation	**Aufbauorganisation**
logische Reihenfolge	Hierarchieebenen
zeitliche Reihenfolge	Kompetenzen
Prozessorientierung	Organisationseinheiten

Abb. 31 Aufgaben des Dokumenten-Managements nach *Kampffmeyer* und *Merkel* (1997)

ne Dateisysteme zur Erstellung und Bearbeitung unstrukturierter Dokumente lassen das informations- und kommunikationstechnische Rationalisierungspotenzial im Hinblick auf ein netzwerkorientiertes Dokumenten-Management unausgeschöpft. Insbesondere unter Berücksichtigung der erforderlichen Zusammenarbeit, Kommunikation und Koordination von Projektteams oder Arbeitsgruppen, die sich in ihrer Zusammensetzung häufig verändern, sind DMS als bedeutsam anzusehen: Sie ermöglichen den zeit- und ortsunabhängigen Zugriff auf unterschiedliche Dokumente in verschiedenartigsten elektronischen Ablagen und Archiven. Sie haben die **Aufgabe**, Informationen und Dokumente für den Mitarbeiter am Arbeitsplatz bedarfsorientiert bereitzustellen (Abb. 31). Ihnen obliegt die Kontrolle, Verwaltung, Konvertierung und Verteilung von Dokumenten, um dadurch einen beschleunigten, transparenten und flexibel gestaltbaren Informationsfluss sicherzustellen.

DMS sind in der Lage, jegliche Art multimedialer Informationen zu verwalten. Dazu zählt neben der Speicherung von textlichen Dokumenten auch die Archivierung und Bearbeitung von akustischen sowie optischen beweglichen und unbeweglichen Informationen. Alle Informationen lassen sich mit speziellen Recherche-Tools, die mit kombinierbaren Suchkriterien arbeiten, in kürzester Zeit selektieren. Der Dokumentenbestand in DMS ist konsistent und besitzt einen hohen Verfügbarkeitsgrad. Einmal erfasste Dokumente werden dem Bestand zugeführt und können jederzeit angezeigt oder ausgedruckt werden. Der Zugriff auf einzelne Dokumente ist von mehreren Benutzern gleichzeitig möglich und ist somit unabhängig von deren physikalischer Bereitstellung. Dadurch können auch gemeinsame Verzeichnisse oder Ablagen eingerichtet werden, auf die der Zugriff mehrerer autorisierter Nutzer erfolgen kann. Der Zugriff ist ortsungebunden und auch als Fernzugriff über elektronische Netze und/oder mobile Datenkommunikation möglich. DMS verringern den Raum- und Flächenbedarf für herkömmliche Papierarchive um ein Vielfaches. Mithilfe von entsprechenden Medien sind die Speicherkapazitäten nahezu beliebig erweiterbar.

Dokumente im Sinne eines DMS besitzen zunächst physikalische Merkmale und liegen in folgender **Form** vor:
- Papierform
- elektronische Dateien
- Mikroficheausgaben
- Film
- Tonaufzeichnungen

Tab. 34 Dokumenteneigenschaften

Eigenschaftsart	Eigenschaft
Verbindlichkeit	unverbindlich, rechtsverbindlich, informativ
Zeitorientierung	Zeitpunkt der Kenntnisnahme, Erstellungsdatum, Änderungsdatum, Termine
Beschaffenheit	Datei, Papier, Mikrofiche, Film-, Video-, Tonaufzeichnungen
Arbeitsmittel	Bericht, Beleg, Protokoll, Vertrag, Rechnung, Information, Zertifikat, Liste, Police, Rechnungsbeleg, Mitarbeiterinformation, Produktinformation, Sitzungsprotokoll, Darlehensantrag, Angebot, Auftragsbestätigung, Zwischenbescheid, Anerkenntniserklärung
Gestaltung	Seitenzahl, Briefkopf, Betreff, Bezugnahme, Verweis, Versionsnummer, Aktenzeichen
Bezogenheit	Ersteller, Adressat, Empfänger, Absender, Bearbeiter, Teilnehmer

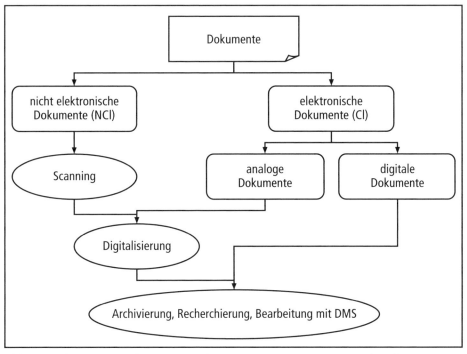

Abb. 32 Dokumentenverarbeitung mit Dokumenten-Management-Systemen (DMS)

Sie lassen sich in der Regel einzelnen Vorgängen zuordnen, besitzen bestimmte **Eigenschaften** und oft eine formalisierte **Gestaltung** (Tab. 34).
Im Hinblick auf die Weiterverarbeitung in DMS (Abb. 32) ist die Unterscheidung wichtig, ob Dokumente in elektronischer (Coded Information [CI]) oder nicht elektronischer (Non Coded Information [NCI]) Form vorliegen. Die Archivierung, Recherche und Bearbeitung unter DMS setzt codierte, elektronische Informationen und damit digitalisierte Dokumente voraus. Wenn Dokumente beispielsweise bereits als durch Textverarbeitungsprogramme erstellte Dateien oder durch Datenbankprogramme erstellte Datensätze existieren, können sie direkt in das DMS übernommen werden. Analoge Ton-, Bild-, Video- und Sprachaufzeichnungen müssen zunächst ebenso digitalisiert werden wie nicht elektronische Dokumente, die, beispielsweise in Papierform vorliegend, eingescannt und dadurch gleichzeitig einem Digitalisierungsprozess unterzogen werden. Beim Prozess des Scanning wird ein Dokument zeilenweise abgetastet und über Bildpunkte erfasst. Die so erstellte Abbildung wird als digitale Kopie im DMS gespeichert. Die → Qualität dieser digitalen Kopie hängt von der Punkteanzahl ab, die bezogen auf eine standardisierte Zeilenlänge abgetastet wird (dots per inch [dpi]).
Um schnell gezielte Recherchen durchführen zu können, müssen die einzelnen Dokumente ferner rasch und einfach auffindbar sein. Das erfordert eine durchdachte Ordnungs- und Ablagesystematik, wobei das DMS im Hinblick auf die notwendige Klassifizierung und Indexierung der Dokumente Hilfestellungen bis hin zur Automatisierung dieses

Dokumenten-Management-Systeme (DMS)

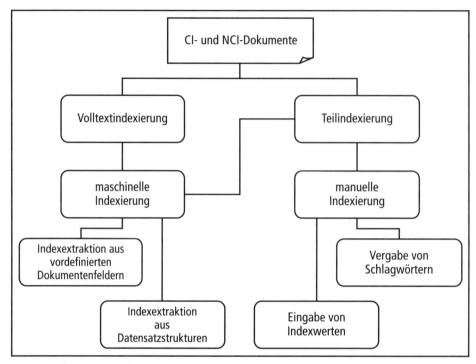

Abb. 33 Dokumentenindexierung

Prozesses bietet. Um **Recherche- und Suchvorgänge** zu ermöglichen und zu beschleunigen, müssen in DMS eingegebene NCI- und CI-Dokumente mit **Indexwerten** (Suchbegriffen) gekennzeichnet werden (Abb. 33). Über diese anhand nahezu beliebiger Attribute oder Deskriptoren gestaltbaren freien oder vordefinierbaren Indizes erfolgt die Identifizierung der Dokumente und der Zugriff darauf. Je größer die Anzahl der Suchbegriffe ist, desto höher ist auch der Aufwand, diese manuell bei der Dokumentenerfassung oder bei der späteren Bearbeitung einzugeben. Daher sind automatische Indexierungsverfahren zu bevorzugen, die festgelegte Wertfelder aus den Dokumenten, den Verarbeitungssystemen oder anderen Datenbanken als Indexwerte übernehmen. Für inhaltliche Recherchen ist eine automatische Volltextindexierung oder zumindest eine Indexierung mit Schlagwörtern notwendig.

Bei der **Volltextindexierung** werden grundsätzlich alle in einem Dokument vorkommenden Begriffe als Suchbegriffe angesehen. Diese werden in einer von den Dokumenten getrennten Tabelle hinterlegt, wobei in der indizierten Textsemantik nicht relevante Bestandteile (Adjektive, Artikel, Pronomina u. a.) herausselektiert werden. Der Prozess der Volltextindexierung kann zwar maschinell gestaltet werden, erfordert jedoch leistungsfähige Rechnerkapazitäten. Hierzu können dem DMS zum Zweck der Erfassung festdefinierte Stellen in einem Dokument vorgegeben werden, aus denen der jeweilige Indexwert automatisch entnommen wird. Die maschinelle Indexierung kann jedoch auch über Datensatzstrukturen erfolgen. In

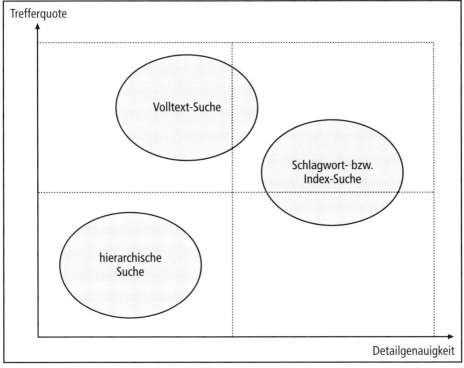

Abb. 34 Dokumentenrecherche

diesem Fall wird das Attribut aus einer definierten Stelle einer bekannten, bei allen zu erfassenden Dokumenten gleichen Satzstruktur entnommen. Ferner gibt es noch die Möglichkeit, außerhalb des DMS bereits bei der elektronischen Erstellung eines Dokuments Indizes festzulegen, die dann über das → Netzwerk direkt in eine Indextabelle übertragen werden. Bei der **manuellen Indexierung** sind das manuelle Festlegen und die manuelle Vergabe jeweils geeigneter Suchbegriffe erforderlich. Dies können Schlagwörter sein, die bei der jeweiligen Erfassung der Dokumente stichwortartig einzeln vergeben werden oder vordefinierte Indexwerte, die das DMS bei dem Erfassungsvorgang abverlangt.

Die Detaillierung und damit die Treffgenauigkeit der **Recherche** nimmt ausgehend vom Volltext-Retrieval (Volltext-Suche) über die Schlagwort- bzw. Index-Suche bis zur hierarchischen Suche über Struktur- oder Ordnungsattribute ab (Abb. 34). Während die Volltext-Suche die gesamten Inhalte aller archivierten Dokumente als Suchmöglichkeiten anbietet, lassen sich über die Schlagwort- bzw. Index-Suche nur die Dokumente finden, die auch mit den entsprechenden Schlagwörtern bzw. Indexwerten bei der Erfassung gekennzeichnet wurden. Dieses Suchverfahren kann durch Platzhalter-, Thesaurus- oder Operatorenfunktionen unterstützt werden. Bei der hierarchisch orientierten Suche erfolgt die Dokumentensuche nach Gruppen, Klassen, Kategorien oder anderweitigen Ordnungskriterien, nach denen die Dokumente im Rahmen ihrer Erfassung abgelegt wurden.

Domäne

Die Domäne (domain) ist ein Begriff aus dem Bereich der Internet- und Netzwerkterminologie und gibt die Untereinheit eines Domänen-Namens in einer Netzwerkadresse an.

Sie bezeichnet den Typ der Einheit, der die Adresse gehört (beispielsweise .com für kommerzielle Benutzer). Die Domäne kann auch den geographischen Standort der Adresse bezeichnen (beispielsweise .de für Deutschland). Bei der Domäne handelt es sich um den letzten Bestandteil der Adresse.

Drucker

Bei den in der Klinik oder Arztpraxis eingesetzten Druckern (auch: Printer) handelt es sich um Peripheriegeräte, mit denen sich Text oder vom Praxis-Computer erzeugte Bilder auf Papier oder andere Medien ausgeben lassen.

Der Drucker wird über die parallele → Schnittstelle eines Computers angesprochen. Je nach verwendeter Druckertechnologie lassen sich Anschlagdrucker und anschlagsfreie Drucker unterscheiden (Abb. 35).

Anschlagdrucker werden in Matrix- und Vollzeichendrucker unterteilt. Vollzeichendrucker wie Kettendrucker und Typenraddrucker haben heute nur noch eine untergeordnete Bedeutung. **Matrixdrucker** hingegen werden immer noch häufig eingesetzt, insbesondere für Formularausdrucke mit Durchschlägen. Bei Matrixdruckern (meist Nadeldrucker) werden die zu druckenden Zeichen aus einer Punktmatrix zusammengesetzt, bei Vollzeichendruckern werden diese über einen

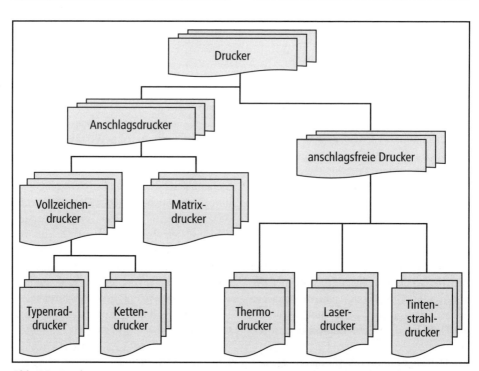

Abb. 35 Druckerarten

Stempelvorgang übertragen. Beim Nadeldruckverfahren wird der Druckkopf, der bis zu 48 Nadeln enthält, horizontal an einer Zeile entlang bewegt. Bei der Ansteuerung einer Nadel wird diese gegen ein Farbband gepresst, wodurch kleine Pigmente auf das Papier gelangen. Moderne Nadeldrucker erzielen heute eine → Auflösung von 360 dpi und eine Druckgeschwindigkeit von über 500 Zeichen pro Sekunde.

Zu den **anschlagsfreien Druckern** zählen **Thermodrucker**, bei denen entweder Farbteilchen von einem Farbband auf das Papier übertragen werden oder ein Spezialpapier durch Erwärmung gefärbt wird. Dazu werden kleine Heizplättchen als Druckelemente benutzt. Zwei Druckverfahren kommen hier zum Einsatz: Beim Thermotransferdruck wird durch Erwärmung Farbe zum Schmelzen gebracht, die dann durch Druck auf das Papier übertragen wird. Häufiger eingesetzt wird heute der direkte thermoreaktive Druck, bei dem das einschichtige Farbband aus zwei Substanzen besteht, einem Farbbildner und einem Farbentwickler. Durch die Erwärmung auf 100 °C wird eine chemische Reaktion ausgelöst, die ein großes Farbspektrum entstehen lässt. Die Thermodrucker arbeiten sehr geräuscharm, sind aber langsam. Sie produzieren etwa vier Seiten pro Minute bei einer Auflösung bis zu 600 dpi.

Tintenstrahldrucker gehören heute zu den am häufigsten eingesetzten Druckertypen. Insbesondere im privaten Bereich haben sie sich durchgesetzt, da sie im Vergleich zu Laserdruckern preiswerter sind und vergleichbare → Qualität im Ausdruck haben. Beim Druck wird Tinte durch Düsen auf Papier übertragen. Dies geschieht entweder durch Tröpfchen oder durch einen kontinuierlichen Strahl. Letzteres hat sich bei den neueren Druckertypen nicht durchgesetzt. Für die Erzeugung der Tröpfchen gibt es zwei Verfahren: das Dampfblasenverfahren (Bubble-jet) und das piezoelektrische Verfahren. Beim Bubble-jet-Verfahren wird die Tinte durch eine kleine Dampfblase aus der Düse auf das Papier gedrückt. Beim piezoelektrischen Verfahren ist der Düsenkanal von einer Piezokeramik umgeben, die durch Schwingung Druckwellen erzeugt, durch die einzelne Tröpfchen ausgestoßen werden. Durch Überlagerung von drei bis vier Tintenstrahlen lassen sich leicht Farbbilder erzeugen. Moderne Tintenstrahldrucker haben eine Auflösung von bis zu 720 dpi und eine Druckgeschwindigkeit von etwa zehn Seiten pro Minute. Beim Farbdruck ist die Geschwindigkeit mit circa vier Seiten pro Minute deutlich geringer.

Laserdrucker nennt man auch Seitendrucker, da bedingt durch das Druckverfahren erst eine ganze Seite im Druckerspeicher aufbereitet werden muss, bevor diese ausgedruckt wird. Dieses Verfahren nennt man auch Trockentransfer-Elektrofotografie oder Xerografie. Dabei wird auf einer homogen geladenen Fotoleitertrommel die zu druckende Vorlage optisch abgebildet. Mithilfe eines Laserstrahls wird die Trommel dort entladen, wo später etwas auf dem Ausdruck zu sehen ist. So entsteht auf der Trommel ein Abbild des auszudruckenden Musters. Im nächsten Schritt werden pulverförmige Farbpartikel (Toner) auf die geladenen Stellen der Fotoleitertrommel übertragen. Im letzten Schritt wird nun das Pulvermuster auf das Papier übertragen und durch Wärme, Druck und eine chemische Reaktion fixiert. Danach wird die Ladung auf der Trommel wieder gelöscht. Laserdrucker haben eine hohe Druckgeschwindigkeit (bis zu 20 Seiten pro Minute) und eine Auflösung bis 1 200 dpi.

DSL

DSL (Digital Subscriber Line) ist eine digitale Übertragungstechnologie, die eine schnellere und günstigere Datenübertragung im → Internet ermöglicht als herkömmliche Technologien.

Folgende **DSL-Varianten** lassen sich unterscheiden:
- ADSL (Asymmetric Digital Subscriber Line) ist die in Deutschland am weitesten verbreitete DSL-Variante. ADSL wird über die bestehende Telefonleitung realisiert und nutzt die Frequenzbereiche oberhalb der ISDN-typischen 130 KHz – aus diesem Grund kann gleichzeitig im Internet gesurft und telefoniert werden. Durch die im Gegensatz zu Schmalbandverbindungen hohe Bandbreite des Downstreams (Datenzufluss) können mit ADSL Multimedia-Inhalte problemlos genutzt werden – dabei reicht der geringere Upstream (Datenabfluss) für die meisten → Anwendungen vollkommen aus. Für Betreiber von → Servern ist ADSL aufgrund des mageren Upstreams uninteressant. Daher resultiert auch der – im Vergleich zu SDSL-Anschlüssen – relativ günstige Preis. Die Verfügbarkeit der einzelnen Angebote ist wegen der hochfrequenten, störungsanfälligen Signale starken regionalen Einschränkungen unterworfen. Das Hauptproblem liegt hier bei den Entfernungen der Verbraucher zur Vermittlungsstelle. Bis zu 4 Kilometern Leitungslänge kann ADSL bereitgestellt werden – da SDSL bis zu 7 Kilometern arbeitet, stellt diese symmetrische DSL-Variante oft eine Alternative zu ADSL dar.
- HDSL (High Data Rate Digital Subscriber Line) wurde Anfang der 90er Jahre entwickelt. Im Gegensatz zu ADSL oder SDSL ist aber eine parallele Nutzung von Telefondiensten im Basisband nicht möglich, wodurch diese Technik für den Privatkundenbereich in aller Regel uninteressant bleibt und insofern in Deutschland auch nicht sehr verbreitet ist.
- RADSL (Rate Adaptive Digital Subscriber Line) ist wie ADSL eine mit asymmetrischen Bandbreiten arbeitende DSL-Form. Im Gegensatz zu ADSL ist RADSL jedoch in der Lage, → Bits und → Bytes über eine weitaus längere Distanz zu transferieren, bis zu 6 Kilometern. Dabei passt die RADSL-Hardware die Übertragungsgeschwindigkeit automatisch den vorliegenden Gegebenheiten – also Leitungslänge und -dämpfung – an. Dadurch sind Raten von bis zu 512 kbit/s im Downstream möglich – vorausgesetzt, die Leitungsdämpfung liegt über einem Wert von 52 db. Die RADSL-Geräte in der Vermittlungsstelle reduzieren das Frequenzband des Upstreams, sodass dem Downstream eine größere Frequenzbandbreite zur Verfügung steht. Dies beugt Störungen vor. RADSL nutzt Frequenzbereiche innerhalb 33 KHz und 1,1 MHz. In Deutschland findet RADSL bisher noch keine weit verbreitete Anwendung.
- SDSL (Symmetric Digital Subscriber Line) oder auch SHDSL (Single-Pair Highspeed Digital Subscriber Line) ist die nach ADSL im Endkundenbereich wohl bekannteste DSL-Variante. SDSL ähnelt im Wesentlichen HDSL, kommt aber mit nur einem Adernpaar aus. SDSL ist ein Verfahren für Vollduplex-Übertragungen mit symmetrischen Übertragungsraten. Das heißt, dass Up- und Downstream gleichzeitig und jeweils mit der vollen Geschwindigkeit erfolgen können. Die maximal möglichen Geschwindigkeiten sind in den USA und in Europa unterschiedlich: In den USA ermöglicht SDSL 1,544 Mbit/s, in Europa werden bis zu 2 Mbit/s erreicht. Theoretisch sind Raten von bis zu 3 Mbit/s möglich. Zur Übertragung wird das 240-kHz-Frequenzband benutzt. Telefondienste und → ISDN werden im Basisband in der Regel nicht angeboten. Für SDSL wird ein separates Adernpaar von der Vermittlungsstelle zum Endkunden gelegt (separate Telefondose bzw. TAE). An dieser

neuen Telefondose wird dann der SDSL-Zugang realisiert. Für Benutzer, bei denen ADSL nicht bereitgestellt werden kann, stellt SDSL aufgrund der höheren Reichweite (bis zu 7 Kilometer Leitungslänge) oft eine Alternative dar.

Durchlaufzeit

Die Durchlaufzeit stellt nach → REFA die Differenz zwischen End- und Starttermin eines Vorgangs dar und ist somit die Summe aus Rüstzeit, → Arbeitszeit, Liege- und Transportzeit je Vorgang.

Die Patientendurchlaufzeit (PDLZ) setzt sich somit aus folgenden **Zeitanteilen** zusammen:
- Vorbereitungszeit (Rüstzeit)
- eigentliche Behandlungszeit
- Wartezeit
- Wegezeit

In der Vorbereitungszeit werden Patient und medizinische Instrumente auf die Untersuchungs- oder Behandlungsmaßnahmen vorbereitet. Vor und nach der Behandlung entstehen in der Regel Warte- und Wegezeiten, die der Patient im Wartezimmer oder auf dem Weg zu unterschiedlichen Behandlungsräumen in einer Klinik verbringt. Diese Zeitanteile müssen bei der Patientendurchlaufzeit vom Betreten bis zum Verlassen der Praxis ebenfalls berücksichtigt werden.

Die Patientendurchlaufzeit lässt sich durch verschiedene Maßnahmen reduzieren (Abb. 36). Dazu zählen die **Überlappung** (früherer Beginn, früheres Ende) einzelner Teilvorgänge oder auch die **Reduzierung** einzelner Zeitanteile.

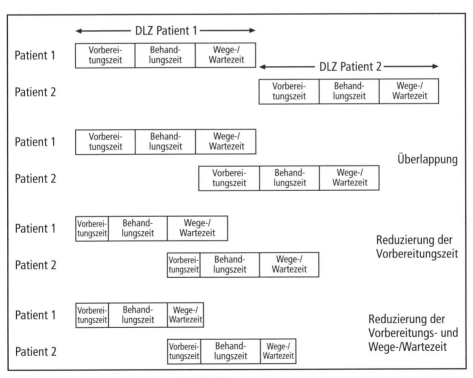

Abb. 36 Reduzierung der Patientendurchlaufzeit

DVD

Digital Videodiscs (auch: Digital Versatile Discs) stellen die aktuelle Generation optischer Datenträgertechnologie dar.

Digitale Videodiscs sind in der Lage, ein höheres Datenvolumen als konventionelle CDs zu speichern. Standard-CDs für Videos, die einfach beschichtet sind, können ein Volumen von 4,7 Gigabyte (GB) aufnehmen, doppelt beschichtete Standard-CDs haben eine Kapazität von 8,5 GB. Zweiseitige CDs haben somit eine Speicherkapazität von bis zu 17 GB. Für digitale Videodiscs ist ein spezielles Abspielgerät erforderlich, auf dem in der Regel auch konventionelle CDs abgespielt werden können.

E

E-Commerce

Als E-Commerce (Electronic Commerce) werden Handelsaktivitäten bezeichnet, die über Computer erfolgen, die miteinander verbunden sind.

Diese Geschäftsvorgänge können beispielsweise zwischen der medizinischen Einrichtung und Lieferanten von medizinischem Verbrauchsmaterial über einen Online-Dienst, über das → Internet oder über Mailbox erfolgen. Werden dabei elektronische Transaktionen über drahtlose Verbindungen abgewickelt, spricht man auch von **M-Commerce** (Mobile Commerce).

Man unterscheidet E-Commerce zwischen Unternehmen (Business to Business) und zwischen Unternehmen und Verbrauchern (Business to Consumer).

Für den Arzt rückt das Business to Consumer (B2C) stärker in den Mittelpunkt, da hier beispielsweise der klassische Versandhandel von Verbrauchsmaterial für die Klinik oder Arztpraxis durch Electronic Shopping, Internet-Auktionen usw. ersetzt wird. Zu den wichtigsten **Vorteilen** zählen dabei:
- 24 Stunden Einkaufsmöglichkeit
- einfacher Preisvergleich
- selbstständige Angebotsrecherche

Demgegenüber stehen die **Nachteile**, wie:
- unzureichende Infrastruktur
- fehlende persönliche Beratung
- Unsicherheiten beim elektronischen Bezahlen (E-Cash)

Der weiter gehende Begriff **E-Business** (Electronic Business) schließt alle geschäftlichen Kontakte sowie die elektronische Optimierung interner Abläufe im → Intranet ein.

Effektivzins

Beim Angebot von → Krediten an Endverbraucher und bei der Werbung mit Krediten ist als Preis die Gesamtbelastung pro Jahr in einem Prozentsatz des Kredits anzugeben und als effektiver Jahreszins zu bezeichnen.

Die Angabe des Effektivzinses dient dem Schutz der Verbraucher, wobei unter Endverbraucher diejenigen Personen zu verstehen sind, die die Leistung weder in ihrer selbstständigen beruflichen oder gewerblichen Tätigkeit noch in ihrer behördlichen oder dienstlichen Tätigkeit verwenden. Der effektive Jahreszins beziffert den Zinssatz, mit dem sich der Kredit bei regelmäßigem Kreditverlauf auf der Grundlage taggenauer Verrechnung aller Leistungen und nachschüssiger Zinsbelastung staffelmäßig (360-Tage-Methode) abrechnen lässt. Der Prozentsatz ist mit einer Stelle hinter dem Komma anzugeben.

Bei → Darlehen mit **veränderbaren** Konditionen ist der anfängliche effektive Jahreszins zu benennen. Dazu zählen Darlehen mit:
- vollvariablem Zinssatz
- Zinsbindungsfrist (Zinsfestschreibung für einen bestimmten Zeitraum)

Gleichzeitig ist anzugeben, wann preisbestimmende Faktoren geändert werden können und auf welchen Zeitraum Belastungen, die sich aus einer nicht vollständigen → Auszahlung des Kreditbetrags oder aus einem Zuschlag hierzu ergeben, zum Zweck der Preisangabe verrechnet worden sind. Zur Ermittlung des anfänglichen effektiven Jahreszinses sind alle **preisbestimmenden Faktoren** zu berücksichtigen, die sich unmittelbar auf den Kredit und seine Vermittlung beziehen und bei regelmäßigem Kreditverlauf anfallen, wie z. B.:
- Nominalzins
- Zahlungstermine
- Tilgungsverrechnungszeiträume
- Bearbeitungsgebühr
- Zinssollstellungstermine
- jährliche Tilgungshöhe bei planmäßiger Laufzeit
- tilgungsfreie Zeiträume
- → Disagio und Agio
- Kreditvermittlungskosten

Bei **Bauspardarlehen** ist für die Berechnung des Effektivzinses die Abschlussgebühr entsprechend dem Darlehensanteil der Bausparsumme zu berücksichtigen. Bei → **Kontokorrentkrediten** genügt die Angabe des Nominalzinssatzes und der Rechnungsperiode, und es kann auf die Angabe des effektiven Jahreszinses verzichtet werden,
- wenn zusätzlich zur nominalen Verzinsung keine weiteren Kreditkosten anfallen und
- die Zinsbelastungsperiode nicht kürzer als 3 Monate ist.

Bei **Überziehungskrediten** an Verbraucher ist vor der Inanspruchnahme eine besondere Unterrichtung durch das Kreditinstitut erforderlich.

EFQM-Modell

Das EFQM-(European-Foundation-for-Quality-Management-)Modell für → Qualitätsmanagement ist ein Werkzeug, das der medizinischen Einrichtung eine Hilfestellung bei der Etablierung eines Qualitätsmanagement-Systems gibt und die Möglichkeit einer Standortbestimmung auf dem Weg dorthin beinhaltet.

Mit dem Ziel, treibende Kraft für nachhaltiges Qualitätsmanagement in Europa zu sein, wurde die EFQM 1988 als gemeinnützige Organisation auf Mitgliederbasis von 14 führenden Unternehmen gegründet. Mittlerweile zählen über 800 Organisationen aus den meisten europäischen Ländern und unterschiedlichen Tätigkeitsbereichen zu ihren Mitgliedern. Die EFQM organisiert als Eigentümerin des EFQM-Modells für Qualitätsmanagement den Europäischen Qualitätspreis (European Quality Award [EQA]) und erbringt für ihre Mitglieder eine Fülle von Dienstleistungen rund um das Qualitätsmanagement.

Ziel des EFQM-Modells (Abb. 37) ist es, Schwachstellen zu erkennen und zu Problemlösungen anzuregen. Das Modell wird durch die EFQM mithilfe bewährter Vorgehensweisen einer Vielzahl von Organisationen aktuell gehalten. Dabei wird versucht sicherzustellen, dass sich das Modell mit dem jeweils aktuellen Management-Wissen in Einklang befindet.

Im Modell ist unter → **Führung** das Verhalten der Führungskräfte in der medizinischen Einrichtung zu verstehen, das zum Ziel hat, innerhalb der Einrichtung eine umfassende → Qualität zu etablieren. Im Einzelnen ist dabei zu klären, wie die Führungskraft
- Anstrengungen und Erfolge der Mitarbeiter anerkennt und würdigt,
- den Verbesserungsprozess und die Mitwirkung daran fördert, indem sie geeignete

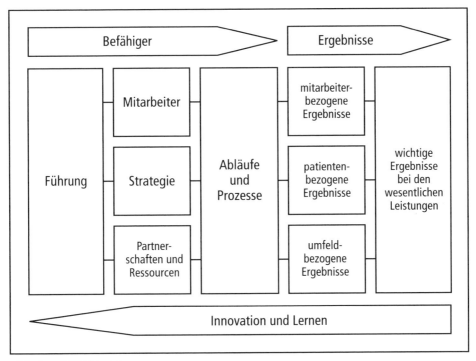

Abb. 37 EFQM-Modell

Möglichkeiten zur Verfügung stellt und Unterstützung gewährt,
- ihr Engagement für eine Kultur des Qualitätsmanagements in der Einrichtung sichtbar unter Beweis stellt und
- sich um Patienten, Lieferanten und andere Externe bemüht.

Mit **Strategie** wird im Modell die medizinische Einrichtung gekennzeichnet nach:
- Leitbild
- Daseinszweck
- Wertesystem
- strategischer Ausrichtung
- Art und Weise der Verwirklichung dieser Aspekte

Bei der Strategie ist zu bestimmen,
- wie ihre regelmäßige Aktualisierung und Verbesserung erfolgt,
- auf welchen relevanten und umfassenden Informationen sie beruht,
- wie sie entwickelt wird und
- wie sie in der Einrichtung bekannt gemacht und eingeführt wird.

Wie die Ressourcen der medizinischen Einrichtung wirksam zur Unterstützung der Strategie entfaltet werden, beschreibt im Modell insbesondere das Element **Partnerschaften und Ressourcen**. Dabei ist festzulegen, wie
- mit modernen medizinischen Technologien umgegangen wird,
- die Einrichtung ihre finanziellen Ressourcen und Informationsressourcen handhabt,
- Gebäude, Behandlungseinrichtungen und anderes → Anlagevermögen bewirtschaftet werden,

- die Lieferantenbeziehungen gestaltet sind und
- das Verbrauchsmaterial bewirtschaftet wird.

Um eine ständige Verbesserung der Behandlungstätigkeit zu gewährleisten, ist im Rahmen des Modellelements **Abläufe und Prozesse** festzulegen, wie die Prozesse identifiziert, überprüft und gegebenenfalls geändert werden. Dazu zählt,
- die für den Erfolg wesentlichen Prozesse zu identifizieren,
- sie durch Innovation und Kreativität zu verbessern,

Tab. 35 Qualitätsverbesserung nach EFQM

Element	Mögliche Maßnahmen
Abläufe und Prozesse	• Kernprozesse festlegen • Prozessziele und -verantwortliche definieren • Prozess der Patienteninformation und Beratung • Behandlungsprozesse • Prozess der Behandlungs- und Service-Leistungen neu gestalten • Prozess der Kommunikation • Prozess der Mitentscheidung und Selbstbestimmung
Führung	• Ziele für die angewendeten Führungsstile und das Führungsverhalten festlegen • Methode zu ständiger Verbesserung und lernorientierten Aktivitäten entwickeln • Qualitätspolitik festlegen • regelmäßige Qualitätszirkel einführen • eine Qualitätssicherungsbeauftragte benennen
Strategie	• Leitbild entwickeln • Patientenerwartungen festlegen und mit den Zielsetzungen der medizinischen Einrichtung vergleichen • Gesamtkonzeption entwickeln • Marketing-Strategien entwickeln
Mitarbeiter	• neue Mitarbeiter optimal einarbeiten • Stellenbeschreibungen und Tätigkeitsdarstellungen anlegen • Beurteilungs- und Förderungsgespräche führen • Fortbildungskonzeptionen entwickeln • Mitarbeiter über gewünschte Schulungen befragen • Jahresplanung für Fort- und Weiterbildung erstellen
Partnerschaften und Ressourcen	• Lieferanten gezielt auswählen • Ziele der Partnerschaften und Ressourcen definieren • mit anderen Fachärzten, Arztpraxen und Gesundheitseinrichtungen zusammenarbeiten
Wesentliche Leistungsergebnisse	• Qualitätsmanagement einführen • Controlling einführen • Marketing einführen • Kosten-Management einführen
Mitarbeiterbezogene Ergebnisse	• Qualitätsbewusstsein bei den Mitarbeitern entwickeln • Befragung der Mitarbeiter durchführen
Umfeldbezogene Ergebnisse	• Tag der „Offenen Tür" durchführen • Umfragen im Umfeld durchführen
Patientenbezogene Ergebnisse	• Beschwerde-Management einrichten • Befragung der Patienten durchführen

- den Nutzen der angestrebten Änderungen zu bewerten und
- Verbesserungsziele zu setzen.

Den Umgang der Führungskräfte mit den Mitarbeitern drücken die **mitarbeiterbezogenen Ergebnisse** aus. Es ist dabei festzustellen, was die medizinische Einrichtung im Hinblick auf die Zufriedenheit ihrer Mitarbeiter leistet, wozu auch eine Beurteilung der Einrichtung aus der Sicht der Mitarbeiter dienen kann. Als Ergebnis sollte festgelegt sein, wie

- die Mitarbeiter zu selbstständigem Handeln autorisiert werden können,
- ihre Leistung kontinuierlich überprüft wird,
- Mitarbeiterressourcen geplant und verbessert werden,
- die Fähigkeiten der Mitarbeiter aufrechterhalten und weiterentwickelt werden,
- ihre Leistungen anerkannt werden können,
- → Ziele mit den Mitarbeitern vereinbart werden und
- wie sie beteiligt werden können.

Die Patientenzufriedenheit und damit auch das, was im Hinblick auf die Zufriedenheit der Patienten geleistet wird, wird im Modell durch das Element **patientenbezogene Ergebnisse** ausgedrückt. Dazu ist unter anderem festzustellen, wie die Patienten die Behandlungs- und Service-Leistungen und die Betreuung durch das medizinische Personal beurteilen. Was die medizinische Einrichtung im Hinblick auf die Erfüllung der Bedürfnisse und Erwartungen des Umfelds (Einzugsgebiet, Integration in Gesellschaft und Kultur usw.) insgesamt leistet, bringen die **umfeldbezogenen Ergebnisse** zum Ausdruck.

Die **Ergebnisse wesentlicher Leistungen** befassen sich schließlich hauptsächlich mit den betriebswirtschaftlichen Ergebnissen der medizinischen Einrichtung und beschreiben, was sie im Hinblick auf ihre geplanten Ziele und die Erfüllung der Bedürfnisse und Erwartungen aller finanziell daran Beteiligten leistet. Im Ergebnis sind an dieser Stelle z. B. → Kennzahlen und finanzielle Messgrößen zur Bewertung der Gesamtleistung festzulegen.

Aus Tabelle 35 gehen weitere detaillierte Qualitätsverbesserungsmaßnahmen nach EFQM hervor.

Eigenkapital

Das Eigenkapital umfasst die Mittel, die der Arzt als Eigentümer der Praxis zur Verfügung gestellt hat.

Es kann auch in Form der → Beteiligungsfinanzierung bei Gesellschaftsunternehmungen (z. B. Klinik-AG) oder der Klinik oder Praxis durch Verzicht auf Gewinnausschüttungen bereit gestellt sein. Bei Verlusten haftet das Eigenkapital zum Schutz der Gläubiger vor Forderungsausfällen. Das Eigenkapital in einer → Bilanz resultiert aus der Differenz zwischen → Vermögen und Schulden. Bei Überschuss des Vermögens wird es als Reinvermögen bezeichnet. Sind die → Verbindlichkeiten größer als das Vermögen, liegt ein negatives Eigenkapital vor (Überschuldung), was bei → Kapitalgesellschaften einen Insolvenzgrund darstellt.

Das Eigenkapital gewährt dem Arzt als Kapitalgeber bestimmte Eigentums- und Informationsrechte. Zu unterscheiden sind das nominelle Eigenkapital (Nominalkapital) und das Haftungskapital. Das **Nominalkapital** ist das in der Bilanz ausgewiesene Grundkapital der → Aktiengesellschaft, das Stammkapital der → Gesellschaft mit beschränkter Haftung und das Geschäftsguthaben der Genossenschaft. Das **Haftungskapital** als Gesamteigenkapital ist die Summe aus Nominalkapital und → Rücklagen. Kapitalgesellschaften müssen das Grundkapital bzw. das Stammkapital als gezeichnetes → Kapital in der Bilanz ausweisen: gezeichnetes Kapital, Kapitalrücklage, Gewinnrücklagen, Gewinnvortrag, Verlustvortrag, Jahresüberschuss, Jahresfehlbetrag.

Wichtige → **Kennzahlen** des Eigenkapitals sind die Eigenkapitalquote und die Eigenkapitalrentabilität.

Die **Eigenkapitalquote** drückt das Verhältnis zum Gesamtkapital aus:

Eigenkapitalquote (in %) = Eigenkapital × 100 / Gesamtkapital

Die **Eigenkapitalrentabilität** stellt das Verhältnis des → Gewinns zum Eigenkapital dar:

Eigenkapitalrentabilität = Gewinn × 100 / Eigenkapital

Die Eigenkapitalrentabilität muss mittelfristig höher sein als der Zinssatz für langfristige Geldkapitalanlagen zuzüglich eines angemessenen Zuschlags für das Unternehmerrisiko des Arztes.

Einlagen

Einlagen sind Zahlungsmittel aus dem Nichtbankenbereich, die bei Banken in der Regel gegen Zahlung von → Zinsen deponiert werden.

Das Kreditinstitut erlangt das uneingeschränkte Eigentumsrecht an den Einlagen und ist verpflichtet, das Empfangene in Sachen von gleicher Art, Güte und Menge zurückzuerstatten. Die unterschiedlichen **Einlagearten** (Abb. 38) lassen sich unterteilen in:

- Spareinlagen: unbefristete, nicht dem Zahlungsverkehr dienende Geldanlagen mit vereinbarter Kündigungsfrist

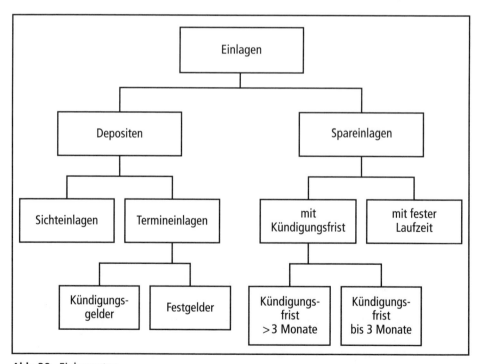

Abb. 38 Einlagearten

- Termineinlagen: verzinsliche Einlagen mit fester Laufzeit (Festgelder) oder mit vereinbarter Kündigungsfrist (Kündigungsgelder), die nicht dem Zahlungsverkehr dienen
- Sichteinlagen: dienen als täglich fällige Gelder dem bargeldlosen Zahlungsverkehr, werden niedrig oder nicht verzinst und als Buch- oder Giralgeld bezeichnet

Einnahmen-Ausgaben-Rechnung

Die Einnahmen-Ausgaben-Rechnung ist eine steuerrechtliche Sonderform der Gewinnermittlung, bei der der Überschuss der Betriebseinnahmen über die Betriebsausgaben der Klinik oder Arztpraxis ermittelt wird.

Es handelt sich dabei um eine reine **Geldrechnung**, bei der der → Gewinn bzw. Verlust durch Gegenüberstellung der Betriebseinnahmen und -ausgaben ermittelt wird:

    Betriebseinnahmen
- Betriebsausgaben
= Einnahmen-Ausgaben-Überschuss
+ → Ausgaben für Wirtschaftsgüter des → Anlagevermögens
- → Abschreibungen auf abnutzbare Wirtschaftsgüter des Anlagevermögens
- (Rest-)Buchwert entnommener oder veräußerter Wirtschaftsgüter des Anlagevermögens
= korrigierter Einnahmen-Ausgaben-Überschuss
+ Sach-Entnahmen
+ nicht abziehbare Ausgaben
- Sach-Einlagen
- steuerfreie Einnahmen
= Gewinn bzw. Verlust

Von dieser Regel bestehen **Ausnahmen**, wie z. B.:

- Nicht abnutzbares Anlagevermögen ist zu aktivieren.
- Die Anschaffungs- und Herstellungskosten für abnutzbares Anlagevermögen sind über die Nutzungsdauer zu verteilen.
- Durchlaufende Posten, die im Namen und für Rechnung eines anderen vereinnahmt oder verausgabt werden, sind nicht als Betriebseinnahmen oder -ausgaben abzusetzen.
- Finanzschulden sind zu passivieren, sodass in diesen Fällen der Geldzufluss aus der Aufnahme eines → Darlehens keine Betriebseinnahmen und → Tilgungen keine Betriebsausgaben darstellen.

Die **Zuordnung zu einer Periode** erfolgt grundsätzlich nach dem Zuflussprinzip, das heißt Betriebseinnahmen oder -ausgaben sind dem Kalenderjahr zuzurechnen, in dem sie tatsächlich zu- oder abgeflossen sind. Periodisch wiederkehrende Zahlungen (z. B. Miete, Löhne), die kurze Zeit vor oder nach dem Jahreswechsel fällig sind und zufließen, gelten als in dem Kalenderjahr bezogen, zu dem sie wirtschaftlich gehören.

Einzelkosten

Einzelkosten sind → Kosten, die einem Leistungsobjekt in der Klinik oder Arztpraxis direkt zugerechnet werden können.

So lassen sich beispielsweise die anteiligen Kosten bei einer Behandlungsleistung direkt zuordnen (Tab. 36). Einzelkosten bezeichnet man daher auch als direkte Kosten.

Die Einzelkosten lassen sich anhand durchschnittlicher Beschaffungsmengen und -preise ermitteln. Die Personalkosten können zur möglichst genauen Kostenermittlung als Einzelkosten betrachtet werden. Häufig werden sie auch als → Gemeinkosten angesehen und über einen Schlüssel anteilig verrechnet. Je

Tab. 36 Einzelkosten einer Behandlungsleistung

Vorgang	Personal-bedarf	Dauer	Materialbedarf	Kosten in Euro
Dauer: in Minuten; A = Arzt; MA = Medizinische Assistentin; VA = Verwaltungsassistentin; Kosten für Arzt: 70,00 / Std.; Kosten für Assistentinnen: 40,00 / Std.				
Patienten empfangen: • Versichertenkarte anfordern • Karte einlesen • Karteikarte heraussuchen oder im Praxis-Computer anmelden	MA	8	–	5,33
Diagnose: • Instrumente für Behandlung bereitlegen • Begrüßung • Diagnose stellen	MA A	8 12	Einmalhandtuch Seife Desinfektionsmittel zwei Paar Einmalhandschuhe	5,33 + 14,00 0,04 0,03 0,3 0,6
Röntgen: • Röntgengerät einstellen • Röntgenbild anfertigen • Röntgenbild entwickeln	MA	12	Röntgenbild Entwicklerflüssigkeit Fixierflüssigkeit	8,00 0,6 0,2
Behandlung: • Injektion verabreichen • Patient verabschieden • Nachbereitung durchführen • Neuen Termin vergeben	MA A	18 14	Kanüle Ampulle Desinfektionsmittel	12,00 + 16,33 0,20 0,9 0,9
Abrechnungsarbeiten: • Im Praxis-Computer erfassen • Abrechnung durchführen	VA	16		10,70
			Einzelkosten:	75,46

nach Behandlungsart und -verlauf können insbesondere bei Komplikationen oder speziellen fachärztlichen Behandlungsmaßnahmen die Einzelkosten der Behandlung auch bei gleichartigen Behandlungsmaßnahmen erheblich voneinander abweichen.

Einzugsermächtigung

Eine Einzugsermächtigung ist eine schriftliche, jederzeit widerrufliche Ermächtigung des Schuldners an den Zahlungsempfänger, Zahlungen bei Fälligkeit mittels → Lastschrift von seinem Konto einzuziehen.

Einzugsermächtigungen müssen mit einem Vermerk versehen sein, aus dem hervorgeht, dass dem Zahlungsempfänger eine Einzugsermächtigung des Schuldners vorliegt. Ist dies der Fall, werden sie von den Kreditinstituten bei ausreichendem Guthaben ohne weitere Prüfung eingelöst. Der Zahlungspflichtige kann der Belastung innerhalb einer Frist von 6 Wochen widersprechen.

Electronic Data Interchange (EDI)

Als Electronic Data Interchange wird der automatisierte elektronische Austausch von strukturierten Informationen, → Daten oder Dokumenten zwischen den Computern zweier oder mehrerer Praxen, Labors, Kliniken oder sonstiger an der Gesundheitsversorgung beteiligter Einrichtungen bezeichnet.

Der weitestgehende Verzicht auf manuelle Tätigkeiten bei dem Datenaustausch sowie der Einsatz von Medien zur Datenfernübertragung ist ein wesentliches Merkmal von EDI. Es stellt somit ein Konzept zur Reduzierung von Informations- und Kommunikationszeiten zwischen den an der Gesundheitsversorgung beteiligten Einrichtungen dar. Neben einem beschleunigten Informationsfluss sind die Verbesserung der Patientenbeziehungen und der Beziehungen der medizinischen Einrichtungen untereinander als weitere → Ziele, die mit der Realisierung von EDI verfolgt werden, anzusehen.

Wenn man es mit den herkömmlichen Alternativen vergleicht, wird das **Rationalisierungspotenzial**, das in EDI steckt, besonders deutlich: Eine Kostensenkung von 80% lässt sich gerade bei den Papier- und Portokosten, die je nach Größe der Klinik oder Arztpraxis und deren Versandaufkommen monatlich größere Beträge erreichen, durchaus realisieren. Einrichtungen mit einem hohen elektronischen Daten- und Informationsaustausch haben, bezogen auf die einzelne Datenübertragung, mit einer **Stückkostendegression** vergleichbare Kostenvorteile, da der überwiegende Teil der reinen Übertragungskosten unabhängig vom Übertragungsvolumen und somit fix ist. Die → Kosten für die Einführung von EDI im Rahmen von Arztrechnersystemen erstrecken sich im Wesentlichen auf Soft- und Hardware-Kosten sowie Schulungs- und Anpassungskosten. Im Zusammenhang mit der Einführung müssen Abläufe neu organisiert und Anbindungen an die internen Prozessketten neu geschaffen werden. Mit fortschreitender Nutzung des EDI erhöht sich sukzessive das übertragene elektronische Datenvolumen. Vorteilhaft ist, dass sich bei zunehmender Nutzung von EDI die einzelnen Kosten je Datenübertragung reduzieren (Stückkostendegression). Durch die Vermeidung von → **Schnittstellen**, die eine nochmalige Erfassung von Daten, die bereits in elektronischer Form vorliegen, erforderlich machen, entsteht ein weiterer Nutzeneffekt von EDI. Eine **Mehrfacherfassung** derselben Daten wird vermieden, da die angebundenen Rechner im Rahmen des elektronischen Datenaustauschs direkt miteinander kommunizieren. Wenn im Rahmen einer allgemeinen Diversifikationsstrategie nicht nur Kostenvorteile, sondern vor allen Dingen eine stärkere Patientenorientierung angestrebt wird, lassen sich mit EDI auch strategische Vorteile verbinden. Da die medizinische Einrichtung im Interesse des Patienten schneller über seine Überweisungs-, Laboroder Befunddaten verfügen kann, besteht die Möglichkeit, dem Patienten den Daten- und Informationsaustausch per EDI als zusätzlichen Service anzubieten.

Der Einsatz von EDI ist an einige hard- und software-technische **Voraussetzungen** geknüpft, die in Abbildung 39 dargestellt sind. Zunächst ist eine spezielle **Kommunikations-Software** erforderlich, die in der Regel auf dem → Server installiert ist. Die Anbindung zwischen dem EDI-System und den einzelnen Arbeitsplatzrechnern in der Klinik oder Arztpraxis mit den darauf installierten → Anwendungen wird über das → LAN hergestellt, wobei die Übertragung im Einzelnen

Electronic Data Interchange (EDI)

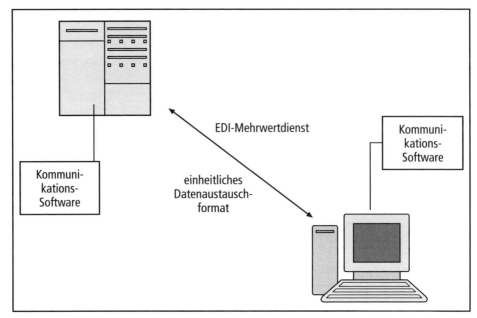

Abb. 39 Electronic Data Interchange (EDI)

durch einen Dateitransfer zwischen dem Server und den jeweiligen Anwendungen stattfindet. Herkömmliche Kommunikationsnetze wie → ISDN oder auch das analoge Telefonnetz können als Übertragungsmedien für den elektronischen Datenaustausch zwischen den verschiedenen Einrichtungen dienen. Spezielle **EDI-Mehrwertdienste**, auf deren Basis die elektronische Datenübertragung durchgeführt wird, werden von zahlreichen Anbietern zur Verfügung gestellt (Deutsche Telekom: Telebox 400; IBM: Information Exchange). Um den Nachrichteneingang vollziehen und Nachrichten weiterverarbeiten oder versenden zu können, übernehmen die EDI-Mehrwertdienste dabei vergleichsweise die Funktion von Benutzeroberflächen mit Postfächern. Die an das EDI-System angeschlossenen Kommunikationspartner benötigen zu einem funktionsfähigen elektronischen Austausch von Daten einheitliche → **Datenaustauschformate**, welche die Codierung bzw. Decodierung der Daten leisten.

Die Daten werden dabei nicht im sicherheitstechnischen Sinne verschlüsselt, sondern vielmehr in eine zu Übertragungszwecken geeignete Form transformiert und anschließend beim Empfänger – damit dieser sie lesen oder weiterverarbeiten kann – wieder umgewandelt. Die Daten müssen sowohl durch den Sender als auch durch den Empfänger nutzbar formatiert werden, damit die Umwandlung möglich ist. Der elektronische Austausch von → Dateien und damit die Übertragung von Daten kann nur auf der Grundlage gleicher Austauschformate durchgeführt werden.

Beispielsweise lassen sich Daten aus einem medizinischen Zentrallabor als Laborbefunde direkt in die elektronische Karteikarte mithilfe eines → Modems und der normalen Telefonleitung übertragen. Damit das medizinische Personal auf anormale Werte hingewiesen wird und sofort reagieren kann, wird die Übertragung pathologischer Befunde dabei üblicherweise durch farbliche Hervorhebungen oder sonstige Signale besonders gekennzeichnet. Häufig löst die Datenübertragung auch gleichzeitig einen Vorschlag entsprechender Abrechnungskennziffern für die Untersuchungen aus, die nach Bestätigung in die Abrechnungsdaten übernommen werden können.

Die Übertragung der Daten auf → **Datenträger**, die im Austauschverfahren mit dem Labor oder einem anderen Partner gewechselt werden, stellt eine weitere Möglichkeit neben der automatischen Datenübertragung dar. Der zeitliche Aufwand für das Abholen, Transportieren und Bereitstellen der Daten auf Datenträger steigt bei diesem Verfahren, und der manuelle Aufwand ist entsprechend höher. Mit zahlreichen Kassenärztlichen Vereinigungen wird die Quartalsabrechnung auf diese Weise durchgeführt, wobei sich die Abrechnungsdaten von Arztrechnersystemen auf Disketten kopieren lassen, sodass das frühere aufwendige Bekleben der Krankenscheinrückseiten entfallen kann.

Bei der automatischen Übertragung von Daten aus medizintechnischen Geräten in Arztrechnersysteme werden die Daten direkt vom Perimeter, EKG, Phoropter, Lensmeter oder dem Autorefraktometer in die elektronische Karteikarte übernommen, wodurch die Mitarbeiter entlastet und Fehler einer manuellen Übertragung vermieden werden.

Elektronische Märkte

Elektronische Märkte sind als Koordinationsformen autonomer Partner anzusehen, welche auf der Basis von Marktpreisen und unterstützt durch Informations- und Kommunikationstechnik ihre Leistungen tauschen.

Die technische Unterstützung erlaubt Marktformen, die vom Anbieter und Nachfrager ortsunabhängig genutzt werden können.

Elektronische Märkte entstehen dadurch, dass Unternehmen ihre Leistungen über orts- und zeitunabhängige interaktive Medien verfügbar machen und dem Kunden die entsprechenden Produktinformationen elektronisch darbieten. Diese Funktion übernehmen elektronische Produktkataloge (Electronic Product Catalog [EPC]). Die häufigste Anwendungsplattform von EPC ist das → Internet, in dem Produktinformationen, unterstützt durch Suchfunktionen, Animationen oder Abbildungen, interaktiv dargeboten werden. Die Produktpräsentation erfolgt im Einzelnen durch multimediale Hypertexte. Diese sind in einem komplexen Geflecht von Assoziationen verknüpft, in dem der Benutzer durch verwandte Themen blättern kann. Hypertexte verwenden zur eindeutigen Identifizierung des Gesuchten eine spezielle, in einem offenen Protokoll maschinenlesbare Sprachsemantik, die die Implementierung von Suchfunktionen auch bei der Integration von mehreren EPC ineinander erlaubt. Im Rahmen der Präsentationsfunktion wird der EPC als Marketing-Instrument verwendet. Der Nachfrager erhält die gewünschten Informationen durch maschinell unterstützte Browsing-Funktionen, wobei programmierte → Suchmaschinen eine automatische Suche ermöglichen oder über spezielle Beschreibungs- und Suchlogiken gezielte Anfragen an entsprechende Angebotsdatenbanken gerichtet werden können. Um über die Präsentationsfunktion hinaus interaktiv einen Kaufprozess anstoßen zu können, sind relationale Beziehungen des EPC zu weiteren Unternehmensfunktionen des Anbieters sowie zu weiteren Diensten notwendig, die eine elektronische Kaufabwicklung ermöglichen (Abb. 40).

Elektronische Marktplätze stellen für den Nachfrager integrierte informationstechnische Plattformen für alle mit einem Kaufprozess zusammenhängenden Aktionen dar. Auf einem elektronischen Marktplatz werden

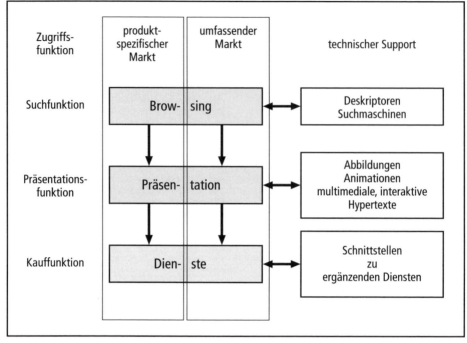

Abb. 40 Elektronische Produktkataloge

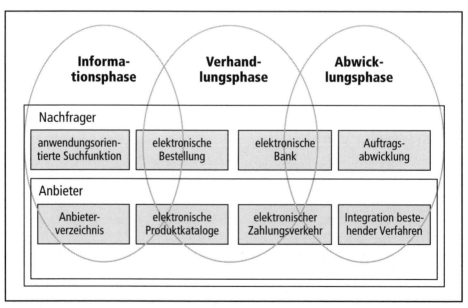

Abb. 41 Modell elektronischer Märkte

branchen-, produkt- oder marktsegmentspezifisch sowohl die Kunden als auch die unternehmerischen Distributionsstufen zusammengeführt, und es wird der gesamte Kaufprozess von der Produktinformation über Preisverhandlungen bis hin zur Auftragserteilung und zum Zahlungsverkehr abgewickelt.

Das Modell elektronischer Märkte (Abb. 41) geht von den aufeinanderfolgenden, sich teilweise überlappenden Informations-, Verhandlungs- und Abwicklungsphasen eines herkömmlichen Kaufprozesses aus.

Eine weitere Automatisierungsstufe elektronischer Märkte ist der Einsatz von intelligenten, elektronischen Maklern für automatische Produkt- und Preisrecherchen. Sie können auch auf der Anbieterseite zum Einsatz gelangen und dort Kundeninformationen sammeln, den Nachfrager identifizieren und mit ihm Lieferkonditionen und Preise vereinbaren. Insbesondere bei komplexen Recherchen und Geschäftsanbahnungen ist die Eigenschaft künstlicher Intelligenz zur Speicherung aufwendig zu beschaffender Informationen von Vorteil. Besonders die Zeitersparnis sowie die komprimierte, bedarfsorientierte Information stellen im Hinblick auf den Wettbewerb strategische Erfolgsfaktoren dar.

Elternzeit

Die Elternzeit ist ein befristeter Freistellungsanspruch gegenüber dem Arbeitgeber, den Arbeitnehmerinnen oder Arbeitnehmer bis zum vollendeten dritten Lebensjahr eines Kindes haben, für das ihnen grundsätzlich das elterliche Sorgerecht zusteht und das sie selbst betreuen und erziehen.

Die Elternzeit kann, auch anteilig, von jedem Elternteil allein oder gemeinsam genommen werden. Eine verringerte Erwerbstätigkeit ist für jeden Elternteil, der die Elternzeit in Anspruch nimmt, möglich. → Kündigungsschutz besteht in der Regel ab Beantragung und während der Elternzeit.

Die Elternzeit gibt Arbeitnehmerinnen und Arbeitnehmern die Möglichkeit, sich ganz ihrem Kind zu widmen. In dieser Zeit bleibt das → Arbeitsverhältnis bestehen. Grundsätzlich können alle Arbeitnehmer Elternzeit in Anspruch nehmen, die Anspruch auf Elterngeld (bisher: Erziehungsgeld) haben oder dieses nur wegen Überschreitung der Einkommensgrenze nicht erhalten können.

E-Mail

E-Mail (Electronic Mail) ist der Austausch elektronischer Post: Textnachrichten und Computer-Dateien werden über ein elektronisches Kommunikations-Netzwerk, z. B. ein überregionales Ärztenetzwerk, über das → Internet, aber auch über Klinik- oder Praxisnetze versendet bzw. ausgetauscht.

Die elektronische Nachricht besteht aus:
- Kopfzeile (header)
- Inhalt (body)

Bei den **Kopfzeilen** (Tab. 37) lassen sich folgende Eintragungen der Adressaten vornehmen:
- Cross Copy (cc): Eine Kopie der E-Mail wurde an einen zweiten, im Feld cc adressierten Empfänger gesendet.
- Blind Cross Copy (bcc): Für den Hauptempfänger ist nicht erkennbar, dass und an wen zusätzlich eine Kopie der E-Mail versendet wurde.
- Bcc-, to- und cc-Kopfzeilen: Diese lassen sich auch mit mehreren, durch Komma getrennten Adressaten füllen.

Spezielle **E-Mail-Programme** verwalten die ausgehenden und hereinkommenden E-Mails,

Tab. 37 Kopfzeilen einer E-Mail

Zeilenbezeichnung	Abkürzung	Bedeutung
Cross Copy	cc	für den Hauptempfänger erkennbar: Kopie der E-Mail an einen zweiten, im Feld cc adressierten Empfänger
Blind Cross Copy	Bcc	für den Hauptempfänger nicht erkennbar: Kopie der E-Mail an einen zweiten, im Feld Bcc adressierten Empfänger
	from	E-Mail-Adresse des Absenders
	date	Absendedatum
	to	E-Mail-Adresse des Hauptempfängers
	subject	Betreffzeile
Reply	Re	direkte Antwort unter Übernahme der subject-Zeile

die sie in speziellen Verzeichnissen wie „Gesendete Nachrichten" oder „Gelöschte Nachrichten" ablegen. Sie enthalten in der Regel Textverarbeitungsbestandteile zum Schreiben von E-Mails und bieten ferner eine Übersicht aller in der Mailbox befindlichen Nachrichten anhand des Status:
- gelesen
- übermittelt
- nicht gelesen
- gelöscht

Zunächst lassen sich E-Mails auf dem Computer vorbereiten. Bei der nächsten Internet-Sitzung können sie automatisch versendet werden. Empfangene Nachrichten lassen sich an andere Adressaten kommentiert oder unkommentiert weiterleiten. Die Weiterleitung ist in der Regel aufgrund von automatisch eingefügten Zusätzen für den neuen Empfänger ersichtlich. Bei den meisten → Anwendungen ist ferner automatisierbar:
- Löschung von E-Mails anhand definierbarer Kriterien
- Weiterleitung an anzugebende Empfängeradressen
- Einfügen von
  – elektronischen Visitenkarten mit der Anschrift
  – Briefköpfen
  – Signaturen

Besondere **Sicherheitsaspekte** sind beim Nachrichtenaustausch per E-Mail wie generell beim Austausch elektronischer → Daten zu beachten, wobei eine absolute Sicherheit des Nachrichtenaustauschs nicht gegeben ist. Durch die Anwendung von Verschlüsselungsverfahren kann erreicht werden, dass
- der Nachrichteninhalt nicht verändert wurde,
- nur derjenige, für den die elektronische Nachricht bestimmt ist, diese lesen kann und
- der vorgebliche Absender mit dem tatsächlichen Absender identisch ist.

Öffentliche Schlüssel, mit denen die Nachricht codiert wird, und private Schlüssel, mit denen die Nachricht decodiert wird, sind Instrumente von **Codierungsverfahren**. Ein größerer Grad an Authentizität und Vertraulichkeit der Nachricht kann durch eine doppelte Verschlüsselung, erst mit dem privaten Schlüssel des Absenders, dann mit dem öffentlichen Schlüssel des Empfängers, erreicht werden, wenn Absender und Empfänger einer E-Mail das Verfahren benutzen.
Da im Gegensatz zum Arztbrief grundsätzlich jeder Angehörige des medizinischen Personals eingehende Mails lesen, bearbeiten und verschicken kann, ist eine Kontrolle der E-Mail-Kommunikation und damit die Wah-

rung der Vertraulichkeit und → Qualität durch folgende Regelungen geboten:
- Definieren, wie ausgehende E-Mails strukturiert sein sollen
- Festlegen, wer E-Mails lesen darf
- Nachrichten ausschließen, die per E-Mail nicht behandelt werden dürfen
- Definieren, wie die Weiterleitung von Informationen innerhalb der Klinik oder Arztpraxis geschieht
- Befugnis erteilen, wer eigenverantwortlich E-Mails verschicken darf
- Festlegen, welche Nachrichten per E-Mail verschickt werden dürfen

Da zumindest die Nachrichtenüberschriften in der Mailbox auch von unberechtigten Dritten gelesen werden könnten, sollten die Betreffzeilen an Patienten gerichteter E-Mails keinesfalls bereits vertrauliche Informationen beinhalten. Dabei ist besonders auf möglichst diskrete Formulierungen zu achten, wobei der ausdrückliche Hinweis in der Betreffzeile oder an anderer Stelle der E-Mail, dass es sich um eine vertrauliche Arztnachricht handelt, erst recht die Neugier von unberechtigten Dritten auf die Nachricht wecken kann. Um zu vermeiden, dass sich ein Unberechtigter darauf berufen kann, die Nachricht nur zufällig gelesen und nicht geahnt zu haben, dass es sich um vertrauliche ärztliche Informationen handelt, ist allerdings eine eindeutige **Kennzeichnung** erforderlich. Die Verwendung von passwortgeschützten Bildschirmschonern trägt dazu bei, dass auf einem Monitor mit geöffneten Patienten-E-Mails angezeigte Nachrichten nicht unbeaufsichtigt sind und damit auch nicht von Unbefugten gelesen werden können.

Im Zusammenhang mit dem E-Mail-Versand in → Netzwerken wird unter Aliasbezeichnungen ein Name verstanden, der, stellvertretend für eine Person oder eine Gruppe von Personen, als Empfängername verwendet werden kann. Bei der Verwendung von **Adressgruppen** und Aliasbezeichnungen besteht die nicht unerhebliche Gefahr, dass durch einen unbedachten Knopfdruck persönliche Daten eines Patienten an einen größeren Adressatenkreis verteilt werden. So kann es vorkommen, dass versehentlich eine Aliasbezeichnung für eine größere Sammlung einzelner Adressen in der to- oder cc-Kopfzeile landet und damit der Empfängerkreis einer Nachricht ungewollt vergrößert wird. Der eingetragene Empfänger ist daher vor jedem Absenden einer Patienten-E-Mail sorgfältig zu prüfen.

Es ist unzulässig, dass
- Mail-Adressen von Patienten weitergegeben werden,
- E-Mails von Patienten ohne deren ausdrückliche Einwilligung an Dritte weitergeleitet werden und
- Mail-Adressen von Patienten entgeltlich veräußert werden.

Wie alle anderen medizinischen Unterlagen dürfen Patienten-E-Mails ausschließlich in der medizinischen Einrichtung aufbewahrt werden. Eine Bearbeitung per Datenübertragung außerhalb ist ebenfalls zu vermeiden, es sei denn, am Ort der Bearbeitung ist eine vergleichbare Sicherheit der Daten gegeben wie in der medizinischen Einrichtung selbst.

Die **Patientenaufklärung** per E-Mail bietet aus präventivmedizinischer Sicht sicherlich große Chancen, wobei sich Probleme ergeben können, wenn ein unbekannter Patient den Arzt von sich aus unaufgefordert kontaktiert. So wenden sich Patienten zunehmend per E-Mail mit direkten Fragen zu medizinischen Problemen an medizinische Einrichtungen oder Ärzte, deren → Homepage sie zufällig im Internet finden. Von einzelnen Ärztekammern sind auch Patienteninformationssysteme, die Angaben über niedergelassene Ärztinnen und Ärzte enthalten, eingerichtet worden mit dem Ziel, Auskunft über gesicherte Qualifikationen zu geben. Per → Hyperlinks wird auf die Homepages hingewiesen, auf denen medizinische Einrichtungen über Sprechstunden, besondere Untersuchungsmethoden und die Möglichkeit, die Einrichtung mit öffentlichen Verkehrsmitteln zu erreichen, informieren. Da die Anzahl der Patienten wächst, die keinen Hausarzt haben, der sie durch das Gesundheitswesen leiten könnte, ist der Bedarf an seriöser Information groß.

Bei einem großen Benutzeraufkommen können diese Anfragen ein beträchtliches Volumen erreichen und den Arzt bzw. die medizinische Einrichtung vor die Entscheidung stellen, die Fragen zu beantworten oder aber unbeantwortet zu lassen. Schildert der Patient beispielsweise ein akutes medizinisches Problem, so gibt es grundsätzlich die Möglichkeit,

- auf die E-Mail überhaupt nicht zu reagieren,
- eine Diagnose per E-Mail abzulehnen oder
- eine richtige oder falsche Verdachtsdiagnose zu stellen.

Nach deutschem Standesrecht ist eine telefonische Diagnosestellung und Beratung von unbekannten Patienten verboten. Bei der → Patientenkommunikation per E-Mail ergeben sich diesbezüglich Unsicherheiten:

- Dürfen derartige Anfragen ignoriert werden?
- Reicht der Standardhinweis, einen Arzt aufzusuchen, aus?
- Ist eine ärztliche Beratung geboten und erlaubt?

So wie es sicherlich Fälle gibt, bei denen der Arzt sich veranlasst sieht, auf ein Hilfegesuch zu reagieren, lässt sich für das Angebot der Patientenkommunikation per E-Mail auch die Pflicht ableiten, E-Mails gewissenhaft im Hinblick auf Notfälle regelmäßig zu kontrollieren. Aufgrund fehlender Rechtssicherheit lassen sich haftungsrechtliche Fragestellungen bei falscher oder missverständlicher Beratung per E-Mail oder Nichtreaktion auf Notfälle nur im Einzelfall beantworten.

Wenn der Inhalt besonders wichtig ist und die Behandlungseinrichtung ihrer Informationspflicht nachkommen muss, ist das Einholen einer Lesebestätigung erforderlich. Auch sollte die gesendete Nachricht noch nicht elektronisch archiviert werden, so lange keine Empfangsbestätigung durch den Patienten vorliegt. Um zusätzliche Anrufe oder Zusatznachrichten durch die Patienten zu vermeiden, sind eingehende E-Mails zumindest dahin gehend zu beantworten, dass das Gewünschte veranlasst wurde, wobei sich E-Mail-Programme in der Regel so konfigurieren lassen, dass auf alle eingehenden Nachrichten eine automatische Antwort-E-Mail als Eingangsbestätigung versandt wird.

Eine wesentliche Voraussetzung für eine E-Mail-Kommunikation mit Patienten ist das Bestehen eines typischen Arzt-Patienten-Verhältnisses: Der behandelnde Arzt sollte den Patienten kennen und ihn schon mindestens einmal vorher gesehen haben. Auf dieser Grundlage können mit Einverständnis und Erhalt der E-Mail-Adresse des Patienten elektronische Nachrichten verschickt werden, die z. B. folgende Inhalte haben:

- Rezeptanforderungen
- Terminerinnerungen
- vom Patienten erhobene Blutdruck- bzw. Blutzuckerwerte
- selbsterklärende Laborwerte
- Rückfragen zur Krankenversicherung
- Verschreibungsfragen (keine elektronischen Rezepte)
- Recalls für periodische Kontrolluntersuchungen

Vertrauliche und sehr sensible Informationen wie etwa pathologische Befunde sollten nicht nur unter den angesprochenen Sicherheitsaspekten möglichst nicht per E-Mail übermittelt werden.

Eine schriftliche Vereinbarung mit dem Patienten über den Austausch elektronischer Nachrichten zu treffen, ist rechtlich nicht zwingend vorgeschrieben. Falls dennoch ein entsprechendes Schriftstück zur Grundlage der E-Mail-Kommunikation vorgesehen ist, so sollten darin einige wichtige Punkte enthalten und jegliche Haftung für eventuelle Sicherheitslücken ausgeschlossen sein, wie z. B:
- Beschreibung des Ablaufs der E-Mail-Kommunikation in der medizinischen Einrichtung und beim Patienten
- Festlegung, wer genau die ausgetauschten elektronischen Nachrichten liest und ob bzw. welche Sicherheitsmechanismen bestehen
- Bestätigung des Patienten, dass er auf eigenes Risiko die Kommunikation per E-Mail wünscht
- Hinweis, dass potenzielle Sicherheitslücken vorhanden sein können
- gegebenenfalls Verzicht auf eine gesonderte Verschlüsselung der Daten
- Befreiung für die Klinik oder Arztpraxis von der Verpflichtung, vertrauliche medizinische Daten, die per E-Mail verschickt werden, zu verschlüsseln
- Klausel, die Haftungsansprüche für jegliche Ereignisse, die jenseits des Einflusses der medizinischen Einrichtung liegen, ausschließt

Auf der Homepage sollte sich aus den bereits aufgezeigten Gründen auch der Hinweis befinden, dass Anfragen zu medizinischen Problemen grundsätzlich nicht per E-Mail beantwortet werden und bei dringenden medizinischen Problemen ein Arzt aufzusuchen ist.
Um eine möglichst effektive E-Mail-Kommunikation zwischen medizinischer Einrichtung und Patienten zu realisieren, sind die elektronischen Nachrichten regelmäßig abzurufen, zu lesen und in akzeptablen Zeiten zu beantworten, wozu klare Antwortzeiten und somit die maximale Antwortdauer zu definieren sind. Der Patient ist über die zu erwartenden Reaktionszeiten ebenso zu informieren wie über die Mitarbeiter, die seine Nachricht lesen, da die → Ablauforganisation es nicht immer erlaubt, dass der behandelnde Arzt eine Vielzahl von E-Mails persönlich bearbeitet. Zweckmäßigerweise wird ein Mitarbeiter beauftragt,
- dringende bzw. spezielle Fälle an den behandelnden Arzt weiterzuleiten,
- die Mailbox kontinuierlich oder zu bestimmten Zeiten zu leeren und
- Routineanfragen selbst zu bearbeiten.

Eine Autoreply-Funktion, die üblicherweise vorhanden ist, ermöglicht automatisch generierte Antworten, die gleich einem Anrufbeantworter darauf hinweisen,
- wenn eine E-Mail beispielsweise aus Urlaubsgründen für längere Zeit nicht geöffnet werden kann,
- wenn aufgrund von absehbaren Reparatur- oder Wartungsarbeiten die Erreichbarkeit der Klinik oder Arztpraxis auf elektronischem Weg zu einem bestimmten Zeitpunkt nicht gewährleistet ist und
- zu welchen Zeiten elektronische Nachrichten abgerufen und bearbeitet werden.

Die Adresse mit Telefonnummer kann auf diese Weise nochmals übermittelt werden mit der Aufforderung, Kontakt aufzunehmen, falls in Zusammenhang mit den gesendeten Nachrichten Unklarheiten bestehen.
Alle E-Mails sollten mit den Antworten aufbewahrt werden, um eine größtmögliche Vollständigkeit zu erreichen. Die Patienten sollten aufgefordert werden, grundsätzlich den vollen Namen und die Versichertennummer in die Nachricht einzufügen, damit die Zuordnung erleichtert wird. Bei Arztrechnersystemen bietet sich die elektronische **Archivierung** von E-Mails entweder direkt bei der jeweiligen elektronischen Karteikarte an, um alle patientenrelevanten Informationen und

den Nachrichtenaustausch in der Patientenakte vollständig zu haben, oder als Papierausdruck, der der manuell geführten Patientenakte beigefügt wird.

Emission

> Zur Emission zählen die Ausgabe und die Ausstellung von → Wertpapieren, ihre Unterbringung auf dem Kapitalmarkt und ihre Einführung in den Verkehr.

Der Zweck der Emission ist die Beschaffung von → Eigenkapital oder → Fremdkapital. Sie erfolgt entweder direkt durch **Selbstemission** (bei eigenen Wertpapieren der Banken) oder als **Fremdemission** durch Vermittlung von Kreditinstituten (bei Wertpapieren von Internationalen Organisationen, Staaten oder Unternehmen). Bei der Fremdemission übernimmt ein Emissionskonsortium das Risiko und ihre technische Abwicklung. Die Emission erfolgt in der Regel in folgende drei **Schritten**:
- Vorbereitung: Verhandlung mit dem Emittenten über Art, Umfang und Bedingungen der Emission, Abschluss des Konsortial- und Übernahmevertrags
- Übernahme: als feste Übernahme im Wege des Kaufes, kommissionsweise oder als Geschäftsbesorgung
- Unterbringung: öffentliche Platzierung oder Privatplatzierung

Bei einer Aktienemission sind die Vorschriften über die Gründung bzw. eine Kapitalerhöhung der AG zu beachten.

Empfehlungs-Marketing

> Das Empfehlungs-Marketing ist die → Werbung durch zufriedene Patienten gegenüber deren Berufskollegen, Bekannten oder Verwandten.

Als besonders kostengünstige und erfolgreiche Art der → Patientenkommunikation geschieht diese Werbung freiwillig, bewusst oder unbewusst, ohne dass die Patienten gezielt dazu aufgefordert werden müssen. Ohne dass der Umworbene den Eindruck einer direkten Werbebotschaft erhält, baut das Empfehlungs-Marketing auf der Glaubwürdigkeit der ihm nahe stehenden Person, die die Werbebotschaft überbringt. Es gilt daher als besonders effizient.

Entgeltpolitik

> Die Entgeltpolitik umfasst alle Maßnahmen zur Bestimmung und Durchsetzung von monetären Gegenleistungen der Patienten für die von der Klinik oder Arztpraxis angebotenen Sach- und Dienstleistungen.

Gegenstand der Entgeltpolitik ist die Honorargestaltung, die Art und Weise der Vergütung medizinischer Leistungen. Die Gebührenordnungen schränken den Spielraum der Entgeltpolitik bei der gesetzlichen Krankenversorgung ein. Der Gestaltungsspielraum erstreckt sich über die Gebührenordnungen hinaus nur auf die Möglichkeit, den Patienten Leistungen anzubieten, die diese privat honorieren. So kann etwa eine **Hochpreispolitik** nur dann betrieben werden, wenn als Zielgruppe ein exklusiver, solventer Privatpatientenstamm vorhanden ist.

Zu den weiteren **Maßnahmen** aus dem Bereich der Entgeltpolitik zählen:
- Stundung von Honorarrechnungen
- Angebot von Ratenzahlungsweisen
- Einräumung von Teilzahlungen

Der Arzt bewegt sich in dem Zwiespalt, dass er für die erbrachten Behandlungsleistungen zwar möglichst schnell und angemessen honoriert werden möchte, andererseits jedoch die Patienten wegen hoher Zuzahlungen von einer sinnvollen Behandlung abgeschreckt werden können. Diesem Zwiespalt muss die Entgeltpolitik Rechnung tragen.

Entgeltumwandlung

Die Entgeltumwandlung ist eine gesetzlich geregelte Form der betrieblichen Altersversorgung, bei der der Arbeitgeber einen Teil des den Arbeitnehmern zustehenden Arbeitsentgelts nicht auszahlt, sondern für den Aufbau einer betrieblichen Altersversorgung verwendet.

Bei der Entgeltumwandlung wird zwischen folgenden **Formen** unterschieden:
- Bruttoentgeltumwandlung: Förderung durch Steuerfreiheit und Befreiung des Beitrags von den Sozialabgaben
- Nettoentgeltumwandlung (nach Abzug von Steuern und Sozialabgaben): Förderung mit
  - Grund- und Kinderzulagen
  - steuerlichem Sonderausgabenabzug
- Einzahlung in eine Direktversicherung: pauschale Versteuerung zuzüglich Solidaritätszuschlag

Entscheidungsbefugnis

Die Entscheidungsbefugnis beinhaltet das Recht, bestimmte Entscheidungen treffen zu können, ohne etwa den Vorgesetzten rückfragen zu müssen.

So kann z. B. ein Mitarbeiter selbstständig Beschaffungen von medizinischem Verbrauchsmaterial durchführen, wenn ihm die Entscheidungsbefugnis dafür übertragen wurde. Die Entscheidungsbefugnis (auch: Entscheidungskompetenz) ist oft an Kompetenzgrenzen geknüpft. So darf die damit beauftragte Kraft z. B. Einzelbeschaffungen bis 500 Euro vornehmen.

Erfolgsrechnung

Die Erfolgsrechnung basiert auf der → Kostenrechnung und gibt Aufschluss darüber, ob die Klinik oder Arztpraxis erfolgreich einen → Gewinn erwirtschaftet oder, als Misserfolg, einen Verlust als Jahresergebnis erzielt hat.

Der Begriff Erfolgsrechnung stammt aus dem betrieblichen Rechnungswesen. Die Erfolgsrechnung liefert Antworten auf Fragestellungen, wie etwa:
- nach dem Mindestumsatz, damit die → Kosten überhaupt gedeckt werden
- nach Behandlungsarten, die nicht kostendeckend sind
- nach gewinnbringenden Behandlungsarten

Während in der Kostenrechnung die Kosten ermittelt werden, werden in der Erfolgsrechnung die erzielten Erlöse den Kosten gegenübergestellt. Dieser → Vergleich der Kosten und Erlöse ist regelmäßig monatlich und nach Abschluss eines Rechnungsjahres durchzuführen, um den wirtschaftlichen Erfolg zu erreichen und sicherzustellen. Die Gesamtkostenrechnung und die → Deckungsbeitragsrechnung sind die Methoden, die dabei insbesondere angewendet werden. Bei der **Gewinn- und Verlustrechnung**, die Erträge und → Aufwendungen einer Periode gegenüberstellt, handelt es sich um eine periodische Erfolgsrechnung.

Ergonomie

Die Ergonomie als Arbeitswissenschaft befasst sich mit der Anpassung der Arbeitssituation an die Eigenschaften des menschlichen Organismus.

Mithilfe der Ergonomie sollen Arbeitsbedingungen und -prozesse aufgrund von Erkenntnissen der Arbeitsphysiologie, -medizin und -psychologie optimal gestaltet werden.

Die ergonomische **Gestaltung** von Arbeits- und Behandlungseinrichtungen, das heißt die bestmögliche Anpassung der Arbeitsbedingungen an den Menschen als medizinisches Personal oder Patienten, ist Gegenstand der Klinik- oder Praxisergonomie. Moderne Behandlungsplätze und Praxiseinrichtungen berücksichtigen die Forderung, die fachliche Methodik und ihre medizinischen, medizintechnischen und hygienischen Gesichtspunkte mit optimalen physiologischen Arbeitsbedingungen weitestgehend in Einklang zu bringen. Sie erfüllen in der Regel alle Vorgaben der Deutschen Industrienorm (DIN) 33 400, die folgende **Anforderungen an Arbeitsplätze und -mittel** enthält:

- Berücksichtigung individueller und genereller Abmessungen
- ausreichender Bewegungsraum für Arme, Beine und Füße
- Höhenverstellbarkeit der Arbeitsflächen-, Sitz- oder Standhöhe
- Ermöglichen eines häufigen Wechsels zwischen Sitzen und Stehen
- Anpassung von Sitzgelegenheiten an die anatomischen und physikalischen Gegebenheiten des Menschen
- Anpassung der Bewegungsanforderungen an die natürlichen Bewegungen
- Vermeidung unnötig hoher Belastung von Muskeln, Gelenken, Bändern und des Herz-Kreislauf-Systems
- weitestgehende Vermeidung von Zwangshaltungen durch Haltungswechsel mit entlastenden Körperhaltungen und -bewegungen
- Angleichung von Krafteinsatz und Bewegungsmaß
- Vermeidung statischer Muskelarbeit

Neben der unmittelbaren Arbeitsplatzgestaltung geht es bei der **Gestaltung des Arbeitsumfelds** in der Klinik- oder Arztpraxis darum, eine möglichst angenehme Arbeitsatmosphäre zu schaffen und Belastungen zu vermeiden. Ein erster Aspekt sind dabei akustische Einflüsse, wobei von **Lärm** eine Belastung für den arbeitenden Menschen ausgehen kann. Lärm löst je nach Intensität, Frequenzbereich und Dauer der Einwirkung unterschiedliche psychische und körperliche Reaktionen aus. Ab einer dauerhaften Lärmeinwirkung von circa 30 dB lassen sich psychische Reaktionen des menschlichen Organismus vermuten.

Da ungefähr 80 % aller Sinneseindrücke, die im Lauf eines Arbeitstages auf den Menschen am Arbeitsplatz einwirken, optischer Natur sind und von den Augen wahrgenommen werden müssen, spielt der Sehprozess und in diesem Zusammenhang insbesondere die richtige **Beleuchtung** eine wesentliche Rolle. Für den Behandlungsbereich ist eine Beleuchtungsstärke von mindestens 500 Lux bis 2 000 Lux (im Einzelfall, bei Operationsbeleuchtung etwa, bis zu 5 000 Lux und mehr) angebracht. Für den Verwaltungsbereich, in dem vorwiegend Büroarbeit verrichtet wird, reicht für die Tätigkeiten Lesen, Maschineschreiben, Buchführung und Abrechnungs-

Tab. 38 Beleuchtungsstärken

Arbeitsplatz	Beleuchtungsstärke in Lux
Lagerraum	80–125
Verwaltungsbereich	250–500
Behandlungsbereich	500–2 000
Operationseinrichtungen	> 5 000

Tab. 39 Farbwirkungen

Farbeffekte	Farbe	Wirkung auf den Patienten oder Mitarbeiter
Tendenziell positiv	gelb	anregend, warm, belebend, aktivitätssteigernd
	grün	beruhigend, aufgeschlossen, kontaktbereit
	orange	leistungsanregend, warm, positiv drängend
	braun	anregend, warm, neutral, beruhigend
Tendenziell negativ	blau	kühl, ausgleichend, ernüchternd
	rot	aufreizend, beunruhigend, antreibend
	violett	aggressiv, beunruhigend, unbestimmt
	weiß	steril, rein, enthemmend, überreizend
	schwarz	dumpf, trübe, hemmend, beschwerend
	grau	kühl, beherrschend, neutral, leblos

arbeiten eine Beleuchtungsstärke von 250 bis 500 Lux aus. In Praxisräumen, in denen nicht dauernd gearbeitet wird, genügt eine Beleuchtungsstärke von 80 bis 125 Lux (Tab. 38).

Auch die **Farbgebung** ist ein wichtiger Aspekt bei der Arbeitsplatzgestaltung in der Klinik oder Arztpraxis. Aus der farbpsychologischen Forschung lassen sich die Raumwirkung sowie die physiologische und psychologische Wirkung von Farben ableiten; sie sind in Tabelle 39 dargestellt.

Das **Raumklima** beeinflusst die Arbeitsatmosphäre ebenfalls nicht unwesentlich. Zu kalte oder überhitzte Räume, die Höhe der Luftfeuchtigkeit sowie die Raumbelüftung und -entlüftung tragen zu Arbeitsermüdung, aber auch zur Entstehung von Krankheiten bei. Die Raumtemperatur sollte bei den als körperlich leicht einzustufenden Arbeiten zwischen 19 und 23 °C liegen. Höhere Raumtemperaturen sind umso leichter zu ertragen, je niedriger die Luftfeuchtigkeit ist. Die **Luftwechselrate** – das ist das Verhältnis der in einer Stunde zugeführten Frischluftmenge zum Rauminhalt – sollte in den Behandlungsräumen 3 bis 6 °C, im Praxislabor 6 bis 16 °C und in den Toilettenräumen 4 bis 8 °C betragen.

Erhebungstechniken

Die Erhebungstechniken sind Methoden zur Ermittlung des aktuellen Zustands (Ist-Zustand) einer Klinik- oder Praxisorganisation.

Sie lassen sich insbesondere zur Unterstützung für die Durchführung organisatorischer Veränderungen verwenden.

Zu den wichtigen Erhebungstechniken zählen:

- → Interview-Technik
- → Multimomentverfahren
- → OSSAD-Methode
- Selbstaufschreibung

Ertragswertmethode

Die Ertragswertmethode zählt zu den gebräuchlichsten Verfahren der → Praxisbewertung und basiert auf der Annahme, dass sich der Praxiswert als Summe zukünftiger Erträge darstellt, die auf den Zeitpunkt der Veräußerung abgezinst werden.

Der **Ertragswert** ist der Wert in Geldeinheiten, der durch Kapitalisierung (→ Abzinsung zukünftiger Periodenerträge) der erwarteten Reinerträge einer Klinik oder Praxis ermittelt wird. Als Gegenwartswert, der durch die Kapitalisierung zukünftiger Erträge ermittelt wird, hat der Ertragswert darüber hinaus Bedeutung für die Ermittlung des Wertes einer Aktie, für die Ermittlung des Wertes eines Grundstücks im Rahmen einer Beleihung sowie für die Einheitswertermittlung von land- und forstwirtschaftlichen Betrieben, aber auch generell zur Abzinsung einer → Investition.

Als Ausgleich für den Verzicht auf die Erträge erhält bei einer Praxisabgabe oder -übernahme der Arzt, der die Praxis abgibt, von dem, der die Praxis übernimmt, die Summe dieser Erträge in abgezinster Form. Der Wert der zukünftigen Ertragssumme wird bei dieser Abdiskontierung zum Verkaufszeitpunkt errechnet, wobei davon ausgegangen wird, dass der Gegenwartswert abnimmt, je weiter die prognostizierten Summen in der Zukunft liegen.

Die Richtlinien des *Instituts der Wirtschaftsprüfer (IdW)* geben vor, dass sich der Wert einer Praxis aus ihrer Eigenschaft ableiten lässt, → Gewinne für den Praxisinhaber zu erwirtschaften. Die **Vorhersage** zukünftiger Gewinne aus dem betriebsnotwendigen Praxisvermögen und anhand von Vergangenheitswerten abzuleiten, stellt sich dabei als wesentliches Problem dar. Um eine möglichst genaue Vorhersage zu erzielen, wird folgende Vorgehensweise angewendet:
- erste Prognosephase (maximal bis zu 5 Jahre nach der geplanten Praxisübernahme): Die Goodwill-Kriterien (Goodwill = immaterielle Wertbestandteile einer Praxis) werden direkt und mit ihren jeweiligen Werten einzeln bei der Ermittlung der erwarteten Jahresgewinne berücksichtigt.
- zweite Prognosephase (ab dem 6. Jahr nach der Praxisübernahme): Der Detaillierungsgrad der Prognose wird reduziert, und die Jahreswerte aus der ersten Phase werden pauschal fortgeschrieben.

Die zweite Prognosephase spielt bei der Praxisbewertung kaum eine Rolle, da die Reichweite des Goodwill in der Regel nach 5 Jahren beendet sein dürfte.

Durch Abzinsung der künftigen Praxisgewinne auf die Gegenwart (Stichtag der Praxisbewertung) wird der Praxiswert ermittelt. Da sich der durch den bisherigen Inhaber begründete Praxiswert verflüchtigt und sich gleichzeitig ein durch den neuen Inhaber begründeter Praxiswert aufbaut, ermittelt sich der „tatsächliche Wert" als Summe aus
- dem → Barwert der künftigen Praxisgewinne aus dem Praxisvermögen,
- dem Barwert der Praxisgewinne, die nicht aus dem Praxisvermögen resultieren und
- dem Barwert der Praxisgewinne, die aus der Aufgabe der Praxis resultieren.

Als Aufschlag zum Basiszinssatz wird üblicherweise die Unsicherheit der künftigen Praxisgewinne berücksichtigt.

Der Praxiswert entspricht bei der Ertragswertmethode der Summe der auf den Bewertungszeitpunkt abgezinsten Gewinne des Prognosezeitraums zuzüglich des prognostizierten **Verwertungserlöses** der Praxiseinrichtung, der mit seinem Barwert berücksichtigt wird. Jüngere Praxen oder gemeinschaftliche Praxisführungen weisen dabei in der Regel höhere Verwertungserlöse auf als Arztpraxen, die aus Altersgründen abgegeben wurden. Dies ist darauf zurückzuführen, dass die älteren Praxisinhaber in den letzten Jahren ihrer Berufstätigkeit erfahrungsgemäß nur noch die nötigsten Praxisinvestitionen vornehmen. Es ist üblich, bei der Praxisbewertung eine **Grenze** festzulegen, von der sowohl nach oben als auch nach unten 5–10 % vom ermittelten Praxiswert abgewichen werden kann, da bezüglich der zahlenmäßigen Annahmen und Erwartungen Unsicherheit vorherrscht.

Um diejenigen Preise zu ermitteln, die ein Praxiserwerber oder ein Praxisveräußerer gerade noch bereit ist zu akzeptieren, lassen sich durch **Veränderung** der einzelnen Parameter (kalkulatorischer Arztlohn, Marktzinssatz, Liquidationserlöse usw.) Entscheidungssituationen simulieren.

Erziehungsurlaub

→ Elternzeit

Exponentielle Glättung

Bei der exponentiellen Glättung handelt es sich um ein → Prognoseverfahren, bei dem die Anzahl der Perioden nicht direkt in die Ermittlung des Prognosewertes eingeht, sondern nur indirekt über einen Glättungsfaktor.

Der **Glättungsfaktor** gewichtet die Differenz zwischen dem letzten Prognosewert und dem tatsächlich in der letzten Periode erzielten Wert. Dieser gewichtete „Prognosefehler" wird zu dem letzten Vorhersagewert addiert, um auf diese Weise zu einem genaueren neuen Prognosewert zu gelangen (Tab. 40). In die Berechnung gehen somit ein:
- α = Glättungsfaktor
- Vn = Vorhersagewert neu
- Va = Vorhersagewert alt
- Ti = tatsächlicher Wert der letzten Periode

Für $\alpha = 0$ werden der tatsächliche Wert der letzten Periode und der Prognosefehler überhaupt nicht berücksichtigt. Der alte Vorhersagewert entspricht dann dem neuen. Der gesuchte Prognosewert entspricht dem tatsächlichen Wert der letzten Periode, und der Prognosefehler wird voll in die neue Vorhersage übernommen, wenn gilt: $\alpha = 1$. Deshalb wird in der praktischen Anwendung mit einem α zwischen 0,1 und 0,5 gearbeitet.

Extranet

Das Extranet ist ein lokales → Netzwerk, das zum Schutz des unternehmenseigenen → Intranets zwischen diesem und dem Zugriff von außen über das → Internet angelegt ist.

Es stellt zunächst eine Erweiterung des Klinik- oder Praxis-Intranets dar, um die Kommunikation mit Externen (Patienten, Lieferanten, KVen) zu erleichtern. Über ein Extranet können diese auf das Intranet eingeschränkt zugreifen, auch um die Geschwindigkeit und die Leistungsfähigkeit von Prozessen zu optimieren.

Über das Extranet kann der Zugriff auf ausgewählte → Daten des Intranets erfolgen, ohne dass das eigene Intranet geöffnet werden muss (Abb. 42). Intranet und Extranet

Tab. 40 Exponentielle Glättung

	Praxiseinnahmen	Praxisausgaben
Vorhersagewert Juni	31 000	12 500
Tatsächlicher Wert August	32 000	13 500
Berechnung:		
Vn = Va + α × (Ti – Va) α = 0,3	31 000 + 0,3 × (32 000 – 31 000)	12 500 + 0,3 × (13 500 – 12 500)
Prognosewert September	31 300	12 800

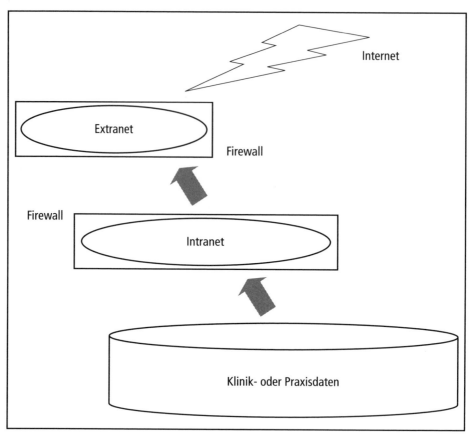

Abb. 42 Extranet zum Schutz von Klinik- und Praxisdaten

lassen sich durch separate → Firewalls voneinander abschotten, sodass größtmögliche Sicherheit vor unerlaubten Zugriffen gegeben ist.

Facility Management

Unter Facility Management wird die ganzheitliche Sicht und Zusammenfassung der technischen und kaufmännischen Infrastruktur der Klinik oder Arztpraxis sowie der zentralen Service-Dienste mit dem Ziel einer wirtschaftlich optimalen Nutzung, Substanzerhaltung und anzustrebenden Wertsteigerung verstanden.

Infrastrukturelle Nutzungsobjekte sind in der Regel kapitalintensiv und als Immobilien oder als informations- und kommunikationstechnische Infrastruktureinrichtungen Produkte, deren Planungs- und Ausführungsprozess herkömmlicherweise mit der mängelfreien und funktionsfähigen Übergabe beendet ist. Aufgrund von immer kürzeren Entwicklungs- und Innovationsintervallen verändern sich die Anforderungen an und die Nutzung von Infrastrukturen rasant. Ihr

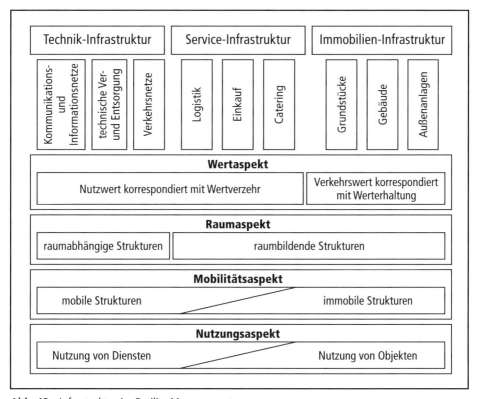

Abb. 43 Infrastruktur im Facility Management

Wert, der im Wesentlichen durch ursprüngliche Planungsziele und Zweckbestimmungen definiert ist, reduziert sich in gleichem Maß, wie sie aufgrund veränderter technischer Anforderungen oder rechtlicher Rahmenbedingungen nicht mehr den ursprünglichen Nutzen stiften. **Ziel** des Facility Managements ist es daher, komplexe Infrastrukturen, technische Netze und dazugehörige Dienste im Betreibungs- und Bewirtschaftungsprozess an sich verändernde Anforderungen und neue Nutzungsmöglichkeiten fortdauernd anzugleichen, um zur Werterhaltung beizutragen. Der Erfolg informationstechnischer Investitionsprojekte, wie z. B. zentraler Rechenanlagen oder des Aufbaus von Informations- und Kommunikationsnetzen, ist somit nicht bereits bei der Inbetriebnahme sichergestellt, sondern stellt sich erst im Verlauf der Nutzung innerhalb eines jahrelangen Lebenszyklus ein. Insofern unterstützen nutzungsbegleitende Dienstleistungen wie das Modernisieren, Verändern, Betreiben und Bewirtschaften von Infrastrukturobjekten als interne Dienstleistungen den Wertschöpfungsprozess.

Unter der **Infrastruktur** (Abb. 43) sind, ausgehend von der Gesamtheit arealer Versorgungseinrichtungen, alle die Wertschöpfung unterstützenden Aktivitäten zu verstehen, die somit einen lokal ausgerichteten Komplex von Diensten und Objekten darstellen und sich zusammensetzen aus:
- technischer Infrastruktur
- Immobilien-Infrastruktur
- Service-Infrastruktur

Die technische Infrastruktur umfasst alle informationellen, energetischen oder stofflichen Bewegungen in Netzen. Typische technische Dienstleistungen sind das Betreiben, Bewirtschaften und Instandhalten dieser Netze. Gegenstand der Service-Infrastruktur sind objektunabhängige Dienstleistungen, wie der Transport von Verbrauchsmaterialien im Rahmen der → Logistik oder die Bereitstellung von Verpflegung. Die Immobilien-Infrastruktur besteht aus den Aktivitäten für bauliche Objekte.

Zu den wesentlichen **Aufgaben** des Facility Managements zählen:
- technische Infrastruktur: Behandlungsausrüstungen, Wartung und Instandhaltung, Versorgungssysteme (Wasser, Energie, technische Medien), Entsorgungssysteme, Kommunikationssysteme, Informationssysteme, technische Gebäudeausrüstung, Baukonstruktionen, Bautechnik
- Service-Infrastruktur: → Arbeitsplatzgestaltung, Raumplanung, Umzugs-Service, Sicherheits-Service, Reinigung, Abfallentsorgung, Anlagenpflege, Winterdienst, Material- und Personentransport, informationstechnische Dienste
- Immobilien-Infrastruktur: Vermietung, Projektentwicklung, Bestandsentwicklung, Objekt-Marketing, Objektadministration

Die **Gebäudeleittechnik** ist ein besonderer Teilbereich des Facility Managements, der Übertragungstechniken und die entsprechenden Infrastrukturen nutzt. Sie stellt ein Automatisierungssystem für Gebäude dar und umfasst neben der Steuerung der eigentlichen Haustechnik auch Aspekte des Energie-Managements und der Sicherheitstechnik. Nur der Verbund dieser gebäudebezogenen Einrichtungen ermöglicht intelligente Infrastrukturen, die alle infrastrukturellen Elemente, wie Ver- und Entsorgungsanlagen, Elektro-, Heizungs-, Klima- und Lüftungstechnik, Kommunikations- und Informationstechnik aufeinander abgestimmt planen, installieren und später rechnergestützt kontrollieren, steuern und warten. Mikroprozessoren nutzen das Datennetz, um Störungen an Leitzentralen zu melden, → Daten von Temperatursensoren, Brandmeldern oder Schließanlagen zu übertragen und automatische Steuerungsaufgaben der Heizungs-, Kli-

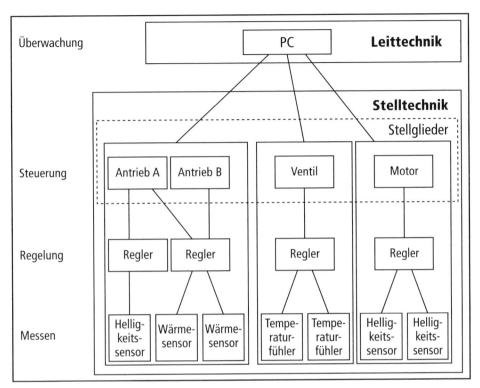

Abb. 44 Gebäudeleittechnik

ma- und Lüftungstechnik an die entsprechenden Regeleinrichtungen weiterzugeben. Herkömmliche Regeleinrichtungen leiten die durch einen Sensor aufgenommenen Daten an den eigentlichen Regler weiter, welcher die Stellglieder, Ventile oder Antriebe entsprechend aktiviert. Im Rahmen eines elektronisch vernetzten Facility Managements wendet die Gebäudeleittechnik hierzu Mikrocomputer bzw. → Prozessoren an, die anstelle der eigentlichen pneumatischen oder elektronischen Regeleinheit arbeiten (Abb. 44). Sie leisten eine permanente Überwachung und Optimierung des vollständigen Regelkreises und übernehmen vollautomatisch die Regelung von Luftfeuchtigkeit, Temperatur, Luftdruck, Wärmerückgewinnung, Raumhelligkeit, Sonnenschutz oder Luftmengenzufuhr.

Die Wichtigkeit einer ganzheitlichen Betrachtung von Gebäudekosten wird durch die Tatsache deutlich, dass → Kosten, die bei der Gebäudeerstellung eingespart werden, oft in erhöhtem Maß über die langfristige Nutzungsdauer einer Immobilie hinweg entstehen. Veränderungen im Bereich von Organisationskonzepten erfordern nicht zuletzt einen Wandel der räumlichen Strukturen. Intelligente Gebäudelösungen berücksichtigen daher unterschiedliche Anforderungen an die Raumnutzung. Das **Corporate Real Estate Management** (CREM) stellt die ganzheitliche Betreuung und Steuerung von Liegenschaften dar. Es geht damit im Sinne einer permanenten Optimierung des gesamten Immobilienportfolios über das eigentliche, technikorientierte und gebäudebezogene Facility Management hinaus. Es trägt vielmehr der

Tab. 41 Facility Management: Kennzahlen

Bereich	Einzelbereich	Maßeinheit
Flächen	Grundstücksgröße	Quadratmeter (qm)
	Verkehrsfläche	qm
	Nutzfläche	qm
	Hoffläche	qm
	Grünfläche	qm
Elektroenergiebedarf	Beleuchtung	qm
	Datenverarbeitung	kW
	Lüftung	kW
	Klimaanlage	kW
	Aufzüge	kW
	Küchen	kW
Heizenergiebedarf	Fernwärme	kW
	Notstromaggregat	kW
Wasserverbrauch	Frischwasser	Liter (l)
	Brunnenwasser	l
	Gesamtwasser	l

Sichtweise Rechnung, betriebliche Immobilien als strategische Ressourcen zu entwickeln und die in ihnen steckenden Kostensenkungs- und Wertsteigerungspotenziale zu realisieren. Um einen Bestandsüberblick über die Liegenschaften zu erhalten, müssen diese zunächst erfasst und im Rahmen einer Portfoliobetrachtung einer Bewertung unterzogen werden. Dabei wird zwischen für die Klinik- oder Praxisfunktionen erforderlichen und nicht erforderlichen Liegenschaften unterschieden. Letztere werden im Rahmen des CREM der Vermietung zugeführt, weiterentwickelt oder verkauft. Alle anderen Immobilien werden im Rahmen eines Facility Managements hinsichtlich ihres Nutzens und ihrer Betriebskosten optimiert. Dies geschieht auf der Grundlage von Flächennutzungskonzepten, Raumbedarfsplanungen und einer Lebenszyklusbetrachtung der betreffenden Gebäude. Die so gewonnenen Daten bilden die Ausgangsbasis für den Betrieb über jahrzehntelange Nutzungsdauern. Aufgrund dieser strategischen Orientierung ist es wichtig, dass die Basisdaten vollständig erhoben, regelmäßig gepflegt und aussagekräftig in einem → Kennzahlensystem (Tab. 41) organisiert werden.

Factoring

Bei dem mit Factoring bezeichneten Verfahren handelt es sich um den laufenden Ankauf von Geldforderungen gegen einen Drittschuldner aus Dienstleistungen der Arztpraxis durch ein Finanzierungsinstitut (Factor).

Das Finanzierungsinstitut stellt der verkaufenden Praxis sofort → **Liquidität** zur Verfügung und übernimmt das **Ausfallrisiko**. Allerdings liegen die → Kosten für Sollzinsen und Factoring-Gebühren weit über denen eines vergleichbaren → Kredits.
Grundlage der Geschäftsbeziehungen zwischen Factor und Arzt ist ein **Vertrag**, der rechtlich gesehen einen → Kaufvertrag dar-

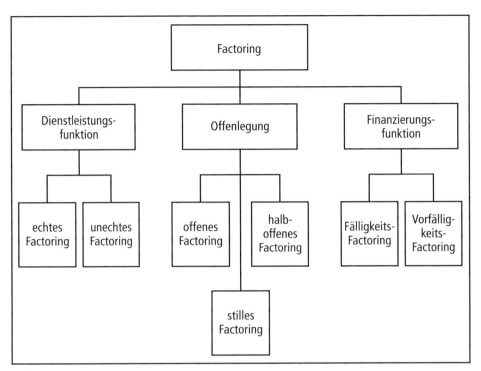

Abb. 45 Factoring

stellt. Der Kauf wird durch Abtretung der → Forderungen erfüllt.

Abhängig vom Grad der Offenlegung der Forderungsabtretung lassen sich folgende **Factoring-Formen** unterscheiden (Abb. 45):
- offenes Factoring: Der Arzt weist den Drittschuldner in der Rechnung auf die Abtretung der Forderung an den Factor hin. Der Drittschuldner kann mit befreiender Wirkung nur an den Factor leisten.
- halboffenes Factoring: Der Arzt informiert den Drittschuldner durch einen Zahlungsvermerk auf der Rechnung über die Zusammenarbeit mit dem Factor. Der Drittschuldner kann mit befreiender Wirkung entweder an den Factor oder an den Arzt leisten.
- stilles Factoring: Dem Drittschuldner wird die Forderungsabtretung an den Factor nicht bekannt gegeben, sodass der Drittschuldner Zahlung an den Arzt leistet, der diese weiterzuleiten hat. Das Mahnwesen führt der Factor auf Briefpapier des Arztes durch.

Beim **echten** Factoring übernimmt der Factor die Dienstleistungsfunktion (im Wesentlichen Debitorenbuchhaltung, Mahnwesen, Rechnungsinkasso), die Finanzierungsfunktion (Bevorschussung der angekauften Forderungen) und die Delkrederefunktion (→ Delkredere, Übernahme des Ausfallrisikos). Beim **unechten** Factoring wird die Delkrederefunktion vom Factor nicht übernommen. Das echte Factoring wird im Factoring-Vertrag üblicherweise als offenes Factoring vereinbart; das unechte Factoring kommt häufig als stilles Factoring vor.

Die **Dienstleistungsfunktion** des Factors kann als Leistungen die Debitorenbuchhaltung, das Mahn-, Inkasso- und Beratungswesen umfassen. So kann vereinbart sein, dass der Factor täglich Informationen über Kontenbewegungen, Skonti und sonstige Abzüge liefert; monatlich zusätzlich die Umsatzsteuer ermittelt, die Vertretungsprovisions-Abrechnung und eine Offene-Posten-Liste erstellt. Als beratender Service kommt die Analyse von Absatzmärkten, Umsatzstatistiken und -auswertungen infrage. Die **Gebühren** für die Dienstleistungsfunktion betragen in der Regel 0,5 bis 4% vom → Umsatz. Ihre Höhe ist abhängig vom Gesamtumsatz, dem Durchschnittsbetrag der Rechnungen, der durchschnittlichen Laufzeit der Forderungen, von der Zahl und der Fluktuation der Kunden, von der Anzahl der unzustellbaren Rechnungen, vom Ausmaß der Rücksendungen und Mängelrügen, vom Zahlungsverhalten der Drittschuldner sowie von der Art und dem Umfang zusätzlicher Arbeiten.

Die **Finanzierungsfunktion** kann vom Factor auf zwei Arten betrieben werden: Beim **Fälligkeits-Factoring** erfolgt der bündelweise Ankauf der Forderungen zum durchschnittlichen Fälligkeitstag. Zu diesem Zeitpunkt werden 80 bis 90% der Rechnungsbeträge zur Verfügung gestellt. Die restlichen 10 bis 20% werden auf einem Sperrkonto des Arztes gutgeschrieben, womit der Factor sich absichert. Der verbleibende Sperrbetrag wird nach Forderungseingang bzw. wenn die → Zahlungsunfähigkeit des Patienten feststeht, überwiesen. Diese „unechte Finanzierungsfunktion" wählt ein Arzt, wenn er über ausreichende Liquidität verfügt und es ihm im Wesentlichen auf die Dienstleistungs- und Delkrederefunktion ankommt. Beim **Vorfälligkeits-Factoring** werden vom Factor die Rechnungsbeträge (abzüglich 10 bis 20%) dem Arzt unmittelbar nach Erstellung der Rechnungen bereitgestellt, also bis zum Fälligkeitstag bevorschusst, was die eigentliche Finanzierungsfunktion des Factors ausmacht. Die Bevorschussung beschränkt sich vornehmlich auf Forderungen mit Laufzeiten von nicht mehr als 3 Monaten. Die Kapitalkosten für die Bevorschussung liegen etwa in Höhe der → Zinsen für → Kontokorrentkredite und sind vom Tag der Inanspruchnahme des Vorschusses bis zum Zahlungseingang bzw. zum Eintritt des Delkrederefalls zu bezahlen.

Bei Übernahme der **Delkrederefunktion** hat der Factor das Ausfallrisiko zu 100% zu tragen. Der Delkrederefall gilt als eingetreten, wenn der Patient nach Ablauf einer Karenzzeit, die in der Regel 90 bis 120 Tage beträgt, seiner → Verbindlichkeit nicht nachkommt. Die zwangsweise Geltendmachung notleidender Forderungen ist Aufgabe des Factors. Im Factoring-Vertrag wird vereinbart, dass alle oder zumindest geschlossene Forderungsgesamtheiten zum Kauf angeboten werden, nicht dagegen nur die „schlechten Risiken". Der Übernahme der Forderung geht eine Überprüfung der → Bonität des Patienten durch den Factor voraus. Bei negativer Einschätzung der Bonität erfolgt kein Ankauf und damit auch keine Bevorschussung der Forderung, gegebenenfalls wird jedoch deren Einzug treuhänderisch übernommen. Um das Ausfallwagnis im Einzelfall zu begrenzen, vereinbart der Factor mit dem Arzt für jeden Patienten einen Höchstbetrag der jeweils anzukaufenden Forderungen. Oft wird nach einer gewissen Übergangsphase unechtes in echtes Factoring übergeleitet, da der Factor mit Durchführung des Inkasso- und Mahnwesens sich zunächst einen Einblick in die Risikostruktur der Forderungen verschaffen will. Die Gebühren für die Delkrederefunktion betragen in der Regel 0,75 bis 1,5% vom Umsatz und sind abhängig von der Bonität der Patienten und deren Zahlungsmoral.

Fehlinvestition

Als Fehlinvestitionen werden → Investitionen bezeichnet, die aus verschiedenen

Gründen nicht in den Klinik- oder Praxisprozess einbezogen werden können, aber dennoch das Ergebnis negativ belasten.

Bei Fehlinvestitionen handelt es sich um Anschaffungen, die nicht wie gewünscht eingesetzt werden können oder nicht die erwarteten Nutzen- oder Kosteneffekte erzielen.

Fehlmengenkosten

Fehlmengenkosten entstehen dann, wenn dringend benötigtes medizinisches Verbrauchsmaterial, das aufgrund einer fehlenden Bestandsüberwachung nicht mehr in ausreichender Menge vorhanden ist, unter großem Aufwand und zu hohen Preisen kurzfristig beschafft werden muss.

Die Fehlmengenkosten können sich aus folgenden Kostenanteilen zusammensetzen:
- erhöhter Nachfrageaufwand, da das Material nicht bei allen Lieferanten vorrätig ist
- Differenz zu Preisangeboten, da nach Gültigkeit des Angebots gekauft werden muss
- Differenz zu günstigerem Äquivalenzprodukt, das nicht vorrätig ist
- ausbleibende Behandlungseinnahmen, da geplante Therapien verschoben werden müssen

Festdarlehen

Bei dem Festdarlehen handelt es sich um einen → Kredit, der erst am Ende der Laufzeit in einer Summe zurückgezahlt wird (Abb. 46).

Es wird daher auch als Fälligkeitsdarlehen bezeichnet (→ Darlehen mit Endfälligkeit). An die Stelle der → Tilgung kann auch eine Lebensversicherung treten.

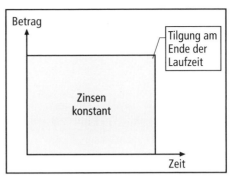

Abb. 46 Festdarlehen

Festplatte

Die Festplatte ist eine Kombination von Laufwerk und → Datenträger zu einem Gerät mit Schreib-Lese-Köpfen, in dem → Daten auf mehreren nicht flexiblen Platten magnetisch aufgezeichnet und gelesen werden können.

Festplatten sind in der Regel dauerhaft in den Rechner eingebaut oder werden als externe Festplatten beispielsweise über eine SCSI-Schnittstelle angeschlossen.

Eine Festplatte enthält einen **Stapel** von zwei bis zehn festen Platten aus Aluminium oder Glas, die übereinander auf einer Achse sitzen. Diese Achse wird von einem Motor in eine konstante Drehung versetzt, je nach Typ circa 3 600 bis maximal 15 000 Umdrehungen pro Minute. Ober- wie Unterseite jeder Platte sind mit einem magnetisierbaren Material, wie z. B. Eisenoxid, beschichtet. Für jede beschichtete Seite gibt es einen **Schreib-Lese-Kopf**, der Daten schreibt, indem er die Oberfläche magnetisiert, oder Daten liest, indem er Magnetisierungen registriert. Die Schreib-Lese-Köpfe sitzen auf dem **Schreib-Lese-Kamm**, der von einem Schrittmotor hin- und hergefahren wird, damit beliebige Speicherpositionen erreicht werden können. Die

Köpfe schweben sehr dicht über der Plattenoberfläche. Um einen sicheren Betrieb zu gewährleisten und die Schreib-Lese-Köpfe vor Staubteilchen zu schützen, ist das Gehäuse fast luftdicht verschlossen.
Die Daten werden auf der Festplatte in **Spuren** aufgezeichnet. Auf jeder Plattenseite befinden sich mehrere Spuren. Alle genau übereinander liegenden Spuren (Ober- und Unterseiten) bilden zusammen einen Zylinder, auf die der Schreib-Lese-Kamm zugreift. Zur Organisation der Daten ist jede Spur in Sektoren unterteilt.
Bei den Zugriffen auf die Daten spricht eine Festplatte Zylinder, Köpfe (Schreib-Lese-Köpfe) und Sektoren an. Ihre Speicherkapazität ergibt sich deshalb auch daraus, wie viele dieser Elemente sie jeweils ansprechen kann.
Die Einteilung einer Festplatte in Spuren und Sektoren geschieht bei ihrer **Formatierung**. Die genaue Einteilung hängt ab vom jeweiligen Dateisystem und vom → Betriebssystem.
Jede Festplatte lässt sich logisch in mehrere Partitionen unterteilen, in Bereiche, die wie ein eigenes Laufwerk angesprochen werden.

Finanzplanung

Die Finanzplanung stellt die systematische Erfassung, die Gegenüberstellung und den gestaltenden Ausgleich zukünftiger Zu- und Abnahmen liquider Mittel dar.

Alle finanziellen Dispositionen, die aufgrund einer Vorschau zur Deckung des erwarteten Kapitalbedarfs des Klinik- oder Praxisbetriebs getroffen werden, sind darunter zu verstehen, insbesondere die Dispositionen zur Sicherung der → Liquidität (Zahlungsfähigkeit). Die → Investition stellt die Mittelverwendung im Sinne von → Ausgaben dar, während sich die Finanzierung mit der Mittelbeschaffung im Sinne von Einnahmen befasst. Aufgabe der Finanzplanung ist es, die Beschaffung und Verwendung finanzieller Mittel abzugleichen. Im Klinik- oder Praxisbetrieb können das sein:
- offene → Forderungen an Patienten
- Bestände in der Handkasse
- Bestände auf unterschiedlichen Klinik- oder Praxiskonten
- Tagegelder

Ziel der Finanzplanung ist es,
- eine optimale Liquidität zu ermitteln,
- eine optimale Liquidität zu erreichen,
- eine optimale Liquidität zu erhalten und
- den dazu nötigen Bestand an Zahlungsmitteln vorauszuplanen.

Im Rahmen des Liquiditäts-Managements zur Sicherung der Zahlungsfähigkeit fungiert die Finanzplanung dabei als Planungs-, Steuerungs- und Kontrollinstrument im Sinne einer kurzfristigen Finanzplanung. Diejenigen Größen, die als Elemente der Liquiditätsgrundbedingung die Zahlungsfähigkeit des Klinik- oder Praxisbetriebs unmittelbar bestimmen, werden in der Finanzplanung möglichst vollständig, betrags- und zeitpunktgenau erfasst: zukünftige kumulierte Ein- und → Auszahlungen des Planungszeitraums sowie verfügbare Zahlungsmittelbestände.
Da sich der Zahlungsmittelbestand, die Forderungen und → Verbindlichkeiten sowie das → Umlaufvermögen der Klinik oder Praxis ständig ändern, reicht eine einmalige, statische Betrachtung der Liquidität nicht aus. Eine dynamische → **Liquiditätsplanung**, die es zumindest ermöglicht, die jeweilige Periodenliquidität planerisch zu ermitteln, ist daher zur finanzwirtschaftlichen Steuerung erforderlich. Dazu ist ein **Liquiditäts- und Finanzplan** aufzustellen, der pro Periode (z. B. monatlich) die in Tabelle 42 aufgeführten Parameter enthält.
Die Einnahmen und Ausgaben sind grundsätzlich für die Perioden einzuplanen, in de-

Tab. 42 Finanz- und Liquiditätsplan

Inhalt	Daten
Zahlungsmittel	Anfangs- und Endbestand der Zahlungsmittel
Geplante Einnahmen	Zinseinnahmen, Einnahmen aus Privat- und Kassenliquidation, Restwerterlöse, aufgenommenes und ausgezahltes Fremdkapital, Einnahmen aus sonstigen Tätigkeiten, Anzahlungen von Patienten
Geplante Ausgaben	Versicherungen, Steuern, Beiträge, Zinsleistungen, Tilgungen, Auszahlungen für Material, Personal, Weiterbildung, Miete

nen sie auch tatsächlich anfallen, um ein möglichst realistisches Bild der Finanzlage zu erhalten. Die Istwerte sind den Planwerten im Liquiditäts- und Finanzplan im Verlauf der Periode gegenüberzustellen, um Abweichungen zu erkennen und gegebenenfalls bei Liquiditätsengpässen frühzeitig entgegensteuern zu können. Auch gibt der Plan bei mehr als ausreichender Liquidität Hinweise darauf, in welchem Umfang finanzielle Mittel längerfristig angelegt werden können.

Die Finanz- und Liquiditätsplanung sollte für mehrere Monate im Voraus erstellt werden und gegebenenfalls zusätzlich in eine Jahresplanung münden, da eine kurzfristige, monatliche → Planung den Handlungsspielraum einschränkt und beispielsweise auch das Zahlungsverhalten von Patienten und Kassen (Quartalsabrechnung) nur unzureichend berücksichtigt. Für den Klinik- oder Praxisbetrieb besonders geeignet erscheint eine quartalsweise Fortschreibung der Monatsplanungen. Dazu ist zu Beginn eines jeden Monats für diesen und die zwei folgenden Monate ein Liquiditätsplan aufzustellen und fortzuschreiben. Die zukünftigen Einnahmen und Ausgaben lassen sich mithilfe von → **Prognoseverfahren** aus Vergangenheitswerten ableiten. Folgende einfache Verfahren bieten sich dazu an:
- → arithmetisches Mittel
- gewichtetes arithmetisches Mittel
- → exponentielle Glättung

Firewall

Eine Firewall verhindert die direkte Kommunikation der Computer des Klinik- oder Praxisnetzes mit netzfremden externen Geräten (und umgekehrt) und stellt dadurch ein Schutzsystem für das → Netzwerk gegen externe Bedrohungen dar.

Eine Bedrohung können z. B. Hacker darstellen, die über das → Internet auf das Netzwerk der Klinik oder Praxis zugreifen. Sicherheit gegenüber Software-technischen Schädigungen von → Daten und Informationen bieten im Rahmen des **logischen** → **Datenschutzes** die Anwendung von Verschlüsselungsfunktionen beim Datentransport in praxisinternen und -externen Netzen, von Abschirmungskonzepten (Firewall) gegen externe Einflussnahmen sowie die Einschränkung von Nutzungsberechtigungen. Ebenso dienen Maßnahmen gegen unerlaubten Zugriff, die Überprüfung automatisierter Datenübermittlungen sowie der Einsatz von Virenschutzeinrichtungen als Sicherheitsmaßnahmen. Anstatt des üblichen Kommunikationsweges wird die Kommunikation an einen eigenen → Server umgeleitet, der sich außerhalb des Praxisnetzes befindet. Dieser Server entscheidet, ob bestimmte Nachrichten oder → Dateien an das Praxisnetz weitergeleitet werden.

Firewalls lassen sich aus Hard- oder Software-Komponenten (oder durch eine Kombination aus beiden) realisieren, die je nach Benutzeranforderung an die Dienste und die Sicherheit individuell konfiguriert werden. Bei der Konzeption einer Firewall sind zwei **konkurrierende Forderungen** zu berücksichtigen: Einerseits soll sich die Sicherheit im internen Netz erhöhen, andererseits soll die Kommunikation nach außen möglichst wenig behindert werden. Bewährt haben sich die Beschränkung von extern nutzbaren Diensten, die Beschränkung auf eine begrenzte Zahl von Kommunikationsrechnern, die Authentifizierung und Identifikation sowie die Datenverschlüsselung. Dabei wird die Firewall als einziger Zugang des eigenen Netzes zum öffentlichen Netzwerk konfiguriert, weil sich die nötigen Überwachungs- und Kontrollfunktionen so wesentlich vereinfachen lassen.

Folgende **Arten des Zugangsschutzes** lassen sich unterscheiden:

- Datenpaketfilterung: Sie ist die einfachste Konfiguration; hier werden die ein- und ausgehenden Datenpakete auf der Sicherungsschicht, der Netzwerkschicht und der Transportschicht anhand einer vorhandenen Tabelle analysiert und kontrolliert. Ein Filter interpretiert den Inhalt der Datenpakete und verifiziert, ob die Daten in den entsprechenden Kopfzeilen der Kommunikationssteuerungsschicht den definierten Regeln entsprechen.
- Circuit-Relay-Konzept: Dieses Konzept arbeitet mit einem Subnetz, einem externen und einem internen Router (Vermittlungsvorrichtung in einem Kommunikationsnetzwerk, die die Bereitstellung von Nachrichten beschleunigt) und einem Host (Zentralrechner mit permanenter Zugriffsmöglichkeit) als Verbindungspartner, über den die Kommunikation abläuft. Dadurch sind von außen keine Rückschlüsse auf die Netzstrukturen möglich. Der Rechner, der eine Verbindung aufbauen will, muss sich beim Host anmelden und eine Zugangsberechtigung nachweisen. Die übertragenen Daten werden nicht mehr überwacht.
- Application Gateway: Die sicherste, aber auch aufwendigste Realisierung einer Firewall ist das Application Gateway, das die Netze logisch und physikalisch entkoppelt und von jedem Benutzer eine vorherige Identifikation und Authentifizierung erwartet. Bei dieser anwendungsspezifischen Filterung werden die Datenpakete auf einem Proxy-Server (Firewall-Komponente, die den Datenverkehr im Internet für ein lokales Netzwerk verwaltet) empfangen. Eine spezielle Software überträgt dann das Paket von einer Netzwerkseite auf die andere. Es kommt also keine direkte Verbindung zwischen Zielrechner und Besucher zustande. Entsprechend der Vielzahl der angebotenen Dienste gibt es anwendungsspezifische Gateways beispielsweise für Telnet, → E-Mail oder HTTP. Durch die Beschränkung eines Application Gateways auf einen speziellen Dienst ergeben sich zusätzliche Sicherungs- und Protokollierungsmöglichkeiten.

Fixkosten

Fixkosten sind konstante → Kosten und entstehen unabhängig von der Leistungserbringung der Klinik oder Arztpraxis.

Fixkosten stellen beschäftigungsunabhängige Kosten dar, bleiben auch bei unterschiedlicher Leistungsmenge konstant und fallen auch bei Nichtbehandlung von Patienten an. Schwankungen in der Höhe der Fixkosten können durch andere Kosteneinflussfaktoren als die Beschäftigung (Auslastung der Mitarbeiter und der Behandlungseinrichtungen) bewirkt werden. Fixe Kosten machen den überwiegenden Teil der Betriebskosten im

Klinik- oder Praxisbetrieb aus. Dazu zählen beispielsweise:
- Raumkosten wie Miete, Reinigung, Instandhaltung
- Kosten für die Unterhaltung eines eigenen Labors
- Kosten für Beiträge und Versicherungen
- Großteil der Personalkosten

Die Personalkosten fallen auch dann an und laufen weiter, wenn aufgrund von Feiertagen, Praxisurlaub usw. nicht gearbeitet wird. Ob am Tag 40 oder 50 Patienten behandelt oder verschiedene Behandlungsarten mit unterschiedlichen Leistungsvergütungen durchgeführt werden, ist somit nicht entscheidend für die Höhe der Fixkosten. Aus Abbildung 47 ist ersichtlich, dass der Verlauf der Fixkosten sich auch bei zunehmender Anzahl der Behandlungsfälle nicht ändert und in der Höhe konstant bleibt.

Der Anteil der fixen Kosten an den → Gesamtkosten einer Klinik oder Arztpraxis liegt zwischen 40 und 60 %, wobei je nachdem, welche kostenintensiven Labor- oder Behandlungseinrichtungen betrieben werden, dieser Anteil höher oder niedriger liegen kann. Die Höhe der fixen Kosten ist deshalb von besonderer Bedeutung, da sie feste Kosten und Zahlungsverpflichtungen darstellen, auch wenn die Klinik oder Praxis keinen oder nur wenig → Umsatz erwirtschaftet.

Flussdiagramm

→ Ablaufdiagramm

Fördereinrichtungen

Da es in Deutschland keine einheitliche, zentral gesteuerte Wirtschaftsförderung gibt, bleibt es im Wesentlichen Aufgabe des Bundes und der Länder, Förderaufgaben über zuständige Ministerien oder eigene Förderinstitute wahrzunehmen.

Am Geld- und Kapitalmarkt beschaffen sich die Fördereinrichtungen des Bundes und der Länder die zur Erfüllung ihrer Aufgaben notwendigen Mittel. Dies geschieht in den meisten Fällen durch Ausgabe von Schuldscheinen und durch → Emission von → Schuldverschreibungen. Da überwiegend eine staatliche Gewährträgerhaftung vorliegt, wird es den Fördereinrichtungen ermöglicht, sich günstig zu refinanzieren und die dabei gewonnenen Zinsvorteile an die Kreditnehmer weiterzugeben. Die Verbilligung der → Darlehen auf günstige Zinssätze, die in der Regel unter dem üblichen Kapitalmarktniveau liegen, wird ferner durch globale Zinszuschüsse aus den jeweiligen Haushalten ermöglicht.

Neben der originären Zuständigkeit des **Bundesministeriums für Wirtschaft und Technologie** gibt es auf Bundesebene die **Kreditanstalt für Wiederaufbau (KfW)**, die öffentliche Finanzierungshilfen im Rahmen der gewerblichen Wirtschaftsförderung anbietet. Sie stellt ein wichtiges Förderinstitut auf Bundesebene dar, wurde 1948 gegründet und ist heute eine Förderbank für die deutsche

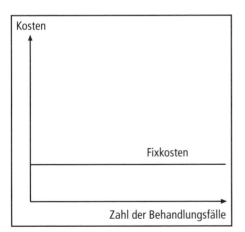

Abb. 47 Fixkosten

Volkswirtschaft und zugleich Entwicklungsbank für die Entwicklungsländer. Die **Produktpalette** der KfW umfasst:
- Kreditprogramme zur Finanzierung von gewerblichen → Investitionen und Umweltinvestitionen
- Dienstleistungen zur Vermittlung von → Eigenkapital
- für medizinische Einrichtungen eher weniger interessante Kreditprogramme zur Finanzierung von gewerblichen Investitionen im Ausland
- Technologie- und Innovationsbeteiligungen
- wohnwirtschaftliche Investitionen
- kommunale Infrastrukturmaßnahmen

Die Wirtschaftsförderung auf Bundesebene wurde in der Vergangenheit auch durch die Deutsche Ausgleichsbank (DtA) durchgeführt, die jedoch im Jahr 2002 in die KfW eingegliedert wurde und kein eigenständiges Förderinstitut mehr darstellt.

In den Bundesländern gibt es ebenfalls vergleichbare **Förderbanken** und/oder eigene **Bürgschaftsbanken**, wie z. B.:
- LfA Förderbank Bayern
- L-Bank Förderanstalt Baden-Württemberg
- Investitionsbank Berlin
- Investitionsbank des Landes Brandenburg
- Wirtschaftsförderungsgesellschaft der Freien Hansestadt Bremen GmbH
- Wirtschaftsförderung Hessen Investitionsbank AG
- Landesförderinstitut Mecklenburg-Vorpommern
- Niedersächsische Bürgschaftsbank (NBB) GmbH
- Investitionsbank NRW
- Investitions- und Strukturbank Rheinland-Pfalz (ISB) GmbH
- Saarländische Investitionskreditbank AG (SIKB)
- Sächsische Aufbaubank GmbH
- Landesförderinstitut Sachsen-Anhalt (LFI) GmbH
- Bürgschaftsbank Schleswig-Holstein GmbH
- Thüringer Aufbaubank

Die LfA Förderbank Bayern ist beispielsweise in Bayern das Kreditinstitut des Freistaats zur Förderung der gewerblichen Wirtschaft. Ihre Aufgabe ist es, im Rahmen der staatlichen Finanz-, Wirtschafts-, Verkehrs- und Arbeitsmarktpolitik Vorhaben gewerblicher Unternehmen sowie sonstige Maßnahmen zur Verbesserung und Stärkung der Wirtschafts- und Verkehrsstruktur Bayerns finanziell zu fördern. Als Förderungsinstrumente werden eingesetzt:
- langfristige zinsgünstige Darlehen
- → Bürgschaften und → Garantien
- → Haftungsfreistellungen
- Zuschüsse
- stille → Beteiligungen

Möglichkeiten der Inanspruchnahme öffentlicher Finanzierungshilfen bieten sich für medizinische Einrichtungen auf **europäischer Ebene** kaum. Hauptaufgabe der **Europäischen Investitionsbank** mit Sitz in Luxemburg ist es, die Finanzierung von Investitionen zu erleichtern, welche strukturelle Ungleichgewichte abbauen und eine größere wirtschaftliche Konvergenz zwischen den Mitgliedsstaaten der europäischen Union fördern. Dazu zählen:
- Stärkung der internationalen Wettbewerbsfähigkeit der Industrie
- Förderung wirtschaftsschwacher Regionen
- Sicherung der Energieversorgung der Europäischen Union
- Verbesserung der innergemeinschaftlichen Verkehrs- und Telekommunikationsnetze
- Schutz der Umwelt und die Verbesserung des Lebensraumes
- Strukturverbesserungen städtischer Gebiete

Fördermittel

Da bei den ärztlichen Standesorganisationen und Verbänden das Potenzial für eine Beratung über → öffentliche Förderhilfen mitunter nicht in ausreichendem Umfang gegeben ist und auch Steuerberater und Wirtschaftsprüfer in diesen Fragen oft nur begrenzt auskunftsfähig sind, bietet sich eine individuelle **Beratung** in Fragen der Wirtschaftsförderung nicht nur bei den einzelnen Förderinstituten an, sondern auch bei:

- Wirtschaftsministerien des Bundes und der Länder
- Bezirksregierungen
- Industrie- und Wirtschaftsverbänden
- → Hausbanken
- Industrie- und Handelskammern
- Handwerkskammern

Da es Kombinationsmöglichkeiten von Förderprogrammen unterschiedlicher Institute gibt, die bei einem Finanzierungsvorhaben auch gebündelt zur Anwendung kommen können, ist eine Beratung über weitere Einzelheiten durch diese Stellen empfehlenswert. Einen weitestgehend vollständigen und aktuellen Überblick über die Förderprogramme des Bundes und der Länder gibt darüber hinaus auch die **Förderdatenbank** des Bundes im → Internet (http://www.bmwi.de/foerdb). Unabhängig von der Förderebene oder dem Fördergeber wird das Fördergeschehen dort nach einheitlichen Kriterien zusammengefasst. Dabei werden auch die Zusammenhänge zwischen den einzelnen Programmen aufgezeigt, die für eine effiziente Nutzung der staatlichen Förderung von Bedeutung sind. Durch eine breit angelegte Vernetzung eröffnet das Internet ferner die Möglichkeit, vertiefende Informationen der unterschiedlichen Anbieter von Förderinformationen bereitzustellen. Als zentrale Informationsquelle steht die Förderdatenbank des Bundeswirtschaftsministeriums zur Verfügung. Sie kann auch von Benutzern ohne Vorkenntnisse angewendet werden.

Fördermittel

Als Fördermittel werden im Rahmen der öffentlichen Wirtschaftsförderung in der Regel → Darlehen, → Bürgschaften, Zuschüsse und → Beteiligungen von den einzelnen → Fördereinrichtungen angeboten.

Die Inanspruchnahme öffentlicher Förderhilfen ist eine bislang eher selten genutzte Finanzierungsalternative für einzelne Arztpraxen oder Kliniken. Die deutsche Förderlandschaft ist vielschichtig, föderalistisch aufgebaut, durch EU-Recht eingeschränkt und daher bereits für Finanzierungsexperten der gewerblichen Wirtschaft schwierig zu durchschauen. Auch die für die medizinische Einrichtung tätigen Steuerberater oder Wirtschaftsprüfer haben davon in der Regel nur unzureichende Kenntnisse. Hinzu kommt, dass auch die Klinik und der Arzt als Unternehmer in den seltensten Fällen kompetente Ansprechpartner und wichtige Adressen kennen, um zu dieser wichtigen Finanzierungsalternative Informationen einholen zu können. Standen bislang eher Themen wie Mittelstandsförderung, Umweltschutzfinanzierungen und die Finanzierung von technologischen Innovationen im Vordergrund der öffentlichen Förderung, so öffnen sich jedoch gerade in jüngster Zeit die Förderprogramme der einzelnen Institutionen in zunehmendem Maße auch für freiberuflich Tätige.

Während die Möglichkeiten direkter öffentlicher Zuschüsse und Beteiligungen eher vereinzelt vorkommen, stehen öffentliche Darlehen und Bürgschaften üblicherweise als Finanzierungsalternativen für eine medizinische Einrichtung im Vordergrund (Abb. 48).

Zinszuschüsse dienen der Verbilligung eines Darlehens, das von der Fördereinrichtung auszureichen und zur Mitfinanzierung des förderungsfähigen Vorhabens zu verwenden ist. Daneben gibt es vereinzelt **Investitionszuschüsse** für konkrete Investitionsvorha-

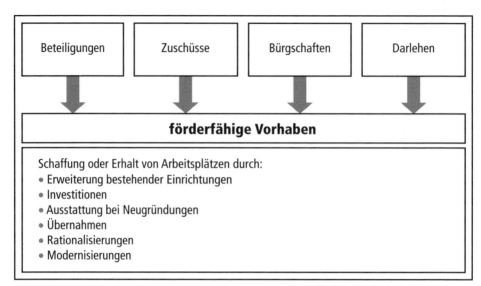

Abb. 48   Öffentliche Fördermittel

ben, wobei eine Kombination beider Förderarten oft möglich ist. Mitunter besteht auch die Möglichkeit, ein Darlehen je nach Bedarf auszugestalten, falls es mithilfe eines Zuschusses verbilligt werden soll. Verschiedene Darlehenstypen stehen dafür in der Regel mit unterschiedlichen Laufzeiten und Zinssätzen zur Verfügung.

Da kleine und mittlere medizinische Einrichtungen wegen ihres zu geringen → Eigenkapitals bei ihrem Wachstum oder der Aufnahme von → Krediten häufig an Grenzen stoßen, sind sie auf die Zuführung von haftendem Eigenkapital angewiesen. Jungen Einrichtungen mit neuen Kooperations- oder eigenständigen Rechtsformen (→ GmbH, AG) fehlt oft ein Partner mit dem nötigen → Kapital. Solches Eigenkapital kann in Form von öffentlich refinanzierten **Beteiligungen** über verschiedene Fonds als offene und stille Beteiligungen oder durch Übernahme von Anteilen zur Verfügung gestellt werden. Grundsätzlich können dabei alle Finanzierungsphasen durch Eigenkapital in Form einer Beteiligung unterstützt werden, wie:

- Gründung
- Wachstum
- Innovation
- Rationalisierung
- Reorganisation

Die Konditionen werden in der Regel individuell abgestimmt, und die Höhe der Beteiligung kann Beträge bis zu mehreren Millionen umfassen. Gemessen am sonstigen Preis für Eigenkapital sind die → Kosten für öffentlich refinanzierte Beteiligungen günstig. In diesem Marktsegment wird häufig eine prozentuale Festvergütung für einen längeren Zeitraum zuzüglich einer gewinnabhängigen Komponente festgelegt.

Das Engagement geschieht dabei überwiegend in Form stiller Beteiligungen, bei denen die Fördereinrichtung stiller Gesellschafter bleibt und sich nicht am Management der medizinischen Einrichtung beteiligt. Häufig wird das Beteiligungskapital bereits in frühen Entwicklungsphasen der Einrichtung zur Verfügung gestellt, um insbesondere der Mitfinanzierung von → Investitionen und Betriebsmitteln für innovative Vorhaben der Klinik oder Arztpraxis zu dienen. In Zusammenarbeit mit einem weiteren kooperierenden Beteiligungsgeber, beispielsweise einer Privatperson oder der → Hausbank, dem zur Reduzierung seines Risikos auch eine zeitlich begrenzte Verkaufsoption eingeräumt werden kann, beteiligt sich die Fördereinrichtung an dem förderungsfähigen Vorhaben. Vor Übernahme der Beteiligung prüft der Investor die Beteiligungsvoraussetzungen und leitet der Fördereinrichtung eine entsprechende Stellungnahme zu der anstehenden Beteiligungsentscheidung zu. Die ordnungsgemäße Durchführung des Vorhabens wird während der Beteiligungslaufzeit durch den Investor überwacht, wobei er die beteiligungsnehmende Einrichtung oft auch betriebswirtschaftlich betreut. Das Beteiligungskapital wird dabei grundsätzlich in mehreren Teilbeträgen entsprechend dem Fortschritt des innovativen Vorhabens bereitgestellt, und die Beteiligungshöhe der Fördereinrichtung orientiert sich in der Regel an der Mittelbereitstellung des Investors. Die Laufzeit der Förderung hängt üblicherweise von der Dauer der Beteiligung des kooperierenden Beteiligungsgebers ab. Folgende **Kosten** für den Beteiligungsnehmer fallen üblicherweise an:

- einmalige Bearbeitungsgebühren
- eine fixe, ergebnisunabhängige Basisvergütung
- eine den individuellen Verhältnissen angepasste, laufende gewinnabhängige Entgeltkomponente
- ein angemessenes Ausstiegsentgelt am Beteiligungsende, unter Berücksichtigung der wirtschaftlichen Entwicklung, die die Einrichtung während der Beteiligungslaufzeit genommen hat

Die Einzelheiten werden in einem abzuschließenden Beteiligungsvertrag geregelt, wobei kein Rechtsanspruch auf eine öffentliche Beteiligung besteht.

Öffentliche **Darlehen** werden für förderfähige Vorhaben bis zu einer bestimmten Höhe gewährt, wobei als förderfähige Vorhaben im Allgemeinen insbesondere Investitionen, bei Neugründungen auch die Anschaffung der „Erstausstattung", Übernahmen, Rationalisierungen, Klinik- oder Praxismodernisierungen oder auch die Erweiterung bestehender Einrichtungen angesehen werden, sofern sie mit dem Erhalt oder der Schaffung von Arbeitsplätzen verbunden sind. Die Darlehen werden als Kredite ausgegeben, die in einer Summe oder in Teilbeträgen zur Verfügung gestellt werden und in festgelegten Raten oder auf einmal nach Ablauf der vertraglich geregelten Laufzeit zurückzuzahlen sind. Häufig werden auch Darlehen im Rahmen der Förderung von **Konsolidierungsmaßnahmen** gewährt, die medizinischen Einrichtungen, welche in Liquiditäts- und Rentabilitätsschwierigkeiten geraten sind, im Interesse der Erhaltung von Arbeitsplätzen eine Umschuldung ihrer überhöhten kurzfristigen → Verbindlichkeiten in langfristiges → Fremdkapital ermöglichen. Zur Behebung der bestehenden Schwierigkeiten muss ein tragfähiges Gesamtkonsolidierungskonzept vorgelegt werden, an dem sich neben der medizinischen Einrichtung auch deren Hausbank beteiligt. Ein tragfähiges Gesamtkonsolidierungskonzept stellt eine wesentliche Voraussetzung für die Darlehensgewährung dar. Jene gewerblichen Unternehmen und Angehörige freier Berufe, die in den Standardprogrammen nicht oder nicht in ausreichendem Maße berücksichtigt werden, werden häufig mit **Ergänzungsdarlehen** gefördert. Investitionen und → Konsolidierungen stehen dabei im Mittelpunkt der Förderung. Zinssatz und → Auszahlung sind in der Regel entweder zum Zeitpunkt der Darlehenszusage oder des Mittelabrufs festgelegt, wobei die Zinshöhe üblicherweise von der jeweiligen Lage auf dem Kapitalmarkt abhängig ist. Die Darlehenshöhe bei Ergänzungsdarlehen ist an Vorhabens- und Darlehensmindestbeträge geknüpft, wobei der Finanzierungsanteil am förderfähigen Vorhaben bis zu 100 % betragen kann.

Öffentliche **Bürgschaften** geben auch medizinischen Einrichtungen, die nicht genügend Sicherheiten verfügbar haben, die Möglichkeit zur Aufnahme von Bankkrediten, denn hierzu ist die Stellung ausreichender Sicherheiten notwendig. Bei der Kreditaufnahme übernehmen sie gegenüber den Hausbanken einen Großteil des Risikos. Gefördert wird mit öffentlichen Bürgschaften die Verbürgung von Krediten für die wirtschaftliche Konsolidierung einer medizinischen Einrichtung, für die Bereitstellung von Behandlungseinrichtungen oder für die Finanzierung von Investitionen (Tab. 43).

Die **Kosten** für eine öffentliche Bürgschaft können in folgender Zusammensetzung anfallen:
- laufende Gebühr mit einem geringen Prozentsatz pro Jahr aus dem jeweiligen Bürgschaftsbetrag
- Gestaltung als laufende Avalprovision
- Ergänzung um eine einmalige Bearbeitungsgebühr

Von der Fördereinrichtung wird für die Hausbank häufig auch eine teilweise → **Haftungsfreistellung** eingeräumt, soweit ein Darlehen bankmäßig nicht ausreichend abgesichert werden kann.

Da die nationalen Möglichkeiten der öffentlichen gewerblichen Wirtschaftsförderung durch das EU-Recht eingeschränkt werden, müssen die antragstellenden medizinischen Einrichtungen je nach den unterschiedlichen Förderrichtlinien oftmals die jeweils geltenden Kriterien für kleine und mittlere Unternehmen (KMU) der **Europäischen Union** nach dem Gemeinschaftsrahmen für staatliche Beihilfen an kleine und mittlere Unternehmen erfüllen. Häufig können Einrichtungen, bei deren Vermögens- und Ertragslage die mögliche Finanzierungshilfe wirtschaftlich unerheblich ist, nicht berücksichtigt werden. Beträgt deren Reingewinn zusammen mit den sonstigen Einkünften des Inhabers im letzten Jahr mehr als 125 000 Euro (bzw. bis 250 000 Euro bei mehreren tätigen Gesellschaftern), werden die KMU-Kriterien in der Regel nicht eingehalten. Ein weiteres wesentliches Kriterium ist, dass oftmals nur solche Vorhaben gefördert werden, deren Erlös mindestens 150 % der verdienten → Abschreibungen und des Reingewinns des letzten Jahres beträgt. Ferner dürfen bestimmte, von der Europäischen Union vorgegebene Förderhöchstsätze vom Subventionswert der Förderung, die für das Investitionsvorhaben aus öffentlichen Mitteln insgesamt gewährt

Tab. 43 Öffentliche Bürgschaften

Bürgschaftszweck	Erläuterung
Investitionen	Verbürgung von Krediten für Investitionen zur Rationalisierung, Modernisierung, Erweiterung und Umstellung bestehender Kliniken oder Praxen
Existenzgründung	Verbürgung von Krediten für die Errichtung neuer und Übernahme bestehender medizinischer Einrichtungen
Betriebsmittel	Verbürgung von Krediten zur Deckung des Betriebsmittelbedarfs, vor allem in Verbindung mit Investitionen in Räumlichkeiten und Behandlungseinrichtungen
Konsolidierung	Verbürgung von Krediten zur Konsolidierung, insbesondere zur Umschuldung von kurzfristigen Verbindlichkeiten; Voraussetzung ist in der Regel ein tragfähiges Gesamtkonsolidierungskonzept, an dem sich auch die Hausbank entsprechend beteiligt

wird, nicht überschritten werden. In der Regel werden diese Beschränkungen jedoch auf die Förderprogramme des Bundes und der Länder im **Einzelfall** bezogen. Daher sind jedes Vorhaben und die wirtschaftliche Situation, in der sich die Klinik oder Arztpraxis befindet, individuell auf Förderfähigkeit zu überprüfen.

Üblicherweise sind die Anträge für öffentliche Förderhilfen vor Beginn des Vorhabens und damit insbesondere vor Eingehen des wesentlichen finanziellen Engagements, wie z. B. des Abschlusses von Kaufverträgen, zu stellen. Dabei ist auf die Besonderheit des **Antragsweges** zu achten: Die öffentlichen Finanzierungshilfen werden unter der maßgeblichen Beteiligung der Geschäftsbanken und nicht in Konkurrenz zu ihnen gewährt. Dies bedeutet, dass nach dem Hausbankprinzip der Kreditnehmer nur über seine frei gewählte Geschäftsbank mit der Fördereinrichtung in Verbindung tritt. Bei ihrer Hausbank wickelt die medizinische Einrichtung in der Regel den größten Teil ihrer Bankgeschäfte ab und bringt damit eine gewisse Bankloyalität zum Ausdruck, die umgekehrt von der Hausbank gewöhnlich in der Weise honoriert wird, dass sie auch in Zeiten einer sich verschlechternden → Bonität ihrer Kreditnehmer ihr Kreditengagement beibehält bzw. ausweitet. Soweit es ihr nicht durch eine öffentliche Bürgschaft teilweise abgenommen wird, trägt die Hausbank grundsätzlich auch das Kreditrisiko (Zins- und Tilgungsforderungen im Rahmen von Darlehen). Sie kann dieses Risiko durch eine Haftungsfreistellung reduzieren, wobei es sich um ihre gänzliche oder teilweise Befreiung von der Verpflichtung handelt, für eine Schuld aufgrund eines Schuldverhältnisses einstehen zu müssen.

Die Anträge an die Fördereinrichtungen sind hauptsächlich über die Hausbank einzureichen, da die Förderinstitute nicht in direkte Konkurrenz zu den Geschäftsbanken treten

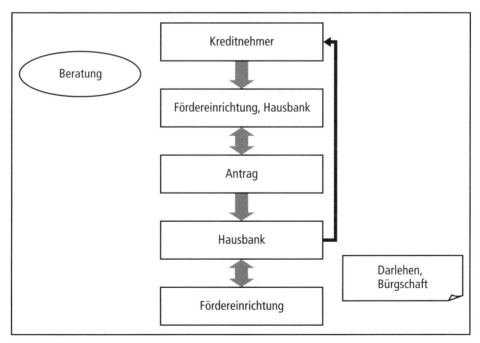

Abb. 49 Hausbankprinzip bei öffentlichen Fördermitteln

(Abb. 49), sodass die direkte Antragstellung an das jeweilige Förderinstitut eher die Ausnahme darstellt. Die **Antragsformblätter** lassen sich oft online ausfüllen und sind über das → Internet erhältlich oder bei:
- Förderinstituten
- Geschäftsbanken und Sparkassen
- Bezirksregierungen
- Industrie- und Handelskammern
- Handwerkskammern
- Industrie- und Wirtschaftsverbänden

Forderung

Eine Forderung ist der Anspruch auf eine Leistung, die dem Gläubiger gegenüber dem Schuldner aufgrund eines Schuldverhältnisses zusteht.

Die Forderung erlischt durch ihre **Erfüllung** oder durch die Annahme einer Leistung, die anstelle der ursprünglich vereinbarten Leistung tritt. Sie beruht in der Regel auf einem **Schuldvertrag** und verkörpert den Gegenwert für die erbrachte Leistung. Eine Forderung entsteht in dem Augenblick, in dem die Lieferung erfolgt oder die Leistung erbracht ist. Es kommt dabei nicht auf den Zeitpunkt der Rechnungserteilung an. Ist ein Vertrag abgeschlossen, aber noch von keiner Seite erfüllt, liegt ein schwebendes Geschäft vor. Forderungen beruhen somit auf einer Vorleistung, wobei die Zahlung noch aussteht.
Forderungen sind in der → Bilanz folgendermaßen zu **bewerten**:
- zweifelsfreie Forderungen mit den Anschaffungskosten
- zweifelhafte Forderungen mit dem niedrigeren Wert, der sich am Abschluss-Stichtag ergibt
- uneinbringliche Forderungen mit Null

Ein Forderungsübergang aus dem → Vermögen des ursprünglichen Gläubigers in das eines anderen kann zustande kommen aufgrund:
- gesetzlicher Bestimmung
- richterlicher Anordnung (Pfändung und → Überweisung einer Forderung)
- Forderungsabtretung

Die **Forderungsabtretung** ist die Übertragung der Forderung durch einen Vertrag (Zession) zwischen dem bisherigen Gläubiger (Zedent) und dem neuen Gläubiger (Zessionar). Dieser tritt an die Stelle des Zedenten. Soweit zwischen altem Gläubiger und Schuldner nicht anders vereinbart, bedarf die Abtretung nicht der Zustimmung des Schuldners. Beim Erwerb der Forderung gibt es keinen Schutz des guten Glaubens, da vom Zessionar erwartet werden kann, sich wegen der Forderung beim Schuldner zu erkundigen. Mit der Abtretung geht die Forderung mit allen Vorrechten und Belastungen (z. B. → Hypotheken) an den Zessionar über. Der Forderungsübergang ist in der Regel formlos gültig. Eine besondere Art des Forderungsübergangs ist die **Sicherungsabtretung**. Sie stellt die Übertragung einer Forderung auf einen Dritten dar, wodurch dieser dem Schuldner gegenüber vollberechtigter Gläubiger wird, während er gegenüber dem Zedenten in seinem Verfügungsrecht durch den Zweck der Sicherung beschränkt und nach Erreichung des Sicherungszwecks zur Rückübertragung verpflichtet ist.

Format

Das Format beschreibt die Struktur oder Darstellung einer einzelnen Dateneinheit, von → Dateien oder Dateisystemen.

In Verbindung mit Dokumenten beschreibt das Format die Anordnung der → Daten in der Dokumentdatei, mit der typischerweise das Lesen oder Schreiben durch bestimmte

→ Anwendungen ermöglicht wird. Eine Textdatei kann beispielsweise im → ASCII-Format gespeichert werden. Bei einem → Datenträger stellt das Format die Anordnung von Bereichen zur Datenspeicherung dar. In einer Datenbank bestimmt das Format die Reihenfolge und die Typen der Felder. Das Zuweisen von Formaten nennt man **Formatieren**.

Das einem bestimmten Programm eigene Format kann oft von anderen Programmen nicht verstanden werden. Viele Programme haben jedoch Filter, die das Format anderer Programme in das eigene **konvertieren**. Alle Programme verstehen das sogenannte ASCII-Format. Dateien in diesem Format enthalten ausschließlich ASCII-Zeichen.

Die durch ein Format wiedergegebene Anordnung kann unterschiedliche **Funktionen** haben:

- Textprogramme: Bei Textprogrammen können Zeichen, Absätze, Seiten und ganze Dokumente so formatiert werden, dass sie bei der Ausgabe den gewünschten optischen Eindruck vermitteln.
- Tabellenkalkulationsprogramme: In einem Tabellenkalkulationsprogramm bestimmt das Format die Merkmale einer Zelle, z. B. ob es sich um einen reinen Wert oder eine Formel handelt, um Text oder um eine Zahl.
- Datenbankprogramme: Bei Datenbankprogrammen beinhaltet das Format beispielsweise die Information über die Feldlänge (fest oder variabel) oder die Auswahl und Anordnung von Feldern in einem Formular.
- Datenträger: Bei einem Datenträger bestimmt das Format die Anordnung und die Größe von Bereichen zur Datenspeicherung.

Bei dem **Dateiformat** handelt es sich um eine Festlegung, auf welche Weise die in der Bitfolge einer Datei enthaltene Information zu interpretieren ist. Jedes Dateiformat legt zunächst fest, wie der Inhalt in der Datei kodiert ist und welche den Inhalt beschreibenden Informationen an welcher Stelle der Datei zu finden sind. Üblicherweise finden sich diese übergeordneten Daten in einem gesonderten Bereich am Beginn einer Datei, der deswegen auch Header oder Dateikopf genannt wird. Außer dem Dateinamen und den Dateiattributen kann der Header auch Informationen über das Erstellungsprogramm, über das Datum der Erstellung und der letzten Änderung oder Drucker- und Anzeigeoptionen enthalten.

Weltweite → Normen für bestimmte Formate sind insbesondere für das → **Internet** von wesentlicher Bedeutung, wobei es eine Reihe von Richtlinien für den Bereich der Nutzung des World Wide Web (→ WWW) gibt. Bei der Definition **offener Formate** werden nur Basisvorgaben gemacht und individuelle Erweiterungen durch Software-Hersteller zugelassen. Dies führt zwar nicht zu einheitlichen Dateiformaten, erlaubt aber meist eine einfache Konvertierung zwischen den einzelnen offenen Formatformen.

Freiberufler

Ärzte, die ihren Beruf in eigener Praxis ausüben, gehören zu der Gruppe der Selbstständigen, die nicht Gewerbetreibende im üblichen Sinn sind und deren Einkommen (Honorar) häufig nach Gebührenordnungen berechnet wird.

Medizinisches Personal, das sich in einem Angestelltenverhältnis befindet, zählt nicht zu den Freiberuflern. Angehörige der freien Berufe sind neben Ärzten typischerweise auch Apotheker, Heilpraktiker, Hebammen und medizinische Therapeuten, aber ebenso Steuerberater, Wirtschaftsprüfer, Rechtsanwälte oder Sachverständige, soweit sie ihre

Berufe selbstständig ausüben. Die meisten freien Berufe sind in gesetzlich vorgeschriebenen Standesorganisationen (z. B. Ärztekammer) eingebunden und unterliegen deren Berufsgerichtsbarkeit, die bei Verstößen die Berufsausübung untersagen kann. Soweit eine gesetzlich geschützte Berufsbezeichnung geführt wird, müssen entsprechende Prüfungen vorausgehen sowie staatliche Genehmigungen und bei Ärzten z. B. eine Approbation vorliegen. Freiberufler sind in der Regel nicht sozialversicherungspflichtig.

Fremdkapital

> Bei Fremdkapital handelt es sich um → Kapital, das der Klinik oder Praxis von Gläubigern zur Verfügung gestellt wird.

Die **Verschuldung** wird durch die Summe des Fremdkapitals ausgewiesen. Unabhängig von der Ertragslage der Klinik oder Praxis haben Fremdkapitalgeber Anspruch auf Verzinsung und Rückzahlung, wobei sie grundsätzlich nicht am Verlust beteiligt sind. Ihnen steht somit prinzipiell kein Recht auf Beteiligung an den Entscheidungen der Betriebsführung der medizinischen Einrichtung zu, was in der Realität aufgrund entstehender Abhängigkeitsverhältnisse vielfach anders geregelt sein kann. **Formen** des Fremdkapitals können sein (Abb. 50):

- Buchkredite: → Darlehen, → Kontokorrentkredit, → Lieferantenkredit
- in → Wertpapieren verbriefte → Kredite: Wechselkredit
- in → Schuldverschreibungen verbriefte Kredite

Die Beschaffung von Fremdkapital zählt zur **Fremdfinanzierung**, bei der der Klinik oder Praxis Kapital im Wege der → **Außenfinanzierung** zugeführt wird: Im Bereich der kurzfristigen Finanzierung (Laufzeit bis zu einem Jahr) lassen sich für den medizinischen Be-

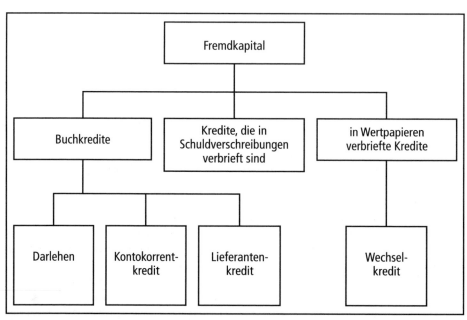

Abb. 50 Fremdkapital

trieb Lieferantenkredite und Bankkredite unterscheiden, im Bereich der mittel- bzw. langfristigen Fremdfinanzierung sind langfristige Darlehen, Schuldscheindarlehen und Schuldverschreibungen gängige Finanzierungsformen. Die **Fremdkapitalquote** stellt den prozentualen Anteil des Fremdkapitals am Gesamtkapital der Klinik oder Arztpraxis dar. Sie gibt gleichzeitig Auskunft über den → Verschuldungsgrad des medizinischen Betriebs.

Fristlose Kündigung

→ Kündigung

Führung

→ Personalführung

Führungsinstrumente

Führungsinstrumente unterstützen die → Personalführung in einer Klinik oder Arztpraxis und beeinflussen die → Motivation der Angehörigen des medizinischen Betriebs.

Der optimale Einsatz der Führungsinstrumente ist dann gewährleistet, wenn eine Identifikation der persönlichen Wünsche der Mitarbeiter mit der Zielsetzung des Betriebs herbeigeführt werden kann.

Zu den wesentlichen Führungsinstrumenten zählen der → **Führungsstil** und die **Arbeitsstrukturierung** (Abb. 51).

Im Bereich der Arbeitsstrukturierung gibt es zunächst die Möglichkeit der **Aufgabenerweiterung** (→ **job enlargement**), die in ers-

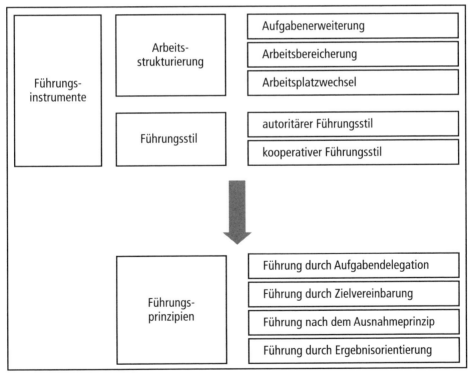

Abb. 51 Führungsinstrumente und -prinzipien

ter Linie die Wertschätzung der Arbeitskraft zum Ausdruck bringen soll. Wird eine Auszubildende nach wenigen Wochen bereits mit selbstständig zu lösenden, verantwortungsvolleren → Aufgaben betraut, so steigt mit dieser Aufgabenerweiterung ihr Verantwortungs- und Selbstwertgefühl, was wiederum eine Förderung der Motivation bewirkt. Die Aufgabenerweiterung darf dabei allerdings nicht zu einer kapazitativen Überlastung der Auszubildenden führen. Sie darf ausschließlich zum Zweck der motivationsfördernden zusätzlichen Übertragung verantwortungsvoller Aufgaben dienen.

Mit der **Arbeitsbereicherung** (→ **job enrichment**) soll eine ähnliche Wirkung erzielt werden. Dabei wird die Verantwortung durch eine Erweiterung der Entscheidungs- und Kontrollbefugnisse erhöht, was zu einer qualitativen Aufwertung der → Stelle führt. Ein typisches Beispiel ist die Beförderung von bewährten Arbeitskräften, aber auch die nach außen dokumentierte Beauftragung mit Sonderaufgaben und -funktionen.

Die Möglichkeit eines **Arbeitsplatzwechsels** (→ **job rotation**) innerhalb der betrieblichen → Organisation kann ebenfalls als gezielt einsetzbares Führungsinstrument angesehen werden. Sein Einsatz ist insbesondere dann angebracht, wenn verschiedene Mitarbeiter sich gegenseitig vertreten und die gleichen Tätigkeiten wahrnehmen sollen. Der Arbeitsplatzwechsel trägt auch dazu bei, die Eintönigkeit der Arbeitsabläufe zu verringern und dadurch, dass unterschiedliche Personen die Aufgaben wahrnehmen, in der Summe Qualitätsverbesserungen zu erzielen.

Führungsprinzipien

Führungsprinzipien sind als Führungsmodelle eng verknüpft mit der Anwendung eines bestimmten → Führungsstils und bauen in der Regel auf dem kooperativen Führungsstil auf.

Eine Vielzahl von Führungsmodellen belegt meist unter der Bezeichnung „Management by ..." zum Teil längst bekannte Prinzipien mit neuen Namen. Andererseits sind im Lauf der letzten Jahre aber auch neue Konzepte erstellt worden. In ihrem Mittelpunkt stehen dabei oft organisatorische Probleme und ihre Lösung im Rahmen der Führungsaufgabe.

Bei dem Prinzip → **Führung durch Aufgabendelegation** (→ **Management by delegation**) werden Entscheidungsfreiheit und Verantwortung konsequent auf die Mitarbeiter übertragen. Es ist dabei darauf zu achten, dass die übertragenen Aufgabenbereiche hinsichtlich Kompetenz und Verantwortung klar abgegrenzt sind, um mögliche Konflikte zu vermeiden. Unter Anwendung dieses Prinzips überträgt der Vorgesetzte Entscheidungsfreiheit und Verantwortung für eine Aufgabe, die er vorher selbst durchgeführt hat. Er kontrolliert dabei nicht jeden einzelnen Arbeitsvorgang, sondern behält sich nur stichprobenartige Kontrollen vor.

Das System der **Führung nach dem Ausnahmeprinzip** (→ **Management by exception**) ist dadurch geprägt, dass der Vorgesetzte nur bei unvorhergesehenen Ausnahmesituationen und in ungewöhnlichen Fällen eingreift. Im Normalfall liegt die Verantwortung alleine bei dem mit der Aufgabe betrauten Mitarbeiter. Dies setzt zum einen das Vertrauen des Vorgesetzten in die Aufgabenlösung durch den Mitarbeiter, aber auch ständige Kontrollen der Aufgabenwahrnehmung voraus. Das Eingreifen durch den Vorgesetzten bedeutet dabei ein deutliches Signal für den Mitarbeiter, Fehler begangen zu haben, denn im Idealfall ist kein Eingreifen notwendig.

Vorgesetzte und Unterstellte legen beim Führungsprinzip **Führen durch Zielvereinbarung** (→ **Management by objectives**) gemeinsam bestimmte → Ziele fest, die der

Mitarbeiter in seinem Arbeitsbereich realisieren soll. Auf welchem Weg die vorgegebenen Ziele erreicht werden, kann der Mitarbeiter dabei im Rahmen seines Aufgabenbereichs selbst entscheiden. Der Vorgesetzte beschränkt sich auf die Kontrolle der Zielerreichung.
Das Prinzip **Führung durch Ergebnisorientierung** (→ Management by results) stellt die stärker autoritäre Ausrichtung der Führung durch Zielvereinbarung dar. Der Vorgesetzte gibt die Ziele vor und kontrolliert insbesondere die Ergebnisse der Aufgabenwahrnehmung durch den Mitarbeiter. Dadurch, dass die Ziele nicht gemeinsam vereinbart werden, bringt ausschließlich der Vorgesetzte seine Ergebnisvorstellung ein und kann entsprechend auf Ergebnisabweichungen reagieren.

Führungsstil

Je nachdem, ob die vorgesetzte Person mehr mit den Mitteln des Drucks, der Autorität und des Zwangs oder mehr mit den Mitteln der Überzeugung, der Kooperation und Partizipation am Führungsprozess arbeitet, wendet sie einen autoritären oder kooperativen Führungsstil an.

Der Führungsstil zählt damit zu den wichtigen → **Führungsinstrumenten**.
Bei dem **autoritären** Führungsstil trifft der Vorgesetzte sämtliche Entscheidungen und gibt sie in Form von unwiderruflichen Anweisungen oder Befehlen weiter. Die Weisungen werden vom Vorgesetzten aufgrund der mit seiner Stellung verbundenen Macht erteilt. Er erzwingt ihre Befolgung durch die Anordnung von Sanktionen. Eine extreme Ausprägung des autoritären Führungsstils ist der militärische Befehl und Gehorsam. Der persönliche Freiheitsbereich der Geführten ist dabei minimal. Der **autoritäre** Führungsstil wird geprägt von:

- klaren Verhältnissen der Über- und Unterordnung
- Ausführungsanweisungen
- engen Kontrollen
- sozialer Distanz zwischen Vorgesetzten und Mitarbeitern

Von einer Beteiligung der Mitarbeiter an den Entscheidungen des Vorgesetzten geht dagegen der **kooperative** Führungsstil aus. Die Beteiligung kann so weit gehen, dass der Führende nur den Entscheidungsrahmen absteckt. Dadurch wächst der persönliche Freiheitsbereich der Mitarbeiter, und die Übernahme von Verantwortung wird auf sie delegiert. Wichtige Kennzeichen für den kooperativen Führungsstil sind daher:

- verstärkte Kommunikation und Information
- Delegation
- Kollegialität
- Partizipation
- ein Verhältnis gegenseitiger Achtung und Anerkennung zwischen Vorgesetzten und Mitarbeitern

Der kooperative Führungsstil weist beim **Vergleich** beider Führungsstile folgende Vorteile auf:

- Förderung der persönlichen Entfaltung der Mitarbeiter, ihrer Kreativität und aktiven Mitarbeit
- Verstärkung des Zusammengehörigkeitsgefühls der Mitarbeiter
- Verbesserung des Klimas zwischen Vorgesetzten und Untergebenen
- Verringerung der Gefahr möglicher Konflikte

Da die Vorteile überwiegen, sollte ein kooperatives Führungsverhalten praktiziert werden, was zweifelsohne zur langfristigen Sicherung des Betriebserfolgs beiträgt. Durch das Angebot kooperativer Zusammenarbeit tragen alle Angehörigen des medizinischen

Betriebs, die gegenüber Anderen eine Vorgesetztenfunktion wahrnehmen, wesentlich zu einem guten Arbeitsklima bei. Bei einzelnen Mitarbeitern kann hingegen den vorhandenen Bedürfnissen nach Orientierung und Leitung am besten durch einen eher autoritären Führungsstil Rechnung getragen werden, sodass sich der Führungsstil letztendlich an die jeweilige Situation anpassen muss.

Funktionendiagramm

Das Funktionendiagramm (auch: Funktionsmatrix, Aufgabenverteilungsplan) dient zur Darstellung der → Aufbauorganisation und verknüpft die → Aufgaben und Befugnisse der Praxis mit ihren → Stellen.

Es handelt sich somit um einen matrizenmäßigen Ausweis von Aufgaben und Befugnissen von Stellen. Üblicherweise werden dabei in den Spalten die Stellen und in den Zeilen die Aufgaben ausgewiesen. Im Schnittpunkt zwischen Spalten und Zeilen wird mithilfe eines Symbols die Art der Aufgaben und/oder Befugnisse dargestellt (Tab. 44).

Tab. 44 Beispiel für ein Funktionendiagramm

Stelle / Aufgabe	Behandlung I	Verwaltung I	Labor	Verwaltung II	Behandlung II	Patientenempfang	Behandlung III
Behandlungsarbeiten	E/A/K				A		A
Kassen- und Privatliquidation		E/K		A			
Röntgen	E/K						A
Mahnungen, Rechnungswesen		A					
Personaladministration		A					
Terminvergabe	E/K					A	
Laboruntersuchungen			A				
Materialwirtschaft	E/K				A		

A = Ausführung; E = Entscheidung; K = Kontrolle

G

Garantie

Die Garantie ist eine Sicherheit, durch die sich ein Garant vertraglich gegenüber dem Garantienehmer verpflichtet, für einen vereinbarten Erfolg einzustehen und insbesondere den Schaden zu übernehmen, der sich aus einem vereinbarten Handeln eines Anderen ergeben kann.

Die Garantie ist **nicht formgebunden** und auch nicht wie die → Bürgschaft von einer Hauptverbindlichkeit abhängig. Sie ist gesetzlich nicht geregelt. Der Garant haftet, sobald der im Vertrag näher zu bezeichnende Garantiefall eingetreten ist. Eine Garantie kann nicht für eine Handlung übernommen werden, die vorher nicht vereinbart wurde (z. B. im Sinne einer unbeschränkten Haftung). Die Garantie ist beispielsweise als Kreditsicherungs- oder Gewährleistungsgarantie einsetzbar. Bei Verwendung der Garantie als Kreditsicherheit ist bei Übergang der Kreditforderung eine besondere Abtretung erforderlich. Auch kann sich der Garant anders als der Bürge nicht auf die Verjährung der Hauptforderung berufen.

Kreditinstitute nehmen Garantien als Sicherheiten für → Kredite (Kreditsicherungsgarantien) und stellen im Auftrag des Arztes Garantien zugunsten von Dritten (Bankgarantie).

GbR

→ Gesellschaft bürgerlichen Rechts

Gehalt

Das Gehalt ist das in der Regel monatsweise berechnete und gezahlte Arbeitsentgelt der Angestellten in der Klinik oder Arztpraxis.

In Kliniken als öffentlichen Einrichtungen wird es bei Beamten als Vergütung oder auch als Dienstbezüge bezeichnet.

Durch tarif- oder arbeitsvertragliche Vereinbarung wird der **Zeitpunkt** der Gehaltszahlung geregelt. Bei Fehlen einer derartigen Vereinbarung ist der Monatslohn regelmäßig fällig:
- am letzten Tag des Monats
- bei Sonn- oder Feiertagen am nächstfolgenden Werktag

Bei der **Gehaltsabrechnung** müssen folgende Beträge ermittelt werden:
- Gehalt für die Arbeitnehmer des medizinischen Betriebs
- Ausbildungsvergütung für die Auszubildenden

Das **Bruttogehalt** setzt sich aus dem arbeitsvertraglich festgelegten Gehalt, das sich in der Regel an den für den jeweiligen Kammerbereich gültigen Tarifverträgen orientiert, und ebenfalls vertraglich festgelegten oder frei gewährten Zulagen und Zuschlägen zusammen:

   Tarifliches Grundgehalt
+ Zuschläge
+ Zulagen
= Bruttogehalt

Eine Leistungszulage ist bei den eventuell gewährten **Zulagen** von einer über- oder außertariflichen Zulage zu unterscheiden. Die Zahlung einer Leistungszulage muss an keinen besonderen Grund geknüpft sein und kann bei Gewährung unter dem Vorbehalt des jederzeitigen Widerrufs mit Tariferhöhungen ganz oder teilweise verrechnet werden.

Folgende **Gehaltsabzüge** sind kraft Gesetz vom Arbeitsgehalt durch den Arbeitgeber einzubehalten und abzuführen:
- Lohnsteuer
- Kirchensteuer
- Beiträge zur Kranken-, Pflege-, Renten- und Arbeitslosenversicherung

Das Bruttogehalt der Arbeitnehmer stellt die Grundlage für die Berechnung der Abzüge dar. Zur Ermittlung des **Nettogehalts** sind daher vom errechneten Bruttogehalt folgende Abzüge abzurechnen:

Bruttogehalt
– Lohnsteuer
– Kirchensteuer
– Rentenversicherungsbeitrag
– Krankenversicherungsbeitrag
– Arbeitslosenversicherungsbeitrag
– Pflegeversicherungsbeitrag
= Nettogehalt

Um die **Zahlungsbeträge** richtig ermitteln und die Abgaben ordnungsgemäß abführen zu können, sind folgende Informationen und Sozialversicherungsdaten erforderlich:
- jeweilige Steuerklasse
- Familienstand
- Steuerfreibeträge
- Konfession
- zuständiges Finanzamt
- Rentenversicherungsträger
- Versicherungsnummer
- Krankenkasse

Der Arbeitgeber muss im Rahmen der Gehaltsabrechnung somit Zahlungen leisten an:

- Mitarbeiter
- Finanzamt
- Sozialversicherungsträger

Die **Sozialversicherungsbeiträge** für die Arbeitslosen-, Kranken-, Renten- und Pflegeversicherung werden im Gegensatz zur Lohn- und Kirchensteuer, die die Praxisangehörigen allein zu tragen haben, zur Hälfte vom Arzt als Arbeitgeber mitgetragen. Zusätzlich sind demnach die Beiträge des Arbeitgebers zu ermitteln, da sich die Zahlungsbeträge an die Sozialversicherungsträger nicht nur aus den Beiträgen je Arbeitnehmer und Versicherungsträger zusammensetzen. Die Krankenkassenbeiträge sind von Krankenkasse zu Krankenkasse unterschiedlich, während es für die Renten- und Arbeitslosenversicherung sich verändernde, aber bundeseinheitliche Beitragssätze gibt. Die Krankenkasse, von der für die jeweilige Arbeitskraft die Krankenversicherung durchgeführt wird, ist gleichzeitig die zuständige Einzugsstelle für die gesamten Sozialversicherungsbeiträge. Ihr gegenüber ist grundsätzlich der Arbeitgeber Beitragsschuldner, und zwar für die gesamten Sozialversicherungsbeiträge. Dazu gibt es einen von der zuständigen Krankenkasse festgelegten Zahltag, an dem die gesamten Sozialversicherungsbeiträge einzuzahlen sind. Der Zahltag muss spätestens der 15. des Monats sein, der dem Monat folgt, in dem das Arbeitsentgelt erzielt wurde. Für die Sozialversicherungen sind zusätzlich zu erstellen:
- Beitragnachweise für jede Krankenkasse auf unterschiedlichen Formularen
- → Überweisungen für die Abführung der Beträge
- Entgeltnachweis für den Sozialversicherungsanteil je Arbeitnehmer am Jahresende

Der Arbeitgeber hat eine **Unfallversicherung** vollständig selbst aufzubringen.

Zieht man vom Nettogehalt noch den Anteil an vermögenswirksamen Leistungen sowie eventuelle Vorschusszahlungen oder auch → **Lohnpfändungen** ab, so erhält man den Zahlungsbetrag:

Nettogehalt
- Anteil an vermögenswirksamen Leistungen
- eventueller Vorschuss
- eventuelle → Gehaltspfändung
= Zahlungsbetrag

Eine Gehaltsabrechnung, in der alle Abrechnungsdaten des Brutto- und Nettogehalts sowie des Zahlungsbetrags auszuweisen sind, muss für alle Mitarbeiter des medizinischen Betriebs erstellt werden. Anschließend ist es notwendig, die entsprechenden Überweisungen auszustellen, und für die Lohnsteuerprüfung ist spätestens zum Jahresende ein **Gehaltsnachweis** zu erstellen. Der Gehaltsnachweis muss umfassen:
- Bruttogehalt
- Lohn- und Kirchensteuerdaten
- Sozialversicherungsdaten
- Abzüge und Zulagen
- Nettogehalt
- Zahlungsbetrag

Der Arbeitgeber ist für die Einbehaltung der **Lohn- und Kirchensteuer** und die Abführung an das Finanzamt zuständig und hat dies bei jeder Gehaltszahlung durchzuführen. Die **Lohnsteuerkarte** stellt dabei die Grundlage für die Ermittlung der Lohnsteuer dar. Sie muss dem Arbeitgeber vorliegen, und eventuelle Freibeträge müssen auf ihr durch das Finanzamt beglaubigt eingetragen sein. Die einzubehaltende **Lohnsteuer** bemisst sich nach dem Arbeitslohn, wobei die Höhe der Steuer den Lohnsteuertabellen zu entnehmen ist. Spätestens am 10. Tag nach Ablauf jedes Lohnsteuer-Anmeldungszeitraums hat der Arbeitgeber dem Finanzamt, in dessen Bezirk die Klinik oder Arztpraxis liegt, eine Lohnsteueranmeldung einzureichen. Auf einem für alle Bundesländer einheitlichen Formular muss dabei die Lohnsteuervoranmeldung erfolgen, die in folgenden Zeitabständen eingereicht werden kann:
- monatlich
- vierteljährlich
- jährlich

Auch die Kirchensteuer ist bei der Lohnsteuervoranmeldung neben der Summe der abzuführenden Lohnsteuer auszuweisen. Die Gesamtsumme der Kirchensteuer ist nach den unterschiedlichen Konfessionen zu gliedern.

Die Lohnsteuer kann vom Arbeitnehmer nachgefordert werden, falls der Arbeitgeber den Lohnsteuerabzug unterlässt, denn der

Tab. 45 Lohnkonto

Bereich	Dateninhalt
Persönliche Daten	Vorname, Familienname, Geburtstag, Wohnsitz
Steuerdaten	Steuerklasse, Zahl der Kinder, Kinderfreibeträge
Religion	Zugehörigkeit zu einer Religionsgemeinschaft
Gemeinde	Gemeinde, die die Lohnsteuerkarte ausgestellt hat
Finanzamt	Finanzamt, in dessen Bezirk die Steuerkarte ausgestellt wurde
Steuerklasse	Änderungen der Steuerklasse
Termine	Tag der Lohn- bzw. Gehaltszahlung und Zahlungszeitraum
Gehalt	Gehalt bzw. Lohn ohne Abzüge

Arbeitnehmer ist der Lohnsteuerschuldner. Der Arbeitgeber haftet jedoch für ihre richtige Einbehaltung und Abführung.

Wenn die Mitarbeiter erhebungsberechtigten Religionsgemeinschaften angehören, hat der Arzt als Arbeitgeber neben der Lohnsteuer auch bei jeder Lohn- bzw. Gehaltszahlung die **Kirchensteuer** abzuziehen und an das zuständige Finanzamt zu überweisen. Für die Kirchensteuer ist die Lohnsteuer die Bemessungsgrundlage, wobei sie je nach Bundesland 8 bis 9 % der Lohnsteuer beträgt.

Für alle Mitarbeiter (außer geringfügig Beschäftigten) ist ein **Lohnkonto** zu führen. Die → Daten, die darin enthalten sein müssen, sind in Tabelle 45 aufgeführt.

Zum Jahresende sind folgende Arbeiten notwendig:
- Erstellen einer Lohnsteuerbescheinigung
- Eintragung der abgeführten Lohn- und Kirchensteuer auf die jeweilige Lohnsteuerkarte bzw. Erstellen eines entsprechenden Ausdrucks
- Aushändigung der Lohnsteuerbescheinigung

Gehaltspfändung

Die Gehaltspfändung ist eine Art der → Zwangsvollstreckung, bei der ein Gläubiger aufgrund eines Vollstreckungstitels die Gehaltsforderung des Arbeitnehmers gegen den Arbeitgeber pfänden kann.

Das Arbeitseinkommen ist aus sozialen Gründen nur begrenzt pfändbar. So gibt es Pfändungsfreigrenzen, und der pfändungsfreie Betrag richtet sich nach der Anzahl der Unterhaltsberechtigten sowie der Höhe des Einkommens. Ist das Arbeitseinkommen höher als der unpfändbare Mindestbetrag, bleibt für den Schuldner auch ein Teil des Mehrverdienstes unpfändbar. Die Höhe der Pfändungsfreigrenzen wird alle 2 Jahre überprüft, und gegebenenfalls erfolgt eine Anpassung, die im Bundesgesetzblatt bekannt gemacht wird.

Gemeinkosten

Gemeinkosten sind → Kosten der Klinik- oder Praxiseinrichtung, die nur indirekt, unter Zuhilfenahme von Verteilungsschlüsseln, einzelnen Behandlungsleistungen zugerechnet werden können.

Die einer einzelnen Kostenstelle nicht direkt zurechenbaren Gemeinkosten lassen sich mithilfe von **Verteilungsschlüsseln** auf die einzelnen Kostenstellen des Klinik- oder Praxisbetriebs umrechnen. Die Gemeinkosten, wie Miete, Klimatisierung, Wasserbedarf

Tab. 46 Gemeinkostenverteilung

Kostenstellen	qm	Anteil an der Gesamtmiete in Euro
Verwaltung (Büro, Rezeption)	34	510
Behandlung (4 Behandlungszimmer)	80	1 200
Patienten-Service (Wartezimmer, Garderobe, Patiententoiletten)	40	600
Labor	30	450
Röntgenraum	16	240
	200	3 000

oder Reinigung sind nur indirekt auf die einzelnen Organisationsbereiche der medizinischen Einrichtung verteilbar, während sich beispielsweise die Gehälter für das medizinische Personal recht einfach einer Kostenstelle zuordnen lassen. Die Quadratmeterfläche des jeweiligen Organisationsbereichs ist dabei ein gebräuchlicher Verteilungsschlüssel.

Am Beispiel der Mietkosten ist in Tabelle 46 die Gemeinkostenverteilung anhand des Verteilungsschlüssels „beanspruchte Raumfläche" dargestellt.

Die Zahl der Behandlungsfälle pro Monat oder Jahr kann als ein weiterer im Klinik- oder Praxisbetrieb gebräuchlicher Verteilungsschlüssel angesehen werden.

Gemeinschaftspraxis

Die Gemeinschaftspraxis mit gemeinsamer Praxisführung und Patientenbehandlung stellt den Normalfall der Zusammenarbeit zwischen niedergelassenen Ärzten dar.

Bei der Gemeinschaftspraxis handelt es sich um eine → Gesellschaft bürgerlichen Rechts (GbR), sofern sie nicht als → Partnerschaftsgesellschaft deklariert ist. In ihrem Zentrum steht die gemeinsame Behandlung der Patienten und auch die gemeinsame Nutzung von Behandlungseinrichtungen und Personal. Nach einem zu vereinbarenden Gewinnschlüssel werden die → Kosten und Überschüsse verteilt. Wenn an der gemeinsamen Patientenbehandlung und Praxisführung nicht mehr festgehalten wird, ist nach dem Kassenarztrecht keine Gemeinschaftspraxis mehr gegeben. Bei der Ausgestaltung der Gemeinschaftspraxis ist darauf zu achten, dass kein Partner in eine persönliche Abhängigkeit, die einem → Arbeitsverhältnis entspricht, gerät. In diesem Fall läge eine nach dem Kassenarztrecht unzulässige Scheinsozietät vor.

Eine Sonderform stellt die **fachübergreifende Gemeinschaftspraxis** dar. Sie weist die Merkmale einer Gemeinschaftspraxis auf und bezieht sich insbesondere auf folgende Formen der Zusammenarbeit:
- zwischen Ärzten verschiedener Fachrichtungen
- zwischen Ärzten und Zahnärzten

In Tabelle 47 sind wichtige Inhalte eines **Gemeinschaftspraxisvertrags** aufgeführt.

Tab. 47 Gemeinschaftspraxisvertrag

Inhalt	Einzelne Regelungen
Grundlagen	Vertragszweck, Praxissitz, Praxisname, Dauer der Gesellschaft
Beteiligung	Geschäftsführung und Vertretung, Bankvollmacht, Substanz- und Praxiswert, Einlagen, Eigentumsverhältnisse, Gesellschafterversammlung, Haftung
Organisation	Vertragsübernahme, Rechnungsabgrenzung, Verpflichtung zur Zusammenarbeit, Sprechstundenregelung, Personal, Patienten, Behandlungsverträge, Information, Einsichtnahme, Urlaub, Fortbildung, Krankheit sowie Assistentenvertretung
Rechnungslegung	Jahresabschluss, Einnahmen und Ausgaben der Gemeinschaftspraxis, Gewinn- und Verlustverteilung, Entnahmen
Beendigung	Weiterführung der Praxis nach Ausscheiden eines Gesellschafters, sonstige Gründe der Beendigung der Gemeinschaftspraxis, Neubesetzung des Vertragsarztsitzes, Verkaufsrecht, Ankaufsverpflichtung bzw. Vorkaufsrecht, Übernahme eines Kapitalanteils

Gerätetreiber

Gerätetreiber sind Software-Bausteine, die im → Arztrechner die Kommunikation mit einem → Drucker, → Plotter oder anderen Geräten ermöglichen.

Die zu einem Anwendungspaket gehörenden Treiber realisieren in der Regel die Übersetzung der → Dateien. Es ist zu beachten, dass viele Peripheriegeräte in der Klinik oder Praxis ohne Installation eines korrekten Gerätetreibers im System nicht geeignet arbeiten können oder gar nicht funktionieren.

Mithilfe eines Treibers wird das → Betriebssystem erweitert und an die Nutzung eines Geräts angepasst. Beim Kauf eines neuen Peripheriegeräts erhält man normalerweise eine → CD-ROM mit der Treiber-Software. Wird diese CD in das CD-ROM-Laufwerk des Rechners eingelegt, an den das Gerät angeschlossen werden soll, so installieren sich die nötigen Treiber in der Regel von selbst. Viele Geräte werden vom Betriebssystem auch direkt erkannt und mit einem in der Treiberbibliothek des Betriebssystems gespeicherten Treiber verbunden. Über das → Internet erhält man oft kostenlose Treiber-Updates.

Gesamthandsvermögen

Das Gesamthandsvermögen bezeichnet Vermögenswerte, die mehreren Personen gemeinsam zustehen und über die ein Einzelner über seinen Anteil an dem → Vermögen und auch an den einzelnen dazugehörigen Gegenständen nicht frei verfügen kann.

Über das Vermögen als Ganzes sowie über Teile des Vermögens können nur alle berechtigten Personen beispielsweise als Gesellschafter einer → Personengesellschaft gemeinsam verfügen. Diese Konstellation wird auch als Gesamthandsgemeinschaft bezeichnet.

Gesamtkapitalrentabilität

Die Gesamtkapitalrentabilität ist Ausdruck für die Leistungsfähigkeit des Klinik- oder Praxisbetriebs, wobei → Gewinn und Fremdkapitalkosten zusammengefasst und auf das durchschnittlich gebundene → Kapital bezogen werden.

[(Praxisgewinn + Fremdkapitalzinsen) / Gesamtkapital] × 100

Das Prozentergebnis zeigt den Erfolg des gesamten Kapitaleinsatzes sowie den Grenzzinssatz an, der für zusätzliches → Fremdkapital erwartet werden kann. Die Eigenkapitalrentabilität kann so lange gesteigert werden, wie der Zinssatz für Fremdkapital unter der → Rentabilität des Gesamtkapitals liegt. Als Warnsignal ist es zu werten, wenn die Gesamtkapitalrendite dauerhaft unter den Fremdkapitalzins sinkt.

Gesamtkosten

Die gesamten → Kosten einer Klinik oder Arztpraxis setzen sich aus der Summe der fixen und variablen Kosten zusammen.

fixe Kosten
+ variable Kosten
= Gesamtkosten

Betrachtet man den in Abbildung 52 dargestellten Verlauf der Gesamtkosten, so wird deutlich, dass zu Beginn einer Periode fixe Praxiskosten anfallen, ohne dass die Behandlungstätigkeit begonnen wurde. Der Fixkostenanteil bleibt auch bei zunehmender Anzahl der Behandlungen gleich, während sich die variablen Kosten im Lauf der Periode bei zunehmender Anzahl der Behandlungen er-

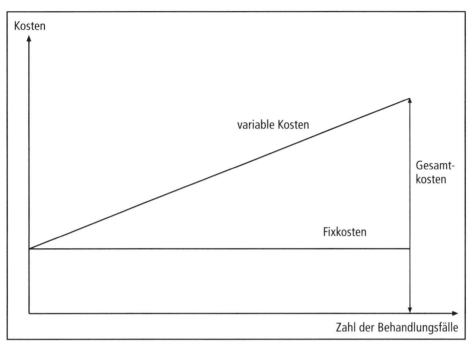

Abb. 52 Gesamtkosten

höhen. Die Gesamtkosten ergeben sich zum Ende der Periode als Summe aller fixen und variablen Kosten.

Wenn man den Gesamtleistungen des Klinik- oder Praxisbetriebs die Gesamtkosten, gegliedert nach Kostenarten, gegenüberstellt, so erhält man eine **Gesamtkostenrechnung**. Sie ist ein Verfahren der → Kostenrechnung zur Ermittlung des Betriebsergebnisses im Rahmen einer kurzfristigen → Erfolgsrechnung und wird folgendermaßen durchgeführt:

   Nettoerlöse aus Kassen und Privatliquidation
– Gesamtkosten der Periode
= Betriebserfolg

Die einfache Art und Weise der Bestimmung des → Gewinns oder Verlustes ist als wesentlicher **Vorteil** der Gesamtkostenrechnung anzusehen. Die in der Kostenrechnung ermittelten Kosten lassen sich ohne allzu großen Rechenaufwand den Erlösen aus Kassen- und Privatliquidation sowie sonstigen Einnahmequellen gegenüberstellen.

Die mangelnde Aussagefähigkeit ist der entscheidende **Nachteil** dieses Verfahrens: Es ist kaum feststellbar, welche Leistungen in welchem Umfang zum wirtschaftlichen Erfolg beigetragen haben, und welche Leistungen mehr Kosten als Erlöse verursachen. Die Gesamtkostenrechnung lässt keine Aussage darüber zu, in welchem Maß einzelne Behandlungsleistungen zum Betriebserfolg beigetragen haben, da die Gesamtkosten nur nach Kostenarten aufgeteilt werden. Für eine Beurteilung der Gewinnträchtigkeit einzelner Behandlungsleistungen ist eine kostenträgerbezogene Kostengliederung (Ermittlung der → **Behandlungsfallkosten**) vorzunehmen. Das Gesamtkostenverfahren mit seiner kostenartenbezogenen Kostenaufteilung bietet lediglich eine pauschale Ermittlung des Betriebserfolgs.

Geschäftsbesorgungsvertrag

Der Geschäftsbesorgungsvertrag ist ein Dienst- oder → Werkvertrag, der auf eine selbständige wirtschaftliche Tätigkeit gerichtet ist, die für einen anderen und in dessen Interesse gegen Entgelt vorgenommen wird.

Im Mittelpunkt des Geschäftsbesorgungsvertrags steht die selbstständige Wahrnehmung fremder Rechts- oder Wirtschaftsinteressen. Typische Geschäftsbesorgungsverträge sind daher:
- Überweisungsvertrag als eigenständiger Typus
- Bankvertrag
- Girovertrag
- Inkassovertrag
- Vermögensverwaltung

Auf den Geschäftsbesorgungsvertrag finden einige Vorschriften über den Auftrag mit Ausnahme der jederzeitigen Kündigungsmöglichkeit entsprechende Anwendung, wie z. B.:
- Bestimmungen über die Anzeigepflicht bei Ablehnung des Auftrags
- Auskunfts- und Rechenschaftspflicht
- Pflicht zur Herausgabe des aus der Geschäftsbesorgung Erlangten
- Anspruch auf Ersatz für entstandene → Aufwendungen

Gesellschaft bürgerlichen Rechts (GbR)

Die Gesellschaft des bürgerlichen Rechts ist als → Personengesellschaft eine auf einem Vertrag beruhende Vereinigung mindestens zweier Personen zur Erreichung eines gemeinsamen Zwecks.

Die GbR besitzt Rechts- und Parteifähigkeit, soweit sie als Teilnehmer am Rechtsverkehr eigene Rechte und Pflichten begründet. Die **Gründung** einer GbR erfordert einen **Gesellschaftsvertrag**. Da der Abschluss des Gesellschaftsvertrags grundsätzlich formfrei und auch ohne ausdrückliche Absprache erfolgen kann, liegt rechtlich oftmals eine GbR vor, ohne dass diese Tatsache den beteiligten Gesellschaftern bewusst ist. Gesellschafter einer GbR können natürliche Personen, juristische Personen und andere Personengesellschaften sein. Die **Geschäftsführung** steht in Ermangelung einer Vereinbarung allen Gesellschaftern gemeinsam zu. Zu den **Mitverwaltungsrechten** gehören:
- Stimmrecht bei der Beschlussfassung in Gesellschafterversammlungen
- Recht zur Geschäftsführung
- Recht zur Vertretung der Gesellschaft

Weiterhin verfügen alle Gesellschafter über:
- Kontroll- und Informationsrechte
- Recht auf Kündigung der Mitgliedschaft
- Recht auf Teilnahme an der Auseinandersetzung im Falle der Liquidation
- Recht auf → Beteiligung am → Gewinn

Da der GbR die **Parteifähigkeit** fehlt, sind Kläger oder Beklagte im gerichtlichen Verfahren sämtliche Gesellschafter und nicht die Gesellschaft als solche. Wesentliche Pflicht der Gesellschafter ist die Leistung eines Beitrags, der in einer Bar- oder einer Sacheinlage bestehen kann und grundsätzlich für alle Mitglieder gleich hoch ist. Die Beiträge der Gesellschafter bilden zusammen mit den im Lauf der Geschäftstätigkeit erworbenen Gegenständen das **Gesellschaftsvermögen**. Dieses ist stets gemeinschaftliches → Vermögen der Gesellschafter. Da die Höhe des Beitrags häufig auch die Höhe der Beteiligung an der GbR bestimmt, richtet sich insbesondere der Umfang der Vermögensrechte nach der erbrachten Einlage. – Eine weitere Pflicht ist die

Treuepflicht, nach der die Gesellschafter untereinander und zur Gesellschaft einer besonderen Treuebindung unterworfen sind. Sie erstreckt sich auf die Verpflichtung, das Erreichen des verfolgten gemeinsamen Zwecks nicht zu unterbinden. Für die **Gesellschaftsschulden** haften die Gesellschafter meist als Gesamtschuldner. Für die → Verbindlichkeiten haftet somit nicht nur das gemeinsame Vermögen, sondern es haften die im Zweifel auch persönlich mitverpflichteten Gesellschafter unbeschränkt und unmittelbar und damit auch ohne vorherige Inanspruchnahme des Gesamthandvermögens mit ihrem Privatvermögen als Gesamtschuldner. Neu eintretende Gesellschafter einer GbR haften für schon zuvor begründete Altschulden nicht persönlich, sondern nur mit ihrem Anteil am Gesellschaftsvermögen. Ansprüche gegen ausgeschiedene Gesellschafter, die noch während der Zeit ihrer Mitgliedschaft begründet worden sind, verjähren. Der einzelne Gesellschafter kann weder über seinen Anteil alleine noch über einzelne Gegenstände des Gesellschaftsvermögens verfügen. Im Einvernehmen mit den anderen Gesellschaftern können Mitgliedschaft und Vermögensanteil an andere übertragen werden. → **Zwangsvollstreckungen** in das Gesellschaftsvermögen bedürfen nach neuerer Rechtsprechung keines Titels gegen alle Gesellschafter mehr, sondern es genügt ein Titel gegen die Gesellschaft. Die GbR ist auch scheck- und wechselfähig.

Die **Auflösung** der GbR erfolgt durch:
- Kündigung des Gesellschaftsvertrags
- Erreichen des Zwecks
- Tod eines Gesellschafters
- Eröffnung des Insolvenzverfahrens über das Vermögen der Gesellschaft

Nach der Auflösung findet die Auseinandersetzung über das Gesellschaftsvermögen statt, sofern nicht ein Insolvenzverfahren durchzuführen ist. Die Auseinandersetzung ist allerdings nach dem Willen der Beteiligten abänderbar, da die Liquidation bei Rechtsformen mit persönlich haftenden Gesellschaftern vornehmlich im Interesse der Mitglieder und nicht der Gläubiger durchgeführt wird.

Aufgrund der auf Kontinuität des Mitgliederbestands angelegten Organisationsform der GbR hat das Ausscheiden eines Gesellschafters grundsätzlich die Auflösung der Gesellschaft zur Folge, was jedoch in der Regel durch entsprechende Festsetzungsklauseln im Gesellschaftsvertrag verhindert wird. Der Wegfall eines von zwei Gesellschaftern führt allerdings notwendig zur Auflösung und Vollbeendigung, da es die GbR nicht als Einmanngesellschaft geben kann.

Gesellschaft mit beschränkter Haftung (GmbH)

Die Gesellschaft mit beschränkter Haftung ist eine juristische Person, die nur als Firma klagen und verklagt werden kann und bei der die Haftung auf das vorhandene Gesellschaftsvermögen begrenzt ist.

Die GmbH ist als juristische Person mit einer eigenen Rechtspersönlichkeit ausgestattet. Wesentliche Voraussetzungen sind ein Gesellschaftsvertrag, die notarielle Beurkundung, das Stammkapital, ein Geschäftsführer sowie die Eintragung ins Handelsregister: Die GmbH hat ein durch den Gesellschaftsvertrag bestimmtes **Stammkapital**, das der Summe der von den Gesellschaftern zu leistenden Stammeinlagen entspricht. Das Mindest-Stammkapital der GmbH beträgt 25 000 Euro und wird von den Gesellschaftern durch **Stammeinlagen** in Höhe von mindestens 100 Euro pro Gesellschafter aufgebracht. Die übernommene Stammeinlage, nach der sich der jeweilige Geschäftsanteil bemisst, darf auch höher sein, muss jedoch immer durch 50 Euro geteilt werden können. Das Stamm-

kapital der GmbH ist damit einer Garantiesumme zugunsten der Gläubiger vergleichbar. Die Höhe des Stammkapitals kann nur durch eine förmliche Kapitalerhöhung oder Kapitalherabsetzung verändert werden, die stets eine Änderung des Gesellschaftsvertrags erfordert und im Falle der Verringerung nicht unter das gesetzliche Mindestkapital gehen darf. Das aufzubringende und zu erhaltende Stammkapital ist schließlich streng von dem tatsächlichen Gesellschaftsvermögen zu trennen, welches nach Aufnahme des Geschäftsbetriebs je nach Gewinn- oder Verlustlage höher oder niedriger sein kann.
Die **Gründung** erfolgt durch eine oder mehrere Personen, die in notarieller Urkunde einen **Gesellschaftsvertrag** abschließen und die Stammeinlagen übernehmen. Der Gesellschaftsvertrag muss Folgendes enthalten:
- Namen der Firma
- Sitz und Unternehmensgegenstand der GmbH
- Betrag des Stammkapitals
- Höhe der einzelnen Stammeinlagen
- Erbringung von Sacheinlagen (deren Bezeichnung und den angesetzten Geldwert)
- Rechte der Gesellschafter
- Regelungen über die Voraussetzungen der Abtretung der Geschäftsanteile
- Einziehung von Geschäftsanteilen
- Bestehen etwaiger Pflichten zum Nachschuss

Eine Einmanngesellschaft ist ebenfalls zulässig. Die GmbH erlangt Rechtsfähigkeit durch Eintragung ins Handelsregister. Sie ist stets Handelsgesellschaft und muss in ihrem Firmennamen immer den Zusatz „mbH" (mit beschränkter Haftung) führen.
Wichtige **Organe** der GmbH sind die **Geschäftsführung** und die **Gesellschafterversammlung**.
Die GmbH muss, um handlungsfähig zu sein, mindestens einen Geschäftsführer haben, dessen Bestellung durch einen Mehrheitsbeschluss der Gesellschafter erfolgt. Die **Geschäftsführung** hat folgende wesentliche Pflichten:
- Vertretung der Gesellschaft gerichtlich und außergerichtlich
- ordnungsgemäße Buchführung
- Einberufung der Gesellschafterversammlungen
- Antrag auf Eröffnung des Insolvenzverfahrens bei → Zahlungsunfähigkeit oder Überschuldung

Der oder die Geschäftsführer werden im Gesellschaftsvertrag oder durch Beschluss der Gesellschafterversammlung bestellt. Ihre Bestellung kann jederzeit widerrufen werden, meist geschieht dies jedoch nur aus wichtigem Grund. Hiervon ist die Kündigung des der Bestellung zugrunde liegenden → Dienstvertrags zu unterscheiden. Die Geschäftsführung hat nach außen unbeschränkte Vertretungsmacht. Sie ist der Gesellschafterversammlung als der Versammlung der an der Gesellschaft beteiligten Gesellschafter rechenschaftspflichtig.
Die **Gesellschafter** in ihrer Gesamtheit sind das Willensbildungsorgan der Gesellschaft und auch das oberste Organ mit einer umfassenden Entscheidungszuständigkeit. Die **Aufgaben** der Gesellschafter sind:
- Feststellung des Jahresabschlusses
- Verwendung des Ergebnisses
- Einforderung von Einzahlungen auf die Stammeinlage
- Teilung sowie Einziehung von Geschäftsanteilen
- Bestellung von Prokuristen und Handlungsbevollmächtigten

Die Beschlussfassung im Rahmen von Versammlungen erfolgt mit einfacher Mehrheit der abgegebenen Stimmen, wobei in der Regel jeweils 50 Euro eines Geschäftsanteils eine Stimme gewähren. Gesellschafter einer

GmbH können natürliche Personen und juristische Personen und damit auch → Kommanditgesellschaften (z. B. GmbH & Co. KG), → offene Handelsgesellschaften oder auch Gesellschaften bürgerlichen Rechts sein. Die Mitgliedschaft wird durch den Geschäftsanteil verkörpert und kann entweder durch Teilnahme an der Gründung und Übernahme einer Stammeinlage oder später durch einen rechtsgeschäftlichen Erwerb begründet werden. Sie endet bei Veräußerung des Geschäftsanteils, Tod oder Ausschluss des Gesellschafters sowie nach Liquidation der Gesellschaft. Die Gesellschafter verfügen insbesondere über folgende **Rechte**:

- Teilnahme- und Stimmrecht in der Gesellschafterversammlung
- Auskunfts- und Einsichtsrechte
- Ansprüche bezüglich der Verteilung etwaiger → Gewinne oder des Liquidationserlöses

Durch den Gesellschaftsvertrag können einzelne Rechte ausgeschlossen werden. Die Pflichten der Gesellschafter bestehen insbesondere in der:

- Listung der versprochenen Einlage
- Ausfallhaftung für von anderen Mitgliedern nicht erbrachte → Einlagen
- Erbringung von Nachschüssen

Für → Verbindlichkeiten haftet nur das **Gesellschaftsvermögen**. Allerdings kann eine persönliche Haftung der Geschäftsführer entstehen, wenn diese bei Zahlungsunfähigkeit der GmbH nicht rechtzeitig die Eröffnung des Insolvenzverfahrens beantragen. Im Innenverhältnis der Gesellschafter besteht ferner eine Ausfallhaftung für nicht erbrachte Stammeinlagen sowie eventuell eine Nachschusspflicht.
Bei einer GmbH mit mehr als 500 Arbeitnehmern ist ein **Aufsichtsrat** zur Überwachung der Geschäftsführung vorgeschrieben.
Als **Auflösungsgründe** der GmbH gelten:

- Ablauf der vereinbarten Vertragsdauer
- Auflösungsbeschluss der Gesellschafter
- Verfehlen des Gesellschaftszwecks
- gesetzwidrige Handlungen der Gesellschaft
- Eröffnung des Insolvenzverfahrens

Die Auflösung ist zur Eintragung in das Handelsregister anzumelden. Diese Pflicht entfällt bei Eröffnung oder Ablehnung des Insolvenzverfahrens. Die Liquidation erfolgt außer im Fall der → Insolvenz grundsätzlich durch die Geschäftsführer.
Bei der GmbH besteht die Verpflichtung zur **Bilanzierung**, und nicht nur zu einer Einnahme-Überschuss-Rechnung. Auch ist sie gewerbesteuerpflichtig. Sie weist als **Arzt-GmbH** als wesentlichen Vorzug mögliche Werbevorteile gegenüber anderen → Organisationsformen aus. Ihr wesentlicher Nachteil ist die Rechtsunsicherheit, denn weder die gesetzlichen Krankenkassen noch die privaten Krankenversicherungen oder Beihilfestellen müssen Leistungen bei einer GmbH angestellter Ärzte im ambulanten Bereich bezahlen, da keine Niederlassung vorliegt.

Gewichtetes arithmetisches Mittel

→ Arithmetisches Mittel

Gewinn

Als Gewinn wird die Differenz zwischen Erlösen und → Kosten, Einnahmen und → Ausgaben, Ertrag und Aufwand bezeichnet.

Aus der Notwendigkeit der Ermittlung von Gewinngrößen für Teilperioden (meist ein Geschäftsjahr) ergibt sich der **Periodengewinn**. Er erscheint in der → Gewinn-und-Verlust-Rechnung (GuV) als Saldo sowohl des leistungsbedingten als auch des nicht mit dem eigentlichen Betriebszweck zusammenhängenden (neutralen) Ertrags und Aufwands, in der → Bilanz als Überschuss des → Eigenkapitals am Ende der Periode gegenüber dem Stand zu Beginn, abzüglich der Eigenkapitaleinlagen und zuzüglich der Eigenkapitalentnahmen. Der **Bilanzgewinn** ist der von den → Kapitalgesellschaften ausgewiesene Erfolg unter Berücksichtigung der Gewinnverwendung.

Gewinn-und-Verlust-Rechnung (GuV)

Die Gewinn-und-Verlust-Rechnung ist als eine periodische → Erfolgsrechnung Bestandteil des Jahresabschlusses und stellt die Erträge und → Aufwendungen eines Geschäftsjahres gegenüber.

Die GuV hat im Wesentlichen nur eine Informationsfunktion. Sie vermittelt ein den tatsächlichen Verhältnissen entsprechendes Bild der Ertragslage. Die GuV hat dabei die Aufgabe, die Quelle der Erträge und die Aufwandsstruktur ersichtlich zu machen.

Die GuV ist klar und übersichtlich zu gliedern, wobei das Bruttoprinzip zu beachten ist: Erträge und Aufwendungen dürfen nicht saldiert werden. Außerdem ist der Grundsatz der Stetigkeit der Darstellung einzuhalten. Für → Kapitalgesellschaften ist im Interesse der Vergleichbarkeit und der Gewährleistung eines Mindesteinblicks ein **Gliederungsschema** vorgegeben (Tab. 48).

Tab. 48 Gliederung der Gewinn-und-Verlust-Rechnung nach Gesamtkostenverfahren

Gewinn-und-Verlust-Rechnung
1. Umsatzerlöse
2. Erhöhung oder Verminderung des Bestands an fertigen oder unfertigen Eigenlaborerzeugnissen
3. andere aktivierte Eigenleistungen
4. sonstige betriebliche Erträge
5. Aufwand für medizinisches Verbrauchsmaterial

6. Personalaufwand
   a) Löhne und Gehälter
   b) soziale Abgaben und Aufwendungen für Altersversorgung und Unterstützung

7. Abschreibungen
   a) auf immaterielle Gegenstände des Anlagevermögens und Sachanlagen sowie auf aktivierte Aufwendungen für die Instandsetzung und Erweiterung des Klinik- oder Praxisbetriebs
   b) auf Gegenstände des Umlaufvermögens, soweit diese in Kapitalgesellschaften übliche Abschreibungen überschreiten

8. sonstige betriebliche Aufwendungen
9. Erträge aus Beteiligungen
10. Erträge aus anderen Wertpapieren und Ausleihungen des Finanzanlagevermögens
11. sonstige Zinsen und ähnliche Erträge
12. Abschreibungen auf Finanzanlagen und Anlagen des Umlaufvermögens
13. Zinsen und ähnliche Aufwendungen
14. Ergebnis der gewöhnlichen Geschäftstätigkeit
15. außerordentliche Erträge
16. außerordentliche Aufwendungen
17. außerordentliches Ergebnis
18. Steuern vom Einkommen und vom Ertrag
19. sonstige Steuern
20. Jahresüberschuss bzw. Fehlbetrag

Gewinnvergleichsrechnung

Die Gewinnvergleichsrechnung hat zum Ziel, die bei verschiedenen Investitionsalternativen im Klinik- oder Praxisbetrieb zu erwartenden Jahresgewinne miteinander zu vergleichen, etwa im Fall von Ersatzinvestitionen durch den → Vergleich des durchschnittlichen Jahresgewinns des alten medizinischen Geräts mit dem durchschnittlichen geschätzten Jahresgewinn des neuen.

Bei der Gewinnvergleichsrechnung sind zunächst die gesamten → Kosten entsprechend der → Kostenvergleichsrechnung in durchschnittliche jährliche Kosten umzurechnen. Mithilfe der Gewinngrenze lässt sich ermitteln, ab welcher Zahl von Behandlungsfällen die Kosten gedeckt sind und die Gewinnzone erreicht wird:

Durchschnittliche Kosten je Periode / Einnahmen je Behandlungsfall – variable Kosten je Behandlungsfall = Gewinngrenze

Ziel der Gewinnvergleichsrechnung ist es zu prüfen, ob die Gewinngrenze beim Vergleich der Investitionsalternativen als erreichbar betrachtet wird. Ein vereinfachtes Beispiel zur Gewinnvergleichsrechnung als Gegenüberstellung von Gesamteinnahmen und -kosten ist in Tabelle 49 wiedergegeben. Im Ergebnis ist die → Investition zu wählen, die den höheren Gewinnbeitrag leistet.

Gleitzeit

Bei der gleitenden → Arbeitszeit können die Klinik- oder Praxisangehörigen ihre Arbeitsstunden (bei Einhaltung einer Gesamtstundenzahl) um eine feste Kernzeit variieren.

Die Gleitzeit stellt die Abkehr von einer starren Arbeitszeitregelung dar. Ihre Ausgestaltung wird meist in einer → Betriebsvereinbarung geregelt.
Bei der Gleitzeit ist in der Regel Folgendes festzulegen:
- Geltungsbereich
- Verhältnis zur tariflichen Arbeitszeit
- Kernarbeitszeit
- Rahmenzeit
- Regelarbeitszeit bzw. Sollstundenzahl
- Mittagspause
- Abwesenheit
- Dienstgänge und Dienstreisen
- Weiterbildung
- Arbeitszeitausgleich

GmbH

→ Gesellschaft mit beschränkter Haftung

Tab. 49 Gewinnvergleichsrechnung zur Bewertung von Klinik- oder Praxisinvestitionen

	Alternative 1	Alternative 2
Geplante Behandlungsfälle	3 000	3 000
Einnahmen je Behandlungsfall	30	30
Berechnung:		
Gesamteinnahmen	90 000	90 000
– Gesamte Kosten	68 000	60 000
Gewinn	22 000	30 000

Grundbuch

Das Grundbuch ist ein vom jeweiligen Grundbuchamt geführtes öffentliches Register, in dem die Eigentums-, Wirtschafts- und Rechtsverhältnisse von Grundstücken beurkundet werden.

Das Grundbuch ist nach räumlichen Bezirken geordnet. Jedes Grundstück erhält ein **Grundbuchblatt**, wobei auch mehrere Grundstücke eines Eigentümers auf einem gemeinschaftlichen Grundbuchblatt geführt werden können. Das Grundbuchblatt teilt sich folgendermaßen auf (Tab. 50):
- Bestandsverzeichnis: Es enthält das Verzeichnis der Grundstücke sowie der mit dem Eigentum verbundenen Rechte.
- Abteilung I: Gibt Auskunft darüber, ob das Grundeigentum mehreren Personen gemeinschaftlich zusteht, wobei nicht nur die Eigentümer, sondern auch die Art des Gemeinschaftsverhältnisses ausgewiesen sind.
- Abteilungen II und III: Bei den dort eingetragenen → Grundpfandrechten ist zu prüfen, welche Grundstücke des Bestandsverzeichnisses hiervon erfasst werden.

Jede rechtliche **Veränderung** an einem Grundstück wird vom Grundbuchamt nach den in der *Grundbuchordnung (GBO)* verfahrensrechtlich niedergelegten Grundsätzen durchgeführt. Dabei werden nur eintragungsfähige Rechtsverhältnisse, deren Eintragung gesetzlich vorgeschrieben oder wenigstens gesetzlich zugelassen ist, vermerkt. Nicht im Grundbuch enthalten sind Informationen wie:
- öffentliche Lasten
- Geschäftsfähigkeit
- eheliche Güterstände
- Miet- und Pachtverträge

Die **Einsichtnahme** in das Grundbuch und die Urkunden (Grundakten), auf die sich eine Eintragung gründet oder bezieht, und die noch nicht erledigte Eintragungsanträge enthalten können, ist jedem gestattet, der ein berechtigtes Interesse daran aufzeigen kann. Statt der Einsichtnahme kann auch ein öffentlich beglaubigter Grundbuchauszug (gebührenpflichtige Abschrift) angefordert werden.

Grundpfandrecht

→ Pfandrecht

Grundschuld

Die Grundschuld ist ein → Pfandrecht über ein Grundstück, aus dem ein Berechtigter eine bestimmte Geldsumme fordern kann.

Tab. 50 Aufteilung des Grundbuchblatts

Grundbuchblatt	Inhalt
Aufschrift	• Amtsgericht, Grundbuchbezirk, Bandnummer, Grundbuchblattnummer
Bestandsverzeichnis	• Kennzeichnung des Grundstücks: Flurstück, Ackerland, Bauernhof • mit dem Eigentum verbundene Rechte: Wegerechte, Sondernutzungsrechte
Abteilung I	• Eigentum • Grundlage der Eintragung: Auflassung, Erbschein
Abteilung II	• Lasten; Grundstücksrechte: Wohnungsrecht, Nießbrauch • Beschränkungen (hinsichtlich Rechte in Abteilung I und II): Verfügungsbeschränkungen, Insolvenzverfahren, Vormerkung, Widerspruch
Abteilung III	• Grundpfandrechte: Hypothek, Grundschuld, Rentenschuld • Beschränkungen hinsichtlich der Grundpfandrechte

Die Grundschuld ist unabhängig von einer bestimmten → Forderung (z. B. Hypothekendarlehen) und unterscheidet sich dadurch von einer → Hypothek. Sie kann von vornherein für den Arzt als Eigentümer in Form einer Eigentümergrundschuld in das → Grundbuch eingetragen werden, sodass dieser nach Bedarf ohne weitere notarielle Eintragung darüber verfügen kann. Dabei fallen Gläubiger- und Schuldnerstellung zusammen, da der Eigentümer für sich selbst eine Grundschuld bestellt. Als Fremdgrundschuld dient sie in der Regel wie eine Hypothek zur Sicherung einer Forderung und lässt sich daher auch als Sicherungsgrundschuld bezeichnen. Die für die Hypothek geltenden Vorschriften finden weitestgehend entsprechende Anwendung, soweit sie nicht den Bestand einer Forderung voraussetzen. Die Grundschuld kann als Briefgrundschuld (Erteilung eines Grundschuldbriefs) oder als Buchgrundschuld (Eintragung ins Grundbuch) bestellt werden.

Im Rahmen der banküblichen → Beleihungsgrenzen sind Grundschulden für die Kreditinstitute eine bevorzugte, wenig arbeitsaufwendige Sicherheit, da bei erforderlichen Krediterhöhungen → Tilgungen sofort durch freigewordene Grundschuldteile wieder als Sicherheit herangezogen werden können. Eigentümergrundschulden lassen sich von Kreditnehmern rasch an die Bank abtreten und damit als Kreditsicherheit mobilisieren.

Die Grundschuld **erlischt** durch Aufhebung oder Befriedigung aus dem Grundstück.

Haftungsfreistellung

Bei der Haftungsfreistellung wird in der Regel die Haftung der → Hausbank gegenüber einem Dritten bei unzureichenden Sicherheiten des Kreditnehmers reduziert.

Die Hausbank trägt grundsätzlich das Kreditrisiko eines Förderdarlehens gegenüber dem Förderinstitut, soweit es ihr nicht durch eine öffentliche → Bürgschaft teilweise abgenommen wird. Die Haftungsfreistellung ist dabei eine Art Bürgschaft. Es handelt sich um die gänzliche oder teilweise Befreiung der Hausbank von der Verpflichtung, für eine Schuld aufgrund eines Schuldverhältnisses einstehen zu müssen (z. B. Zins- und Tilgungsforderungen im Rahmen von → Darlehen). Auf diese Weise teilen sich beispielsweise die Hausbank und ein Förderinstitut das Risiko. Die **Risikoteilun**g vollzieht sich folgendermaßen:
Wenn der Arzt eine Art Schuldverhältnis eingeht und einen → Kredit aufnimmt, muss er ihn wie vereinbart zurückbezahlen oder zumindest seine Sicherheiten überlassen. Mit der Verpflichtung, sich der Bank gegenüber genauso zu verhalten, haftet der Arzt als Kreditnehmer. Öffentliche Förderkredite müssen in aller Regel bei der Hausbank beantragt werden. Diese leiht die Fördersumme bei einem Förderinstitut und verleiht die Summe ihrerseits an den Gründer. Der Arzt als Kreditnehmer haftet dabei gegenüber der Hausbank, und die Hausbank wiederum haftet ihrerseits dem Förderinstitut für den Kreditbetrag. Diese Haftung kann für die Hausbank durch eine Haftungsfreistellung reduziert werden, damit sie auch Ärzten als Gründern und „Unternehmern" Kredite gewährt, die nur über geringe Sicherheiten verfügen.
Für den Arzt als Kreditnehmer hat die Haftungsfreistellung keine unmittelbaren Auswirkungen, mit Ausnahme eines geringfügigen Zinsaufschlags, den er für die beantragte Haftungsfreistellung in Kauf nehmen muss. Da die Haftungsfreistellung kein genereller Ersatz für Sicherheiten ist, werden im Insolvenzfall die Sicherheiten des Kreditnehmers herangezogen und je nach dem Prozentanteil der Haftung zwischen Hausbank und Förderinstitut aufgeteilt.

Hardware

Die Hardware stellt alle materiellen, physikalisch-technischen Bestandteile eines in der Klinik- oder Arztpraxis eingesetzten informations- und kommunikationstechnischen Systems dar, einschließlich aller peripherer Einrichtungen.

Zur Hardware zählen somit alle materiellen Komponenten eines Computer-Systems, die sich im Rechnerinneren befinden, wie beispielsweise die Systemplatine mit den darauf befindlichen Chips, die Zentraleinheit und alle Arten von Steckkarten sowie alle externen Geräte wie z. B. → Drucker, → Modems und Monitore.

Hauptspeicher

→ Arbeitsspeicher

Hausbank

Die Hausbank ist das Kreditinstitut, bei dem die Klinik oder Arztpraxis den größten Teil ihrer Bankgeschäfte abwickelt.

Die darin zum Ausdruck kommende Bankloyalität des Arztes wird umgekehrt von der Hausbank gewöhnlich in der Weise honoriert, dass sie auch in Zeiten einer sich verschlechternden → Bonität der Klinik oder Praxis ihr Kreditengagement beibehält bzw. ausweitet.

Da beispielsweise Förderinstitute nicht in direkte Konkurrenz zu den Geschäftsbanken treten, sind die Anträge auf Förderdarlehen hauptsächlich über die Hausbank der jeweiligen Klinik oder Arztpraxis einzureichen.

Homepage

Eine Klinik- und Praxis-Homepage stellt die Eingangs- oder Startseite als Anbieter von Webseiten im World Wide Web (→ WWW) dar.

Sie ist im Allgemeinen ein normales **HTML-Dokument**, zeigt den Anbieter und dessen Angebote auf und verweist über → Hyperlinks auf weiterführende Seiten. Zur Homepage zählt nicht nur die eigentliche Startseite, sondern auch die Gesamtheit der angebotenen Informationen. Als Anbieter kommen Onlinedienste und **Internet-Provider** infrage, mit deren Startseite der Anwender zuerst konfrontiert wird, wenn er sich mit dem entsprechenden Dienst verbindet.

Auch der Internet-Auftritt von Privatpersonen durch eine eigene Website wird als Homepage bezeichnet.

Die aktive Präsenz im → Internet zählt heute zu den wesentlichen Marketing-Aktivitäten. Lautet das Ziel im Rahmen des Klinik- und Praxis-Marketings, das Internet nicht nur als Informationsquelle zu verwenden, sondern auch die medizinische Einrichtung dort zu präsentieren, wird das Anlegen einer Homepage erforderlich. Die Homepage selbst ist dabei ein Dokument, das als Ausgangspunkt in einem Hypertext-System dient, insbesondere im **World Wide Web (WWW)**. Aufgrund ihrer Eintrittsfunktion in das weltweite Netz wird sie oft auch als „Startseite" bezeichnet.

Von wesentlicher Bedeutung sind neben ihren technischen Eigenschaften vor allem die **Inhalte** der Homepage. Im medizinischen Bereich sind im Internet wie auch bei anderen Werbemedien die Möglichkeiten der Darstellung und Informationsaufbereitung an standesrechtliche Vorgaben geknüpft. Obwohl der Werbefreiheitsgrad in jüngerer Zeit zugenommen hat, gelten für zulässige Informationen gegenüber Dritten auf einer dem allgemeinen Publikum zugänglichen Startseite üblicherweise folgende **Grundregeln**:

- Die Angaben sollten einzelne Mediziner als Personen nicht werbend herausstellen.
- Sie sollten sich auf sachliche Inhalte beschränken.
- Weitergehende Informationen dürfen nur über eine Schaltfläche auf der Startseite abgefragt werden.
- Es wird verwiesen auf ausführliche Informationen oder an andere Einrichtungen in einem nicht öffentlich zugänglichen → Intranet, zu dem Nutzer nur über ein gesondertes Passwort Zugang haben.
- Auf der Startseite sollten nur wenige Informationen angeboten werden wie Name, Berufsanschrift (einschließlich E-Mail-Adresse, Fax-Nr., Internet-Adresse, Telefon-Nr.), Arztbezeichnung (auch Facharzt, Schwerpunkt und Zusatzbezeichnung), ärztliche Titel, Krankenkassenzulassung, medizinisch akademische Grade, Sprech-

stundenzeiten, → Praxisgemeinschaft, → Gemeinschaftspraxis, Privatadresse.

Probleme mit der **Anerkennung zulässiger Darstellungsformen** im Internet kann es insbesondere geben bei:
- interaktiver → Werbung: Sie geht über den Rahmen einer sachlichen Darstellung der angebotenen Behandlungsleistung hinaus und macht sich den Werbeeffekt der Darstellungen zunutze.
- elektronischen Briefkästen, virtuellen Gästebüchern: Ihr vorrangiges Ziel ist es, anhand vorgefertigter Felder die Versendung von → E-Mails an die Mail-Adresse der medizinischen Einrichtung oder persönlich an einen Arzt zu erleichtern, damit zu kommerziellen Zwecken Adressen gesammelt, unmittelbarer Kontakt zu potenziellen Patienten aufgenommen und diese angeworben werden können.
- elektronischen Einkaufsmöglichkeiten: Diese stellen Werbung dar mit dem Ziel, Handel mit Waren aus dem Bereich der Heilkunde gewerblich im Internet zu betreiben.

Sachliche Informationen sind dann zulässig, wenn sie nur über Schaltflächen auf der Startseite abgefragt werden können. Es bleibt damit der Entscheidung des Nutzers überlassen, ob er es ausdrücklich wünscht, weitere Informationen zu erhalten (Tab. 51).

Häufig basiert die Gestaltung einer Homepage auf → **HTML** (HyperText Markup Language). Solange die Ausgestaltung der Homepage nicht entscheidend von den Formen abweicht, wie sie von seriösen Verbänden, öffentlich-rechtlichen Körperschaften oder sonstigen Behörden bei ihrer Außendarstellung im Internet benutzt werden, stellt die Verwendung grafischer Gestaltungsmittel und von Farbe auf der Homepage keine Berufswidrigkeit dar. Die medizinische Einrichtung kann sich die Homepage auch von Anbietern erstellen lassen, die sich darauf spezialisiert haben. Da insbesondere die Folgekosten für eine Aktualisierung der Homepage

Tab. 51 Informationen auf der medizinischen Homepage

Information	Inhalt
Beratung	allgemeine Gesundheitsratschläge, die • sachlich dargeboten werden • sich offensichtlich an Laien wenden • keine reklamehaften Wendungen enthalten • in einer einfachen und verständlichen Sprache abgefasst sind
Behandlungsangebot	Informationen über besondere Untersuchungs- und Behandlungsverfahren, Maßnahmen zur Vorbereitung des Patienten auf spezielle Untersuchungen und Behandlungen
Organisation	Informationen über die medizinische Einrichtung: Informationen zu Urlaub und Vertretungsregelungen, Anbindung an öffentliche Verkehrsmittel, Lage der Einrichtung, behindertengerechte Ausstattung, Parkplätze, Bilder des Personals, Erreichbarkeit außerhalb der regulären Öffnungszeiten, gesonderte Öffnungszeiten, Mitgliedschaft in Fachverbänden, Logo, Zusammenarbeit mit Selbsthilfegruppen
Medizinisches Personal	Informationen über die Ärzte: Geburtsjahr, durch die Ärztekammer anerkannte Zusatzqualifikationen, Fachkunde, Zeitpunkt der geführten Facharztanerkennung, Sprachkenntnisse, Weiterbildung, Zeitpunkt der Approbationserteilung, Zeitpunkt der Niederlassung

einzuberechnen sind, kann eine individuell gestaltete Homepage dabei recht teuer sein.

HTML

> HTML (HyperText Markup Language) ist eine Auszeichnungssprache, die für Dokumente im World Wide Web verwendet wird.

HTML bildet die Grundlage für die Gestaltung einer → Homepage, wobei die HTML-Dokumente vom Web-Server an den Benutzer gesandt werden, dessen → Web-Browser die HTML-Dokumente interpretiert und am Bildschirm darstellt. Die Inhalte lassen sich zur Erstellung der Homepage mit der gewohnten Textverarbeitung schreiben und mit integrierten Systemen oder mit Umwandlungsprogrammen in sogenannte HTML-Files transformieren. Mit begrenztem Aufwand und ohne tiefergehende HTML-Kenntnisse kann auf diese Weise eine einfache Homepage erstellt werden. Die HTML-Files mit speziellen HTML-Editoren oder einfach als Text-Files mit eingebetteten HTML-Befehlen direkt zu erstellen, kann als eine weitere Möglichkeit zur Erstellung einer Homepage angesehen werden, wozu allerdings genauere HTML-Kenntnisse notwendig sind. HTML unterstützt sogenannte Markup-Befehle (→ Tags), die dem Web-Browser mitteilen, wie der Text dargestellt werden soll oder wie Elemente (z. B. Text und Grafiken) in einem Dokument auszuzeichnen sind. Außerdem geben die Tags an, wie bestimmte Elemente auf Benutzeraktionen reagieren sollen (z. B. Aktivieren einer Verknüpfung über einen Tastaturbefehl oder über Mausklick-Aktionen). Sie werden zwischen Kleiner- und Größerzeichen eingeschlossen (< >) und können durch Parameter ergänzt werden.
Jedes HTML-Dokument besteht somit aus einer Mischung von

- Text, der ausgegeben wird und
- Tags, die der Benutzer normalerweise nicht zu sehen bekommt.

Die auf einem mit dem → Internet verbundenen Rechner (→ Server) der medizinischen Einrichtung abgelegten HTML-Dokumente können von Interessenten im Internet aufgerufen werden durch Eingabe der sogenannten → **URL-(Uniform-Ressource-Locators-)Adresse**, beginnend mit dem Kürzel http://www..., welches das → Übertragungsprotokoll Hypertext Transmission Protokoll (HTTP) angibt.
Wenn die Klinik oder Arztpraxis häufig neue Seiten ihrer Homepage erstellen möchte, ist die Anschaffung eines HTML-Editors sinnvoll, wobei in diesem Fall zu empfehlen ist, vorhandene HTML-Files zu verwenden, die alle Befehle für den Aufbau und die Struktur der Seite enthalten und dann nur noch angepasst werden müssen.
Da reine HTML-Dokumente den Nachteil haben, dass eine echte Interaktion zwischen dem Internet-Nutzer und der angebotenen Homepage kaum möglich ist, setzt sich **JAVA** als objektorientierte Programmiersprache mehr und mehr durch. Dabei werden in die üblichen HTML-Seiten in JAVA geschriebene → Anwendungen (Applets) eingebunden; JAVA bietet im Internet als Marktplatz und Kommunikationsmedium die Vorteile echter Interaktivität und dynamischer Anwendungen direkt über das Internet.

Hyperlink

> Ein Hyperlink stellt die Verbindung zwischen einem Element in einem Hypertext-Dokument (z. B. einem Wort, Satz, Symbol oder Bild) und einem anderen Element im Dokument, einem anderen Hypertext-Dokument oder einer → Datei her.

Der Arzt aktiviert die Verknüpfung per Mausklick auf das verknüpfte Element, das in der Regel unterstrichen ist und eine andere Farbe hat als der normale Text, um die Verknüpfung zu kennzeichnen.

Dabei wird mit einem Link eine ständige Beziehung zwischen einem Quellobjekt bzw. einer Quellanwendung und einem Zielobjekt bzw. einer Zielanwendung hergestellt. Eine Änderung in der Quelle wird automatisch beim Ziel nachgeführt. Über Links werden Verknüpfung und Einbettung realisiert.

Folgende **Arten** von Links lassen sich unterscheiden:
- Hot Link: stellt eine ständige Beziehung zwischen dem Quellobjekt bzw. der Quellanwendung und einem Zielobjekt bzw. einer Zielanwendung her
- Warm Link: führt Änderungen in der Quelle nicht automatisch im Zielobjekt nach, sondern informiert nur über Änderungen
- Cold Link: informiert über Änderungen nur nach Abfrage

Hypothek

Die Hypothek ist ein → Grundpfandrecht zur Sicherung der → Forderung eines Gläubigers.

Sie gehört zu den Sachsicherheiten, und die Verknüpfung mit einer zu sichernden Forderung unterscheidet sie von der → **Grundschuld**. Jede zwischenzeitliche Verminderung des → Kredits führt zu einer Verringerung der Sicherung. So erlischt die Hypothek mit der letzten Rate des → Darlehens und entspricht bis dahin immer dem aktuellen Stand des Darlehenskontos. Nimmt der Kreditnehmer erneut einen Kredit in Anspruch, lebt die Hypothek nicht wieder auf. Soll die Hypothek zur Sicherung einer anderen Forderung herangezogen werden, bedarf es der Eintragung der neuen Forderung im → Grundbuch.

Nicht nur Grundstücke, auch Miteigentumsanteile oder Erbbaurechte können mit einer Hypothek belastet werden, sodass an den Berechtigten wegen einer ihm zustehenden Forderung bei Eintritt des Sicherungsfalls eine bestimmte Geldsumme aus dem Grundstück zu zahlen ist. Die Hypothek gewährt kein Besitzrecht am Grundstück und setzt stets das Bestehen der Forderung voraus, zu deren Sicherung sie dienen soll. Dabei müssen Hypothekenschuldner und Schuldner der gesicherten Forderung nicht identisch sein.

Folgende **Arten** von Hypotheken lassen sich unterscheiden:
- Verkehrshypothek: Sie ist die gewöhnliche Hypothek.
- Briefhypothek: Sie wird vom Gläubiger erst durch Aushändigung des Hypothekenbriefs erworben.
- Buchhypothek: Sie wird lediglich im Grundbuch eingetragen.
- Fremdhypothek: Grundstückseigentümer und Hypothekengläubiger sind verschiedene Personen.
- Eigentümerhypothek: Sie steht dem Grundstückseigentümer als Hypothekengläubiger zu, wenn die Hypothek eingetragen bleibt, die Forderung aber bereits erloschen ist; sie wird von Gesetzes wegen in eine Eigentümergrundschuld umgewandelt.
- Sicherungshypothek: Sie wird im Grundbuch eingetragen, wobei die Forderung nachweispflichtig ist.
- Höchstbetragshypothek: Bei ihr wird der Betrag eingetragen, bis zu dem das Grundstück haften soll.
- Restkaufpreishypothek: wenn der Käufer eines Grundstücks nicht die volle Kaufsumme zahlen kann
- Gesamthypothek: Sie erstreckt sich auf mehrere Grundstücke, wobei jedes von ihnen für die ganze Summe haftet.

- Zwangshypothek: Sie dient zur Sicherung gerichtlich titulierter Ansprüche im Wege der → Zwangsvollstreckung.

Die Bindung an die Forderung schränkt die Verwendungsmöglichkeit der Hypothek als Kreditsicherheit erheblich ein. So ist die Sicherungshypothek als Kreditsicherheit gänzlich ungeeignet. Die Verkehrshypothek wird in der Praxis nur für Kredite in ganz bestimmter Höhe, die durch regelmäßige → Tilgungen zurückgezahlt werden, herangezogen. Demgegenüber ist die Grundschuld wesentlich flexibler und stellt deshalb ein besonders vielseitig verwendbares Kreditsicherungsmittel dar.

IGEL

IGEL ist die Abkürzung für den von der Kassenärztlichen Bundesvereinigung zusammen mit ärztlichen Fach- und Berufsverbänden entwickelten Empfehlungskatalog individueller Gesundheitsleistungen (IGEL).

Die IGEL-Liste enthält ärztliche Leistungen, die nicht zum Leistungsumfang der gesetzlichen Krankenversicherung gehören, aber dennoch von Patienten nachgefragt werden und ärztlich empfehlenswert oder zumindest vertretbar sind (Abb. 53).

Funktionen und → Ziele des IGEL-Katalogs sind:

- Erweiterung des ärztlichen Leistungsangebots
- Festlegung der Grenze zwischen medizinischer Notwendigkeit und individuellem Behandlungswunsch
- Grundlage für einen qualitätssteigernden medizinischen Leistungswettbewerb, der von der einzelnen Klinik oder Praxis als

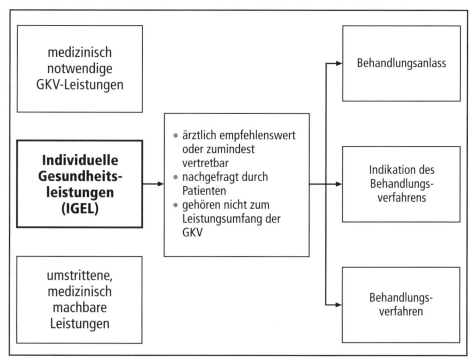

Abb. 53 IGEL-Konzept

Chance gegenüber Konkurrenten genutzt werden kann
- Weiterentwicklung des medizinischen Leistungsangebots, Aufnahme neuer Behandlungsmethoden und -verfahren sowie Integration neuer Anwendungsindikationen in die Behandlung
- Ordnungsfunktion: Der Katalog versucht, ärztlich empfehlenswerte oder vertretbare Wunschleistungen von den medizinisch notwendigen GKV-Leistungen einerseits und eher umstrittenen, medizinisch machbaren Leistungen andererseits abzugrenzen, über deren Unbedenklichkeit und Wirksamkeit erhebliche Zweifel bestehen.
- Vermeidung unwirtschaftlicher Indikationsstellungen
- Vermeidung unwirtschaftlicher Inanspruchnahme medizinischer Leistungen durch den Patienten

Um diese Ziele zu erreichen, werden die individuellen Gesundheitsleistungen nach dem IGEL-Konzept in folgende **Bereiche** eingeteilt:
- Leistungen, die nach dem Behandlungsanlass kategorisiert sind: Da sich die gesetzliche Krankenversicherung weitestgehend auf die eigentliche Krankenbehandlung beschränkt, fallen hierunter beispielsweise sportmedizinische Untersuchungen auf Wunsch des Patienten etwa vor Aufnahme intensiver sportlicher Tätigkeiten.
- Individuelle Gesundheitsleistungen nach dem Behandlungsverfahren: Medizinische Behandlungsverfahren außerhalb der GKV-Zuständigkeit
- Individuelle Gesundheitsleistungen, die sich nach der Indikation für die Anwendung des Behandlungsverfahrens außerhalb der GKV-Zuständigkeit befinden

Nicht immer ist die Abgrenzung zu GKV-Leistungen einfach, insbesondere dann nicht, wenn es sich um Indikationen handelt, die auch Gegenstand einer nach den Regeln der ärztlichen Kunst erfolgenden Krankenbehandlung sein könnten.

Image

→ Kommunikationspolitik

Informationsbefugnis

Die Informationsbefugnis beinhaltet den Anspruch auf den Bezug bestimmter Informationen.

Die Informationsbefugnis zählt zu den immateriellen Stellenelementen der Aufbaugestaltung einer Klinik- oder Praxisorganisation. Sie umfasst das Recht der Mitarbeiter, Zugang zu den Informationen zu haben, die für die Wahrnehmung ihrer → Aufgaben notwendig sind. So ist im Rahmen des personenbezogenen → Datenschutzes darauf zu achten, dass in größeren Kliniken oder Praxen nicht alle Mitarbeiter zwingend Zugang zu allen patientenbezogenen → Daten haben müssen. Allerdings muss in der Patientenverwaltung diese Informationsbefugnis gegeben sein.

Inhaberpapier

Das Inhaberpapier ist ein → Wertpapier, das keine bestimmte Person, sondern den jeweiligen Inhaber als berechtigt ausweist, das in der Urkunde verbriefte Recht geltend zu machen.

Das Inhaberpapier begründet zugunsten des jeweiligen Inhabers die Einschätzung, dass es sich bei ihm auch um den materiell Berechtigten handelt. Das verbriefte Recht wird

durch Übereignung der Urkunde übertragen. Der Schuldner kann daher mit befreiender Wirkung an den Inhaber leisten. Per Gesetz ist zur Erhöhung der **Verkehrsfähigkeit** von Inhaberpapieren ein Erwerb vom Nichtberechtigten an verlorenen, gestohlenen oder sonst abhanden gekommenen Papieren zugelassen. Im Falle der Veräußerung durch einen Kaufmann wird auch der gute Glaube an dessen Verfügungsbefugnis geschützt. Die Verkehrsfähigkeit von Inhaberpapieren ist in der Praxis allerdings eingeschränkt, wenn zur Zeit der Veräußerung der Verlust des Papiers im Bundesanzeiger bekannt gemacht wurde und seit dem Ablauf des Jahres, in dem die Veröffentlichung erfolgt ist, nicht mehr als ein Jahr verstrichen ist. Zu den wichtigsten Inhaberpapieren zählen:
- Inhaberschuldverschreibung
- Inhaberscheck
- Inhaberaktie

Innenfinanzierung

Die Innenfinanzierung (auch: Selbstfinanzierung) umfasst die Finanzierung durch die Klinik oder Praxis selbst, ohne Beanspruchung von möglichen Anteilseignern und Gläubigern aus dem Überschuss für erbrachte Leistungen.

Sie stellt eine Einbehaltung von Teilen des vom medizinischen Betrieb in der Geschäftsperiode erzielten → Gewinns und dadurch die Erhöhung des tatsächlich vorhandenen → Eigenkapitals dar. Die Selbstfinanzierung ist eine wichtige, rechtsformunabhängige Form der Finanzierung, insbesondere bei schlechtem Zugang zum Kapitalmarkt. Kliniken oder Praxen, die Zugang zum Kapitalmarkt haben, betreiben aber gerade wegen ihrer Abhängigkeit vom Kapitalmarkt eine stetige Rücklagenbildung. Insofern ist die Selbstfinanzierung nichts anderes als das Sparen. Einbehaltene Gewinne sind die Ersparnis des Klinik- oder Praxisbetriebs. Der Umfang der Selbstfinanzierung ist somit abhängig von der Höhe des Gewinns, der Besteuerung, dem Kapitalbedarf und der Politik der Privatentnahmen des Arztes.

Die **offene Selbstfinanzierung** geschieht durch Bildung offener → **Rücklagen**. Das sind finanzielle Reserven oder auch ein Kapitalfonds der Klinik oder Praxis, die zum Ausgleich von Verlusten oder für Sonderzwecke bestimmt sind. Als Kapitalrücklage wird u. a. der Gegenwert eines bei der → Emission von Anteilen erzielten Aufgeldes (Agio) bezeichnet. Aus dem Betriebsergebnis gebildete Rücklagen stellen hingegen Gewinnrücklagen dar. Die Rücklagen bieten insbesondere folgende **Vorteile**:
- keine Abhängigkeit von den Entwicklungen des Kapitalmarkts
- keine Kreditwürdigkeitsanalysen
- sofortige Verfügbarkeit der Finanzmittel
- keine Kapitalbeschaffungskosten
- kein Abfluss von Finanzmitteln für Fremdkapitalzinsen und → Tilgung
- Erhaltung der Unabhängigkeit gegenüber fremden Kapitalgebern

Als wesentlicher **Nachteil** ist festzuhalten, dass die Selbstfinanzierung eine Schmälerung der Gewinnausschüttung an den Arzt als Inhaber bewirkt. Diesem Nachteil in der jetzigen Periode steht andererseits der allerdings ungewisse Vorteil späterer höherer Gewinnausschüttungen gegenüber, die aus dem selbstfinanzierten Wachstum resultieren können.

Die **verdeckte Selbstfinanzierung** ist nur bei bilanzierenden Kliniken oder Arztpraxen möglich und vollzieht sich über die Bildung stiller Rücklagen. Dabei handelt es sich um Rücklagen, die in der → Bilanz der medizinischen Einrichtung nicht ausgewiesen werden und durch Unterbewertung von → Aktiva bzw. Überbewertung von → Passiva entstehen. Durch Ausnutzung von Aktivierungs-, Passivierungs- und Bewertungswahlrechten kommt es zu Differenzen zwischen Buchwerten und den tatsächlichen Werten, durch Beachtung von Bewertungsobergrenzen zu Zwangsreserven. Die Bildung stiller Reserven führt zur Verminderung des Gewinns, ihre Auflösung zu seiner Erhöhung. Kliniken oder Arztpraxen in der rechtlichen Organisationsform von → Kapitalgesellschaften (z. B. → GmbH, AG) ist die bewusste Anlegung stiller Reserven verboten. Ansonsten ist die Bildung steuerrechtlicher → Abschreibungen, die zu Unterbewertungen in der Bilanz führen, im Rahmen der zulässigen Ausnutzung von Aktivierungs-, Passivierungs- und Bewertungswahlrechten erlaubt.

Insolvenz

Mit Insolvenz wird die dauernde Unfähigkeit einer Klinik oder Praxis bezeichnet, fällige oder demnächst fällig werdende finanzielle Verpflichtungen zu erfüllen.

In der Regel ist dies die → Zahlungsunfähigkeit, bei juristischen Personen auch die Überschuldung.

Nach der Insolvenzordnung ist ein gerichtliches Verfahren zur Befriedigung der Gläubiger eines Schuldners einzuleiten, das durch → Zwangsvollstreckung und damit durch Verwertung des → Vermögens des Schuldners und Verteilung des Erlöses oder durch Festlegung einer Regelung zum Erhalt der Klinik oder Praxis in einem **Insolvenzplan** die gleiche und gleichmäßige Verteilung des Vermögens eines zahlungsunfähigen Schuldners unter die Gläubiger bezweckt. Diese Gesamtvollstreckung tritt dabei an die Stelle der Einzelzwangsvollstreckung. Neben dem normalen Zwangsliquidationsverfahren anstelle des früheren Konkurses gibt es bei Unternehmensinsolvenzen die Schuldnereigenverwaltung. Die Einleitung des **Insolvenzverfahrens** setzt die Zahlungsunfähigkeit bzw. Überschuldung als **Eröffnungsgrund** voraus. Reicht die verwertbare **Insolvenzmasse** nicht aus, um die Verfahrenskosten zu decken, erfolgt die Abweisung des **Eröffnungsantrags**, der durch die Gläubiger und den Schuldner gestellt werden kann, mangels Masse. Besondere Bedeutung bei der Sammlung der Insolvenzmasse kommt der **Insolvenzanfechtung** zu. Gegenstände, die der Schuldner veräußert hat, können unter bestimmten Voraussetzungen zur Masse zurückgeholt werden, wenn sie aus dem Schuldnervermögen in zeitlicher Nähe zur Verfahrenseröffnung und unter anfechtbaren Umständen ausgeschieden sind. Andererseits können Dritte die Aussonderung solcher Gegenstände aus der Insolvenzmasse verlangen, die nicht zum Schuldnervermögen gehören; wegen bestehender Sicherungsrechte an einem Vermögensgegenstand des Schuldners kann der Verwertung nicht widersprochen werden, aber abgesonderte Befriedigung vor allen anderen Gläubigern begehrt werden. Während der Prüfung der Eröffnungsvoraussetzungen durch das zuständige Amtsgericht (Insolvenzgericht) sind **Sicherungsmaßnahmen** möglich:

- Einsetzung eines vorläufigen Insolvenzverwalters
- Anordnung eines allgemeinen Verfügungsverbots gegen den Schuldner
- Anordnung eines Vollstreckungsverbots gegen den Schuldner

Die **Eröffnung** des Insolvenzverfahrens erfolgt durch Beschluss und führt zur Beschlagnahme der **Insolvenzmasse**, die in dem gesamten Vermögen besteht, das dem Schuldner zur Zeit der Eröffnung des Verfahrens gehört und das er während des Verfahrens erlangt. Damit verliert er die Verwaltungs- und Verfügungsbefugnis einschließlich der Prozessführungsbefugnis, die auf den im Eröff-

nungsbeschluss zu ernennenden **Insolvenzverwalter** übergeht. Dessen **Aufgaben** sind:
- Vermögen des Schuldners in Besitz und Verwaltung nehmen
- vorgefundene Ist-Masse der sogenannten Soll-Masse als eigentlicher Insolvenzmasse angleichen
- Vermögen des Schuldners verwerten
- zu befriedigende → Forderungen feststellen
- Erlös verteilen

Häufig erfolgt eine Reduzierung der **Ist-Masse** durch Erfüllung berechtigter Ansprüche von Gläubigern auf Aussonderung und Absonderung. Eine weitere Verkürzung der Ist-Masse kann durch Aufrechnung geschehen (Insolvenzaufrechnung). Auf der anderen Seite kann der Verwalter eine Aufstockung der Ist-Masse durch eine erfolgreiche Insolvenzanfechtung erreichen, indem er nachteilige Vermögensübertragungen des Gemeinschuldners an Dritte wieder rückgängig macht. Darüber hinaus entscheidet der Verwalter über das Schicksal schwebender Geschäfte des Gemeinschuldners, die bei Verfahrenseröffnung beiderseits noch nicht vollständig erfüllt worden sind, sofern das Gesetz ausnahmsweise nicht selbst, wie beim Auftrag und → Geschäftsbesorgungsvertrag und bei Vollmachten, deren Erlöschen anordnet. Grundsätzlich kann der Verwalter bei gegenseitigen Verträgen zwischen Erfüllung und Nichterfüllung wählen und Dauerschuldverhältnisse unter Berücksichtigung der gesetzlichen Fristen vorzeitig kündigen. Die zur Insolvenzmasse gehörenden Vermögensgegenstände hat der Insolvenzverwalter in eine Barmasse umzuwandeln und daraus zunächst die **Massekosten** (Gerichtskosten, Verwaltungskosten) sowie die **Masseschulden** (Verpflichtungen aus Rechtsgeschäften des Verwalters und des Schuldners, die er erfüllen will) zu bezahlen. Die noch verbleibende Insolvenzmasse wird frühestens nach dem allgemeinen Prüfungstermin an die Insolvenzgläubiger verteilt, deren Forderungen sich aus dem vom Verwalter erstellten Verteilungsverzeichnis ergeben. Erst danach wäre ein Überschuss an die nachrangigen Gläubiger auszuzahlen.

Bei größeren Kliniken oder Arztpraxen ist aber auch eine **Sanierung** möglich, bei der das Schuldnervermögen wieder ertragsfähig gemacht oder auf einen anderen Rechtsträger übertragen wird. Daneben sieht die Insolvenzordnung auch die Möglichkeit einer **Restschuldbefreiung** für den Arzt als Schuldner vor, um das an sich unbeschränkte Nachforderungsrecht der Gläubiger nach Beendigung des Insolvenzverfahrens zu beschränken und dem Schuldner einen Neuanfang zu ermöglichen. Für natürliche Personen, die keine oder nur eine geringfügige selbstständige wirtschaftliche Tätigkeit ausüben, regelt die Insolvenzordnung ein vereinfachtes **Verbraucherinsolvenzverfahren**.

Das Insolvenzverfahren endet im Regelfall nach der **Schlussverteilung** des Erlöses mit der durch Beschluss anzuordnenden Aufhebung des Verfahrens. In bestimmten Fällen kommt aber auch eine Beendigung durch Einstellung des Verfahrens in Betracht.

Instanz

Als Instanz bezeichnet man in der → Aufbauorganisation einer Klinik oder Arztpraxis → Stellen mit Leitungsaufgaben.

Eine derartige Stelle hat in einer größeren Praxis beispielsweise die Ersthelferin inne, oder die zahnmedizinische Verwaltungshelferin (ZMV) als Leiterin der Privat- und Kassenliquidation. In einer größeren Klinik mit ausgeprägten Organisationsstrukturen sind Instanzen als Stellen mit Leitungsaufgaben entsprechend häufiger vorhanden.

Interner Zinsfuß

> Bei der Methode des internen Zinsfußes als Methode der dynamischen → Investitionsrechnung wird bei einem Kapitalwert = 0 die Verzinsung des angelegten → Kapitals ermittelt.

Dazu werden zwei Zinssätze (Marktzins des Investors und interner Zins der → Investition) miteinander verglichen.
Der interne Zinsfuß (auch: interner Zinssatz, → Effektivzins, → Gesamtkapitalrentabilität) ist der Zinssatz, bei dessen Ansatz der Kapitalwert einer Investition oder Finanzierung gerade gleich Null wird bzw. bei dem Ausgabe- und Einnahmebarwert einer Investition oder Finanzierung genau übereinstimmen. Eine Investition gilt nach dieser Methode als lohnend, wenn sie bei gegebenem Kalkulationszinssatz eine → Rendite erbringt, die mindestens so hoch ist wie der Kalkulationszinsfuß.
Kritisch ist anzumerken, dass die Methode des internen Zinsfußes auf folgenden **Annahmen** beruht:
- Reinvestition und Refinanzierung verzinsen sich zum internen Zinsfuß des beobachteten Objekts.
- Die Auflösung der Kapitalwertgleichung nach dem gesuchten internen Zinssatz ist häufig nicht möglich.

Die Methode ist trotzdem in der Praxis weit verbreitet, obwohl der Informationsbedarf zur Bestimmung des internen Zinsfußes relativ groß ist. Sie lässt sich bei vielen Problemen der **Effektivzinsbestimmung** einsetzen:
- bei der Errechnung der Rendite von Finanz- und Realinvestitionen
- bei der Errechnung der Effektivbelastung kurz- und langfristiger Fremdfinanzierungen
- beim Zinsvergleich zwischen Kreditkauf und → Leasing

Internet

> Das Internet ist ein weltweites Computer-Netz zwischen Universitäten, staatlichen Instituten und kommerziellen Unternehmen, über das nicht nur viele Wissenschaftler und Mediziner erreichbar sind, sondern das für die medizinische Einrichtung auch den Zugriff auf kostenlose Software und auf ein nahezu unüberschaubares Angebot an wissenschaftlicher Information ermöglicht.

Durch den freiwilligen, weltweiten Zusammenschluss unzähliger Rechner, die Informationen bereitstellen, bietet das Internet nach *Bastian* (1996) die Möglichkeit nahezu universeller und unbegrenzter Kommunikation, wobei die Rechner nicht über ein einheitliches Datennetz verbunden sind, sondern durch die Verknüpfung regionaler, nationaler und internationaler Netze. Um auf dem Internet → Daten und Informationen in großer Menge und Geschwindigkeit bereitzustellen und zu transportieren, werden hierzu Rechner unterschiedlichster Leistungsfähigkeit verwendet. Dadurch wird der Zugang zu Informationen unabhängig von Raum und Zeit. Somit stellt das Internet eine weltweite Kommunikationsplattform dar, mit den Möglichkeiten der Informationsbereitstellung und des Informationsabrufs, wobei der interaktive Informationsaustausch in der Regel von Mensch zu Mensch unter Einschaltung von Rechnern erfolgt. Da er aber auch einen Zugriff auf eine internationale Datenbank im Rahmen einer komplexen Recherche bedeuten kann, wird durch das Internet mit seinen weltweiten Verbindungen zwischen Rechnern ein direkter Zugriff auf das gespeicherte, aktuelle globale Wissen möglich.
Der Datenaustausch über das Internet erfolgt nach *Zeidler* (1996) mittels sogenannter Host-Rechner, die in der Regel über viele **Teilnetze** miteinander verbunden sind und

die Netzdienste zur Verfügung stellen. Jedes dieser Teilnetze besteht aus Übertragungsleitungen und Vermittlungsknoten, die die einzelnen Leitungswege miteinander verknüpfen und für die richtige Verteilung des Datenaufkommens sorgen (Abb. 54).

Das Internet übernimmt dabei zahlreiche Funktionen, die den Informationsaustausch und die Datenübertragung ermöglichen (Tab. 52).

Das Informationsangebot im Internet ist enorm groß, und die damit verbundenen Anwendungsmöglichkeiten für die medizinische Einrichtung sind vielfältig. Durch das Internet wird für Hersteller von → Arztrechnern und Klinik-Computern die **Wartung und Pflege** von Software vereinfacht. Die Wartung von Software-Paketen wird für den Anbieter einfacher und lässt sich für die medizinische Einrichtung damit billiger realisieren. Auch lässt sich die jeweils neueste Software-Version aus dem Netz auf den Computer herunterladen, sodass beispielsweise neue Regeldateien installiert werden können, ohne dass Mitarbeiter → Dateien von einer Diskette installieren oder den Techniker zu Hilfe rufen müssen. Alle Fehlermeldungen lassen sich zudem direkt zum Software-Hersteller übertragen, sodass das System sofort überprüft und entschieden werden kann, ob ein Bedienungs- oder ob ein echter Systemfehler vorliegt, bei dem ein Techniker vor Ort benötigt wird.

Das Internet trägt dazu bei, den fachlichen **Informationsaustausch** und die Kommunikation mit Fachkollegen zu vereinfachen und zu beschleunigen. Eine ganze Reihe von Standesorganisationen, Fachverbänden und medizinischen Fachverlagen bieten dazu Chatrooms und Medizinforen an, mit:

- eigenen redaktionell aufbereiteten Informationen und Fachbeiträgen

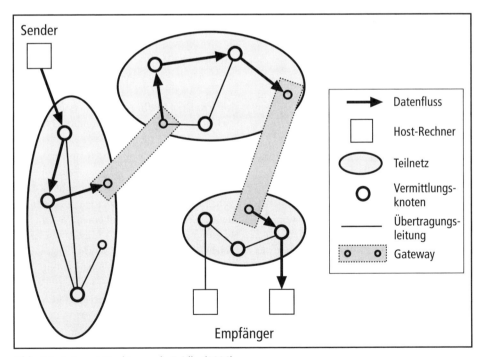

Abb. 54 Internet-Struktur nach *Zeidler* (1996)

Tab. 52 Funktionen des Internet

Funktion	Einzelheiten
Aufbereitung	Codierung und nutzergerechte, repräsentative Aufbereitung der Daten je nach Art der übermittelten Informationen
Transport	Im Bereich des Internet werden die Daten in der Regel mit einer Übertragungsrate zwischen 30 und 160 Megabits pro Sekunde (Mbps) transportiert.
Schutz	Durch die Verwaltung der eingesetzten Hard- und Software-Ressourcen bezogen auf die einzelnen Rechner wird die Sicherheit der Daten und ein hoher Datendurchsatz gewährleistet.
Konzentration	Durch Rechnerprogramme werden die Daten zu Übertragungszwecken konzentriert.
Kontrolle	Es findet eine automatische Fehlerbeseitigung statt, und die Stabilität der Datenübertragung wird kontrolliert.
Steuerung	Mithilfe der Steuerungsfunktion werden die Daten über die Vermittlungsknoten dem Adressaten zugeleitet.
Identifizierung	In einem standardisierten Adress-Schema werden Sender und Empfänger der Daten einer weltweit einmaligen Rechneradresse zugeordnet, über die sie eindeutig identifiziert werden können und erreichbar sind.
Ausgleich	Die Übertragung der Daten wird sichergestellt, und mögliche Unterbrechungen von Übertragungsleitungen, Vermittlungsknoten oder kompletten Teilnetzen werden überbrückt.
Routing	Die Routing-Funktion stellt sicher, dass den Daten im Internet der richtige Weg gewiesen wird.

- aktuellen Informationen zu medizinischen Seiten im Netz
- Diskussionsforen zu bestimmten Medizinthemen
- Indexverweisen zu nationalen und internationalen medizinischen → Homepages
- umfangreichen Informationen und → Links auf Bibliotheken, Institutionen und andere medizinische Angebote im Netz

Die Nutzung kommerzieller Online-Dienste ist in der Regel allerdings kostenpflichtig.

Medizinische → **Newsgroups**, die sich als Forum im Internet für Diskussionen über medizinische Themenbereiche entwickeln, stellen eine weitere Möglichkeit des fachlichen Informationsaustauschs dar, wobei jede Newsgroup einen Namen hat, der aus mehreren Wörtern besteht, die durch Punkte getrennt sind und das Thema der Newsgroup durch Eingrenzen der Kategorien ermitteln. In der Regel ist der Name der Newsgroup gleichzeitig die URL-Adresse, über deren Eingabe man direkt in die gewünschte medizinische Newsgroup gelangt.

Medizinische **Mailing-Listen** (Verteilerlisten) stellen eine Auflistung der Empfänger dar, die eine Kopie der → E-Mail erhalten, und bieten die Möglichkeit, die Kollegen und Experten zu speziellen Fachfragen zu konsultieren. Wenn eine E-Mail an eine größere Gruppe von Nutzern versendet werden soll, werden derartige Listen häufig mit einem Verteilerlistenprogramm erzeugt und eingesetzt. Um die Nachricht zu erhalten, ist es erforderlich, dass man sich auf die medizinische Mailing-Liste setzen lässt. Der Computer, auf dem die medizinische Verteilerliste gespeichert ist, sendet Kopien der E-Mail an alle Adressen, die in der Liste verzeichnet sind, wenn der Name der Verteilerliste in das Empfängerfeld des E-Mail-Clients eingegeben wird.

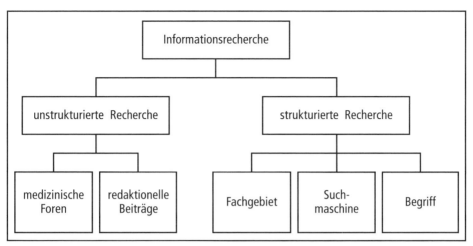

Abb. 55 Medizinische Informationsrecherche im Internet

Fachinformationen, z. B. praktische Hinweise zu Diagnose und Therapie, lassen sich im Internet online durch eine gezielte medizinische **Recherche** (Abb. 55) abrufen.
Zweckmäßigerweise greift eine unstrukturierte Recherche, bei der ein gesuchter medizinischer Begriff oder das Thema nicht genau bekannt sind, auf medizinische Foren oder redaktionelle Beiträge zurück, die kommentierte Verweise auf medizinische → Server oder virtuelle medizinische Einrichtungen enthalten. Sie bieten online beispielsweise:
- Bildarchive
- multimediale Lernmodule
- Textbücher
- Fallbeispiele
- Kurse

Ist zumindest das gesuchte **Fachgebiet** bekannt, bieten sich für eine strukturierte Recherche sogenannte Metalisten an, die Verzeichnisse von → Hyperlinks mit Verweisen auf medizinische Server enthalten. Diese medizinischen Link-Listen sind nach Fachgebieten geordnet und enthalten oft nach Schlagwörtern indexierte medizinische Informationen, wobei man direkt nach einem betreffenden Schlagwort suchen oder sich zur Recherche durch das Indexverzeichnis vorarbeiten kann. Ist der gesuchte Begriff verfügbar, so bietet sich bei der strukturierten Recherche der Einsatz einer Search Engine (→ Suchmaschine) an. Suchmaschinen sind Programme, die das World Wide Web oder die Newsgroups nach Schlüsselwörtern in Dateien und Dokumenten durchsuchen. Um Listen verfügbarer Dateien und Dokumente zu sammeln, suchen einige Suchmaschinen wiederum in vielen Verzeichnissen mit sogenannten Agenten und Spinnen. Die gefundenen Informationen werden dabei über Listen in Datenbanken abgespeichert und können mithilfe von Schlüsselwörtern abgefragt werden.
Das **Knowledge-Management** (Wissensmanagement) und die Kooperation bei der Erstellung von medizinischen Standards, Richtlinien, Leitlinien und Empfehlungen ist für die medizinische Einrichtung eine weitere Anwendungsmöglichkeit des Internet. Klinische Richt- und Leitlinien, die im Internet zur Verfügung stehen, ermöglichen es zu überprüfen, welches medizinische Wissen gesichert ist und welches nicht. Das Internet bietet sich dabei zur Kommunikation und

Diskussion an, da viele medizinische Interessengruppen zusammenarbeiten müssen. Durch das Internet mit seinen Möglichkeiten elektronischer Konferenzen, Chatrooms und schneller Verbreitung lassen sich die Koordination erheblich beschleunigen und medizinische Erkenntnisse für die unmittelbar Interessierten bereitstellen, während bei herkömmlichen Abstimmungsvorgängen und Veröffentlichungen das Medium Papier die Grundlage des Arbeitsfortschritts darstellte. Die Arbeit der Wissenschaftlichen Medizinischen Fachgesellschaften, klinisch anwendbare Protokolle zu entwickeln und Qualitätskriterien für Leitlinien, Informationen zur Entwicklung von Leitlinien, urheberrechtliche Regelungen oder methodische Grundlagen der Leitlinienerstellung bereitzustellen, wird dadurch wesentlich erleichtert. Die über das Internet abrufbaren Leitlinien in den jeweils aktuellen Fassungen zur Inneren Medizin, Orthopädie oder Chirurgie unterstützen den Arzt dabei, in Zweifelsfällen richtige Entscheidungen zu treffen. Auch die Nutzung des spezifischen Wissens der **Selbsthilfegruppen** gehört zum Wissensmanagement, wobei das Internet für chronisch Kranke eine ganze Reihe von Informationen und Veröffentlichungen von Selbsthilfegruppen bietet. Dem Arzt, der mit entsprechenden Patientenfragen konfrontiert wird, ist es möglich, sich über das Internet-Angebot bestimmter Selbsthilfegruppen auf dem Laufenden zu halten, Adressen und Informationsmaterial auszudrucken und an betroffene Patienten weiterzugeben.

Weiterhin bietet das Internet wertvolle Unterstützung bei der → **Personalwerbung** wie auch bei der Stellensuche. Bei einigen Job-Homepages lässt sich Medizin als Interessengebiet festlegen, und man bekommt bei der Suche nach einer Position in Klinik oder Wissenschaft regelmäßig veröffentlichte → Stellenanzeigen per E-Mail zugesandt. Webcrawler (Suchmaschinen) durchsuchen das Internet auf Hunderten von Stellenmärkten und Homepages nach Stellenanzeigen zum Auffinden von:

- kurz- oder längerfristigen Vertretungen
- → Stellen aus der Medizin, Pharmazie und medizinischen Forschung
- überwiegend forschungsorientierten Stellen an Universitäten mit Unikliniken

Das Internet schafft auch die Möglichkeit, über die Arbeitsagenturen online mit eigenen Stellenanzeigen kostenlos zu werben oder eigene Annoncen aufzugeben.

Sowohl als Sender als auch als Empfänger von Daten und Informationen ist die Klinik oder Arztpraxis im Internet grundsätzlich **Risiken** ausgesetzt, wobei als **Datensender** das Risiko besteht, Patientendaten und -informationen ins Internet zu stellen, die nicht für die Weitergabe bestimmt sind. Mangelhaft abgeschirmte → Schnittstellen, die einen unvorhergesehenen Zugriff zu internen Datenbanken erlauben, können als Ursache hierfür angesehen werden, wobei die Weitergabe der Information ungewollt geschehen oder manipulativ herbeigeführt werden kann. Ein Firewall-Konzept oder anderweitige organisatorische Kontrollmaßnahmen und Abschirmsysteme können den Sicherheitsstandard erhöhen. Die medizinische Einrichtung ist als **Datenempfänger** der Gefahr ausgesetzt, über die Informationsabfrage aus dem Internet virenbehaftete Daten in ihr eigenes Netz zu übertragen. Versteckte Programme, die Datenbanken, → Festplatten und das lokale → Netzwerk schädigen können, sind insbesondere in interaktiv abrufbaren Informationen als potenzielle Gefahrenquelle vorhanden. Der unbefugte Zugriff auf die eigenen Ressourcen und Datenbestände stellt ein weiteres Sicherheitsrisiko dar. Die Software-Werkzeuge, die das Gateway Interface (allgemeine Schnittstelle für den Übergang zwischen Webserver und Programmen) für die Bereitstellung der Daten benötigt, sind hierbei als besondere Gefahrenquelle anzusehen. Über sie ist beispielsweise der unbefugte Export von Dateien möglich, insbesondere, wenn sie nicht in ähnlicher Weise wie herkömmliche Datenbankauswertungen auf dem Internet-Server, sondern direkt auf dem Rechner der Klinik oder Praxis ablaufen. Dieser unbefugte Export von Dateien kann verhindert werden, indem automatische Verifikationen per Internet übertragene Codierungen überprüfen oder Laufzeitsysteme Datei- und Netzwerkzugriffe kontrollieren. Auf dem in der Regel nicht kontrollierbaren Weg durch das vielfach verzweigte Internet besteht ferner im Rahmen der weltweit vernetzten Datenübertragung die Gefahr des Verlustes oder der Verfälschung von Daten. Kryptografische Verfahren, die nur dem autorisierten Empfänger die Entschlüsselung der auf diese Weise übermittelten Daten und Informationen ermöglichen, können in diesen Fällen Abhilfe schaffen.

Interview-Technik

Die Interview-Technik ist die am häufigsten eingesetzte Ist-Aufnahmemethode und wird angewendet, um Arbeitsabläufe, Datenflüsse oder komplexe Sachverhalte in der Klinik oder Arztpraxis zu erheben.

Sie zählt als Methode zur Ermittlung des aktuellen Zustands (Ist-Zustand) zu den → **Erhebungstechniken** in der → Organisation. Ihr üblicher Ablauf ist in Abbildung 56 dargestellt. Im Rahmen der **Vorbereitung** ist
- ein Katalog der benötigten Informationen zusammenzustellen,
- die Auswahl der relevanten Gesprächspartner zu treffen und
- ein Interviewplan festzulegen.

Bei der **Durchführung** wird im Rahmen der Einführungsphase zunächst versucht, eine

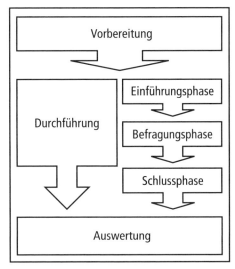

Abb. 56 Interview-Technik

positive Gesprächsatmosphäre zu erreichen. Es gilt ferner, Aufgabe und Zweck des Gesprächs zu erläutern. In der Befragungsphase hat der Interviewer das Ziel, alle benötigten Informationen zu erhalten. In der Schlussphase wird die Einstellung der befragten Angehörigen der medizinischen Einrichtung in Erfahrung gebracht, und es wird versucht, sie positiv für die beabsichtigte Verbesserung der Organisation des Klinik- oder Praxisbetriebs zu motivieren. In der **Auswertung** sind zu prüfen:
- das durchgeführte Interview zunächst auf Vollständigkeit im Hinblick auf die benötigten Informationen
- die Interview-Aussagen auf Fehler (Plausibilität)

Zweckmäßigerweise sind die wichtigsten Interview-Ergebnisse schriftlich festzuhalten. Zu den wichtigsten **Vorteilen** des Interviews zählen:
- Motivierung der befragten Person
- Ermittlung des tatsächlichen Zustands
- Vertiefungsmöglichkeiten durch Zusatz- und Verständnisfragen

Der hohe Zeitaufwand und die Tatsache, dass die interviewte Person bei ihrer Arbeit gestört wird, können hingegen als Nachteile angesehen werden.

Intranet

> Als Intranet wird das → Netzwerk für die Informationsverarbeitung innerhalb einer Klinik oder Arztpraxis bezeichnet.

Das Intranet umfasst in der Regel Dienste, wie z. B. die Verteilung von Dokumenten und Software oder den Zugriff auf Datenbanken. Da bei diesem Netzwerkkonzept normalerweise → Anwendungen eingesetzt werden, die mit dem → Internet in Verbindung stehen, z. B. Web-Seiten, → Web-Browser, → E-Mail, → Newsgroups sowie Verteilerlisten, die nur innerhalb der medizinischen Einrichtung verfügbar sind, wird es als internes Netz und damit als Intranet bezeichnet.

Das Intranet arbeitet üblicherweise mit **Internet**-Technologie und verwendet Web-Browser, TCP/IP-Protokolle, → HTML und → XML. Es steht in der Regel nur einem auf die Klinik- oder Praxisangehörigen beschränkten Benutzerkreis zur Verfügung und ist durch → Firewalls vor unerlaubten Zugriffen von außen geschützt.

Das Intranet besitzt folgende wesentliche **Merkmale**:
- Geräteunabhängigkeit und verteilte, flexible Struktur im Vergleich zu den herkömmlichen Netzwerklösungen
- Unabhängigkeit der Informationsstruktur von Produkten und Herstellern aufgrund standardisierter → Formate und Protokolle
- Reduzierung der Komplexität und der → Kosten aufgrund einheitlicher IT-Infrastruktur
- flexible Steuerung von Informations- und Datenflüssen durch Bildung von Nutzergruppen
- vereinfachtes Suchen und Auswerten von → Daten durch anwendbare Internet-Suchmechanismen
- geringer Installationsaufwand durch Nutzung lizenzfreier Internet-Anwendungen
- einfache Datenaktualisierung und -vernetzung, da in die zugrunde liegenden Software-Produkte nicht oder nur einmalig zur Schnittstelleneinrichtung eingegriffen werden muss

Gerade Kliniken oder größere Praxen mit dezentralisierten Strukturen benötigen derartige **Kommunikationsplattformen**, um die Prozesse so zu gestalten, dass eine größtmögliche Wertsteigerung bei möglichst geringen Kosten erzielt wird. Hierzu ist es erforderlich, dass einfache und direkte Kommunikationsmöglichkeiten für interne Nutzer sowie für Patienten und Lieferanten bereitstehen. Das Intranet leistet hierzu einen wesentlichen Beitrag, einerseits durch die Möglichkeit, Koordinations- und Kooperationsprozesse im Klinik- oder Praxisbetrieb zu unterstützen und andererseits durch die Fähigkeit, vorhandene Wissenspotenziale im Rahmen eines Knowledge Managements zugänglich zu machen.

Im Vordergrund steht nicht die hierarchische Verteilung von Informationen, sondern der **Informationsabruf** bei Bedarf. Im Falle, dass Informationen dennoch distribuiert werden müssen, lassen sich im Intranet zielgruppengenaue Informationsverteiler anlegen. Auf diese Weise wird der **Informationsfluss** in der medizinischen Einrichtung beschleunigt und lässt sich zielgerecht steuern. Dadurch kann ein häufig beklagter **Informations-Overload** vermieden werden. Andererseits erhöht das Intranet die zur Verfügung stehende Wissensbasis im Klinik- und Praxisbetrieb und damit den Kompetenzgrad des einzelnen Mitarbeiters. Daten und Informationen bleiben nicht nur bestimmten Hierarchieebenen vorbehalten, sondern stehen jedem Mitarbeiter bei Bedarf zur Verfügung. Dadurch, dass sie dezentral organisiert sind, werden sie auch an ihrem Entstehungsort aktualisiert, gepflegt und aufbewahrt. Insgesamt führt dies nicht nur aufgrund der schnelleren und kompetenteren Aufgabenwahrnehmung zu Produktivitätssteigerungen in den Prozessen. Darüber hinaus lassen sich durch den Einsatz eines Intranet aufgrund der Reduktion papiergebundener Informationsverteilung und -archivierung die Kosten direkt messbar senken.

Inventur

Bei der Inventur handelt es sich um eine Bestandsaufnahme aller Vermögensgegenstände und Schulden des Klinik- oder Praxisbetriebs zu einem bestimmten Zeitpunkt.

Die Inventur hat die Aufgabe, die Vermögensgegenstände und Schulden vollständig und richtig zu erfassen sowie sachgerecht zu bewerten, um letztendlich die mengen- und wertmäßigen Bilanzansätze überprüfen zu können.
Es lassen sich folgende **Inventurarten** unterscheiden:
- körperliche Inventur: körperliche Bestandsaufnahme von Vermögensgegenständen durch Zählen, Messen oder Wiegen
- buchmäßige Inventur: schriftliche Bestandsaufnahme von nicht körperlichen Gegenständen anhand von Belegen
- permanente Inventur: Ermittlung der Bestände durch laufende Fortschreibung der Zu- und Abgänge
- Stichtagsinventur: einmal jährlich am Bilanzstichtag vorgenommene Bestandsaufnahme

Das Ergebnis der Inventur wird im wertmäßigen Verzeichnis der Vermögensgegenstände und Schulden (**Inventar**) eingetragen. Die Inventur muss den Grundsätzen ordnungsgemäßer Buchführung entsprechen und ist Grundlage für den Jahresabschluss.
Für die Bestandsaufnahme insbesondere der Vermögensgegenstände des Vorratsvermögens sind folgende **Inventurerleichterungen** vorgesehen:
- Gruppenbewertung: Gleichartige Vermögensgegenstände dürfen zu einer Gruppe zusammengefasst und mit dem gewogenen Durchschnittswert bewertet werden.
- ausgeweitete Stichtagsinventur: Die Bestandsaufnahme kann innerhalb von 10 Tagen vor oder nach dem Bilanzstichtag erfolgen.
- vor- oder nachgelagerte Stichtagsinventur: Die Bestandsaufnahme erfolgt an einem Tag innerhalb der letzten 3 Monate vor oder innerhalb der ersten 2 Monate nach dem Bilanzstichtag bei wertmäßiger Fortschreibung bzw. Rückrechnung auf den Bilanzstichtag.
- permanente Inventur: Die körperliche Inventur der Vermögensgegenstände kann auf das gesamte Wirtschaftsjahr verteilt werden, wenn alle Bestände, Zu- und Abgänge einzeln nach Tag, Art und Menge eingetragen und belegmäßig nachgewiesen sind.
- Stichprobeninventur: Der Aussagewert der repräsentativen Teilinventur ist dem Aussagewert der Vollinventur gleichwertig.
- Festbewertung: Bestimmte Vermögensgegenstände dürfen, sofern sie regelmäßig ersetzt werden und ihr Gesamtwert für das Unternehmen von nachrangiger Bedeutung ist, mit einer gleichbleibenden Menge und einem gleichbleibenden Wert angesetzt werden, wenn der Bestand in seiner Größe, seinem Wert und seiner Zusammensetzung nur geringen Veränderungen unterliegt.

Inventurmethode

→ Kostenartenrechnung

Investition

Unter Investition ist die Verwendung oder Bindung von Zahlungsmitteln zur Beschaffung von Wirtschaftsgütern für die Klinik oder Praxis oder zur Bildung von → Vermögen zu verstehen.

Investitionen in die Klinik- oder Praxisausstattung sind unter verschiedenen Aspekten zu beurteilen. Einerseits erfolgt die Auswahl medizintechnischer Ausstattung nach dem Stand der Technik und bestmöglichen Leistungseigenschaften. Die medizinische Einrichtung wird versuchen, das Equipment auszuwählen, das ihre Behandlungsleistung bestmöglich unterstützt. Da der Patient erwartet, mit der bestmöglichen, zeitgemäßen Medizintechnik behandelt zu werden und die übrige Ausstattung als modern und angenehm empfinden möchte, sind andererseits in die Auswahl Marketing-Aspekte einzubeziehen. Jede Investition bedeutet die Bindung von → Kapital, wirft unter Umständen Finanzierungsprobleme auf, erzeugt Folgekosten für Wartung und Instandhaltung und stellt, gerade bei aus Marketing-Überlegungen getätigten Investitionen, wenn überhaupt, nur langfristig erreichbare Vorteile in Aussicht.

Daher ist jede Investition auch unter betriebswirtschaftlichen Gesichtspunkten zu beurteilen.

Insofern ist es wichtig, eine umfangreiche Investition im Rahmen von Finanzierungsfragen auch unter Berücksichtigung betriebswirtschaftlicher Aspekte zu prüfen, bei aller gebotenen Beachtung der medizinischen Notwendigkeit. Die Investitionsarten, die in Tabelle 53 aufgeführt sind, lassen sich je nach Zweck, Objekt oder Funktion der Investition unterscheiden.

Zu berücksichtigen sind bei einer Investition einerseits die ausgehenden Zahlungen, wie die Anschaffungszahlung für den Kaufpreis eines medizintechnischen Gerätes oder die Folgekosten für Wartung, Reparatur und Ersatzteile. Ihnen gegenüber stehen tatsächlich oder fiktiv **eingehende Zahlungen**, wie Rechnungsstellungen gegenüber Krankenkassen und Patienten für die Nutzung des Gerätes im Rahmen der Behandlung oder der Verwertungserlös aufgrund der Veräußerung des Gerätes am Ende seiner Nutzungsdauer. Die Wertminderung, der das Investitionsobjekt aufgrund seiner Alterung unterliegt, wird in Form der über die Nutzungsdauer verteilten → **Abschreibungen** berücksichtigt. Damit am Ende der Nutzungsdauer eine Ersatzbeschaffung durchgeführt werden kann, muss sie durch die Einnahmen aus den damit erbrachten Behandlungsleistungen mindestens ausgeglichen werden. Um den steuerpflichtigen Praxisgewinn zu ermitteln, sind die Ab-

Tab. 53 Investitionsarten

Investitionsart	Beispiele
Rationalisierungsinvestitionen	Arztrechner, Energiespareinrichtungen
Sachinvestitionen	neue Behandlungseinrichtungen
Erweiterungsinvestitionen	zusätzliche Behandlungsräume
Ersatzinvestitionen	Erneuerung von Altgeräten
Gründungs- oder Errichtungsinvestitionen	Klinik- oder Praxisgründung
Immaterielle Investitionen	Werbung, Ausbildung

schreibungen, die gewinnmindernde → Ausgaben darstellen, von den insgesamt erzielten Einnahmen abzuziehen.
Eine der wichtigsten → Kennzahlen zur betriebswirtschaftlichen Beurteilung einer Investition ist der sogenannte **Payback**. Diese Kennzahl lässt sich folgendermaßen ermitteln:

Investitionsausgabe / Einnahmeplus bzw. Ausgabeminderung pro Jahr

Der Payback gibt somit an, ob und in welchem Zeitraum sich eine Investition amortisiert.

Investitionskredit

Der Investitionskredit eignet sich für umfangreiche Anschaffungen oder Erweiterungen der Klinik oder Arztpraxis und dient somit langfristigen Investitionszwecken.

Er wird auch als **Anlagenkredit** bezeichnet und dient als langfristiger → Kredit insbesondere zur Finanzierung von → Anlagevermögen oder auch langfristig geplanten Erhöhungen von Vorratsvermögen.

Es handelt sich bei Investitionskrediten stets um größere Summen für langlebige Gegenstände der Klinik- oder Praxiseinrichtung oder für Raum- bzw. Gebäudeerweiterungen, die sich nur allmählich und über viele Jahre hinweg amortisieren. Die Laufzeit der → Darlehen ist dabei auf die vermutete Lebensdauer der angeschafften Geräte und Einrichtungsgegenstände abzustellen.

Die wohl bekannteste Form eines Investitionskredits ist das **Hypothekendarlehen**.
Je nach Ausgestaltung des Investitionskredits kann sich durchaus eine kostengünstige Möglichkeit zur Finanzierung der Anschaffung medizinischer Geräte und Behandlungseinrichtungen durch → Fremdkapital ergeben.

Investitionsrechnung

Die Investitionsrechnung umfasst unterschiedliche Verfahren zur Beurteilung verschiedener Investitionsalternativen, die Aussagen über die Wirtschaftlichkeit von Klinik- oder Praxisinvestitionen oder mehrerer Investitionsalternativen liefern sollen.

Ziel ist dabei, hinsichtlich der quantifizierbaren Faktoren eine Grundlage für Investitions- und Finanzierungsentscheidungen bieten zu können. Ihr Einsatz kann erfolgen:
- als Planungsrechnung vor der Entscheidung
- als Kontrollrechnung während und nach der Entscheidungsdurchführung

Die **Investitionsrechnung** ist ein Bündel aus überwiegend finanzmathematischen Verfahren, bei denen qualitative Entscheidungsfaktoren nicht berücksichtigt werden und auch die medizintechnische Beurteilung von Investitionsalternativen bereits erfolgt ist. Ihre Aufgabe ist es, jene Investitionsalternative rechnerisch zu ermitteln, die je nach Fragestellung etwa
- die höchste → Rentabilität erzielt,
- die geringsten → Kosten verursacht und/oder
- den größten Beitrag zum → Gewinn der medizinischen Einrichtung leistet.

Die Ergebnisse der Investitionsrechnung sind umso wirklichkeitsnäher, je genauer sich die → Ausgaben für die → Investition und die Einnahmen aus der Nutzung des Investitionsguts bestimmen lassen. Es erscheint zweckmäßig, pro Investitionsfall zumindest zwei Modellrechnungen durchzuführen, in denen jeweils minimale und maximale Annahmen für die zu berücksichtigenden Werte Eingang finden, da es sich bezüglich einer geplanten Investition bei den voraussichtlichen

Einnahme- bzw. Ausgabepositionen um zu schätzende Werte handelt.

Je nachdem, ob sie nur eine Berechnungsperiode oder den gesamten Investitionszeitraum berücksichtigen, haben die verschiedenen **Arten** der Investitionsrechnung statischen oder dynamischen Charakter. Sie lassen sich daher einteilen in die statische Investitionsrechnung und in die dynamische Investitionsrechnung. Zusätzlich gibt es auch einige Mischverfahren (Tab. 54).

Der gesamte Zeitablauf einer Investition wird bei der **dynamischen** Investitionsrechnung in der Weise betrachtet, dass in den jeweiligen Perioden die unterschiedlich anfallenden Einnahmen und Ausgaben in das Ergebnis eingehen.

Die **statischen** Verfahren der Investitionsrechnung gehen von durchschnittlichen Jahreswerten aus und berücksichtigen nur eine Rechnungsperiode. Da sie weder die → Rendite der zu vergleichenden Anlagen noch zeitlich später liegende, die Investitionsentscheidung betreffende Ereignisse berücksichtigen, weil nur auf die Anfangsinvestition abgestellt wird, werden sie allerdings häufig als Hilfsverfahren bezeichnet, obwohl sie leicht und schnell anwendbar sowie weit verbreitet sind. Ihre wichtigsten **Vorteile** liegen in ihrer Praktikabilität durch Einfachheit und rasche An-

Tab. 54 Investitionsrechnungsverfahren nach *Beschorner* und *Peemöller* (2006)

Dynamische Verfahren	Sollzinssatzverfahren	Aufzinsung sämtlicher Zahlungen auf den Finalwert; ansonsten analog Methode Interner Zinsfuß
	Kapitalwertmethode	Abzinsung sämtlicher erwarteter Gewinne über die Lebensdauer mit einem Zinsfuß (i) auf den Zeitpunkt unmittelbar vor der Investition. Die Investition ist vorteilhaft, wenn für den Kapitalwert gilt: $K_0(z,i) = \Sigma\ ((\text{Einnahmen} - \text{Ausgaben}) / (1+i)^t) + (\text{Restwert} / (1+i)^n) \geq 0$
	Vermögensendwertverfahren	Aufzinsung sämtlicher Zahlungen auf das Ende des Planungszeitraums; ansonsten analog Kapitalwertmethode
	Interner Zinsfuß	Ermittlung der Verzinsung des angelegten Kapitals bei einem Kapitalwert = 0
	Annuitätenmethode	Errechnung der durchschnittlichen jährlichen Einnahmen und Ausgaben unter Verwendung der Zinseszinsrechnung (Annuitäten); vorteilhaft, wenn Einnahmeannuitäten > Ausgabeannuitäten
Statische Verfahren	Rentabilitätsrechnung	Ermittlung und Gegenüberstellung der Rentabilität für verschiedene Investitionsobjekte: ⌀ erwarteter Gewinn / ⌀ Investiertes Kapital × 100
	Kostenvergleichsrechnung	Vergleich der mit der Erbringung der Behandlungsleistung anfallenden Kosten bei verschiedenen Investitionsobjekten
	Gewinnvergleichsrechnung	Vergleich der zurechenbaren Gewinne (Einnahmen − Kosten)
Mischformen	MAPI-Verfahren	Rentabilitätsrechnung in Verbindung mit der Bestimmung des Zeitpunkts für Ersatzinvestitionen
	Amortisationsrechnung	die Zeitspanne, in der das investierte Kapital wieder hereingewirtschaftet wird, dient als Kriterium: Amortisationsdauer = Anschaffungswert / Reingewinn (+ Abschreibungen)

wendungsmöglichkeit. Einen wesentlichen **Nachteil** stellt die kurzfristige Betrachtung von einer Periode oder einem Durchschnittsjahr dar, da bei dieser Betrachtung mengen-, kosten oder preismäßige Veränderungen im Zeitablauf keine Berücksichtigung finden.

Zusammenfassend lässt sich festhalten, dass sich mithilfe der Verfahren der dynamischen Investitionsrechnung realitätsnähere Ergebnisse erzielen lassen. Ihr wesentlicher Nachteil liegt jedoch darin, dass sie für die Beurteilung von Klinik- oder Praxisinvestitionen rechnerisch weitaus aufwendiger sind als die relativ schnell und einfach anzuwendenden Verfahren der statischen Investitionsrechnung.

Von der individuellen **Zeitpräferenz** hängt die Frage ab, ob der Investor eine Investition und deren Nutzen von einem festen Zeitpunkt aus (statisch) oder beispielsweise über die gesamte Nutzungsdauer des Investitionsobjekts (dynamisch) betrachtet. Ob ein heutiger Zahlungseingang im → Vergleich zu einem zukünftigen Zahlungseingang für den Investor stärkere Bedeutung hat, kann die Wahl der Höhe eines Zinssatzes zum Ausdruck bringen. So ist mithilfe der → Aufzinsung ermittelbar, welchen Wert eine Kapitalanlage ohne Zinsausschüttung am Ende der Laufzeit bei einem angenommenen Zinssatz erreicht. Durch → Abzinsung lässt sich errechnen, welchen Betrag der Investor heute aufwenden muss, um bei Vorgabe von Zinssatz und Laufzeit einen bestimmten Betrag zu erzielen. Der Entscheidungsträger kann die jeweiligen Erwartungen unter Einhaltung dieser oder anderer von ihm vorgegebenen Bedingungen in beiden Fällen präferieren. Es obliegt ihm selbst, die Dynamik von Veränderungen in sein Kalkül einzubeziehen und ein jeweils geeignetes Verfahren anzuwenden. Entscheidungen im Zusammenhang mit Klinik- oder Praxisinvestitionen sollten nie mit den dargestellten Rechenverfahren alleine getroffen werden, sondern qualitative Argumente zusätzlich berücksichtigt werden, da bei einer Investitionsrechnung nur quantifizierbare Größen und Ereignisse für einzelne Investitionsvorhaben erfasst und sichere Erwartungen unterstellt werden. Verfahren wie die → Nutzwertanalyse lassen sich zur Einbeziehung nicht quantifizierbarer Größen anwenden.

ISDN

ISDN (Integrated Services Digital Network) ist ein weltweites digitales Kommunikationsnetzwerk, das aus vorhandenen Telefondiensten mit dem Ziel entwickelt wurde, die aktuellen Telefonleitungen, die eine Digital- bzw. Analogwandlung erfordern, durch vollständig digital ausgeführte Vermittlungs- und Übertragungseinrichtungen zu ersetzen.

Die digitalen Vermittlungs- und Übertragungseinrichtungen sollen in der Lage sein, herkömmliche analoge Datenformen im Bereich von Sprache bis hin zu Computer-Übertragungen, Musik und Video zu ersetzen. → Arztrechner und andere Geräte werden an die ISDN-Leitungen über einfache, standardisierte → Schnittstellen angeschlossen.

ISDN bietet im Wesentlichen folgende **Vorteile**:

- Multikanalfähigkeit: Es stehen mehrere Kanäle zur Verfügung, auf denen unabhängig und gleichzeitig Dienste genutzt werden und die zur Erhöhung von Datenübertragungsraten gebündelt werden können.
- Kompatibilität: Verschiedene Geräte können an dieses Netz angeschlossen und viele Leistungen mit einem einzigen Gerät in Anspruch genommen werden.
- Anpassungsfähigkeit: Der Umstieg von der analogen Übertragungstechnik verlangt keinen großen Aufwand, da ISDN

auf dem vorhandenen Telefonleitungsnetz aufgebaut werden kann.
- Standardisierung: ISDN ist international standardisiert, sodass die ISDN-Dienste, -Geräte und -Techniken weltweit übereinstimmen.
- Übertragungsraten: ISDN erreicht wesentlich größere Übertragungsraten als die analoge Technik und zeichnet sich durch eine geringere Störungsanfälligkeit aus.
- → Qualität: ISDN weist im Vergleich zur Analogtechnik eine verbesserte Sprachqualität und beim Datenaustausch einen Geschwindigkeitsvorteil gegenüber einem Analoganschluss auf.

Für Kliniken oder größere Arztpraxen steht der **ISDN-Primärmultiplex-Anschluss** zur Verfügung, der eine Vielzahl von Kanälen und eine hohe Gesamtübertragungsrate anbietet.
Im Vergleich zu den Breitbandtechnologien wie → DSL hat ISDN folgende **Nachteile**:
- Beschränkung der Übertragungsraten
- synchrone Struktur der Übertragungskanäle, die über keine dynamische Bandbreitenverteilung verfügen
- begrenzte Einsatzmöglichkeiten für Multimedia-Anwendungen

Abhilfe schaffen hier **Breitband-ISDN**-Lösungen, bei denen die Kupferkabel durch Glasfaserkabel abgelöst und die Vermittlungsstellen durch breitbandige Koppelfelder ergänzt werden.

ISO 9000

Bei der DIN EN ISO 9000ff handelt es sich um eine Normenfamilie der International Organization for Standardization (ISO), die eine Gruppe von Qualitätsmanagement-Normen umfasst.

Diese Qualitätsmanagement-Normen lassen sich auch auf die Klinik oder Arztpraxis übertragen und versuchen, einen Weg aufzuzeigen, Kompetenz und Vertrauen in die → Qualität einer Klinik oder Arztpraxis zu schaffen. Es wird deutlich, dass im Fokus der ISO 9000ff die Patientenzufriedenheit steht, denn der Patient soll sich darauf verlassen können, dass die medizinische Einrichtung seine Forderungen an die Qualität der Behandlungsleistungen und der medizinisch-technischen Produkte erfüllen kann. Die Regelungen der → Norm sollen dazu beitragen, dieses Ziel vorrangig zu erreichen.

Da Begriffe wie Produktion, Montage und Endprüfung schnell die Frage aufkommen lassen, wie sich eine medizinische Einrichtung mit diesem Regelwerk identifizieren soll, ist es von besonderer Bedeutung, dass der Begriff „Angebotsprodukt" der individuellen Klinik oder Arztpraxis zunächst klar definiert wird, um die Inhalte der Normen besser verstehen zu können: Unter Angebotsprodukt sind die angebotenen Leistungen wie Untersuchung, Operation, Therapie oder Pflege zu verstehen, die im Rahmen des Dienstes am Patienten erbracht werden.

Das Grundgerüst der ISO 9000ff bilden einige wesentliche Aufgaben (Abb. 57). Was durch diese Elemente eines Qualitätsmanagement-Systems erfüllt werden soll, wird durch die ISO 9000ff beschrieben, nicht aber, wie die Klinik oder Arztpraxis diese Elemente ausgestalten und umsetzen muss. Da medizinische Einrichtungen alleine schon aufgrund der verschiedenen Fachdisziplinen sehr unterschiedlich sind, müssen auch die zur Anwendung gelangenden Qualitätsmanagement-Systeme sehr unterschiedlich, angepasst und individuell sein.

Die **ISO-9000er-Reihe** weist eine bestimmte Struktur auf, die Folgendes beinhaltet:
- 9000: Leitfaden zur Anwendung und Auswahl von Normen zur Qualitätssicherung bzw. Qualitätsmanagement-Darlegung

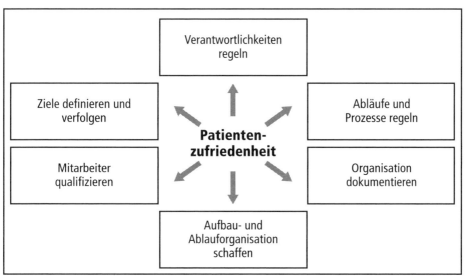

Abb. 57 ISO 9000 für Klinik und Arztpraxis

- 9001: Modell zur Qualitätssicherung bzw. Qualitätsmanagement-Darlegung in Produktion, Design, Entwicklung, Montage und Wartung
- 9002: Modell zur Qualitätssicherung bzw. Qualitätsmanagement-Darlegung in Produktion, Montage und Wartung
- 9003: Modell zur Qualitätssicherung bzw. Qualitätsmanagement-Darlegung bei der Endprüfung
- 9004: Leitfäden; → Qualitätsmanagement und Elemente eines Qualitätsmanagement-Systems

Es wird deutlich, dass nicht alle Einzelnormen für den medizinischen Betrieb unmittelbar anwendbar und auf ihn zutreffend sind. Die ISO 9000 enthält Leitfäden zur Anwendung und Interpretation der Normenfamilie, die ISO 9001–9003 umfassen in erster Linie Modelle zur Darlegung des Qualitätsmanagement-Systems, und die ISO 9004 enthält auch für die medizinische Einrichtung interessante Normen für das Qualitätsmanagement und Elemente eines Qualitätsmanagement-Systems. Die Leitfäden ISO 9000 und 9004 sind mit ihren Inhalten wahlweise anwendbar. Die in den ISO 9001–9003 enthaltenen Modelle sind hingegen im Fall einer → Zertifizierung als verbindlich anzusehen.

Die ISO 9000 stellt einen allgemeinen **Leitfaden** zur Auswahl und Handhabung der gesamten Normenfamilie dar, der den Zusammenhang aller diesbezüglichen Normen und den Umgang damit erläutert, einige grundlegende Konzepte beschreibt und durch weitere Benutzerleitfäden ergänzt wird. Die Darlegungsmodelle (ISO 9001–9003) sollen das Vertrauen des Patienten in das Qualitätsmanagement-System der Klinik oder Arztpraxis sicherstellen. Dabei dienen sie der externen Darlegung und bilden die Basis für eine Zertifizierung. Sie unterscheiden sich inhaltlich dadurch, dass sie in ihrem Umfang unterschiedliche Prozess-Stufen der Erstellung von Behandlungs- und Service-Leistungen in der Klinik oder Praxis berücksichtigen. Im Einzelnen legen die Modelle fest, was für die jeweiligen Qualitätsmanagement-Elemente gefordert wird und darzulegen ist. Eine medizinische Einrichtung, die ihr Qualitätsmanagement-System nach einem der drei Modelle ausrichtet, muss festlegen, wie diese Forderungen konkret erfüllt werden.

Die ISO 9001 bildet das umfangreichste Modell und umfasst alle Stufen der Leistungserstellung, von der Entwicklung neuer medizinischer Produkte oder Behandlungsleistungen über die Leistungserbringung selbst bis zum Einsatz beim Patienten. Für Kliniken oder Praxen, die eigene Behandlungsleistungen oder medizinische Produkte entwickeln, herstellen und am Patienten anwenden, sind in diesem Regelwerk insbesondere Darlegungsforderungen enthalten. Das Darlegungsmodell nach ISO 9001 kommt häufiger zur Anwendung als die Modelle nach ISO 9002 und 9003, da es wichtig ist, laufende medizinische Weiterentwicklung und Neuentwicklung von Behandlungsangeboten zu betreiben. Es ist entscheidend für die Anwendung dieser Norm, dass es sich nachweisbar um die Entwicklung von Leistungen handelt, die dem Patienten entgeltlich (privat oder Kasse) überlassen werden und die nicht dem Eigenbedarf dienen. Dabei kann es sich um Leistungen nach konkreter Patientenspezifikation handeln oder um die Entwicklung von allgemeinen Leistungsangeboten.

Kliniken oder Praxen, die keine Entwicklung von Behandlungs- und Service-Leistungen betreiben wollen, können die ISO 9002 anwenden.

Für medizinische Einrichtungen, die den Nachweis ihres Qualitätsmanagement-Systems ausschließlich bezüglich einer Endprüfung medizinischer Leistungen erbringen wollen, kommt das Modell nach ISO 9003 in Frage. Aufgrund der Tatsache, dass beispielsweise die Beschaffung von medizinischen Verbrauchsmaterialien nicht berücksichtigt ist, kann dieses Modell nicht empfohlen werden und findet daher nur sehr begrenzt Anwendung.

Die Normen der ISO 9004 umfassen die Elemente, nach denen ein Qualitätsmanagement-System in der Klinik oder Arztpraxis ausgerichtet werden kann und sind daher als Leitfäden zu sehen. Sie dienen der Sicherstellung der Qualitätsfähigkeit der medizinischen Einrichtung und intern dem Qualitätsmanagement zur Sicherung der Behandlungs- und Service-Qualität.

Allgemeine Anleitungen zum Qualitätsmanagement von Kliniken oder Arztpraxen werden bezüglich der Patientenzufriedenheit, der Kommunikation zwischen Patient und Mitarbeiter, der Struktur eines Qualitätsmanagement-Systems sowie als Ablaufelemente eines Qualitätsmanagement-Systems insbesondere in Teil 2 der ISO 9004 gegeben.

J

Job enlargement

Job enlargement stellt als Führungsinstrument die Veränderung der Arbeitsstrukturierung durch Aufgabenerweiterung dar.

Es handelt sich dabei um eine Arbeitsgestaltungsmaßnahme, die durch eine Erweiterung der Arbeit zu einer Erhöhung der Vielfältigkeit der Arbeitsaufgaben und -inhalte sowie zu einer Verringerung der Arbeitsteilung führt.
Wird eine Auszubildende neben Reinigungs- und Materialpflegearbeiten nach wenigen Wochen bereits mit kleineren → Aufgaben im Rahmen der Abrechnungsorganisation betraut, so steigt mit dieser Aufgabenerweiterung ihr Verantwortungs- und Selbstwertgefühl, was wiederum eine Motivationsförderung darstellt.

Job enrichment

Job enrichment stellt als Führungsinstrument die Veränderung der Arbeitsstrukturierung durch Arbeitsbereicherung dar.

Mit der Arbeitsbereicherung soll eine ähnliche Wirkung wie bei dem → job enlargement erzielt werden. Dabei wird die Verantwortung mithilfe erhöhter Entscheidungs- und Kontrollbefugnisse erweitert, was zu einer qualitativen Aufwertung der → Stelle führt. Typische Beispiele sind die Beförderung von bewährten Arbeitskräften oder die nach außen dokumentierte Beauftragung von Mitarbeitern mit Sonderaufgaben und -funktionen.

Job rotation

Job rotation stellt als Führungsinstrument die Veränderung der Arbeitsstrukturierung durch Arbeitsplatzwechsel dar.

Die Möglichkeit eines **Arbeitsplatzwechsels** (job rotation) innerhalb der betrieblichen → Organisation kann ebenso wie das → job enrichment als gezielt einsetzbares Führungsinstrument angesehen werden. Sein Einsatz ist insbesondere dann angebracht, wenn verschiedene Mitarbeiter sich gegenseitig vertreten und die gleichen Tätigkeiten wahrnehmen sollen. Der Arbeitsplatzwechsel trägt auch dazu bei, die Eintönigkeit der Arbeitsabläufe zu verringern und dadurch, dass unterschiedliche Personen die → Aufgaben wahrnehmen, in der Summe Qualitätsverbesserungen zu erzielen.

Joint Venture

Bei einem Joint Venture handelt es sich um die Kooperation zwischen privaten und/oder staatlichen Unternehmen.

Die Kooperation erfolgt in vertraglich geregelter Form, meist in Gestalt einer Gesellschaft als gemischtem Unternehmen. Die Kooperationspartner kommen häufig aus verschiedenen Ländern, da dies im Fall von Direktinvestitionen für den ausländischen Investor oft der erste Schritt oder auch die einzige Möglichkeit darstellt, sich auf dem jeweiligen Inlandsmarkt zu betätigen. Die Gesellschaftsverträge sind äußerst vielfältig und sehen in der Regel eine Kapitalbeteiligung des ausländischen Unternehmens vor.

K

KAIZEN

KAIZEN ist eine populäre Methode der → Organisationsentwicklung, die nach *Imai* (1986) als eine patientenorientierte Verbesserungsstrategie beschrieben werden kann, die im Bewusstsein der Klinik- oder Praxisangehörigen verankert sein soll.

KAIZEN basiert auf einer japanischen Lebensphilosophie. Sie besagt, dass die Art zu leben – ob es um das soziale Leben, das häusliche Leben oder das Arbeitsleben und somit auch den medizinische Betrieb geht – einer ständigen Verbesserung bedarf. Um diese Verbesserung zu erzielen, stellt KAIZEN für die Umsetzung von organisatorischen Verbesserungsmaßnahmen eine Reihe standardisierter Werkzeuge bereit, von denen in Tabelle 55 nur die wichtigsten kurz benannt werden sollen.

Diese Werkzeuge existieren meist in Form von Check-Listen, die an die konkreten Erfordernisse angepasst werden können und dabei den Organisationsentwicklungsprozess in der Klinik oder Arztpraxis einfach und effizient unterstützen können.

KAIZEN ist ein ständiger Prozess unter Einbeziehung aller Mitarbeiter und bedeutet einen Abschied vom ergebnisorientierten Den-

Tab. 55 KAIZEN-Check-Listen

Check-Liste	Inhalte
4-M-Check-Liste	Analyse der Einhaltung vorgegebener Standards und Prognose zukünftiger Entwicklungen; Gliederung des Arbeitsprozesses nach den beteiligten Elementen: • Mensch • Maschine • Material • Methode
3-Mu-Check-Liste	• Verschwendung (MUDA) • Überlastung (MURI) • Abweichungen (MURA) in einem Arbeitsprozess ermitteln, um so Ansatzpunkte für Verbesserungen in der Klinik oder Praxis zu erkennen
6-W-Leitfragen	umfassender Katalog qualitätsrelevanter Fragen nach dem Wer, Was, Wo, Wann, Warum und Wie im medizinischen Betrieb
5-S-Bewegung	positive Werte in den Mittelpunkt der Vorgehensweise stellen und am Arbeitsplatz in der medizinischen Einrichtung visualisieren: • Ordnung schaffen (SEIRI) • Ordnung halten (SEITON) • Sauberkeit (SEISO) • persönlicher Ordnungssinn (SEIKETSU) • Disziplin (SHITSUKE)

ken. Dabei geht es um eine behutsame Weiterentwicklung der Klinik- oder Praxisorganisation in kleinen Schritten und nicht um radikale Veränderungen. Wie die Orientierung der praktischen KAIZEN-Werkzeuge deutlich aufzeigt, handelt es sich bei diesem Ansatz im Wesentlichen um ein System von betriebsinternen Verbesserungen, obwohl bei KAIZEN von der Grundphilosophie her die Patientenzufriedenheit im Mittelpunkt stehen soll. Die Anwendung der Werkzeuge soll mittelbar auch die Patientenzufriedenheit positiv beeinflussen, erbringt aber zunächst nur Veränderungen in der Klinik- oder Praxisorganisation.

Kaltstart

Als Kaltstart wird das Einschalten eines zuvor nicht laufenden Computers bezeichnet.

Der Kaltstart wird häufig auch als → Reset bezeichnet, weil bei diesem die Vorgänge identisch sind mit denen nach dem Einschalten. Nach dem Einschalten beginnt der Boot-Vorgang. Beim Kaltstart werden im Unterschied zum → Warmstart eine Reihe von Tests und Initialisierungen von Systemkomponenten durchgeführt.

Kapital

Das Kapital einer Arztpraxis oder Klinik stellt die Finanzierungsmittel für → Investitionen dar.

Das Kapital lässt sich üblicherweise gliedern, wie es in Abbildung 58 dargestellt ist.
Es lässt sich nach seiner Herkunft einteilen in → **Eigenkapital** oder → **Fremdkapital**. Nach seiner Verwendung lässt es sich gliedern in das → **Anlagevermögen** (Klinikgebäude, Praxiseinrichtung usw.) und das → **Umlaufvermögen** (medizinische Verbrauchsmaterialien, Kassenbestand usw.). Beim Kapital handelt es sich somit um einen abstrakten Wert, der in Geld ausgedrückt wird. Eigentümer und Gläubiger der Klinik oder Praxis haben Eigentümer- oder Gläubigeransprüche auf das Kapital und somit Kapitalrechte. Diese Rechte sind übertragbar, beispielsweise in Form von **Aktien** oder → **Obligationen**. Der Preis für die Nutzung der Kapitalrechte ist der Zins.

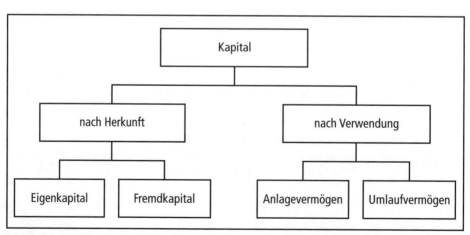

Abb. 58 Kapital

Mithilfe bestimmter → **Kennzahlen** lässt sich die Entwicklung des Kapitals analysieren. So ermittelt die → **Gesamtkapitalrentabilität** die → Rentabilität des gesamten eingesetzten Kapitals. Sie muss auf Dauer höher sein als die für das Fremdkapital zu zahlenden → Zinsen:

Gesamtkapitalrentabilität = (→ Gewinn + Zinsaufwand) × 100 / Eigen- und Fremdkapital

Die **Umschlagsdauer** des Gesamtkapitals lässt sich folgendermaßen ermitteln:

Durchschnittliches Gesamtkapital / Gesamtumsatz pro Jahr

Der **Dauerkapitalbedarf** ergibt sich aus:
Eigenkapital
+ Gewinn
− Entnahmen
+ langfristiges Fremdkapital
= langfristiges Gesamtkapital
− Sach- und Finanzanlagevermögen
= Deckung der langfristigen Anlagen
− Vorratsmindestvermögen (eiserner Bestand), Material in Fabrikation
= Über- bzw. Unterdeckung an langfristigem Kapital

Die **Deckungsverhältnisse** des Dauerkapitalbedarfs ermitteln sich wie folgt:

Anlagevermögen / Eigenkapital + langfristiges Fremdkapital

Kapitalgesellschaft

Die Kapitalgesellschaft ist als juristische Person eine körperschaftlich verfasste Personenvereinigung mit eigener Rechtspersönlichkeit.

Bei ihr steht die Kapitalbeteiligung der Gesellschafter im Vordergrund und nicht die persönliche Mitarbeit wie bei den → Personengesellschaften. Die Anteile an Kapitalgesellschaften sind grundsätzlich frei veräußerlich. Die Haftung der Gesellschafter ist auf ihren Anteil am Grund- oder Stammkapital beschränkt (Ausnahme: → Komplementär der KgaA, s. u.). Als Körperschaften unterliegen Kapitalgesellschaften der Körperschaftssteuer. Zu den Kapitalgesellschaften zählen die → Aktiengesellschaft (AG), die → Gesellschaft mit beschränkter Haftung (GmbH) und die → Kommanditgesellschaft auf Aktien (KGaA).

Kapitalwertmethode

Die Kapitalwertmethode ermittelt den Kapitalwert als Differenz zwischen dem jeweiligen Gegenwartswert (→ Barwert) aller Einnahmen und → Ausgaben, wobei unter Barwert auf den Entscheidungszeitpunkt abgezinste Zahlungen zu verstehen sind.

Sie ist damit die wichtigste aller Kennzahlenermittlungen zur Beurteilung von → Investitionen und Finanzierungsmaßnahmen. Eine Investition ist vorteilhaft, wenn der Barwert aller Einzahlungen größer als der aller → Auszahlungen ist. Für Investitionsalternativen, die im → Vergleich den höchsten Kapitalwert aufweisen, gilt das gleiche. Auch ein eventuell zu erwartender Restwert durch Veräußerung am Ende der Nutzungsdauer lässt sich dabei berücksichtigen (Tab. 56).

Kaufvertrag

Der Kauf ist ein Vertrag, durch den sich der Verkäufer zur Übertragung eines Gegenstandes, einer Sache oder eines Rechts an den Käufer und dieser sich zur Zahlung des vereinbarten Kaufpreises verpflichtet.

Der Kaufvertrag ist formlos wirksam und bedarf nur beim Kauf eines Grundstücks oder eines gleichen Rechts einer notariellen Beurkundung. Anhand des Unterscheidungs-

Tab. 56 Kapitalwertmethode

	Alternative 1			Alternative 2	
Investitionssumme	80 000			95 000	
Nutzungsdauer	6 Jahre			7 Jahre	
Marktzins	6 %			6 %	
Erwarteter Restwert	0			15 000	
Erwartete Einnahmen – Ausgaben:					
1. Jahr	20 000			15 000	
2. Jahr	25 000			20 000	
3. Jahr	30 000			25 000	
4. Jahr	35 000			30 000	
5. Jahr	40 000			35 000	
6. Jahr	45 000			40 000	
7. Jahr	0			45 000	
Restwert 7. Jahr	0			15 000	
Kapitalwertberechnung:					
	Abzinsung: $1/(1+i)^n$	Überschüsse Alternative 1	Barwerte Alternative 1	Überschüsse Alternative 2	Barwerte Alternative 2
1. Jahr	0,94	20 000	18 800	15 000	14 100
2. Jahr	0,89	25 000	22 250	20 000	17 800
3. Jahr	0,84	30 000	25 200	25 000	21 000
4. Jahr	0,79	35 000	27 650	30 000	23 700
5. Jahr	0,75	40 000	30 000	35 000	26 250
6. Jahr	0,70	45 000	31 500	40 000	28 000
7. Jahr	0,67	0	0	45 000	30 150
Restwert 7. Jahr	0,67	0	0	15 000	10 050
Barwertesumme			155 400		171 050
– Investitionssumme			80 000		95 000
Kapitalwerte			**75 400**		**76 050**

merkmals des Kaufgegenstandes zählen zu den wichtigsten **Arten** des Kaufvertrags (Abb. 59):
- Sachkauf: Er bezieht sich auf bewegliche und unbewegliche Sachen einschließlich Sachgesamtheiten.
- Rechtskauf: Das ist der Kauf aller übertragbaren Rechte, insbesondere von → Forderungen.
- Wertpapierkauf: Das ist eine Kombination aus Rechts- und Sachkauf.

Kaufgegenstand können alle Gegenstände des wirtschaftlichen Tauschverkehrs sein. Unterscheidet man den Kaufvertrag nach der Art der Zahlung des Kaufpreises, erhält man folgende **Kaufvertragsarten**:
- Barkauf: Der Kaufpreis ist Zug um Zug gegen Übergabe und Übereignung der Sache zu entrichten.
- Kreditkauf (Zielkauf): Die Entrichtung des Kaufpreises erfolgt vereinbarungsgemäß zu einem späteren Zeitpunkt.

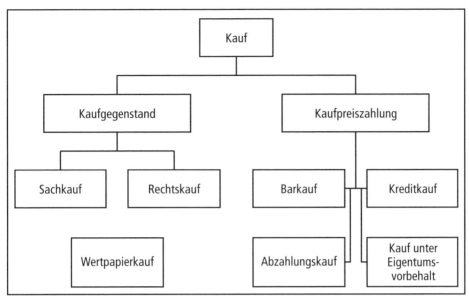

Abb. 59 Kaufvertragsarten

- Abzahlungskauf: Der Kaufpreis wird in mindestens zwei Raten aufgeteilt.
- Kauf unter Eigentumsvorbehalt: Der Verkäufer behält sich das Eigentum an der beweglichen Sache bis zur vollständigen Bezahlung des Kaufpreises vor.

Mit dem Übergang des Besitzes, bei Grundstücken auch mit der Eintragung in das → Grundbuch, geht die Gefahr des zufälligen Untergangs oder der zufälligen Verschlechterung des Kaufgegenstands auf den Käufer über. Der Kaufpreis ist selbst dann zu entrichten, wenn die Kaufsache durch ein Ereignis, das weder der Käufer noch der Verkäufer zu vertreten hat, zerstört oder beschädigt wird. Der **Gefahrübergang** ist auch für die Haftung des Verkäufers bei nicht ordnungsgemäßer Erfüllung bedeutsam. Ist der Kaufgegenstand mit einem Rechtsmangel oder mit einem Sachmangel behaftet, so kann der Mangel bis zur Übergabe behoben werden. Bei einem Sachmangel hat der Käufer folgende **Gewährleistungsrechte**:

- → Nacherfüllung: Mangelbeseitigung oder Ersatzlieferung auf → Kosten des Verkäufers
- → Wandlung: → Rücktritt vom Vertrag
- → Minderung: Reduzierung des Kaufpreises
- Schadensersatz
- Ersatz seiner vergeblichen → Aufwendungen

Der Ausschluss oder die Einschränkung von Ansprüchen aus **Gewährleistung** sind außerhalb von Allgemeinen Geschäftsbedingungen grundsätzlich zulässig. Sie sind nicht zulässig bei:

- arglistigem Verschweigen des Mangels
- Verbrauchsgüterkauf
- Rechtsgeschäften zwischen Privatmann und Unternehmer

Ein Ausschluss in den Allgemeinen Geschäftsbedingungen ist hingegen unwirksam. Die Ansprüche auf Wandlung, Minderung oder Schadensersatz verjähren bei bewegli-

chen Sachen in 6 Monaten ab Ablieferung, bei Grundstücken in einem Jahr ab Übergabe. Wenn sowohl Verkäufer als auch Käufer Kaufmann sind und der Kauf ein Handelsgeschäft darstellt, muss der Käufer die Ware unverzüglich nach Ablieferung durch den Verkäufer untersuchen und etwaige Mängel dem Verkäufer unverzüglich anzeigen. Rechtliche **Sonderformen** des Kaufvertrags sind:
- Kauf im → Internet (Fernabsatzvertrag)
- Kauf auf Probe
- Ratenkauf (Verbraucherkredit)
- Haustürgeschäfte
- internationaler Warenkauf

Kennzahlen

> Kennzahlen sind quantitative Indikatoren, die für wichtige betriebliche Tatbestände der Klinik oder Arztpraxis ermittelt werden und die mithilfe von Vergleichswerten zur Kontrolle oder → Planung dienen.

Kennzahlen stellen vordefinierte Zahlenrelationen dar, die durch Kombination von Zahlen des Rechnungswesens entstehen, regelmäßig ermittelt werden und aus denen sich Aussagen zu betriebswirtschaftlichen Sachverhalten der Klinik oder Arztpraxis komprimiert und prägnant ableiten lassen. Sie dienen dazu, aus der Fülle betriebswirtschaftlicher Informationen wesentliche Auswertungen herauszufiltern sowie die betriebliche Situation des medizinischen Betriebs zutreffend widerzuspiegeln und gehören damit zu den wichtigsten Instrumenten des → **Controllings**. Charakterisiert werden Kennzahlen durch:
- ihren Informationsgehalt
- die Quantifizierbarkeit
- ihre spezifische Form

Relative Größen in Form von Beziehungs-, Gliederungs- oder Indexzahlen lassen sich neben **absoluten** Kennzahlengrößen (Summe oder Differenz) unterscheiden. Kennzahlen dienen meist dazu, schnell und prägnant über ein ökonomisches Aufgabenfeld zu informieren, da sie aggregierte (verdichtete) Informationen abbilden. Die Optimierung der → **Rentabilität**, der Wirtschaftlichkeit und der Produktivität des Klinik- oder Praxisbetriebs sind als → **Ziele** des Einsatzes von Kennzahlen zu nennen.

Nach ihrer statischen Form lassen sich die **Kennzahlenarten** zunächst unterscheiden in **relative** und **absolute** Kennzahlen. Absolute Kennzahlen (z. B. Klinikumsatz, -kosten, -gewinn) können als wichtiges Hilfsmittel im gesamten operativen Planungs-, Steuerungs- und Kontrollprozess herangezogen werden, obwohl relative Kennzahlen meist eine höhere Aussagefähigkeit haben (z. B. → Umsatzrentabilität oder Krankenausfallquote beim medizinischen Personal). Nach einer anderen Systematik lassen sich die Kennzahlenarten differenzieren in Produktivitäts-, Rentabilitäts- oder Qualitätskennzahlen (Tab. 57). Gebräuchliche Kennziffern für die Klinik oder Arztpraxis (Tab. 58) lassen sich ableiten:

Tab. 57 Kennzahlenarten

Kennzahlenart	Beispiel
Produktivitätskennzahlen	Messung der Produktivität der medizintechnischen Einrichtungen
Rentabilitätskennzahlen	genau definierte Kosten werden zu bestimmten Leistungseinheiten ins Verhältnis gesetzt
Qualitätskennzahlen	dienen jeweils zur Beurteilung des Grades der Zielerreichung

- auf der Grundlage der einfachen Einnahmen-Überschuss-Rechnung
- aus den sonstigen → Daten der Klinikbuchhaltung
- aus Statistiken der *Kassenärztlichen Bundesvereinigung* (KBV)
- aus Monats- und Quartalsauswertungen

Tab. 58 Kennzahlen für Klinik und Arztpraxis

Kennzahl	Ermittlung	Erläuterung
Liquiditätskennzahlen		
1. Liquiditätsgrad	Zahlungsmittelbestand / kurzfristige Verbindlichkeiten	Verhältnis zwischen Zahlungsmittelbestand und kurzfristigen Verbindlichkeiten
2. Liquiditätsgrad	Zahlungsmittelbestand + kurzfristige Forderungen / kurzfristige Verbindlichkeiten	Verhältnis zwischen Teilen des Umlaufvermögens und kurzfristigen Verbindlichkeiten
3. Liquiditätsgrad	Umlaufvermögen / kurzfristige Verbindlichkeiten	Verhältnis zwischen gesamtem Umlaufvermögen und kurzfristigen Verbindlichkeiten
Rentabilitätskennzahlen		
Cashflow	Einnahmen (zahlungswirksame Erträge) – Ausgaben (zahlungswirksame Aufwendungen)	Umsatz- oder Finanzüberschuss, der sich als Nettozugang an flüssigen Mitteln aus der Umsatztätigkeit innerhalb eines Zeitraums darstellt
Return on Investment	(Gewinn / Umsatz) × (Umsatz / gesamtes investiertes Kapital)	Verhältnis des gesamten investierten Kapitals und des Umsatzes zum Gewinn
Eigenkapitalrentabilität	(Gewinn / Eigenkapital) × 100	Sicherstellung der Mindestverzinsung des Eigenkapitals
Umsatzrentabilität	(Gewinn / Umsatz) * 100	Anteil des Gewinns und der Kosten am Gesamtumsatz
Gesamtkapitalrentabilität	[(Gewinn + Fremdkapitalzinsen) / Gesamtkapital] × 100	Ausdruck für die Leistungsfähigkeit des eingesetzten Kapitals
Personalkennzahlen		
Monatliche Arbeitsstunden	Gesamtzahl der monatlichen Arbeitsstunden / Anzahl der Mitarbeiter	Entwicklung der durchschnittlichen Arbeitszeiten je Mitarbeiter
Fluktuationsquote	(Personalabgang / durchschnittlicher Personalbestand) × 100	Personalbewegungen; Arbeitsplatzzufriedenheit
Krankheitsquote	(monatliche Krankenausfallstunden / monatliche Arbeitsstunden) × 100	Ausfallzeiten des Personals
Überstundenquote	(Ist-Arbeitsstunden / Soll-Arbeitsstunden) × 100	Einsatzbereitschaft des Personals; Personalbemessung
Zuwachsraten		
Kostenzuwachsrate	(Kosten Periode X / Kosten Periode Y) × 100	Entwicklung der Kosten
Umsatzzuwachsrate	(Umsatz Periode X / Umsatz Periode Y) × 100	Entwicklung des Umsatzes
Gewinnzuwachsrate	(Gewinn Periode X / Gewinn Periode Y) × 100	Entwicklung des Gewinns

Es gibt folgende wichtige **Kennzahlenarten**:
- Liquiditätskennzahlen: Sie informieren über die → Liquidität und somit beispielsweise darüber, ob zur kurzfristigen Begleichung fälliger → Verbindlichkeiten ausreichend eigene Zahlungsmittel zur Verfügung stehen.
- Rentabilitätskennzahlen: Sie geben das Verhältnis zwischen einer Erfolgsgröße und beispielsweise dem eingesetzten → Kapital wieder.
- Personalkennzahlen: Sie sind besonders informativ und zu Kontrollzwecken für das Controlling des Personal-Managements wichtig.
- Zuwachsraten: Sie geben Auskunft über die Entwicklung von Umsatz-, Gewinn- oder Kostengrößen in Vergleichszeiträumen.

Für das Controlling ließen sich über die dargestellten Kennziffern hinaus noch zahlreiche **weitere Kennzahlen** ermitteln, wie z. B.:
- Kostenkennzahlen: Sie bringen die Beziehung einzelner Kostenarten zum → Umsatz oder zu Kostendeckungsbeiträgen zum Ausdruck.
- Umsatzkennzahlen: Sie spiegeln den Umsatzanteil je Mitarbeiter oder den Anteil einzelner Bereiche am gesamten Umsatz wider.

Auch Kennzahlen zum **Patientenbereich** sind von großer Bedeutung, da kaum eine medizinische Einrichtung die Struktur oder die Zahl der Patienten, die sie mehr oder weniger regelmäßig aufsucht, genau kennt. Da die Behandlungsfälle je Quartal darüber auch keine Auskunft geben, sind Informationen über die tatsächliche Patientenzahl und -struktur erforderlich, um Marketing-Maßnahmen gezielt einsetzen und steuern zu können.

Kennzahlensystem

Ein Kennzahlensystem ist die systematische Zusammenstellung von quantitativen Einzelkennzahlen, die in einer sachlich sinnvollen Beziehung zueinander stehen, sich ergänzen und insgesamt auf ein übergeordnetes Gesamtziel ausgerichtet sind.

Das Kennzahlensystem hat zum Ziel, die entscheidungsrelevanten Sachverhalte und Prozesse im Klinik- oder Praxisbetrieb systematisch abzubilden. Die systematische Zusammenstellung von → Kennzahlen der medizinischen Einrichtung dient ausgehend von der begrenzten Aussagefähigkeit von Einzelkennzahlen dazu, in knapper und konzentrierter Form alle wesentlichen Informationen für eine umfassende → Planung und Kontrolle von Entscheidungen bereitzustellen.

Mit einem Kennzahlensystem für die Klinik- oder Arztpraxis soll Folgendes erreicht werden:
- Erschließung von Rationalisierungspotenzialen
- Verbesserung der Lösung von Zielkonflikten
- frühzeitiges Erkennen von Abweichungen
- möglichst genaue Vorgabe der → Ziele und der einzelnen Verantwortungsbereiche
- systematisches Suche nach Schwachstellen und deren Ursachen

Man unterscheidet dabei Kennzahlensysteme, die nach folgenden **Konzepten** miteinander verknüpft sind:
- mathematisch
- systematisch
- empirisch

Ein mathematisch verknüpftes Kennzahlensystem liegt vor, wenn die Einzelkennzahlen des Systems durch **mathematische** Operationen miteinander verbunden werden. Da bei dieser Vorgehensweise sehr viele Hilfskenn-

Tab. 59 Entwicklung eines Kennzahlensystems

Phase	Einzelheiten
Ziele festlegen	Klinik- bzw. Praxisziele festlegen und gewichten
Kennzahlen festlegen	Kennzahlen zum Controlling definieren
Empfänger auswählen	Kennzahlen-Empfänger (Ärzte, Personal, Verwaltung, Steuerberater u. a.) auswählen
Quellen sichern	Informationsquellen und Vergleichsgrundlagen sichern
Erhebungszeitraum festlegen	Erhebungszeitpunkte bzw. -räume festlegen
Verantwortlichkeiten definieren	Verantwortliche für die Erstellung der Kennzahlen auswählen
Ergebnisdarstellung klären	Darstellung der Kennzahlenergebnisse festlegen

zahlen als „mathematische Brücken" in Kauf genommen werden, wird die Übersichtlichkeit und Aussagefähigkeit dieses Kennzahlensystems stark eingeschränkt. Für klinik- oder praxisrelevante Sachverhalte stößt ein solches mathematisch verknüpftes Kennzahlensystem an seine Grenzen, sobald die Summe der Einzelkennzahlenwerte über die gesamte Prozesskette zu berechnen ist. Weil Unterbrechungen vorkommen, entspricht beispielsweise die Summe der Patientendurchlaufzeiten an der Rezeption, bei der Anamnese, bei der Diagnose, beim Röntgen usw. nicht automatisch der Gesamtdurchlaufzeit. Ausgehend von einem Oberziel wird bei einem **systematisch** verknüpften Kennzahlensystem ein System von Kennzahlen gebildet, das lediglich die wesentlichen Entscheidungsebenen mit einbezieht. Die Erfolgsauswirkungen auf das Oberziel lassen die Ergebnisse aus diesen wesentlichen Entscheidungssystemen erkennen. Für die medizinische Einrichtung ist hierzu das Oberziel in Unterzielsetzungen zu operationalisieren, und dann sind für alle Betriebsbereiche entsprechende Kennzahleninhalte und -werte zu definieren. Auf jeden relevanten Planungs- und Kontrollinhalt ist dabei allerdings im Extremfall eine Kennzahl zu setzen. Beim **empirisch** begründeten Kennzahlensystem wird noch genauer als beim systematisch verknüpften Kennzahlensystem vorgegangen. Man beschränkt sich dabei lediglich auf diejenigen Funktionen, die das Erfolgsziel auch tatsächlich beeinflussen. Ein wesentliches Merkmal dieses Systems ist, dass man bei komplexen Entscheidungen durch einen Reduktionsprozess von der betrieblichen Realität zur modellmäßigen Abbildung durch aggregierte Kennzahlen gelangt und sich bei der Kennzahlenbildung auf die erfolgsrelevanten Bestandteile und damit auf wichtige Kennzahlen konzentriert. Die **Entwicklung** eines individuellen Kennzahlensystems umfasst üblicherweise die in Tabelle 59 dargestellten Phasen.

KG

→ Kommanditgesellschaft

Klinikrechner

→ Arztrechner

Kommanditgesellschaft (KG)

Die Kommanditgesellschaft ist eine → Personengesellschaft, bei der mindestens ein Gesellschafter persönlich mit seinem ganzen → Vermögen haftet (Komplementär) und mindestens ein weiterer Gesellschafter nur mit seiner Kapitaleinlage (Kommanditist).

Der **Komplementär** hat im Wesentlichen die gleiche Rechtsstellung wie der Gesellschafter einer offenen Handelsgesellschaft, insbesondere haftet er unmittelbar und unbeschränkt. Der **Kommanditist** hingegen haftet nur mit der im Gesellschaftsvertrag festgelegten Einlage. Vor der Eintragung der KG in das Handelsregister haftet er jedoch, wenn die Unternehmung ihre Tätigkeit bereits aufgenommen hat, unbeschränkt wie die sonstigen Gesellschafter. Er ist zur Geschäftsführung und Vertretung der KG nur bei entsprechender Vereinbarung berechtigt. Am Ende eines Geschäftsjahres hat er Anspruch auf Einsicht in die Bücher und die → Bilanz; bei außergewöhnlichen Geschäften darüber hinaus ein Widerspruchsrecht. Halten die Kommanditisten fast das gesamte Gesellschaftskapital und beherrschen sie die Gesellschafterversammlung, spricht man von einer kapitalistischen Kommanditgesellschaft (**Publikums-KG**). Die Gesellschaft entsteht durch Vertrag der Gesellschafter. Sie muss in das Handelsregister eingetragen werden. Die Gewinn- und Verlustbeteiligung wird stets vertraglich geregelt.
Komplementär kann auch eine AG oder eine → GmbH (**GmbH & Co.**) sein, womit eine Haftungsbeschränkung aller Beteiligten erreicht wird. Die **KG auf Aktien** (**KGaA**) ist eine Gesellschaft mit eigener Rechtsfähigkeit, bei der die Kommanditisten mit → Einlagen auf das in Aktien aufgeteilte Grundkapital beteiligt sind. Dagegen kommt für die Position des Kommanditisten keine → Gesellschaft bürgerlichen Rechts (GbR) oder Erbengemeinschaft in Betracht.

Kommunikationspolitik

Die Kommunikationspolitik einer Klinik oder Arztpraxis umfasst die planmäßige Gestaltung und Übermittlung der auf den Patientenmarkt gerichteten Informationen, mit dem Zweck, die Meinungen, Einstellungen und Verhaltensweisen der Patientenzielgruppe im Sinne der Zielsetzung der medizinischen Einrichtung zu beeinflussen.

Die Kommunikationspolitik ist ein wichtiges Instrument des → Marketing-Mix. Zu ihr zählt ein positives Image der Klinik oder Arztpraxis, das wesentlich vom Verhalten der Mitarbeiter und der Selbstdarstellung der medizinischen Einrichtung nach außen abhängt. Das Image bezeichnet dabei ein Vorstellungsbild, das die Erwartungen umfasst, die die Patienten subjektiv mit der medizinischen Einrichtung verbinden.
Wenn das Erscheinungsbild und das Verhalten aller Mitarbeiter stimmen und einheitlich auf die Zielsetzungen der medizinischen Einrichtung hin ausgerichtet sind, kann ein positives Image erreicht werden. In diesem Zusammenhang spricht man auch von der Corporate Identity, die nichts anderes bedeutet, als dass sich die medizinische Einrichtung durch eine eigene Identität sowie ein unverwechselbares Erscheinungsbild von anderen Klinik- oder Praxisbetrieben unterscheidet und dadurch Vorteile im Konkurrenzkampf gewinnt. Die eigene Identität wird häufig auch als Klinik- oder Praxisphilosophie oder als Leitgedanke der medizinischen Einrichtung bezeichnet. Sie lässt sich dadurch erreichen, dass eine klare Zielsetzung vorliegt und auch von allen Mitarbeitern umgesetzt wird.
Eine eigene Klinik- oder Praxiskultur zeigt sich in der Art und Weise, wie mit den Patienten und untereinander umgegangen wird, denn auch bei den Mitgliedern des Personals geht es nicht nur um ihre Verhaltensweisen. Sie sind wesentlich an der Erstellung von Leistungsprozessen beteiligt, bei denen sie die volle Verantwortung für einzelne → Aufgaben übernehmen und an ihre Kolleginnen als interne Kunden das jeweilige Arbeitsergebnis weiterleiten. Diese Service- und Qualitätsori-

entierung sollte intern genauso wie nach außen im Verhältnis zum Patienten angestrebt werden. Eine Grundforderung ist dabei, den Patienten als „Kunden" zu verstehen und dabei seine optimale Behandlung von der Begrüßung bis zur Verabschiedung in den Vordergrund zu stellen. Um das Ziel der Patientengewinnung und -bindung zu erreichen, gilt es, den zufriedenen Patienten als besten Werbeträger zu gewinnen.

Neben dem positiv ausgerichteten Verhalten sämtlicher Mitarbeiter trägt auch ein positives Klinik- oder Praxisbild zu einem einheitlichen, unverwechselbaren Erscheinungsbild bei. Durch die Verwendung von einheitlichen, aufeinander abgestimmten Farben und Formen bei der Beschilderung, der Raumgestaltung, der Arbeitskleidung, Formularen usw. wird dieses einheitliche Erscheinungsbild (auch als **Corporate Design** bezeichnet) erreicht. Auch abgestimmte Lichtverhältnisse, passender Blumenschmuck oder Details wie Leihschirme, auslegende Kleenex-Tücher oder Spiegel tragen zu einem positiven Gesamtbild bei.

Die persönliche Kommunikation, das Gespräch mit dem Patienten und unter den Mitarbeitern steht im Vordergrund der Kommunikationspolitik und sollte als Zielsetzung ausgegeben werden. Aber auch Promotion-Aktivitäten, wie Kunstausstellungen oder ein besonderer Service für die Patienten, zählen zum Bereich der Kommunikationspolitik.

Von großer Bedeutung ist auch die **Werbung**, zu der Maßnahmen zählen wie:
- Öffentlichkeitsarbeit (Public Relations)
- Festlegung von eigenen Werbezielen
- → Recall-System
- Gemeinschaftswerbung durch die Ärztekammern
- Einsatz von zulässigen Werbemitteln

Um dem wichtigen Ziel der Kommunikationspolitik, neue Patienten zu gewinnen, näher zu kommen, muss dem Informationsbedürfnis der Patienten Rechnung getragen werden. Nicht nur bezüglich ihrer medizinischen Behandlung existiert ein großer Informationsbedarf, sondern auch bezüglich:
- Erreichbarkeit der medizinischen Einrichtung
- Zustand der medizinischen Einrichtung
- Anmeldung und den Wartezeiten
- Atmosphäre
- besonderer Merkmale (Familienpraxis, Seniorenpraxis usw.)
- Zusammensetzung des medizinischen Personals

Dieses Informationsbedürfnis zu befriedigen, ist die Aufgabe von Werbung und Kommunikation in der Klinik- oder Arztpraxis.

Im weiteren **Umfeld** der Klinik- oder Arztpraxis lassen sich **Informationsmittel** einsetzen, wie beispielsweise Terminvormerker, Patienteninformationen, eine Praxiszeitung und Visitenkarten.

Als **Werbemittel**, um Patienten neu zu gewinnen oder vorhandene Patienten weiterhin an sich zu binden, können Maßnahmen angesehen werden wie Eintragungen in Adressbuchverzeichnisse, Geschäftspapiere und Praxisstempel, erlaubte Anzeigen in der Tagespresse, Praxisschilder sowie Öffentlichkeitsarbeit (Public Relations) durch Aufsätze für Zeitungen und Zeitschriften, Fachvorträge, die Schirmherrschaft und das Engagement für gemeinnützige Veranstaltungen usw.

Komplementär

→ Kommanditgesellschaft (KG)

Konfliktbewältigung

Konflikte stellen gegensätzliches Verhalten dar, das auf mangelnder gegenseitiger Sympathie, unterschiedlichen Interessen, dem Widerstreit von Motiven oder Konkurrenzdenken beruht. Konflikte müssen in Verhandlungs- und Schlichtungsprozessen einer zumindest vorläufigen Lösung zugeführt werden, damit das Arbeitsergebnis und damit der Klinik- oder Praxiserfolg nicht darunter leiden.

Die häufige Meinung, dass Konflikte stets negative Auswirkungen auf die Zusammenarbeit und die Arbeitsergebnisse eines Dienstleistungsbetriebs wie der Klinik oder Arztpraxis aufweisen, ist nicht uneingeschränkt richtig. Sicherlich können sie zu negativen Erscheinungen führen wie zu

- negativen Auswirkungen auf den Leistungsprozess,
- der Verschlechterung der sozialen Beziehungen,
- Frustration,
- physischen und/oder psychischen Belastungen und
- der Verschlechterung der Behandlungs- und Patientenservice-Leistungen.

Konflikte können aber auch nicht selten zu **positiven** Effekten führen, wie zu dem

- Auffinden innovativer Problemlösungen, der
- Beseitigung aufgestauter Spannungen, der
- längst fälligen Klärung der Kompetenz-, Verantwortungs- und Aufgabenbereiche, der
- Aneignung von Diskussions- und Kooperationsfähigkeit sowie von Toleranz, der
- besseren Berücksichtigung von Mitarbeiterbedürfnissen, der
- langfristigen Verbesserung des Arbeitsklimas und zu
- Leistungssteigerung und Loyalität.

Positive Wirkungen durch eine richtige → Konflikthandhabung zu nutzen, um letztendlich gestärkt aus einer derartigen Auseinandersetzung hervorzugehen, ist daher die wesentliche Aufgabe eines guten Personal-Managements in der medizinischen Einrichtung; es ist nicht sinnvoll, Konflikte um jeden Preis zu vermeiden.

Häufige **Ursachen** von Konflikten liegen in der Tatsache begründet, dass die einzelnen Mitarbeiter nicht gleichzeitig alle ihre Vorstellungen und Erwartungen verwirklichen können. Die Ursache von Zielkonflikten liegt beispielsweise oft in der Auseinandersetzung darüber, welche → Ziele die Klinik oder Arztpraxis erreichen soll. Bei einvernehmlich geregelten Zielen gibt es häufig Konflikte darüber, wie diese Ziele erreicht werden sollen.

Häufige Ursachen für Konflikte in der Klinik oder Arztpraxis sind in Tabelle 60 aufgeführt.

Tab. 60 Konfliktursachen

Ursachenbereich	Einzelne Ursachen
Aufgabenwahrnehmung	fehlende Leistungsbereitschaft, fehlende Qualifikation, mangelnde Sorgfalt, Unzuverlässigkeit
Beziehungen zwischen den Mitarbeitern	Bildung von „Grüppchen", Vorgesetztenrolle, Klüngeleien, unzulässige „Machtausübung"
Arbeitsstrukturierung	schlechte Arbeitsbedingungen, Aufgabenhäufung, zahlreiche Stress-Situationen, mangelhafte Leistungen
Koordination und Abstimmung zwischen den Mitarbeitern	Verheimlichungen, mangelhafte Absprachen, keine Weitergabe von Informationen
Abgeltung erbrachter Leistungen	tatsächlich erbrachte Überstunden, niedriges Gehalt, fehlende Anerkennung von Arbeitseinsatz und Mehrarbeit

Ein Anlass zu einem Konflikt ist in der Regel dann gegeben, wenn die eine Seite gewollt oder ungewollt Maßnahmen ergreift, die die Interessen der anderen Seite beeinträchtigen. Auf Kosten der Ziele anderer wird dann die Erfüllung der eigenen Ziele vorangetrieben. Einen Konfliktanlass stellt oft bereits die Vermutung oder Erwartung dar, dass die andere Seite derartige Maßnahmen ergreifen könnte.

Kritik, die als unangemessen empfunden wird, ist eine weitere häufige Ursache für Konflikte. Sie sollte daher immer nur das Fehlverhalten benennen, nie verletzend wirken und sich nie auf die Persönlichkeit des Kritisierten beziehen. Ungezielte, vorschnelle, unsachliche und zu allgemein gehaltene Kritik wirkt destruktiv und sollte daher vermieden werden. Stattdessen sollte konstruktive Kritik geäußert werden mit dem Ziel, dieses Fehlverhalten abzustellen oder zu verbessern. Dazu gehört, dass die Kritik vorbereitet werden und das kritisierte Verhalten möglichst genau beschreiben sollte, damit die betreffende Person die Kritik auch nachvollziehen und ihre Berechtigung überprüfen bzw. gegebenenfalls widerlegen kann. Oft wird es auch als Bloßstellung empfunden, wenn ein Mitarbeiter vor einer größeren Gruppe von nicht betroffenen Kolleginnen und Kollegen kritisiert wird. Kritik sollte daher stets im „Vier-Augen-Gespräch" erfolgen, um den geeigneten Rahmen zu wahren.

Persönlichkeitsmerkmale sind meist nicht die alleinige Ursache von personellen Konflikten, sie können aber Auslöser bzw. Verstärker von Konflikten sein, oder auch, trotz objektiv vorhandenem Anlass, die Entstehung von Konflikten verhindern bzw. den Verlauf und die Auswirkungen von Konflikten glätten. Zu besonders konfliktträchtigen Persönlichkeitsmerkmalen zählen:
- Launenhaftigkeit
- Aggressionsneigung
- Harmoniebedürfnis
- Gehemmtheit
- Ängstlichkeit

Aggressive, streitsüchtige Kollegen werden versuchen, eine Auseinandersetzung zu entfachen. Harmoniebedürftige Mitarbeiter sind darauf bedacht, im Streit zwischen ihren Kollegen zu schlichten.

Konflikthandhabung

Bei der Konflikthandhabung wird versucht, Konflikte in der Klinik oder Arztpraxis durch Schlichtung zwischen den gegenüberstehenden Parteien zumindest zeitweise beizulegen, ihre Ursachen zu ermitteln und diese soweit möglich zum Zweck einer langfristigen Beruhigung der Situation und eines möglichst konfliktfreien Arbeitens zu beseitigen.

Nicht immer ist eine endgültige Lösung eines Konflikts möglich, der Verlauf eines Konflikts ist jedoch wesentlich davon abhängig, welche Aktivitäten die gegenüberstehenden Seiten selbst oder welche Aktivitäten andere (beispielsweise als Schlichter) ergreifen. Wenn ein Schlichter ein Interesse an der Beilegung des Konflikts und gegebenenfalls auch an einem bestimmten Ergebnis hat, selbst aber nicht unmittelbar in den Konflikt mit einbezogen ist, kann eine gezielte Handhabung eines Konflikts erfolgen.

Bei einer **Schlichtung des Konflikts** werden beide Seiten gezwungen, die vom Schlichter genannte Problemlösung zu akzeptieren. Eine Konfliktschlichtung kann dann erforderlich sein, wenn zu befürchten ist, dass durch die Auseinandersetzung die gesamte medizinische Einrichtung in Mitleidenschaft gezogen wird. Wenn keine Seite durch die Schlichtung Vor- oder Nachteile erhält, ist eine derartige Problemlösung auch für die sich gegenüberstehenden Parteien in der Regel akzeptabel.

Eine wirkungsvolle und ratsame Alternative zur erfolgreichen Handhabung von Konflikten stellt das **gemeinsame Problemlösen** unter Beteiligung eines Schlichters dar. Dazu müssen sich beide Seiten gemeinsam an einen Tisch setzen, das Problem definieren und Lösungsmöglichkeiten entwickeln. Erst, wenn für beide Seiten eine akzeptable Problemlösung gefunden wurde, endet der Prozess des gemeinsamen Problemlösens. Nicht immer soll und muss dabei der Vorgesetzte die Rolle des Schlichters einnehmen. Auch ältere, erfahrene Mitarbeiter eignen sich dazu. Wichtig ist dabei, dass sich der Schlichter neutral verhält und von beiden Seiten als solcher uneingeschränkt akzeptiert wird.

Wird der Versuch unternommen, erkannte Konfliktpotenziale und deren Ursachen zu beseitigen, so handelt es sich um eine **vorweggenommene Schlichtung**. So kann der Schlichter versuchen, Mitarbeiter, die sich nicht sympathisch sind, zu trennen und in anderen Teams mit anderen Kollegen arbeiten zu lassen.

Die **Vorgabe von Konfliktverlaufsregeln** hat zum Ziel, dass durch Auseinandersetzungen von Mitarbeitern beispielsweise nicht die Leistungen der gesamten medizinischen Einrichtung beeinträchtigt werden. Durch Verdeutlichung, dass unter internen Streitigkeiten keinesfalls der Klinik- oder Praxisbetrieb leiden darf, kann der Konflikt gesteuert werden. Als wichtige Konfliktverlaufsregel kann daher gelten: Eine Austragung des Konflikts sollte nicht vor Patienten stattfinden.

Bei bereits aufgetretenen Konflikten kann durch das Aufzeigen von Lösungsalternativen, die bisher in der Auseinandersetzung nicht berücksichtigt wurden, aktiv eine **Steuerung des Konfliktverlaufs** betrieben werden. Dazu zählt auch das Schaffen neuer Rahmenbedingungen, durch die sich eine Auseinandersetzung erübrigen kann. Der Vorgesetzte oder Schlichter kann die Randbedingungen so verändern, dass dadurch das Konfliktpotenzial beseitigt wird. Der Konflikt soll durch diese Form der Handhabung nicht unterdrückt werden, es soll vielmehr den gegenüberstehenden Seiten bei der Beilegung des Streits geholfen werden.

Häufig werden bei Konflikten zwischen Vorgesetzten und Untergebenen **Strafandrohungen** als Durchsetzungsinstrumente verwendet. Sie stellen keine geeigneten Alternativen der Konflikthandhabung dar, da vorhandene Konfliktursachen dadurch nicht beseitigt, sondern in ihrer Wirkung oft verstärkt werden. Die „Konfliktlösung" sieht so aus, dass die vorgesetzte Person droht, im Falle der Nichtbefolgung von Anweisungen aufgrund ihrer „Machtstellung" Sanktionen gegen unterstellte Personen zu verhängen, wie z. B.:

- Zurechtweisungen
- Verweigerung von Gehaltserhöhungen
- → Abmahnung
- Versetzung

Auch **Zufallsurteile** stellen eine unzuverlässige Konfliktlösung dar, weil die unterlegene Seite oftmals weiterhin an der von ihr vertretenen Position festhält, sodass eine erneute Auseinandersetzung wahrscheinlich ist. Münzwurf oder Losen sind daher keine geeigneten Alternativen einer erfolgreichen Konflikthandhabung.

Konflikttypen

> Es gibt unterschiedliche Konflikttypen: Konflikte können zwischen zwei und mehr Personen vorliegen, aber auch in einer Person selbst begründet sein.

Treten Konflikte zwischen zwei oder mehreren Klinik- oder Praxisangehörigen auf, so bezeichnet man sie als **interpersonelle** Konflikte. Sie zählen zu den häufigsten Konflikttypen. Bei den interpersonellen Konflikten sind zu unterscheiden:

Tab. 61 Konflikttypen in der Klinik- und Arztpraxis

Konflikte zwischen bzw. in	derselben Person	einer (anderen) Person	mehreren Personen
derselben Person	intrapersoneller Konflikt	–	interpersoneller Konflikt
einer (anderen) Person	–	interpersoneller Konflikt	interpersoneller Konflikt
mehreren Personen	–	interpersoneller Konflikt	Gruppenkonflikt

- Konflikte zwischen zwei Mitarbeitern
- Konflikte zwischen einer Gruppe von Mitarbeitern und einzelnen Personen
- Konflikte zwischen Gruppen von Mitarbeitern

Konflikte zwischen Gruppen von Mitarbeitern werden auch als **Gruppenkonflikte** bezeichnet.
Neben den interpersonellen Konflikten zwischen mehreren Personen gibt es auch Konflikte, die in einer einzelnen Person begründet sind. Dieser Konflikttyp wird häufig als **intrapersoneller** Konflikt bezeichnet. Ein intrapersoneller Konflikt liegt oft dann vor, wenn eine Person
- in Bezug auf eine Handlung unentschlossen ist oder
- gleichzeitig unterschiedliche Rollen wahrnimmt.

In Tabelle 61 sind die unterschiedlichen Konflikttypen zusammengefasst.
Echte Konflikte sind auch solche, die nicht sichtbar, sondern unterschwellig vorhanden sind und deren offene Austragung jederzeit droht. Diesen Konflikttyp nenn man **verborgenen** Konflikt. Obwohl ein Konfliktpotenzial und auch ein Konfliktanlass häufig vorhanden sind, lassen sie zunächst kein Konfliktgeschehen erkennen, wie etwa eine lautstarke Auseinandersetzung zwischen zwei Mitarbeitern. Verborgene Konflikte sind häufig darauf zurückzuführen, dass
- beide Seiten sich nicht in der Lage sehen, einen offenen Konflikt auszutragen;
- das Konfliktpotenzial bzw. der -anlass von den beiden gegenüberstehenden Seiten noch nicht wahrgenommen wird;
- von der beeinträchtigten Seite gefürchtet wird, eine offene Konfliktaustragung würde ihre Situation noch weiter verschlechtern oder
- der Anlass als nicht so wichtig angesehen wird, dass es angebracht wäre, offen darüber zu streiten.

Verborgene Konflikte haben unterschiedliche Anzeichen, anhand derer man sie identifizieren kann, wie z. B.:
- nachlassende Arbeitsleistungen
- untypische Verhaltensweisen von Mitarbeitern
- verletzend wirkende Randbemerkungen
- psychosomatisch bedingte Krankheitssymptome

Da verborgene Konflikte jederzeit zum Ausbruch kommen können, ist häufig zu befürchten, dass das aufgestaute Konfliktpotenzial zu besonders heftigen → Konfliktverläufen führt. Daher ist derartigen Konflikten und dem Aufspüren versteckter Konfliktpotenziale besondere Aufmerksamkeit zu schenken.

Konfliktverläufe

Konflikte nehmen unterschiedliche Verlaufsformen an, und je nach Verlauf können sich unterschiedliche Auswirkungen auf die zukünftige Zusammenarbeit in der Klinik oder Arztpraxis ergeben.

Wenn beide Konfliktseiten ihre gegensätzlichen Interessen ganz oder teilweise zu verwirklichen versuchen, liegt eine **offene Konfliktaustragung** vor, wobei der Versuch, die eigenen Interessen völlig durchzusetzen, zu regelrechten „Machtkämpfen" führt. Häufig sieht das Ergebnis derartiger Konfliktaustragungen so aus:
- Der erlangte Vorteil der einen Seite geht völlig zu Lasten der anderen Seite.
- Durch Kompromisse und damit verbunden einem „Zurückstecken" beider Seiten wird eine Problemlösung erzielt.

Wird ein Konflikt mit einer anderen als der Anlass gebenden Seite ausgetragen, so liegt eine **Konfliktumleitung** vor. Dies ist häufig der Fall, wenn zunächst eine Konfliktvermeidung gegenüber der eigentlichen Gegenseite aufgrund einer zu gering eingeschätzten eigenen „Macht" und zu geringen Aussichten auf Erfolg vorliegt, das aufgestaute Frustrationspotenzial aber an anderen Mitarbeitern ausgelassen wird. Insbesondere gegenüber Mitarbeitern, zu denen günstigere „Machtverhältnisse" bestehen, kann dadurch ein aggressives Verhalten hervorgerufen werden. Häufig erfolgen Konfliktumleitungen auch in den privaten Bereich oder in das persönliche, familiäre Umfeld hinein. Dieses Verhalten wird daher auch als Konfliktübersprung bezeichnet.

Werden trotz eines vorhandenen „Spannungspotenzials" keine Konfliktaktivitäten ergriffen, so liegt eine **Konfliktvermeidung** vor. Häufig bedeutet dies für die den Konflikt vermeidende Seite, dass sie sich durch Vorwegnahme des für sie negativen Ergebnisses in die Verliererposition begibt. Daraus resultierend kann es zu einem Rückzugsverhalten kommen, das im Extremfall bis zur → Kündigung führen kann.

Lässt eine Seite, die die entsprechende Macht besitzt (beispielsweise der Vorgesetzte), einen offenen Konflikt nicht zu oder setzt ihre Interessen unmittelbar durch und beendet den Konflikt dadurch, so liegt eine **Konfliktunterdrückung** vor. Die Konfliktunterdrückung ist also dadurch gekennzeichnet, dass im Ergebnis eine Seite unterlegen ist, was für diese verständlicherweise keine Konfliktlösung darstellt.

Vor dem Hintergrund der geschilderten Konfliktverlaufsformen ist daher eine offene Konfliktaustragung, auch wenn sie noch so heftig verlaufen sollte, vorzuziehen. Das Ergebnis einer offenen Konfliktaustragung kann durchaus auch positive Folgen für die zukünftige Zusammenarbeit aller Mitarbeiter haben (→ Konfliktbewältigung).

Konformitätsbewertung

Im Rahmen der → Medizinproduktqualität tritt an die Stelle der CE-Kennzeichnungspflicht (Communauté Européenne) bei Sonderanfertigungen die Durchführung eines Verfahrens zur Konformitätsbewertung. Dabei wird überprüft, ob die tatsächlichen Eigenschaften von Medizinprodukten mit den grundlegenden Qualitätsanforderungen übereinstimmen.

Über die Einhaltung der Qualitätsanforderungen ist eine **Erklärung** (Tab. 62) abzugeben. Die Konformitätsbewertung erfordert eine **Risikoanalyse**, die etwaige Risiken des Medizinprodukts mit seinen nützlichen Wirkungen vergleicht. Auch ist der Arzt als Hersteller von Medizinprodukten verpflichtet, über die Anforderungen, die Leistungsdaten und den Herstellprozess eine **Dokumentation** zu erstellen. Schließlich ist auch gegenüber den zuständigen Behörden eine **Anzeige** erforderlich, dass er Medizinprodukte herstellt und in den Verkehr bringt.

Tab. 62 Inhalte der Konformitätserklärung

Sonderanfertigung	Produkte für die klinische Prüfung
Daten zur Identifizierung des Produkts	Daten zur Identifizierung des Produkts
Versicherung, dass das Produkt für einen speziellen Patienten bestimmt ist	Prüfplan mit Ziel, Umfang und Gründen der Prüfung
Name des Patienten	Stellungnahme der Ethik-Kommission
Name des verordnenden Arztes	Name des prüfenden Arztes
Spezifische Produktmerkmale	Ort und geplante Dauer der Prüfung
Versicherung, dass das Produkt den grundlegenden Qualitätsanforderungen entspricht	Versicherung, dass das Produkt den grundlegenden Qualitätsanforderungen entspricht und Vorsichtsmaßnahmen zum Schutz des Patienten getroffen wurden

Konsolidierung

Unter Konsolidierung versteht man bilanztechnisch die Zusammenfassung von → Bilanzen und → Gewinn-und-Verlust-Rechnungen (GuV) in einem Konzern zum konsolidierten Jahresabschluss.

Hierunter ist aber auch die Umschuldung oder die Umfinanzierung durch Umwandlung kurzfristiger in langfristige Schulden zu verstehen.
Im Rahmen der Förderung von Konsolidierungsvorhaben werden daher häufig öffentliche Förderdarlehen gewährt, die Kliniken oder Praxen, welche in Liquiditäts- und Rentabilitätsschwierigkeiten geraten sind, im Interesse der Erhaltung von Arbeitsplätzen eine Umschuldung ihrer überhöhten kurzfristigen → Verbindlichkeiten in langfristiges → Fremdkapital ermöglichen. Voraussetzung für die Darlehensgewährung ist insbesondere, dass zur Behebung der bestehenden Schwierigkeiten ein tragfähiges Gesamtkonsolidierungskonzept vorgelegt wird, an dem sich neben dem Arzt als Praxisinhaber auch dessen → Hausbank beteiligt.

Kontokorrentkredit

Der Kontokorrentkredit ist ein Barkredit in laufender Rechnung, den Geschäftsbanken auf einem laufenden Konto (Kontokorrentkonto) zur Verfügung stellen, und den der Kreditnehmer innerhalb der vereinbarten Laufzeit bis zu einer festgelegten Kreditlinie in Anspruch nehmen kann.

Wird er dem Arzt als Privatperson zur Verfügung gestellt, handelt es sich um einen standardisierten Dispositionskredit in der Regel zum Zweck der Konsumfinanzierung. Daher wird er in dieser Form auch häufig **Konsumentenkredit** genannt. Bei Kontokorrentkrediten an Kliniken oder Praxen handelt es sich um **Betriebsmittelkredite** oder Überbrückungskredite zum Zweck der Finanzierung der umlaufenden Betriebsmittel und des Leistungserstellungsprozesses. Er kann auch als **Zwischenkredit** gewährt werden zur Zwischenfinanzierung bereits fest zugesagter oder in Aussicht genommener langfristiger Darlehensmittel (z. B. Hypothekendarlehen) im Rahmen einer Baufinanzierung.

Die → **Zinsen** werden in der Regel monatlich oder vierteljährlich nachträglich auf den in Anspruch genommenen Betrag in Rechnung gestellt. Der Zinssatz wird zwischen Kreditinstitut und Kreditnehmer zumeist „bis auf Weiteres" variabel vereinbart. Der Kreditvertrag sieht dann vor, dass bei geänderten Verhältnissen am Geld- bzw. Kapitalmarkt der Zinssatz entsprechend angepasst werden kann. Da das Kontokorrent von beiden Seiten jederzeit einseitig aufgehoben werden kann, ist auch der Kreditnehmer in der Lage, Zinssatzänderungen entsprechend seiner Verhandlungsstärke gegenüber dem Kreditinstitut durchzusetzen. Ferner fallen Kontoführungsgebühren, Bearbeitungsgebühren je nach Anlass und gegebenenfalls Überziehungszinsen an, sofern die Bank eine Inanspruchnahme oberhalb der vereinbarten Kreditlinie zulässt. Für die Abwicklung von Kontokorrentkrediten sind neben dem Kreditvertrag die Allgemeinen Geschäftsbedingungen der Geschäftsbanken, wie auch sonst, maßgeblich. Die Entgeltklauseln der Allgemeinen Geschäftsbedingungen unterscheiden in der Regel zwischen dem Geschäft mit dem Privat- und dem Firmenkunden. Der Arzt als Privatkunde wird auf den Preisaushang, mit dem Geschäftsbanken über das standardisierte Privatkundengeschäft informieren, und auf das Preisverzeichnis hingewiesen. Im Firmenkundengeschäft mit Kliniken und Praxen unterliegt die Höhe von Zinsen und Entgelten der freien Vereinbarung.

Kooperativer Führungsstil

→ Führungsstil

Kosten

Unter Kosten ist der Wert aller verbrauchten Materialien und Dienstleistungen pro Zeitperiode, die zur Erstellung der eigentlichen betrieblichen Leistung der Klinik oder Arztpraxis nötig sind, zu verstehen.

Zur **Kostendefinition** trägt eine Vielzahl von Merkmalen bei (Abb. 60). Als **Wert** der verbrauchten Materialien und Dienstleistungen lässt sich in einer medizinischen Einrichtung zunächst der in Euro auszudrückende Anschaffungswert der Materialien verstehen. Dies ist der Betrag, der beim Kauf der Materialien bezahlt wurde, oder der Betrag der Vergütungen bzw. Gehälter für die in Anspruch genommenen Dienstleistungen. Langfristig genutzte Behandlungsgeräte und -instrumente unterliegen aufgrund ihrer Nutzungsdauer und der damit verbundenen Abnutzung Zeitwerten. Das sind die Beträge, die länger genutzte Geräte beispielsweise nach einer Nutzungsdauer von 5 oder 10 Jahren noch wert sind. Diese jährlichen Wertminderungen langfristig genutzter medizinischer Geräte und Behandlungseinrichtungen werden auch als → **Abschreibungen** bezeichnet.

Unter **Verbrauchsmaterialien** sind in einer Klinik oder Arztpraxis alle Materialien zu verstehen, die verbraucht werden und damit nicht erhalten bleiben. Dazu zählt der Bedarf an Medikamenten, Einmalhandschuhen, Kanülen, Briefumschlägen, Kugelschreibern, Briefpapier usw. Ebenso zählen zu den **verbrauchten Dienstleistungen** beispielsweise die Arbeitsleistungen des Klinik- oder Praxispersonals und der Reinigungskräfte, aber auch die von außerhalb benötigten Dienstleistungen, wie die Dienstleistung des Steuerberaters, des Technikers für die Instandsetzung des Klinik-Computers sowie Laboruntersuchungen.

Die zeitliche Beschränkung – in der Regel auf ein Betriebs- oder Arbeitsjahr oder auch auf einen einzelnen Monat – wird mit dem Ausdruck **pro Zeitperiode** bezeichnet. Zeiträumen anstellen zu Diese zeitliche Beschränkung auf einen Zeitraum ist nötig, um → Vergleiche der Höhe der Kosten in unterschiedlichen Zeiträumen anstellen zu können.

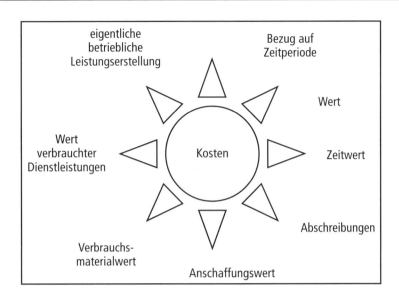

Abb. 60 Kostendefinition

Auch die weitere Einschränkung, dass nur diejenigen Beträge als Kosten anzusehen sind, die auch im Zusammenhang mit der Tätigkeit der Klinik oder Arztpraxis entstehen, ist wichtig bei der Bestimmung, was alles zu den Kosten zählt. Die eigentliche betriebliche **Leistungserstellung** umfasst somit nur die tätigkeitsrelevanten Kosten.

Kostenartenrechnung

Die Kostenartenrechnung dient der Erfassung und Gliederung aller im Laufe der jeweiligen Abrechnungsperiode angefallenen Kostenarten.

Sie steht am Anfang jeder → Kostenrechnung für die Klinik oder Arztpraxis. Ihre Fragestellung lautet: „Welche Praxiskosten sind angefallen?"
Die wichtigsten **Kostenarten**, die hierbei erfasst werden müssen, sind:
- Versicherungen und Beiträge: Beiträge an Kammern, → Ausgaben für Versicherungen, Vereinigungen, Verbände
- Klinik-, Praxis- und Laborbedarf: Medikamente, Behandlungs-, Labor- und Büromaterial usw.
- allgemeine Klinik- oder Praxiskosten: Porto, Telefon, Wartezimmerausstattung, Führung der Konten
- Personalkosten: Ausbildungsvergütungen, Gehälter, freiwillige Zusatzleistungen, Personalnebenkosten, geringfügige Beschäftigungen usw.
- Raumkosten: Heizung, Strom, Gas, Miete, Hypothekenbelastung, Wasser, Reinigung, Instandhaltung, Renovierung usw.
- Reise- und Fortbildungskosten: Fortbildungsveranstaltungen, Fortbildungsmaterialien, Übernachtungskosten, Reisekosten usw.
- Gerätekosten: → Abschreibungen, Wartung, Anschaffungen medizinischer Geräte und Behandlungseinrichtungen, Reparaturen usw.

Mit Ausnahme der Materialkosten lassen sich alle übrigen → Kosten der unterschiedlichen Kostenarten recht einfach anhand von Überweisungsbelegen, Quittungen, Rechnungen

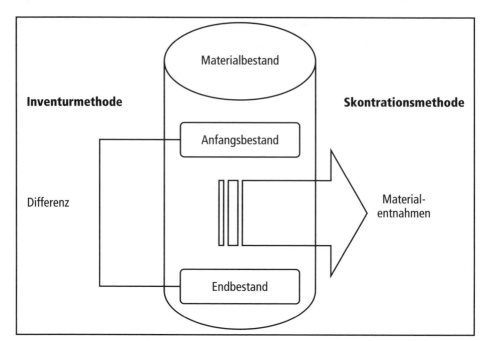

Abb. 61 Inventur- und Skontrationsmethode

usw. ermitteln. Zunächst müssen die Verbrauchsmengen ermittelt und anschließend kostenmäßig bewertet werden, um den Umfang des **Verbrauchs** an Behandlungs-, Büro- und sonstigem Material zu bestimmen. Hierzu lassen sich im Wesentlichen die Inventur- und die Skontrationsmethode anwenden (Abb. 61). Die **Inventurmethode** ermittelt den Materialverbrauch in einem Zeitraum (Monat bzw. Jahr) als Differenz zwischen Anfangs- und Endbestand:

Anfangsbestand
− Endbestand
= Verbrauch

Bei der Inventurmethode muss zu Beginn und zum Ende des Zeitraums der Materialbestand gezählt werden.

Die Anwendung der **Skontrationsmethode** macht eine dauerhafte, ständige Führung des Materialbestands notwendig. Aus der Materialbestandsführung werden die jeweils entnommenen Materialmengen addiert. Die Summe ergibt den Materialverbrauch je kontrollierten Zeitraum:

Summe der Materialentnahmen
= Verbrauch

Wird in der Klinik oder Arztpraxis eine Materialbestandsführung vorgenommen, ist die Skontrationsmethode ohne allzu großen Aufwand anwendbar. Der Materialverbrauch lässt sich dadurch monatlich oder zumindest vierteljährlich recht einfach ermitteln. Aufgrund der durchzuführenden Zählungen ist die Inventurmethode sehr aufwendig und somit lediglich für jährliche Ermittlungen des Materialverbrauchs geeignet.

Anhand der Anschaffungspreise erfolgt die anschließend notwendige kostenmäßige Bewertung der Verbrauchsmengen: Eine Packung unsterile, puderfreie Untersuchungshandschuhe aus hellem Latex kostet 90 Euro. Wurden hiervon 25 Stück verbraucht, so betragen die Kosten für den Verbrauch 2 250 Euro.

Kosten-Management

Das Kosten-Management umfasst neben der Kontrolle der Kostenentwicklung wichtige Planungs- und Steuerungsfunktionen im Hinblick auf die Betrachtung der gesamten → Kosten und die Sicherung des langfristigen wirtschaftlichen Erfolgs.

Das traditionelle **betriebliche Rechnungswesen** stellt in Kliniken oder Arztpraxen ein Hilfsmittel der Geschäftsleitung zur ordnungsgemäßen → Planung, Steuerung, Überwachung und Kontrolle der Behandlungs- und Leistungserstellungsprozesse dar. Aus ihm leitet sich das Kosten-Management ab, unter dem alle Verfahren zu verstehen sind, die das gesamte wirtschaftliche Geschehen zahlenmäßig erfassen und überwachen. Die **Hauptaufgabe** des Kosten-Managements besteht in der:
- Kontrolle der Wirtschaftlichkeit und → Rentabilität des medizinischen Betriebs
- Bereitstellung von Unterlagen für sonstige Dispositionen der Geschäftsleitung

Die Teilgebiete der klassischen → Kostenrechnung und der → Erfolgsrechnung sind dabei von besonderer Bedeutung. Zu ihren Aufgaben zählen:
- Gewinnplanung (kurzfristige Betriebsergebnisrechnung)
- Kontrolle der Wirtschaftlichkeit
- Erfolgsanalyse
- Kalkulation der betrieblichen Leistungen
- Bereitstellung von Zahlenmaterial für betriebliche Entscheidungen

Dem Kosten-Management wird große **Bedeutung** für die Klinik- und Praxisführung zugeschrieben: *Müller et al.* (2006) sehen im Kosten-Management eine weitgehende Zusammenfassung, Integration und Harmonisierung der Kostenrechnung, in der mengen- und wertmäßige → Soll-Ist-Vergleiche als Teile eines Gesamtsystems durchgeführt werden, um steuernd und regelnd in den betrieblichen Ablauf eingreifen zu können. Nach *Kilger et al.* (2002) werden als Hauptaufgabe der Kostenrechnung die Kostenkontrolle und die Erfolgskontrolle angesehen, wobei die Kostenkontrolle einen kostenstellenweisen Soll-Ist-Vergleich darstellt und die Erfolgskontrolle durch Gegenüberstellung von Nettoerlösen zu den Grenzkosten beispielsweise einer Dienstleistung durchgeführt wird. Dabei wird dem Kosten-Management eine immense Bedeutung zugemessen: Ein funktionierendes und richtig informierendes Kostenrechnungs- und Berichtswesen stellt eine grundsätzliche Voraussetzung für das richtige Handeln der Klinik- und Praxisführung dar. Nach *Schulte* (1992) kommt der Kostensenkung durch Reduktion der variablen Kosten und der → Fixkosten dabei in gegebenen Marktsituationen ebenfalls große Bedeutung zu. Aktuelle Prinzipien lassen sich hingegen nach *Jorasz* (1996) nur bedingt auf das Dienstleistungsunternehmen Klinik oder Arztpraxis übertragen:
- Target Costing (Zielkosten-Management): Die Kosten werden aus dem Markt abgeleitet.
- Activity-based Costing (Prozesskosten-Management): Im Mittelpunkt der Betrachtung stehen die Aktivitäten, die Produkte in Anspruch nehmen.

Zu den aufgezeigten Definitionsansätzen des Kosten-Managements lässt sich zusammenfassend festhalten: Die aktive Gestaltung der Kosten steht im Zentrum des Kosten-Managements. Darin kommt das Bewusstsein zum Ausdruck, Kosten steuernd in ihrem Zustandekommen nach Art, Höhe, Struktur und Zeit durch die Ausgestaltung der maßgebenden kostentreibenden Faktoren zu beeinflussen. **Ziel** des Kosten-Managements ist es, systematisch und frühzeitig Kostensenkungs- und Leistungspotenziale aufzufinden und auszuschöpfen.

Kostenrechnung

Bei der Kostenrechnung handelt es sich um einen Teil des internen Rechnungswesens, in dem die → Kosten für die betrieblichen Leistungen einer Rechnungsperiode ermittelt und verrechnet werden.

Über die Art und Höhe der angefallenen Kosten liefert die Kostenrechnung verschiedenartige Informationen. Sie setzt sich aus folgenden drei aufeinander folgenden → Teilkostenrechnungen mit unterschiedlichem Informationsgehalt zusammen (Abb. 62):
- → Kostenartenrechnung: Sie beantwortet die Frage, *welche* Kosten insgesamt in welcher Höhe angefallen sind.
- → Kostenstellenrechnung: Sie gibt Hinweise, *wo* die Kosten angefallen sind.
- → Kostenträgerrechnung: Sie liefert Informationen zu der Frage, *wofür* die Kosten angefallen sind.

Das Zahlenmaterial aus der Buchhaltung sowie aus der Material-, Lohn- und Gehaltsabrechnung dient als Grundlage für die Kostenrechnung. Als Basis für die → Erfolgsrechnung dienen wiederum die Ergebnisse der Kostenrechnung. Bei der Erfolgsrechnung geht es beispielsweise um die Frage, welche Erlöse je Behandlung erzielt werden müssen, um die jeweiligen Behandlungskosten abzudecken.

Kostenstellenrechnung

In der auf die → Kostenartenrechnung folgenden Kostenstellenrechnung werden die vorher erfassten und nach Arten gegliederten → Kosten auf die einzelnen Organisationsbereiche der Klinik oder Arztpraxis verteilt, in denen sie angefallen sind.

Die einzelnen Organisationsbereiche, auf die die Kosten verteilt werden, bezeichnet man auch als **Kostenstellen**. Das sind die Bereiche der Kostenentstehung und damit die Bereiche, denen die Kosten zugerechnet werden können. Dadurch erfasst die Kostenstellenrechnung die Kosten am Ort ihrer Entstehung. Ihr Ziel ist die Kontrolle der Wirtschaftlichkeit an den Stellen der medizinischen Einrichtung,, an denen die Kosten zu beeinflussen sind. So können beispielsweise die im Labor angestellten Mitarbeiter zur Kostensenkung im Labor beitragen, aber recht wenig zur Senkung der Verwaltungskosten.

Um eine wirksame Kontrolle durchführen zu können, ist es bei der Zuordnung der Kosten zu den einzelnen Kostenstellen wichtig, dass die jeweilige Kostenstelle einen selbständigen Verantwortungsbereich darstellt. Auch müssen sich die Kostenbelege der jeweiligen Kostenstelle genau zuordnen lassen, damit es nicht zu einer Zuordnung zur falschen Stelle und damit auch zu unrichtigen Ergebnissen

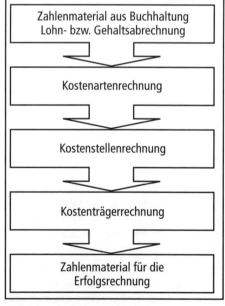

Abb. 62 Kostenrechnung

Tab. 63 Kostenstellen

Kostenstelle	Aufgaben
Vorbeugung	Prophylaxe, Beratung, Untersuchung, medizinische Aufklärung
Verwaltung	Meldewesen, Arztbriefe, Patientenverwaltung, Privat- und Kassenliquidation, Terminvergabe, Schriftverkehr
Labor	Labordiagnostik
Behandlung	einzelne Untersuchungs- und Behandlungsmaßnahmen, Diagnostik, Therapie
Service	Patienteninformation, Wartezimmerausstattung, Informationsmaterial, Orientierungshilfen

kommt. In diesem Zusammenhang ist es auch wenig sinnvoll, **Sammelkostenstellen** einzurichten, da ihre Aussagekraft sehr gering ist.

Für eine Klinik oder Arztpraxis bietet sich die Einteilung der Kostenstellen nach den einzelnen Funktions- oder Organisationsbereichen an (Tab. 63). Da in der Kostenstellenrechnung nur → **Einzelkosten** der jeweiligen Kostenstelle einer Klinik oder Arztpraxis direkt zugeordnet werden können, müssen die einer einzelnen Kostenstelle nicht direkt zurechenbaren → **Gemeinkosten** mithilfe von **Verteilungsschlüsseln** auf die einzelnen Kostenstellen der medizinischen Einrichtung umgerechnet werden.

Die Gemeinkosten, wie Miete, Klimatisierung, Wasserbedarf, Reinigung usw. sind nur indirekt auf die einzelnen Organisationsbereiche der medizinischen Einrichtung verteilbar, während sich beispielsweise die Gehälter für das medizinische Personal recht einfach einer Kostenstelle zuordnen lassen. Die Quadratmeterfläche des jeweiligen Organisationsbereichs ist dabei ein gebräuchlicher Verteilungsschlüssel. Als ein weiterer gebräuchlicher Verteilungsschlüssel kann die Zahl der Behandlungsfälle pro Monat angesehen werden.

Kostenträgerrechnung

Die Kostenträgerrechnung ist die letzte Stufe der → Kostenrechnung für die Arztpraxis, bei der es gilt, die verursachten → Kosten den einzelnen Kostenträgern in der Klinik oder Arztpraxis zuzuordnen.

Die Kostenträgerrechnung muss die Frage beantworten, wofür die Kosten angefallen sind. In der medizinischen Einrichtung sind die **Kostenträger** die Leistungen am Patienten. Dazu zählen neben allen medizinischen Dienstleistungen der Patientenberatung, der Prophylaxe sowie der Behandlung auch alle weiteren Leistungserstellungen, die im Rahmen des Klinik- oder Praxisbetriebs erforderlich sind. Die Kosten für die Erstellung dieser Leistungen durch Kalkulation zu bestimmen, ist die eigentliche **Aufgabe** der Kostenträgerrechnung. Die → **Divisionskalkulation** zählt dabei zu den einfachen Kalkulationsverfahren zur Bestimmung der Kosten je Behandlungsleistung und damit der Ermittlung der → **Behandlungsfallkosten**. Dazu werden die gesamten jährlichen Praxiskosten durch die Gesamtzahl der Behandlungsfälle pro Jahr (= jährliche Behandlungsmenge) geteilt (Beispiel: → Behandlungsfallkosten). Zweckmäßigerweise ist diese Kalkulation zur regelmäßigen Kontrolle auch monatlich durchführbar.

Kostenvergleichsrechnung

Bei der Kostenvergleichsrechnung wird ein → Vergleich der in einer Periode anfallenden → Kosten von Investitionsobjekten durchgeführt.

Bei der Kostenvergleichsrechnung sind folgende Kosten zu berücksichtigen:
- fixen Kosten
- variablen Kosten
- Kapitalkosten der zu vergleichenden Investitionsobjekte

Während die fixen Kosten unabhängig von der Art und der Zahl der Behandlungsleistungen sind und auch anfallen, wenn kein Patient behandelt wird, entstehen die variablen Kosten in Abhängigkeit von den Behandlungsleistungen und beispielsweise dem Einsatz eines medizinischen Gerätes, in das investiert werden soll. Die Kapitalkosten bestehen aus
- den kalkulatorischen → Abschreibungen, die die gleichmäßige Verteilung der Anschaffungskosten auf die gesamte Nutzungsdauer sowie den Restwert des Investitionsobjekts berücksichtigen und
- den kalkulatorischen → Zinsen, die entgehende Erträge oder Kreditkosten darstellen, weil das entsprechende → Kapital im Investitionsobjekt gebunden ist.

Tabelle 64 enthält ein Berechnungsbeispiel. Ein Vergleich der → Gesamtkosten reicht in der Regel aus, da die im Rahmen der Gebührenordnung für Ärzte (GOÄ) zu erwartenden Einnahmen für die Vergütung der Inanspruchnahme der jeweiligen Investitionsalternative in der Regel gleich hoch sind. Wenn mit der jeweiligen Alternative auch eine unterschiedliche Anzahl von zu erbringenden Behandlungsleistungen verbunden ist, ist ein Vergleich der Kosten je Behandlungseinheit anzustellen. An dem Punkt, an dem die Gesamtkosten beider Alternativen gleich hoch sind, ist die kritische Behandlungsmenge erreicht. Die Alternative, die bei einer zu erwartenden Auslastung über der kritischen Behandlungsmenge den höheren Fixkostenan-

Tab. 64 Kostenvergleichsrechnung

	Alternative 1	Alternative 2
Anschaffungskosten	80 000	95 000
Geplante Nutzungsdauer (Jahre)	8	8
Voraussichtlicher Restwert	10 000	15 000
Marktzinssatz	6 %	6 %
Geplante Behandlungsfälle	2 500	2 500
Berechnung:		
Fixe Kosten	7 000	4 000
+ Variable Kosten (je Behandlungsfall: 8 / 6)	20 000 (8 × 2 500 = 20 000)	15 000 (6 × 2 500 = 15 000)
+ Kalkulatorische Abschreibungen (pro Jahr): Anschaffungskosten − Restwert / Nutzungsdauer	8 750	10 000
+ Kalkulatorische Zinsen (pro Jahr): Anschaffungskosten + Restwert / 2) × Zinssatz / 100	2 700	2 400
= Gesamtkosten	29 700	31 400
Kosten je Behandlungsfall	12	12,6

teil ausweist, ist günstiger, da die fixen Kosten bei zunehmender Behandlungsmenge im Vergleich zu den variablen Kosten an Bedeutung verlieren.

Für die Beantwortung der Frage, ab wann die Weiterbetreibung eines Altgerätes und ab wann eine Ersatzinvestition günstiger wäre, lässt sich eine ähnliche kritische Menge errechnen. Zum aufgezeigten Rechenweg ist hierbei anzumerken,

- dass für noch im Einsatz befindliche Altgeräte keine → Abschreibungen mehr anfallen,
- sich bei der weiteren Nutzung der Restwerterlös verringert und
- wesentlich höhere Instandhaltungskosten entstehen können.

Insbesondere zur quantitativen Bewertung von Erweiterungs- und Ersatzinvestitionen eignet sich somit die Kostenvergleichsrechnung in der Klinik oder Arztpraxis. Rentabilitätsaspekte und die Frage, ob die → Investition überhaupt einen Beitrag zum → Gewinn leistet, bleiben außen vor, da sie die Ertragsseite nicht berücksichtigen.

Kredit

Ein Kredit stellt die Überlassung von → Kapital dar, verbunden mit dem Vertrauen in die Fähigkeit und Bereitschaft, die daraus resultierenden Schuldverpflichtungen zu erfüllen.

Der Kredit ist gegenüber dem → Darlehen der umfassendere Begriff, da er sich nicht nur auf die Geldleihe, sondern auch auf andere Formen der → **Kreditleihe** (beispielsweise Akzept-, Aval- oder → Diskontkredit) erstreckt. Darüber hinaus wird auch das bei der **Fremdfinanzierung** überlassene Kapital selbst als Kreditfinanzierung bezeichnet. Diese Kreditverhältnisse stellen rechtlich keine Darlehen, sondern Geschäftsbesorgungen, →

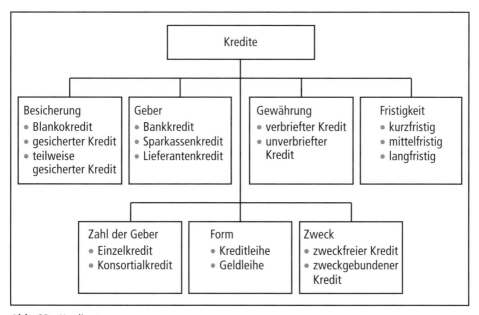

Abb. 63　Kreditarten

Bürgschaften, → Garantien oder Käufe dar. Im Einzelnen zählen im weitesten Sinne zu den **Kreditgeschäften:**
- Diskontierung von → Wechseln und → Schecks
- Stundung von Geldforderungen
- Bürgschaften
- Gelddarlehen aller Art
- entgeltlich erworbene Geldforderungen
- Garantien
- Verpflichtung, für die Erfüllung entgeltlich übertragener Geldforderungen einzustehen oder sie auf Verlangen des Erwerbers zurückzuerwerben
- → Beteiligungen
- Gegenstände, über die ein Kreditinstitut als Leasing-Geber Leasing-Verträge abgeschlossen hat
- → Akzeptkredite
- → Forderungen aus Namensschuldverschreibungen

Kredite lassen sich nach unterschiedlichen **Merkmalen** einteilen (Abb. 63), wie z. B.:
- Kreditbesicherung: gesicherter Kredit, teilweise gesicherter Kredit, → Blankokredit
- Kreditgeber: → Lieferantenkredit, Bankkredit, Sparkassenkredit
- Form der Kreditgewährung: unverbriefter Kredit, verbriefter Kredit
- Fristigkeit: kurzfristiger Kredit (Laufzeit unter einem Jahr), mittelfristiger Kredit (Laufzeit von einem Jahr bis unter 4 Jahren), langfristiger Kredit (Laufzeit von mindestens 4 Jahren)
- Zahl der Kreditgeber: Einzelkredit, Konsortialkredit
- Kreditform: Kredit oder Geldleihe
- Kreditzweck: zweckfreier Kredit, zweckgebundener Kredit (z. B. Baufinanzierungskredit)

Kreditfähigkeit

Die Kreditfähigkeit umschreibt die Fähigkeit, rechtswirksame Kreditverträge abzuschließen.

Der Arzt als voll geschäftsfähige natürliche Person sowie juristische Personen (Klinik-GmbH, AG) sind ohne Einschränkung kreditfähig. Beschränkt geschäftsfähige natürliche Personen bedürfen zur Kreditaufnahme neben der Genehmigung durch ihre gesetzlichen Vertreter noch der familien- oder vormundschaftsgerichtlichen Genehmigung. Bei sonstigen nicht rechtsfähigen Personengemeinschaften (beispielsweise Arztgemeinschaften in Form von Gesellschaften bürgerlichen Rechts) ist grundsätzlich die Zustimmung aller Beteiligten erforderlich, die sich insoweit als Gesamtschuldner gegenüber der Bank verpflichten.

Die Bank prüft dabei im Einzelnen die
- Rechtsfähigkeit, die
- Geschäftsfähigkeit und sich daraus ergebend die
- Kreditfähigkeit

des Arztes als Antragsteller.

Kreditleihe

→ Akzeptkredit

Kreditwürdigkeit

Die Kreditwürdigkeit entspricht der Bonität und umschreibt die vom Arzt als Kreditnehmer erwarteten Eigenschaften und Fähigkeiten.

Sie liegt demnach vor, wenn eine Kreditvergabe unter persönlichen und sachlichen Gesichtspunkten vertretbar erscheint, das heißt, wenn erwartet werden kann, dass der Arzt

den aus dem Kreditvertrag sich ergebenden Verpflichtungen (Erbringung des Kapitaldienstes) nachkommt.
Bei der Kreditwürdigkeit überprüft die Bank die
- persönlichen Verhältnisse des Arztes als Kreditnehmer:
  - Beruf
  - Position
  - Zahlungsmoral
  - Fachkenntnisse, unternehmerische Fähigkeiten
- wirtschaftlichen Verhältnisse der Klinik oder Arztpraxis:
  - Liquiditätssituation
  - Ertragslage
  - Entwicklung des → Umsatzes
  - Vermögens- und Kapitalsituation
  - Wert der Sicherheiten

KTQ

Die KTQ (Kooperation für Transparenz und → Qualität im Krankenhaus) hat zum Ziel, ein Zertifizierungsverfahren für Krankenhäuser zu entwickeln, um damit die Qualität der Krankenhausversorgung zu verbessern und für den Patienten sichtbar zu machen.

Die Kooperation stellt ein gemeinsames Projekt dar, von:
- der Bundesärztekammer
- den Ersatzkassenverbänden Verband der Angestellten-Krankenkassen e. V. (VdAK) bzw. Arbeiter- Ersatzkassenverband (AEV)
- der Deutschen Krankenhausgesellschaft
- weiteren Spitzenverbänden der gesetzlichen Krankenversicherung

Sie wird vom *Bundesgesundheitsministerium (BMG)* gefördert. Im Zentrum von KTQ steht die Verbesserung folgender **Aufgabenbereiche**:
- → Qualitätsmanagement
- Patienten- und Mitarbeiterorientierung
- Krankenhausführung
- Sicherheit im Krankenhaus
- Informationswesen

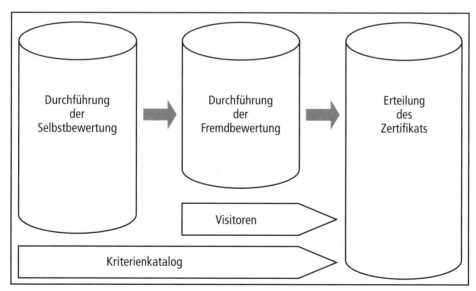

Abb. 64 Qualitätsverbesserung nach KTQ

Die Krankenhäuser können sich an dem Zertifizierungsverfahren freiwillig beteiligen, erhalten nach erfolgreicher Auditierung (Überprüfung durch eine zertifizierte Prüfstelle) ein Zertifikat und müssen anschließend einen Bericht über ihr Qualitätsmanagement veröffentlichen.

Das Zertifizierungsverfahren basiert auf drei **Säulen**: Selbstbewertung, Fremdbewertung und Zertifikat (Abb. 64). Ein Kriterienkatalog, der für das Qualitätsmanagement in Krankenhäusern entworfen wurde, kann zur Selbst- und Fremdbewertung dienen. Im Rahmen der Fremdbewertung begehen sogenannte Visitoren-Teams das jeweilige Krankenhaus und überprüfen die Selbstbewertung mit den angetroffenen Verhältnissen. Der Visitor muss dabei über folgende **Qualifikationen** verfügen:

- aktive Tätigkeit in einer Führungsposition
- nachgewiesene Kenntnisse und Fähigkeiten im Qualitätsmanagement
- qualifizierter Abschluss
- Facharztprüfung (bei Ärzten)

Da hauptamtliche Prüfer im KTQ-Verfahren zunächst nicht vorgesehen sind, üben die Visitoren ihre Funktion nebenberuflich aus. Ein zeitlich befristetes Qualitätszertifikat wird nach Erstellung eines formellen Berichts erteilt.

Die Prüfungskriterien bestehen aus sechs Gruppen (Tab. 65), wobei die einzelnen Merkmale den Maßstab bilden, der es gestattet, zwischen gelungenen und verbesserungswürdigen Strukturen, Prozessen und Ergebnissen zu unterscheiden. Die Merkmale sind dabei als Aufzählung zu verstehen, die Aktivitäten oder Prinzipien aufzeigen, damit die Qualität des Angebots, der Leistungen und der Versorgungsprozesse verbessert werden kann.

Bei der Merkmalsgruppe Sicherheit werden die Gewährleistung sicherer Arbeitsbedingungen, die Hygiene und der Umgang mit Materialien aufgeführt. Die Angelegenheiten des → Umweltschutzes, des Arbeitsschutzes und des Umgangs mit Hygienerichtlinien gehören ebenfalls dazu. Die Merkmalsgruppe Informations- und Kommunikationssysteme behandelt den Umgang mit Patientendaten, der Informationsweiterleitung und der Nutzung von Informations- und Kommunikationstechnologien in der medizinischen Einrichtung. Die Merkmalsgruppe des Qualitätsmanagements trägt zum systematischen Aufbau und der Überprüfung des Qualitätsmanagement-Systems der medizinischen Einrichtung bei. Dazu zählen die Einbindung aller Bereiche in das Qualitätsmanagement, die Durchführung qualitätssichernder Maßnahmen, die Entwicklung von Leitlinien und Standards sowie die Sammlung und Pflege qualitätsrelevanter → Daten. Bei der Sicherstellung der Mitarbeiterorientierung werden die Unterthemen der Personalplanung, der Mitarbeiterqualifikation und der Mitarbeiterintegration abgebildet. Die → Führung ist eine weitere eigenständige Merkmalsgruppe der KTQ und umfasst als Unterthemen hierzu die Entwicklung eines Leitbildes, eines Zielsystems sowie die Erfüllung ethischer → Aufgaben. Der klassische Weg eines Patienten durch die medizinische Einrichtung wird bei der Patientenorientierung dargestellt. Dazu zählen:

- interne Überprüfung der Patientenorientierung
- Aufnahme des Patienten
- Ersteinschätzung
- → Behandlungsplanung und -durchführung
- Entlassung

Die medizinische Einrichtung kann anhand der oben aufgeführten Kriterien zunächst eine Selbstbewertung durchführen. Die Erfüllungsgrade werden bei einer Fremdbewertung durch die Visitoren in Krankenhäusern mit „sehr gut" bewertet, wenn die

Tab. 65 Prüfkriterien nach KTQ

Gruppe	Hauptmerkmal	Einzelmerkmale
Sicherheit	Umgang mit Materialien	Regelung des Umweltschutzes
		Verfahren zur Regelung der Bereitstellung von Arzneimitteln und Medizinprodukten
	Hygiene	Einhaltung von Hygienerichtlinien
		Erfassung und Nutzung hygienerelevanter Daten
		Planung und Durchführung hygienesichernder Maßnahmen
		Organisation der Hygiene
	Arbeitssicherheit	Verfahren zur Regelung bei Notfallsituationen und zum Katastrophenschutz
		Verfahren zum Brandschutz
		Verfahren zum Arbeitsschutz
Informations- und Kommunikationssysteme	Technologienutzung	Nutzung von IuK-Technologien
		Aufbau von IuK-Technologien
	Patientendaten	Verfügbarkeit von Patientendaten
		Dokumentation von Patientendaten
		Richtlinie zur Führung und Dokumentation von Patientendaten
	Weitergabe von Informationen	Berücksichtigung des Datenschutzes
		Information der Öffentlichkeit
		Informationsweitergabe an zentrale Auskunftsstellen
		Informationsweitergabe zwischen verschiedenen Einrichtungen
Qualitätsmanagement (QM)	qualitätsrelevante Daten	Analyse und Nutzung qualitätsrelevanter Daten
		Sammlung qualitätsrelevanter Daten
	umfassendes QM	Verfahren zur Entwicklung, Vermittlung und Evaluation von Qualitätszielen
		Einbindung aller Bereiche in das Qualitätsmanagement
	QM-System	Entwicklung von Leitlinien und Standards
		Durchführung interner qualitätssichernder Maßnahmen
		Organisation des Qualitätsmanagements
Patientenorientierung	Überprüfung der Patientenorientierung	Nutzung von Patientenbefragungen
		Umgang mit Patientenwünschen und -beschwerden
	Aufnahme	Koordinierung der Patientenaufnahme
		Integration der Patienten während der Aufnahme
		Orientierung der Patienten in der medizinischen Einrichtung
		Erreichbarkeit der medizinischen Einrichtung
	Ersteinschätzung	Nutzung bisheriger Patienteninformationen
		Erhebung eines Patientenstatus
	Entlassung	koordinierte Entlassung
		Sicherstellung einer kontinuierlichen Weiterbetreuung

Tab. 65 Prüfkriterien nach KTQ (Fortsetzung)

Gruppe	Hauptmerkmal	Einzelmerkmale
Patientenorientierung	Entlassung	Integration des Patienten in die Entlassung
		Bereitstellung kompletter Informationen zum Entlassungszeitpunkt
	Behandlungsplanung	Integration von Patienten in die Behandlungsplanung
		Festlegung des Behandlungsprozesses
	Behandlungsdurchführung	koordinierte Behandlung
		Integration von Patienten in die Behandlung
		Durchführung einer evidenzbasierten Medizin
		Anwendung von Leitlinien und Standards
		Durchführung einer hochwertigen und umfassenden Behandlung
		Kooperation mit allen Beteiligten der Patientenversorgung
Führung	ethische Aufgaben	Schutz von Patientenbedürfnissen
		Berücksichtigung ethischer Problemstellungen
	Leitbild Zielorientierung	Entwicklung eines Finanz- und Investitionsplans
		Festlegung einer Organisationsstruktur
		Entwicklung eines Zielsystems
		Entwicklung eines Leitbildes
	effektive Führung	Durchführung vertrauensfördernder Maßnahmen
		Information der Leitung
		Sicherstellung einer effektiven Arbeitsweise innerhalb der Führung
Mitarbeiterorientierung	Mitarbeiterintegration	Nutzung von Mitarbeiterbefragungen
		Einbeziehung von Praxisangehörigen in strategische Planungen
		Umgang mit Mitarbeiterideen, Mitarbeiterwünschen und -beschwerden
		Einhaltung geplanter Arbeitszeiten
		Praktizierung eines mitarbeiterorientierten Führungsstils
	Personalplanung	Personalentwicklung
		Planung des Personalbedarfs
	Mitarbeiterqualifikation	Sicherstellung des Lernerfolgs
		Einarbeitung von neuen Mitarbeitern
		Planung der Fort- und Weiterbildung
		Festlegung der Qualifikation
		Durchführung von Fortbildungsmaßnahmen
		Verfügbarkeit von Fortbildungsmedien
		Finanzierung der Fort- und Weiterbildung

- Verantwortlichkeit für die Problemlösung geregelt ist, ein
- kontinuierlicher Verbesserungsprozess besteht und die
- Anforderungen des Merkmalkatalogs noch übertroffen wurden.

Mit „gut" bewertet werden:
- geregelte Verantwortlichkeit
- kontinuierlicher Verbesserungsprozess

Den Erfüllungsgrad „verbesserungswürdig" erhalten schlechtere Überprüfungsergebnisse.

Ebenso wie bei einer → Zertifizierung nach → ISO 9000 ist der Aufwand für eine Zertifizierung nach KTQ als nicht gering einzuschätzen.

Kündigung

Die Kündigung ist rechtlich gesehen eine einseitige, empfangsbedürftige Willenserklärung, durch die ein → Arbeitsverhältnis in der Klinik oder Arztpraxis von einem bestimmten Zeitpunkt an aufgehoben wird.

Insbesondere bei der Abwicklung von Kündigungsmaßnahmen sind eine Reihe von rechtlichen und verfahrenstechnischen Besonderheiten zu beachten.

Die Kündigung kann sowohl vom Arbeitgeber als auch von Arbeitnehmern ausgesprochen werden und muss dem jeweils anderen zugegangen sein, damit sie rechtswirksam ist. Zwar sind grundsätzlich auch mündliche Kündigungen gültig, jedoch kann aufgrund besonderer Vereinbarungen im → Arbeitsvertrag, in einer → Betriebsvereinbarung für die Klinik oder Arztpraxis oder in dem jeweils gültigen → Tarifvertrag die Schriftform vorgeschrieben sein. Bei größeren medizinischen Einrichtungen mit Personal- oder Betriebsräten ist deren → Mitbestimmung bei Kündigungen zu beachten.

Zu den wichtigsten **Kündigungsarten** für die Klinik oder Arztpraxis zählen:
- die ordentliche Kündigung
- die → außerordentliche Kündigung
- die → Änderungskündigung

Auf unbestimmte Zeit abgeschlossene Arbeitsverträge werden in der Regel unter Einhaltung der Kündigungsbedingungen mit einer **ordentlichen** Kündigung gelöst. Die Einhaltung der → Kündigungsfristen und der Bestimmungen des → Kündigungsschutzes sind hierbei die wichtigsten Kündigungsbedingungen. Als wichtige Kündigungsvoraussetzungen sind bei einer ordentlichen Kündigung zu beachten: Aus einem geringfügigen Grund kann einzelnen Mitarbeitern nicht gekündigt werden, was durch den Grundsatz der Verhältnismäßigkeit des → Arbeitsrechts vorgegeben ist. Der Arbeitgeber muss vorher eine → **Abmahnung** aussprechen, bevor er zu dem gravierenden arbeitsrechtlichen Mittel der Kündigung greifen darf. Die Abmahnung erfolgt, um eine Arbeitskraft nachdrücklich auf ein Fehlverhalten hinzuweisen und sie aufzufordern, dieses Fehlverhalten abzustellen.

In größeren Kliniken oder Praxen mit Personal- oder Betriebsrat ist dieser vor jeder Kündigung zu hören. Die Kündigung ist unwirksam, wenn sie ohne **Anhörung** ausgesprochen wird. Einer ordentlichen Kündigung kann durch den Betriebsrat widersprochen werden, wenn eine
- Weiterbeschäftigung nach zumutbaren Weiterbildungsmaßnahmen bzw. unter geänderten Vertragsbedingungen mit Einverständnis der betroffenen Arbeitskraft möglich ist, der
- Arbeitgeber bei der Auswahl der zu kündigenden Mitarbeiter soziale Gesichtspunkte nicht berücksichtigt hat oder die
- Mitarbeiter an einem anderen Arbeitsplatz weiterbeschäftigt werden können.

Wird die ordentliche Kündigung trotz Widerspruch ausgesprochen, so besteht eine Weiterbeschäftigungsverpflichtung, bis der zu erwartende Rechtsstreit vor dem Arbeitsgericht zu einem rechtskräftigen Abschluss gekommen ist. Das arbeitsgerichtliche Verfahren setzt allerdings einen frist- und ordnungsgemäßen Widerspruch sowie eine Klage der betroffenen Mitarbeiter voraus. Der Arbeitgeber kann vom Arbeitsgericht von der Weiterbeschäftigungspflicht entbunden werden, wenn der

- Widerspruch offensichtlich unbegründet ist, die
- Klage der Mitarbeiter keine Aussicht auf Erfolg bietet oder die
- Weiterbeschäftigung zu einer unzumutbaren wirtschaftlichen Belastung für die medizinische Einrichtung führt.

Da die **außerordentliche** Kündigung eine fristlose Kündigung darstellt, muss hierfür ein wichtiger Grund vorliegen. Innerhalb von 2 Wochen nach Kenntnis dieses Grundes muss die Kündigung in schriftlicher Form und unter dessen Angabe ausgesprochen werden. Ist die Frist abgelaufen, so ist eine außerordentliche Kündigung ausgeschlossen. Zu den wichtige **Gründen** für außerordentliche Kündigungen zählen das Verleiten anderer Mitarbeiter zu schlechten Arbeitsleistungen oder Vergehen, die Preisgabe von Arzt- oder Patientendaten und -geheimnissen, Tätlichkeiten, der Diebstahl in der Klinik oder Arztpraxis, grobe Fahrlässigkeiten beim Umgang mit Behandlungseinrichtungen und Instrumenten, das unerlaubte Verlassen des Arbeitsplatzes, grobe Beleidigungen, die Unehrlichkeit und die Untreue im Arbeitsverhältnis oder die beharrliche Arbeitsverweigerung.

Streitigkeiten, schlechte Arbeitsleistung, Absinken der Leistungsfähigkeit oder mangelnde Kenntnisse und fehlende Fertigkeiten werden von Arbeitsgerichten in der Regel nicht als Gründe für eine außerordentliche Kündigung anerkannt, können allerdings Gründe für eine ordentliche Kündigung darstellen. Wenn es in der Klinik oder Arztpraxis einen Personal- oder Betriebsrat gibt, ist dieser auch vor einer außerordentlichen Kündigung zu hören. Seine Zustimmung gilt als erteilt, wenn er sich nicht innerhalb von 3 Tagen äußert. Bei einer außerordentlichen Kündigung kann kein Widerspruch eingelegt werden.

Die **Änderungskündigung** zielt auf die Fortsetzung eines Arbeitsverhältnisses unter anderen arbeitsvertraglichen Bedingungen ab und nicht auf dessen Beendigung. Der Weg der ordentlichen Kündigung muss beschritten werden, wenn die neuen Bedingungen beim Arbeitgeber oder beim Arbeitnehmer keine Akzeptanz finden. Beim Arbeitsgericht kann gegen die Wirksamkeit von Änderungskündigungen geklagt werden.

Bei der **Abwicklung** von Kündigungen ist Folgendes zu beachten:

- Rechtswirksamkeit: Die Rechtswirksamkeit sollte überprüft werden. Dabei ist besonders die Einhaltung der Kündigungsfristen, die Bedingungslosigkeit sowie die Einhaltung der eventuell erforderlichen Schriftform (außerordentliche Kündigung) zu beachten.
- schriftliche Bestätigung: Für jede zugegangene Kündigung sollte eine schriftliche Bestätigung ausgestellt werden.
- Zustellung: Die Zustellung von Kündigungen sollte entweder durch Überreichen des Kündigungsschreibens mit schriftlicher Bestätigung des Erhalts oder durch Zusendung mit der Post als Einschreiben mit Rückschein erfolgen.
- Zeit: Zur Aufnahme eines neuen Arbeitsverhältnisses ist der gekündigten Arbeitskraft auf Verlangen vergütete Zeit zum Besuch des Arbeitsamts sowie zur Vorstellung bei einem möglichen neuen Arbeitgeber zu gewähren.
- Arbeitsbescheinigung oder Zeugnis: Scheiden Mitarbeiter aus dem Arbeitsverhältnis aus, so haben sie Anspruch auf Er-

stellung einer Arbeitsbescheinigung oder eines qualifizierten Zeugnisses.
- Klinik- oder Praxiseigentum: Bevor Gekündigten die Arbeitspapiere ausgehändigt werden, muss sichergestellt sein, dass das zu Arbeitszwecken überlassene Klinik- oder Praxiseigentum ordnungsgemäß zurückgegeben wurde.
- Arbeitspapiere: Am letzten Arbeitstag müssen die Arbeitspapiere ausgehändigt werden, also Lohnsteuerkarte, Versicherungsheft, Arbeitsbescheinigung oder qualifiziertes Zeugnis und Urlaubsbescheinigung.
- Ausgleichsquittung: Die Übergabe der Arbeitspapiere und eines eventuellen restlichen → Gehalts sollten durch eine Ausgleichsquittung bestätigt werden. Darin lässt sich der Arbeitgeber versichern, dass ihm gegenüber keine weiteren → Forderungen bestehen, keine Einwände gegen die Kündigung des Arbeitsvertrags vor Gericht erhoben werden und keine Ansprüche aus dem Arbeitsverhältnis mehr bestehen. Allerdings besteht keinerlei Verpflichtung zur Unterschrift einer solchen Ausgleichsquittung durch den Gekündigten.

Kündigungsfristen

Die Kündigungsfristen regeln die gesetzlichen Fristen, mit denen das → Arbeitsverhältnis von Arbeitnehmern gekündigt werden kann.

Das Arbeitsverhältnis kann grundsätzlich von beiden Seiten mit einer Frist von 4 Wochen zum Fünfzehnten oder zum Ende eines Kalendermonats gekündigt werden.
In Abhängigkeit von der **Beschäftigungsdauer** gelten die in Tabelle 66 aufgeführten gesetzlichen Fristen (jeweils zum Monatsende).

Tab. 66 Kündigungsfristen

Beschäftigungsdauer	Kündigungsfristen
2 Jahre	1 Monat
5 Jahre	2 Monate
8 Jahre	3 Monate
10 Jahre	4 Monate
12 Jahre	5 Monate
15 Jahre	6 Monate
20 Jahre	7 Monate

Die Zeiten, die vor der Vollendung des 25. Lebensjahres des Arbeitnehmers liegen, werden bei der Berechnung der Beschäftigungsdauer nicht berücksichtigt. Die Kündigungsfrist während der **Probezeit** (bis 6 Monate) beträgt 2 Wochen.

Kündigungsschutz

Der Kündigungsschutz wird im Wesentlichen durch das Kündigungsschutzgesetz geregelt und gilt für alle Arbeitnehmer, die mindestens 6 Monate ununterbrochen in demselben Klinik- oder Praxisbetrieb mit in der Regel mehr als fünf Beschäftigten (für Arbeitsverträge ab 2004: zehn Beschäftigte) tätig sind.

In Klinik- und Praxisbetrieben, in denen ein Betriebsrat besteht, ist dieser vor Ausspruch der → Kündigung zu hören. Unterbleibt die Anhörung, ist eine dennoch ausgesprochene Kündigung **unwirksam**. Eine Kündigung ist auch dann rechtsunwirksam, wenn sie sozial ungerechtfertigt ist. Eine Kündigung ist **sozial ungerechtfertigt**, wenn
- sie nicht durch Gründe, die in Person oder Verhalten des Arbeitnehmers liegen, oder durch dringende betriebliche Erfordernisse bedingt ist;
- zwar dringende betriebliche Erfordernisse Entlassungen notwendig machen, aber die

Kündigung gegen Auswahlrichtlinien einer entsprechenden → Betriebsvereinbarung verstößt;
- die Weiterbeschäftigung an einem anderen Arbeitsplatz möglich ist;
- der Arbeitgeber aus dringenden betrieblichen Erfordernissen gekündigt und bei der Auswahl des gekündigten Arbeitnehmers soziale Gesichtspunkte nicht oder nicht genügend berücksichtigt hat.

Um den Kündigungsschutz zu erhalten, muss der Arbeitnehmer
- binnen einer Woche seit Zugang Einspruch beim Betriebsrat einlegen und
- binnen drei Wochen nach Zugang Kündigungsschutzklage beim Arbeitsgericht erheben.

Das **Arbeitsgerichtsverfahren** kann zu folgenden Ergebnissen führen:
- Abweisung der Klage
- Feststellung, dass das → Arbeitsverhältnis nicht aufgelöst ist
- Auflösung des Arbeitsverhältnisses bei Verurteilung des Arbeitgebers zur Zahlung einer Abfindung

Ein besonderer Kündigungsschutz besteht darüber hinaus für Schwerbehinderte, für Mütter (Mutterschutz), für Betriebsräte sowie für Wehr- und Zivildienstleistende.

L

LAN

Das LAN (Local Area Network) ist ein lokales → Netzwerk, das beispielsweise aus einer Gruppe von PCs und anderen Geräten besteht, die über einen relativ begrenzten Bereich verteilt und durch Kommunikationsleitungen verbunden sind, die jedem Gerät die Interaktion mit jedem anderen Gerät im Netzwerk ermöglichen.

LANs bestehen häufig aus PCs und gemeinsam genutzten Ressourcen, z. B. Laserdruckern. Die an ein LAN angeschlossenen Geräte bezeichnet man als Knoten. Die Verkabelung der Knoten untereinander stellt die Übertragung der Nachrichten sicher.
Bei dem in der Klinik oder Arztpraxis üblicherweise eingerichteten Netzwerk handelt es sich um ein LAN.

Lastschrift

Die Lastschrift ist ein Einzugspapier, mit dem ein Zahlungsempfänger über sein Kreditinstitut den Forderungsbetrag vom Girokonto seines Schuldners abbucht.

Im Gegensatz zum Abbuchungsauftrag kann der Zahlungspflichtige Lastschriften innerhalb der üblicherweise sechswöchigen Rückgabefrist zurücknehmen. Ihm muss dann nach Angabe des Grundes der von seiner Bank per Lastschrift belastete Betrag wieder gutgeschrieben werden. Einzugsermächtigungs-Lastschriften müssen einen Vermerk tragen, dass die → Einzugsermächtigung des Zahlungspflichtigen dem Zahlungsempfänger vorliegt. Bei Fehlen des Vermerks werden sie als Abbuchungsauftrags-Lastschrift behandelt. Unverzüglich nach der Kontobelastung ist dem Zahlungspflichtigen Folgendes mitzuteilen:
- Betrag
- Verwendungszweck
- Zahlungsempfänger

Lastschriften, die nicht eingelöst wurden oder denen widersprochen wurde, werden unter Angabe des Rückgabegrundes beleglos an dem auf den Eingangstag folgenden Geschäftstag an die erste Inkassostelle zurückgegeben. Lastschriften werden nicht eingelöst bei:
- fehlender Deckung: Auf dem Konto des Zahlungspflichtigen ist keine Deckung vorhanden.
- Unanbringlichkeit: Das Konto ist gelöscht oder die Zahlstellenangabe falsch.
- fehlendem Abbuchungsauftrag: Die Abbuchungsauftrags-Lastschrift ist ohne Auftrag.

Eine Einzugsermächtigungs-Lastschrift kann auch zurückgegeben und ihre Wiedervergütung verlangt werden, wenn der Zahlungspflichtige innerhalb von 6 Wochen der Belastung widerspricht. Nach dem Lastschriftabkommen gilt diese Widerspruchsfrist im Verhältnis der Kreditinstitute untereinander. Nach Grundsätzen, die sich aus dem Girovertragsverhältnis ergeben, hat der Zahlungspflichtige unverzüglich Widerspruch bei Einzugsermächtigungs-Lastschriften einzulegen.

Lean Management

> Beim Lean Management handelt es sich um ein Konzept zur Steigerung der betrieblichen Effizienz durch Prozessoptimierung, Kostensenkung und Qualitätsverbesserung.

Zu den **Grundelementen** des Lean Managements zählen, bezogen auf den Klinik- und Praxisbetrieb:
- Teamarbeit
- flache Hierarchien
- Qualitätskontrolle
- Kundenorientierung
- → Outsourcing
- Leistungserstellung just in time

Im Lean Management wird ein größerer Abschnitt der medizinischen Leistungserstellung an ein Team von fünf bis zehn Mitarbeitern übergeben, wobei durch → **Job rotation** nach einer gewissen Zeit prinzipiell jeder Einzelne in der Lage ist, die im Team anfallenden Arbeiten seiner Qualifikation entsprechend zu erledigen. **Outsourcing** bedeutet in diesem Zusammenhang, dass untergeordnete Arbeitsabläufe ausgelagert, das heißt, an Spezialisten vergeben werden, um → Kosten und Aufwand zu sparen. Das inzwischen geläufige **Just-in-time-Prinzip** sorgt für die Minimierung der → Durchlaufzeiten, indem es versucht, basierend auf den Möglichkeiten der Informations- und Kommunikationstechnik eine genaue Abstimmung von Diagnose und Behandlungsterminen zu ermöglichen. Ein weiterer wichtiger Aspekt ist die Implementierung flacher Hierarchien und die Öffnung des Kommunikationsflusses im gesamten medizinischen Betrieb.

Die Arbeit im **Team** ist eines der wichtigsten und bekanntesten Elemente des Lean Managements. Eine Folge davon ist, dass jeder Mitarbeiter erlebt, was die anderen tun, und dass alle gemeinsam regelmäßig ein Ergebnis ihrer Arbeit, die erfolgreiche Patientenbehandlung, vor Augen haben. Bei der gemeinsamen Arbeit können darüber hinaus Optimierungsmöglichkeiten schnell erkannt und umgesetzt werden. Dazu gehört auch das Vorschlagsrecht der Mitarbeiter für Verbesserungen am Arbeitsplatz.

Leasing

> Leasing gehört zu den kapitalsubstitutiven Finanzierungsformen und bedeutet die Überlassung von Wirtschaftsgütern für die Klinik oder Arztpraxis durch den Hersteller oder eine Finanzierungsgesellschaft, die diese Wirtschaftsgüter erwirbt und ihrerseits an die medizinische Einrichtung als Mieter für eine vertragsgemäße Nutzungsdauer vermietet.

Es handelt sich beim Leasing um die Vermietung von medizinischen Geräten oder Behandlungseinrichtungen gegen Zahlung eines im Voraus genau festgelegten Entgelts. Als Gegenleistung für die Nutzung sind regelmäßige gleichbleibende Zahlungen (Leasing-Raten) oder auch eine Miet-Sonderzahlung zu erbringen.

Wichtige **Vorteile** des Leasings für die Klinik oder Arztpraxis sind:
- Der Finanzbedarf im Jahr der Anschaffung ist geringer.
- Das Leasing-Objekt muss nicht im Voraus bezahlt werden, sondern die meist monatlich fälligen Leasing-Gebühren können aus den durch die Nutzung des Gegenstands erwirtschafteten Erträgen geleistet werden.
- Es besteht die Möglichkeit der Anpassung an den stets neuesten Stand der Medizintechnik.
- Die Leasing-Raten werden in der Regel für die Dauer der unkündbaren Grundmietzeit des Ertrags fest vereinbart und bilden daher eine feste Kalkulationsgrundlage.

- Die Miete kann als gewinnmindernde Betriebsausgabe geltend gemacht werden.
- Leasing schont sowohl die Kreditlinien (Möglichkeiten, → Kredite in Anspruch zu nehmen) als auch die für Kredite zur Verfügung stehenden Sicherheiten. Die Entscheidung, bestimmte Anschaffungen nicht durch Kreditaufnahme, sondern durch Leasing zu finanzieren, hält den entsprechenden Anschaffungsbetrag für andere → Investitionen oder zu Anlagezwecken frei.
- Da die Nutzungsmöglichkeit eines Wirtschaftsgutes beim Leasing im Vordergrund steht, nicht dagegen der Eigentumsgedanke, erleichtert Leasing am Vertragsende den Entschluss zur Erneuerung des Gegenstandes. Einer technischen Überalterung der Geräte und Behandlungseinrichtungen, deren Instandhaltung und Reparatur im Lauf der Jahre oft mehr als eine Neuanschaffung kostet, wird somit wirksam vorgebeugt.

Nachteilig wirkt sich insbesondere aus:
- Die Mietausgaben sind hoch.
- Während der Gesamtmietzeit besteht die Belastung mit ausgabewirksamen → Fixkosten, welche vielfach höher sind als Zins- und Tilgungsleistungen einer vergleichbaren Fremdfinanzierung.
- Die Leasing-Raten umfassen neben den Amortisations- und Finanzierungskosten der Leasing-Gesellschaft auch deren Verwaltungs- und Entwicklungskosten sowie die Gewinnmarge.

Die dem Leasing zugrunde liegenden Leasing-Raten bilden eine klare Kalkulationsgrundlage für die → Liquiditätsplanung. Auch kann durch das Leasing eine Erweiterung der Verschuldungsgrenze und damit ein zusätzliches Finanzierungspotenzial erreicht werden. Durch die mit dem Leasing oft verbundenen Service-Leistungen wird diese Finanzierungsform in der Klinik oder Arztpraxis immer dann effizient sein, wenn es sich um marktgängige Objekte handelt, die grundsätzlich jederzeit veräußerbar sind.

Im Gegensatz zum Leasing handelt es sich bei einem **Mietkauf** um eine Art Ratenkaufvertrag. Diese Verträge bieten ebenfalls die Möglichkeit einer hundertprozentigen Finanzierung. Während beim Leasing-Vertrag die volle Leasing-Rate steuerlich absetzbar ist, kann bei Mietkaufverträgen nur der aus dem Tilgungsplan ersichtliche Kostenanteil steuerlich geltend gemacht werden.

Im Hinblick auf die Werthaltigkeit der medizinischen Geräte oder Behandlungseinrichtungen gilt bei der Inanspruchnahme von Leasing zur Finanzierung folgende **Gestaltungsempfehlung**:
- für Gegenstände, die schnell an Wert verlieren: Sinnvoll sind Vollamortisationsverträge mit fester Vertragslaufzeit zwischen 40 und 90% der gewöhnlichen Nutzungsdauer und voller Amortisation (vollständige Bezahlung des Gegenstands ohne verbleibenden Restwert) in dieser Zeit.
- für verhältnismäßig wertbeständige Gegenstände mit einem überschaubaren Gebrauchtmarkt: Sinnvoll sind Teilamortisationsverträge mit fester Vertragslaufzeit zwischen 40 und 90 % der gewöhnlichen Nutzungsdauer und Amortisation bis auf einen Restwert (= erwarteter Marktwert am Vertragsende).
- für Gegenstände, die nach kurzer Zeit ausgetauscht oder erweitert werden: Es empfiehlt sich eine unbestimmte Vertragslaufzeit mit erster Kündigungsmöglichkeit nach 40 bis 90% der gewöhnlichen Nutzungsdauer und anschließenden weiteren Kündigungsmöglichkeiten sowie unterschiedlich hohen Abschlusszahlungen zu den einzelnen Kündigungsterminen.

Lebenszykluskonzept

Das Lebenszykluskonzept geht auf die Marketing-Literatur zurück, in der bei Produkten die Entwicklung zwischen der Markteinführung und dem Ausscheiden aus dem Markt als eine Art „Lebensweg" betrachtet wird. Dieses Konzept wird auch auf die allgemeine Unternehmensentwicklung angewendet, sodass sich daraus ebenfalls Implikationen für die strategische Ausrichtung der Klinik oder Arztpraxis ableiten lassen.

Das Lebenszyklusmuster lässt sich am Marketing-Beispiel „Produkt" anhand folgender **Phasen im Zeitablauf** anschaulich darstellen:
- Einführung: langsam ansteigender Absatz des Produkts
- Wachstum: überproportional zunehmender Absatz
- → Konsolidierung: Produktreife mit nur noch geringem oder keinem Wachstum
- Degenerierung: Abschwung und letztendlicher Rückzug des Produkts vom Markt

Die Anwendung des Lebenszyklusmodells auf die medizinische Einrichtung kann sich beziehen auf:
- Angebot und Nachfrage nach ärztlichen Leistungen im Medizinmarkt
- anwendbare Medizintechnologien
- Person des Praxisinhabers
- → Organisation des medizinischen Betriebs
- medizinische Produkte und Dienstleitungen

Dazu gehören auch die Entwicklungen im gesundheitspolitischen Umfeld und die Entwicklung der soziodemografischen Patientenstruktur.

Die Phasen des Lebenszyklus einer medizinischen Einrichtung im Zeitablauf sind in Tabelle 67 wiedergegeben. Durch unterschiedliche Länge, Schwierigkeiten oder Erfolg, aber auch Misserfolg kann die Phase der Gründung oder Übernahme gekennzeichnet sein. Da sie im Fall des betriebswirtschaftlichen oder anderweitig begründeten Misserfolgs auch zum Scheitern führen kann, ist es eine entscheidende und wichtige Phase. In dieser Phase sind strategische Entscheidungen zu treffen über:
- Patientenzielgruppen
- Größe der medizinischen Einrichtung
- Marketing-Konzeption
- Investitionsvolumen
- Standort
- Zahl der Mitarbeiter
- Rechtsform
- genaue fachliche Ausrichtung

Tab. 67 Phasen des Lebenszyklusmodells

Phase	Beschreibung
Gründung oder Übernahme	Phase der Gründung oder Übernahme einer Klinik oder Praxis
Aufbau und Wachstum	Phase des Aufbaus, der Gewinnung von (neuen) Patienten und der Etablierung im Umfeld
Konsolidierung	Phase der Reife, in der die Entwicklung konsolidiert wird, sich das Patientenaufkommen einpendelt und sich langfristige Erweiterungen oder Spezialisierungen ergeben
Degenerierung	Bei einer Arztpraxis: Phase des Ausstiegs des Praxisinhabers aus dem aktiven Berufsleben, Behandlung ausgewählter Patienten, Nachfolgeregelung und Praxisabgabe

Die Entwicklung in der Phase des Aufbaus und Wachstums kann unterschiedlich lange dauern. Die eine Klinik oder Arztpraxis wird sie früher, die andere später abgeschlossen haben. Diese Phase ist gekennzeichnet durch eine starke Abhängigkeit von zahlreichen **Einflussfaktoren**, wie z. B.:
- → Führung des Personals
- medizinische Fähigkeiten und Kenntnissen des Arztes bzw. des medizinischen Personals
- Organisation des medizinischen Betriebs
- Akzeptanz durch vorhandene oder potenzielle Patienten
- Wettbewerbssituation im Umfeld
- Patientenzufriedenheit

In der Phase des Aufbaus und des Wachstums beziehen sich wichtige strategische Entscheidungen auf:
- → Investitionen in Behandlungskonzepte
- zukünftige Behandlungsschwerpunkte
- Personal- und → Organisationsentwicklung

Die längste Phase im Lebenszyklus ist die Phase der **Konsolidierung**. Sie ist im Wesentlichen gekennzeichnet durch eine Stabilisierung des Leistungsangebots und des Patientenaufkommens. In diese Phase fallen auch Veränderungen, die langfristig wirksam sind, wie z. B.:
- Konzentration auf bestimmte Behandlungsmethoden
- Bildung zusätzlicher Behandlungseinheiten
- Einstellung von Spezialisten

In dieser Phase beziehen sich strategische Entscheidungen überwiegend auf Erhaltungsinvestitionen oder Wechsel der Rechtsform.
In der Phase der **Degenerierung** bereitet beispielsweise der Arzt als Praxisinhaber aufgrund des Erreichens der Altersgrenze seinen Ausstieg aus dem aktiven Berufsleben vor. Neben der betriebswirtschaftlichen Bewertung und Veräußerung an einen Nachfolger beinhaltet diese Phase bis zum Zeitpunkt der Übergabe eine deutliche Reduzierung des Patientenaufkommens. Die strategischen Entscheidungen, die in dieser Phase zu treffen sind, beziehen sich hauptsächlich auf die Nachfolgeregelung und Veräußerung der Praxis.

Neben der medizinischen Einrichtung selbst lassen sich auch die Behandlungsleistungen anhand des Lebenszyklusmodells analysieren. Die Veränderung des Volumens von Behandlungsleistungen über Jahre hinweg ist auf den allgemeinen wissenschaftlichen Fortschritt in der Medizin und in Behandlungskonzepten zurückzuführen. Medizinisch begründet und von Innovationen begleitet ist die Verlängerung des Lebenszyklus von **Behandlungskonzepten**, die ihren Zenit bereits überschritten haben, aber weiterhin angewendet werden müssen, weil sich die Alternativen noch in der Entwicklung befinden. Im Sinne einer gezielten Strategie gilt es, diese Entwicklungstrends aus der Sicht der Klinik oder Arztpraxis zu beobachten und zu nutzen. Das Leistungsangebot hängt ab vom fachlichen Können des jeweiligen medizinischen Personals, von der Patientenstruktur und der Nachfrage nach bestimmten Behandlungsleistungen. Doch es wird nur das nachgefragt, was auch angeboten wird. Daher bietet es sich an, das Angebot zu erweitern auf neue Behandlungsleistungen, die Erfolg versprechend sein können und die es früher noch nicht gegeben hat.

Leistungspolitik

Die Leistungspolitik ist ein Instrument des → Marketing-Mix, bei dem es um Art und Umfang der Behandlungsleistungen, die

die Klinik oder Arztpraxis dem Patienten erbringt, geht.

Da der Leistungspolitik die zweckmäßige, attraktive Gestaltung des Behandlungsangebots obliegt, ist sie von zentraler Bedeutung für die Stellung der medizinischen Einrichtung im Wettbewerb. Sie umfasst Folgendes:
- Reduzierung bisheriger Leistungsangebote
- Einführung neuer Leistungsangebote
- Veränderung bestehender Leistungsangebote

Wenn die Nachfrage nach bestimmten Leistungen sinkt oder auch die → Kosten für die Bereithaltung bzw. Anschaffung von Apparaten und Instrumenten in keinem Verhältnis zu deren Nutzung steht, kann eine **Reduzierung** bisheriger Leistungsangebote erfolgen. Dadurch werden Kräfte zur Konzentration auf zukunftsträchtige Angebote frei. So kann beispielsweise über eine Abschaffung des vorhandenen Eigenlabors nachgedacht werden, um in neue Angebote investieren zu können. Im Rahmen der **Einführung** neuer Leistungsangebote bieten sich grundsätzlich an:
- Naturheilverfahren neben schulmedizinischen Methoden
- zusätzliche Leistungen
- neue Behandlungsmethoden

Da oft auch Leistungen gewünscht werden, die über die eigentliche Tätigkeit des Heilberufs hinausgehen, müssen nicht immer nur die Akutbehandlung und die Beseitigung von Schmerzen im Vordergrund des Angebots stehen. Vielmehr ist eine verstärkte Nachfrage an medizinischen Produkten und Behandlungsleistungen zu verzeichnen, die insbesondere dem Wunsch nach allgemeiner Gesundheit, Wellness und Vitalität Rechnung tragen.
Die **Veränderung** bestehender Leistungen beinhaltet die Möglichkeiten der Leistungsvariation und der Leistungsdifferenzierung.

Die Behandlung in einer neu angeschafften Behandlungseinheit oder die Möglichkeit, sich für eine Oberflächenanästhesie vor einer Injektionsverabreichung zu entscheiden, können dem Patienten beispielsweise als Leistungsvariation angeboten werden.
Neben standardmäßigen Behandlungsleistungen lassen sich im Rahmen der Leistungsdifferenzierung Sonderleistungen, etwa im Bereich kosmetischer Behandlung, anbieten.

Leitungsspanne

Die Leitungsspanne (auch: Führungs- oder Kontrollspanne) beschreibt die Anzahl der optimal betreubaren direkten Untergebenen, da jeder bzw. jede Vorgesetzte nur eine begrenzte Anzahl von direkten Untergebenen optimal betreuen kann.

Die Größe der Leitungsspanne ist von verschiedenen Merkmalen abhängig, wie Komplexität der → Aufgaben, Qualifikation der Mitarbeiter, Umfang und Art des Sachmitteleinsatzes, aber auch etwa der Art des angewendeten → Führungsstils.

Lieferantenkredit

Beim Lieferantenkredit handelt es sich um einen → Kredit des Lieferanten an die Klinik oder Arztpraxis als seine Abnehmer für den Zeitraum zwischen Lieferung und Bezahlung des medizinischen Materials bzw. der Ware.

Er ist eine Form des Warenkredits, welcher in allen anderen Geschäftszweigen als kurzfristiger Kredit (1 bis 3 Monate) eingeräumt wird. Er stellt für den Lieferanten ein Mittel der Absatzförderung dar. Üblicherweise räumt der Lieferant 2% Skonto bei Zahlung innerhalb von 10 Tagen oder innerhalb von 30 Tagen ohne Abzug ein, um durch die Unterscheidung zwischen Barpreis (Skontoabzug) und Zielpreis einen Anreiz für eine sofortige Rechnungsbegleichung zu schaffen.

Für die Klinik oder Arztpraxis ist der Lieferantenkredit leichter erhältlich als der Bankkredit, da er formlos gewährt und keine Kreditwürdigkeitsanalyse durchgeführt wird. Es sind auch keine banküblichen Sicherheiten erforderlich, da die Ware in der Regel unter Eigentumsvorbehalt steht.

Der Lieferantenkredit stellt somit eine wichtige Quelle der kurzfristigen Finanzierung mit hoher Flexibilität dar.

Linienorganisation

→ Aufbauorganisation

Link

→ Hyperlink

Liquidität

Liquidität ist die Zahlungsfähigkeit und damit die Fähigkeit einer Klinik oder Arztpraxis, allen Zahlungsverpflichtungen fristgerecht nachkommen zu können.

Während die Fähigkeit, den Zahlungsverpflichtungen zu jedem Zeitpunkt und uneingeschränkt nachkommen zu können, als **absolute** Liquidität bezeichnet wird, stellt die Eigenschaft eines Wirtschaftsguts, zur Begleichung von → Verbindlichkeiten verwendet werden zu können, die **relative** Liquidität dar. Bezogen auf die Eigenschaft von **Vermögensgegenständen** lässt sich zwischen der Wiedergeldwerdung durch → Abschreibungen bei Sachanlagen oder der Kreditlaufzeit sowie der Liquidierbarkeit, die sich auf die Möglichkeit bezieht, Vermögensgegenstände auch vorzeitig durch Verkauf oder Abtretung in Zahlungsmittel umzuwandeln, unterscheiden. Der Liquiditätsgrad der → Aktiva ist dabei umso höher, je schneller die Umwandlung möglich ist und je geringer damit verbundene Monetisierungsverluste sind. Auf dem Konzept der Liquidierbarkeit beruht die klassische Gruppierung der Aktiva nach **Liquiditätsgraden** und damit die Zuordnung aller Vermögensgegenstände zu den Primär-, Sekundär- oder Tertiärliquiditätsreserven als liquiden Mitteln erster, zweiter und dritter Ordnung oder zu den illiquiden Aktiva. Man unterscheidet somit folgende **Liquiditätsformen** (Abb. 65):

- Barliquidität (liquide Mittel erster Ordnung): Vermögensteile, die unmittelbar zur Zahlung verwendet werden können, wie Bargeld, Kassenbestand, täglich fällige Bankguthaben, → Schecks
- einzugsbedingte Liquidität (liquide Mittel zweiter Ordnung): Vermögensteile, die nicht direkt zur Zahlung verwendet werden können, die aber bereits einen Anspruch auf kurzfristige Umwandlung in Barmittel darstellen, wie nicht diskontierbare → Wechsel, → Forderungen aus Lieferungen und Leistungen, sonstige kurzfristige Forderungen
- umsatzbedingte Liquidität (liquide Mittel dritter Ordnung): Vermögensteile, die erst veräußert werden müssen
- illiquide Mittel: Wirtschaftsgüter, die nur bei Aufgabe einer medizinischen Einrichtung beziehungsweise durch → Verpfändung verflüssigt werden können

Die Erhaltung der Zahlungsfähigkeit ist für die Klinik oder Arztpraxis von existenzieller Bedeutung. → **Zahlungsunfähigkeit** ist ein Insolvenzgrund und berechtigt bzw. verpflichtet zum Antrag auf Eröffnung des Insolvenzverfahrens. Aufgabe des Liquiditäts-Managements ist es, mittels des Finanzplans

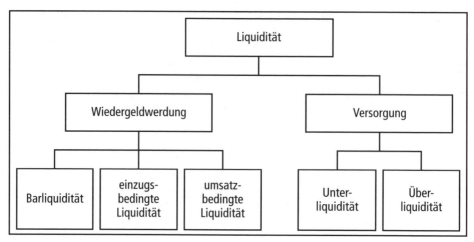

Abb. 65 Liquiditätsformen

und der Instrumente der strukturellen → Liquiditätsplanung den Bedarf an finanziellen Mitteln festzulegen und die Bereitstellung zu sichern. Dazu dienen beispielsweise Kreditlinien bei Geschäftsbanken.

Einerseits ist Liquidität eine notwendige Voraussetzung für → **Rentabilität**, andererseits führen hohe Liquiditätsreserven zu einer Senkung derselben. Eine übermäßige Versorgung mit flüssigen Mitteln (**Überliquidität**) wirkt sich negativ auf die Rentabilität aus; Unterversorgung (**Unterliquidität**) ist nicht identisch mit Zahlungsunfähigkeit (**Illiquidität**), da fällige Auszahlungsverpflichtungen noch beglichen werden, allerdings verbunden mit relativ hohen → Kosten.

Liquiditätskennzahlen

→ Kennzahlen

Liquiditätsplanung

Der Liquiditätsplan ist im Rahmen der → Finanzplanung als Einnahmen-Ausgaben-Plan einzuordnen, wobei Schnittstellen beispielsweise zum Erfolgs- oder Investitionsplan einer Klinik oder Arztpraxis bestehen.

Eine einmalige, statische Betrachtung der → Liquidität reicht nicht aus, da sich der Zahlungsmittelbestand, die → Forderungen und → Verbindlichkeiten sowie das → Umlaufvermögen der Klinik oder Praxis ständig ändern. Zur finanzwirtschaftlichen Steuerung ist daher eine **dynamische Liquiditätsplanung** erforderlich, die es zumindest ermöglicht, die jeweilige Periodenliquidität planerisch zu ermitteln.

Hierzu muss ein **Liquiditäts- und Finanzplan** (Tab. 68) erstellt werden, der pro Periode (wöchentlich, monatlich, quartalsweise) Folgendes enthält:
- Anfangsbestand der Zahlungsmittel
- geplante Einnahmen (Einnahmen aus Privat- und Kassenliquidation, Zinseinnahmen, Restwerterlöse, Einnahmen aus sonstigen Tätigkeiten, aufgenommenes und ausgezahltes → Fremdkapital, Anzahlungen von Patienten)
- geplante → Ausgaben (Steuern, Zinsleistungen, → Tilgungen, Privatentnahmen,

→ Auszahlungen für Material, Personal, Weiterbildung, Beiträge, Versicherungen, Miete usw.)
• Endbestand der Zahlungsmittel

Aufgrund der von der Klinik- oder Praxisleitung prognostizierten Vorgaben (Umsätze, Zahlungsziele der Patienten und bei Lieferanten, Einkäufe, nicht ausgenutzte Kreditlinien

Tab. 68 Vordruck für einen Liquiditätsplan

Liquiditätsplan	Periode	Periode	Periode
Vorgaben:			
Umsatz ohne Umsatzsteuer			
Einkäufe medizinisches Verbrauchsmaterial			
Zahlungsziel (Patienten bzw. Lieferanten) in Tagen			
Einnahmen und Ausgaben:			
Kassenliquidation			
Privatliquidation			
Sonstige Einnahmen			
Einnahmen (inkl. Umsatzsteuer)			
Personalkosten			
Mieten und Raumkosten			
Verwaltungskosten			
Fahrzeugkosten			
Gebühren, Beiträge			
Versicherungen			
Sonstige Kosten			
Kreditkosten			
Darlehenstilgungen			
Umsatzsteuer-Zahllast			
Wechseleinlösungen			
Privatentnahmen (Personenfirma)			
Privatsteuern (Personenfirma)			
Ausgaben (inkl. Umsatzsteuer):			
Investitionen			
Darlehensauszahlungen			
Verkäufe Anlagegüter			
Außerordentlicher Bereich:			
Gesamtsaldo			
Liquiditätssaldo-Vortrag			
Liquidität (kumuliert)			

von Bankkrediten, anstehende → Investitionen, Darlehenstilgungen) wird zunächst auf der Basis eines mittelfristigen, sich auf 1 bis 4 Jahre erstreckenden Rahmenplans kalkuliert, der alle erwarteten Zahlungsflüsse in der Prognoseperiode aufnimmt. Dabei nimmt die Planungsunsicherheit proportional zur Entfernung der Planperiode vom Planungszeitpunkt zu. Die kurzfristigen Liquiditätspläne fügen sich in einen Rahmenplan ein; sie werden wochen-, monats- oder quartalsweise bis zu einem Jahr aufgestellt.

Um ein möglichst realistisches Bild der Finanzlage zu erhalten, sind die Einnahmen und Ausgaben grundsätzlich für die Perioden einzuplanen, in denen sie auch tatsächlich anfallen. Den Planwerten im Liquiditäts- und Finanzplan sind im Verlauf der Periode die Ist-Werte gegenüberzustellen, um Abweichungen zu erkennen und gegebenenfalls bei Liquiditätsengpässen frühzeitig gegensteuern zu können. Andererseits gibt der Plan auch bei mehr als ausreichender Liquidität Hinweise darauf, in welchem Umfang finanzielle Mittel längerfristig angelegt werden können.

Logistik

Logistik ist die Bezeichnung für die Koordination, Steuerung und Durchführung aller Aufgaben im Rahmen der Materialwirtschaft.

Aufgabe der Logistik ist es, die Orte der Leistungs- oder Produkterstellung und die Verbrauchsstätten eines Wirtschaftssystems miteinander zu verknüpfen, um einen störungs-

Tab. 69 Materialeinkauf

Maßnahme	Durchführung
Preisvergleiche durchführen	Anforderung von Katalogen und Preislisten verschiedener Händler für medizinischen Bedarf; Vermeidung von Abhängigkeiten; mehrere Lieferanten für medizinisches Verbrauchsmaterial einbeziehen.
Angebote ausnutzen	Material nur da bestellen, wo es bei Preis-Mengen-Vergleichen auch am günstigsten zu bekommen ist; bei größeren Abnahmemengen lassen sich günstigere Einkaufspreise erzielen.
Hamstervorräte vermeiden	Eine zu große Lagerhaltung führt zu Lagerkosten und bindet Kapital; Angebote können nicht ausgenutzt werden, weil das Lager zu voll ist.
Rabatte aushandeln	Bei Lieferanten für medizinischen Bedarf werden in der Regel bei Erreichen bestimmter, jährlicher Einkaufsmengen Sonderkonditionen und Rabatte eingeräumt.
Skonto verrechnen	Üblicherweise werden bei Einhaltung bestimmter Zahlungsziele (Zahlungsfristen) Skonto-Nachlässe eingeräumt, die direkt eingerechnet werden sollten, falls die Zahlungsziele im Einzelfall überschritten werden.
Lieferunstimmigkeiten klären	Bei Lieferunstimmigkeiten und verspäteter Lieferung Kontakt mit der Verkaufs- oder Versandabteilung des betreffenden Lieferanten aufnehmen, um Zuverlässigkeit herzustellen.
Bestellauftrag klären	Klären, ob ein bestimmter Artikel nach wie vor bestellt werden soll, um „Lagerleichen" (Material, das zwar eingekauft, aber nicht mehr verwendet wird) zu vermeiden.
Marktbeobachtung durchführen	Aktuelle Informationen über neueste Entwicklungen im Diagnose-, Therapie- und Verwaltungsbereich gewinnen durch regelmäßigen Besuch von Fachmessen und Herstellerveranstaltungen.

Tab. 70 Bestellmengenermittlung

		Beispiel
Bruttobedarf		50
– verfügbarer Bestand	Lagerbestand	30
	– Vormerkungen	5
	– Sicherheitsbestand	10
	+ offene Lieferungen	20
	Zwischensumme:	35
Nettobedarf		15

freien Material-, Informations-, Energie- und Produktfluss zu gewährleisten. Dazu zählen alle Vorgänge aus den Bereichen:
- Transport
- Verkehr
- Lagerung
- Umschlag
- Kommissionierung

Die bekannte „r"-Regel nach *Jünemann* (1989) besagt, dass es die **Objekte** der Logistik nach folgenden Kriterien zur Verfügung zu stellen gilt:
- in der richtigen Menge
- am richtigen Ort
- zum richtigen Zeitpunkt
- in der richtigen → Qualität
- zu den richtigen Kosten

Zu den für die Klinik und Arztpraxis wichtigen **Aufgaben** der Logistik zählen:
- Materialeinkauf
- Bestandsverwaltung
- Materiallagerung
- Materialpflege

Im Bereich des **Materialeinkauf**s lässt sich durch verschiedene Maßnahmen eine kostengünstige Materialbeschaffung durchführen (Tab. 69).
Die **Bestandsführung** hat im Wesentlichen folgende **Funktionen**:
- Überwachung des Materialbestands
- Ermittlung der richtigen Bestellmenge
- Ermittlung des richtigen Bestellzeitpunkts
- Überwachung der Lagerzeit

Zur Ermittlung der optimalen **Bestellmenge** ist aus dem Bruttobedarf der Nettobedarf (Tab. 70) zu ermitteln unter Berücksichtigung von:
- Lagerbestand
- Vormerkungen
- Sicherheitsbestand
- offenen Lieferungen

Der richtige **Bestellzeitpunkt** (Abb. 66) ergibt sich unter Berücksichtigung von:
- Verbrauchsverlauf
- Bestellintervall (Beschaffungsdauer)
- mittlerem Lagerbestand

Für die Bestandsführung und insbesondere für die **Lagerzeitüberwachung** ist die Einrichtung eines **Bestandsführungssystems** mit den **Materialdaten** zweckmäßig, die in Tabelle 71 aufgeführt sind.
Im Rahmen der Materiallagerung ist die Lieferung im Materialeingang zu kontrollieren auf:
- Vollzähligkeit
- Vollständigkeit

Erst danach findet die Einlagerung der Materialien unter Berücksichtigung der einzelnen **Lagerarten** statt (Abb. 67).

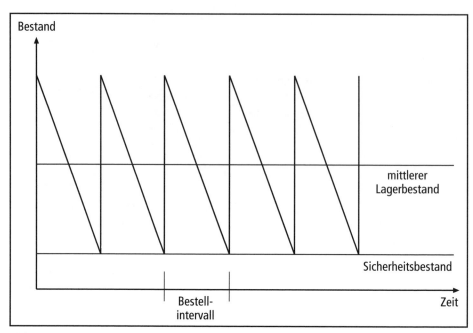

Abb. 66 Bestellzeitpunkt

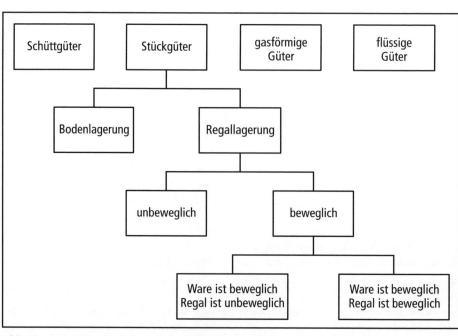

Abb. 67 Lagerarten

Tab. 71 Materialdaten

Materialdaten	Inhalt
Produktkennzeichnung	genaue Artikelbezeichnung, Bestellnummer und Packungsgröße
Bestelldatum	Tag und Menge der Bestellung
Bestellmenge	um ausstehende Lieferungen und fehlende Artikel rechtzeitig anzumahnen oder Lieferunstimmigkeiten hinsichtlich der bestellten Menge klären zu können
Preis	Kaufpreis des Produkts abzüglich Nachlass, Skonto
Lieferdatum	Tag und Menge der Lieferung
Materialien mit befristeter Lagerzeit	Verfallsdatum bzw. Mindesthaltbarkeitsdatum
Lieferant	Name, Anschrift, Telefonnummer, Fax-Nummer, E-Mail-Adresse
Sicherheitsbestand	Mindestreservemenge, die nicht unterschritten werden darf

Für die Materiallagerung ist das Einhalten wichtiger **Lagerbedingungen** von Bedeutung, wie z. B.:

- Die Materialien müssen bei geeigneter Temperatur gelagert werden. Die Lagertemperatur darf nicht weniger als 2 °C und nicht mehr als 22 °C betragen; bestimmte Materialien haben eine längere Gebrauchsfähigkeit, wenn sie kühl gelagert werden, bei Temperaturen zwischen 6 und 10 °C.
- Die Materialien müssen vor zu hoher und zu niedriger Luftfeuchtigkeit geschützt werden.
- Die Materialien müssen vor direkter Sonneneinstrahlung geschützt werden.

Die regelmäßige Wartung und **Materialpflege** verlängert die Lebensdauer der eingesetzten medizinischen Geräte und trägt dazu bei, kostenintensive Reparaturen zu vermeiden und den Materialverbrauch auf das unbedingt notwendige Maß einzuschränken. Der Einsatz medizinisch-technischer Geräte in der Klinik und Arztpraxis unterliegt den Bestimmungen der *Medizingeräteverordnung (MedGV)*. Sie gilt für alle medizinisch-technischen Geräte und Gerätekombinationen, die zur Untersuchung und Behandlung verwendet werden (Tab. 72).

Es dürfen keine medizinisch-technischen Geräte in der Klinik oder Arztpraxis angewendet werden, die Mängel aufweisen. Die Funktionssicherheit und der ordnungsgemäße Zustand sind vor jeder Anwendung eines Gerätes zu kontrollieren. Ein Beauftragter der Klinik oder niedergelassene Arzt als Betreiber übernimmt in der Regel aufgrund seiner Gesamtverantwortung für die Behandlung des Patienten zugleich die Aufgaben des zu bestellenden **Geräteverantwortlichen**.

Lohn

→ Gehalt

Lohnfortzahlung

→ Arbeitsverhältnis

Lohnpfändung

→ Gehaltspfändung

Tab. 72 Medizingeräteverordnung

Gruppe	Vorgaben	Geräte (Beispiele) und Maßnahmen
4	• Kontrolle der Funktionssicherheit und des ordnungsgemäßen Zustands vor der Anwendung eines Gerätes • Keine Anwendung von Geräten, die Mängel aufweisen • Anwendung der Geräte nur durch eingewiesene Personen	• alle sonstigen medizinisch-technischen Handinstrumente, wie Hebel, Zangen, Skalpelle usw. • Bestandsverzeichnis nicht erforderlich
3	zusätzlich: • Einweisung des Personals durch geeignete Fachkräfte • Führung eines Bestandsverzeichnisses	• Röntgengeräte, Bestrahlungsgeräte, Heißluftsterilisatoren, Mikromotorenträger, Behandlungs- und OP-Leuchte, Ultraschallgeräte usw. • Geräte sind ebenfalls in Bestandsverzeichnis einzutragen. • Gerätebuch muss nicht geführt werden. • Sind Geräte der Gruppe 1 in eine der Gruppe 3 zugehörige Behandlungseinheit vollständig integriert, so muss die gesamte Behandlungseinheit den Auflagen der Gruppe 1 unterworfen werden.
2	Kommt in der Klinik und Arztpraxis in der Regel nicht vor.	
1	zusätzlich: • Führung eines Gerätebuchs • Aufbewahrung der Gebrauchsanweisung und der Gerätebücher • Unterrichtung des Gewerbeaufsichtsamtes bei sicherheitstechnischen Mängeln • Fristgerechte Durchführung sicherheitstechnischer Kontrollen	• Laser- und Fotokoagulatoren, chirurgische Hochfrequenzgeräte und elektrische Prüfgeräte • Datum der Funktionsüberprüfung vor der erstmaligen Inbetriebnahme des Gerätes • Durchführung von sicherheitstechnischen Kontrollen • Reparaturen unter Nennung der durchführenden Person • namentliche Aufführung der in die Bedienung des jeweiligen Geräts eingewiesenen Mitarbeiter • Bauart-Zulassungsbescheinigung • Bestandsverzeichnis muss folgende Angaben enthalten: Gerätebezeichnung, Fabriknummer, Hersteller, Anschaffungsjahr, Standort

Lombardkredit

Der Lombardkredit ist eine Kreditgewährung gegen → Verpfändung von beweglichen Sachen und Rechten.

Er stellt somit ein → Darlehen dar, das über einen festen Betrag lautet, in einer Summe zur Verfügung gestellt und durch Verpfändung von markt- oder börsengängigen Sachen oder Rechten gesichert wird. Der **unechte** Lombardkredit wird als ein durch Verpfändung gesicherter → Kontokorrentkredit gewährt. Als werthaltige und einfach bzw. schnell zu verwertende Pfandobjekte können beispielsweise dienen:

• Edelmetalle und Schmuck
• Waren und Warendokumente
• → Forderungen aus Lieferungen und medizinischen Leistungen

- Rechte aus Lebensversicherungsverträgen
- Forderungen aus Spareinlagen
- Lohn- und Gehaltsforderungen

Bei Waren und Warendokumenten wird eine → Sicherungsübereignung praktiziert. Die aufgezählten Forderungen werden zum Zweck der Kreditsicherung in der Praxis nicht verpfändet, sondern sicherungsweise abgetreten.

M

Management by delegation

Das Prinzip → Führung durch Aufgabendelegation besagt, dass Entscheidungsfreiheit und Verantwortung auf die Mitarbeiter übertragen werden.

Bei dem Prinzip Führung durch Aufgabendelegation werden Entscheidungsfreiheit und Verantwortung konsequent auf die Mitarbeiter übertragen. Es ist dabei darauf zu achten, dass die übertragenen Aufgabenbereiche hinsichtlich Kompetenz und Verantwortung klar abgegrenzt sind, um mögliche Konflikte zu vermeiden. Unter Anwendung dieses Prinzips überträgt der Vorgesetzte Entscheidungsfreiheit und Verantwortung für eine Aufgabe, die er vorher selbst durchgeführt hat. Er kontrolliert dabei nicht jeden einzelnen Arbeitsvorgang, sondern behält sich nur stichprobenartige Kontrollen vor.

Management by exception

Im System der → Führung nach dem Ausnahmeprinzip greift der Vorgesetzte nur bei unvorhergesehenen Ausnahmesituationen und ungewöhnlichen Fällen ein.

Das System der Führung nach dem Ausnahmeprinzip ist dadurch geprägt, dass der Vorgesetzte nur bei unvorhergesehenen Ausnahmesituationen und ungewöhnlichen Fällen eingreift. Im Normalfall liegt die Verantwortung alleine bei dem mit der Aufgabe betrauten Mitarbeiter. Dies setzt zum einen das Vertrauen in die Aufgabenlösung durch den Mitarbeiter, aber auch ständige Kontrollen der Aufgabenwahrnehmung voraus. Das Eingreifen durch den Vorgesetzten bedeutet dabei ein deutliches Signal für den Mitarbeiter, Fehler begangen zu haben, denn im Idealfall ist kein Eingriff notwendig. Beispielsweise kann der Arzt eingreifen, wenn er feststellt, dass die Kommunikation zwischen Helferin und Patient nicht optimal verläuft.

Management by objectives

Beim Führungsprinzip Führen durch Zielvereinbarung legen Vorgesetze und Unterstellte gemeinsam bestimmte → Ziele fest, die realisiert werden sollen.

Vorgesetze und Unterstellte legen beim Führungsprinzip Führen durch Zielvereinbarung gemeinsam bestimmte Ziele fest, die der Mitarbeiter in seinem Arbeitsbereich realisieren soll. Auf welchem Weg die vorgegebenen Ziele erreicht werden, kann der Mitarbeiter dabei im Rahmen seines Aufgabenbereichs selbst entscheiden. Der Vorgesetzte beschränkt sich auf die Kontrolle der Zielerreichung. Beispielsweise können im Rahmen der Materialwirtschaft Ziele für die Umschlagshäufigkeit, Lagerdauer oder Verfügbarkeit des medizinischen Verbrauchsmaterials vereinbart werden.

Management by results

Das Prinzip → Führung durch Ergebnisorientierung (Management by results) basiert auf der Vorgabe von → Zielen und stellt somit die stärker autoritäre Ausrichtung der Führung durch Zielvereinbarung dar.

Das Prinzip Führung durch Ergebnisorientierung stellt die stärker autoritäre Ausrichtung der Führung durch Zielvereinbarung dar. Der Vorgesetzte gibt die Ziele vor und kontrolliert insbesondere die Ergebnisse der Aufgabenwahrnehmung durch den Mitarbeiter. Dadurch, dass die Ziele nicht gemeinsam vereinbart werden, bringt ausschließlich der Vorgesetzte seine Ergebnisvorstellung ein und kann entsprechend auf Ergebnisabweichungen reagieren. Um mögliche Konflikte zu vermeiden, ist dabei darauf zu achten, dass die übertragenen Aufgabenbereiche hinsichtlich Kompetenz und Verantwortung klar abgegrenzt sind. Unter Anwendung dieses Prinzips überträgt der Arzt beispielsweise einer Helferin im Rahmen der Materialwirtschaft Entscheidungsfreiheit und Verantwortung für den Materialeinkauf. Er kontrolliert in diesem Fall nicht mehr jede einzelne Materialbeschaffung auf Preis, Menge, Art und Lieferant, sondern behält sich hierbei nur stichprobenartige Kontrollen vor.

MAPI-Verfahren

Das MAPI-(Machinery-Allied-Products-Institutes-)Verfahren ist nach der Einrichtung benannt, die es entwickelt hat, und ist eine spezielle Form der Rentabilitätsrechnung mit statischen wie auch dynamischen Elementen.

Vor allem in Bezug auf Ersatzinvestitionen findet das MAPI-Verfahren häufig Anwendung. Ausgangspunkt des Verfahrens ist die Annahme, dass die Situation nach der durchgeführten → Investition mit der Klinik- oder Praxissituation vor Durchführung der Investition verglichen werden kann. Die Ermittlung einer sogenannten relativen → Rentabilität, die zugleich ein Dringlichkeitsmaß für die Vornahme der Investition darstellt, steht dabei im Vordergrund. Im Vergleich zur Gewinn- oder Rentabilitätsrechnung berücksichtigt das MAPI-Verfahren daher auch mehrere zusätzliche **Einflussgrößen**:

- ES: Ertragssteuern
- NIS: Netto-Investitionssumme
- G: laufender → Gewinn des Folgejahres
- VKV: vermiedener Kapitalverzehr des Folgejahres
- EKV: entstehender Kapitalverzehr des Folgejahres

Als Ergebniswert ergibt sich die Rentabilität nach Steuern in Prozent (Tab. 73), wobei die

Tab. 73 MAPI-Verfahren

NIS (Anschaffungskosten – Kapitalfreisetzung)	150 000
G (Ertragssteigerung + Kostensenkung gegenüber dem Zustand ohne Investition)	30 000
VKV (Restwert der alten Anlage – Restwert des Investitionsobjekts am Ende der Nutzungsdauer)	6 000
ES	7 000
EKV	3 000
MAPI-Rentabilität (G + VKV – ES – EKV / NIS) × 100	**17 %**

Höhe des ermittelten MAPI-Wertes einen Anhaltspunkt darüber geben kann, wie dringlich oder vorteilhaft eine Klinik- oder Praxisinvestition erscheint.

Marketing

Unter Marketing ist über die reine Vermarktung von Gütern und Dienstleistungen hinaus die Anwendung eines marktorientierten unternehmerischen Denkstils zu verstehen.

Das Marketing stellt eine eigene wirtschaftswissenschaftliche Disziplin dar, in der Teile der Betriebswirtschaftslehre, der Volkswirtschaftslehre, Soziologie, Psychologie und der Verhaltenswissenschaft zusammengefasst werden. Sie hat ihren Ursprung in der **Reklame**, die als Begriff bereits im 19. Jahrhundert in der deutschen kaufmännischen Literatur erschien. Insbesondere nach dem Zweiten Weltkrieg wurde jedoch die betriebswirtschaftliche Fachsprache mit einer Reihe von angelsächsischen Ausdrücken durchsetzt, darunter auch dem Begriff Marketing. Man kann davon ausgehen, dass es das, was man heute Marketing nennt, schon immer gegeben hat. Es gab dafür nur keine einheitliche Benennung. Der Verkauf und damit die → Werbung für Dienstleistungen oder Produkte wurde beispielsweise schon von den venezianischen Kaufleuten oder etwa auch von den Welsern und Fuggern beherrscht.

Das Marketing für die Klinik oder Arztpraxis beschreibt eine Grundhaltung, die sich mit einer konsequenten Ausrichtung aller Aktivitäten an den Erfordernissen und **Bedürfnissen der Patienten** umschreiben lässt. Eine systematische Beeinflussung und Gestaltung der Angebote für Patienten, die als potenzielle Zielgruppe für die medizinische Einrichtung in Frage kommen, wird durch das Marketing unter Mithilfe der Marketing-Instrumente und deren kombiniertem Einsatz versucht. Marketing stellt somit ein Mittel zur Schaffung von Präferenzen bei den Patienten dar; das Ziel ist dabei, durch fokussierte Maßnahmen Wettbewerbsvorteile gegenüber konkurrierenden medizinischen Einrichtungen zu erringen. Das Marketing aus der Konsumgüterindustrie kann dazu nicht ohne Weiteres direkt angewandt werden. Eine Überarbeitung des hauptsächlich kommerziell orientierten Marketing-Ansatzes und die Übernahme von Ansätzen aus dem Non-Profit-Bereich ist aufgrund der besonderen Rolle des medizinischen Personals, dessen ethischem Selbstverständnis sowie dessen Einbindung in das Gesundheitswesen erforderlich.

Marktorientierung bedeutet in diesem Zusammenhang, dass bedürfnisgerechte Behandlungs- und Patienten-Serviceleistungen entwickelt und angeboten werden. Das beinhaltet nicht etwa nur, den Gesundheitszustand der Patienten wiederherzustellen, sondern vielmehr auch präventiv, also die Gesundheit erhaltend, tätig zu sein. Gleichzeitig stellt die Ausrichtung auf die Zielgruppe der Patienten aber auch einen ständigen Anpassungsprozess dar. Die Nachfrage nach bestimmten Behandlungsleistungen, gerade im therapeutischen oder auch präventiven Bereich, hängt im Wesentlichen von medizinischen und medizintechnischen Entwicklungen ab.

Neben der Marktorientierung stellt auch die Patientenorientierung eine wichtige Ausrichtung im Rahmen eines speziellen Marketing-Ansatzes dar, da beim Marketing der Patient als umworbener Kunde im Mittelpunkt steht. Bei der Patientenorientierung geht es darum, unter Berücksichtigung des für die medizinische Einrichtung ökonomisch Vertretbaren die

- Patientenbedürfnisse weitestgehend zu erfüllen,
- durch die Berücksichtigung künftiger Entwicklungen im Bereich der Behandlungs-

methoden und Medizintechnik den individuellen Nutzen des Patienten zu steigern sowie
- durch die damit verbundene Erzielung von Zufriedenheit den Patienten langfristig an sich zu binden.

Da der Erfolg einmaliger Werbemaßnahmen zeitlich begrenzt ist, muss das Marketing langfristig angelegt sein. Auch ergibt sich im Lebenszyklus einer medizinischen Einrichtung die Notwendigkeit, dass einmal festgelegte Marketing-Konzepte überarbeitet und dem sich verändernden Umfeld angepasst werden müssen. Das Marketing basiert daher in der Umsetzung auf der Kontinuität angewendeter Einzelmaßnahmen und damit auf einer dauerhaften Marktbearbeitung.

Es lässt sich als strukturierter **Prozess** organisieren (Abb. 68), wobei sich fehlende Systematik und Zielorientierung negativ auf den Erfolg des Marketings auswirken.

Der Ablauf des Marketings beginnt mit einer → Marktanalyse, die sich auf interne und externe Rahmenbedingungen bzw. Einflussfaktoren der medizinischen Einrichtung erstreckt. Dabei sind Informationen über die Situation der Klinik oder Arztpraxis zu sammeln, mit denen geklärt werden muss,
- wie die Konkurrenzsituation zu vergleichbaren Einrichtungen aussieht,
- wie sie im → Vergleich zu anderen medizinischen Einrichtungen zu sehen ist und
- welche Meinung die Patienten und Mitarbeiter über sie haben.

Ziel der Marktanalyse ist es, die Stärken und Schwächen der Klinik oder Arztpraxis zu ermitteln sowie mögliche Risiken, aber auch Chancen daraus abzuleiten.

Die Festlegung der → Marketing-Ziele und zu erreichender Zielgruppen ist der nächste Schritt, wobei dazu zunächst die → Ziele aller Mitarbeiter zusammengetragen und daraus die gemeinsamen Ziele der Klinik oder Arztpraxis formuliert werden müssen. Die Ziele des Marketings lassen sich aus den so gewonnenen Zielen und der Festlegung der Zielgruppen, die man mit fokussierten Marketing-Aktivitäten erreichen möchte, ableiten.

Im Anschluss an die Festlegung der Marketing-Ziele sowie der Zielgruppen ist die Strategie des Marketings für die Klinik oder Arztpraxis zu wählen. Die Strategie beinhaltet die Vorgehensweise, mit der die festgelegten Ziele mittel- bis langfristig erreicht werden sollen und eine dauerhafte Zielerreichung gesichert werden kann. Da je nach ausgewählter Strate-

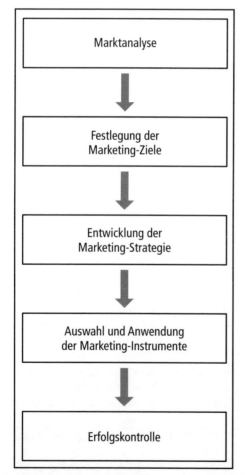

Abb. 68   Marketing-Ablauf

gie die Marketing-Aktivitäten außerordentlich erfolgreich verlaufen, andererseits aber auch scheitern können, ist diese Phase im Rahmen des Ablaufs des Marketings von besonderer Bedeutung. Daher ist das Ziel, die zukünftigen Absichten und die sich daraus ergebende Politik der medizinischen Einrichtung zu definieren und festzulegen.

Die Auswahl und Anwendung der für die Umsetzung der festgelegten Marketing-Strategie geeigneten Marketing-Instrumente findet in der nächsten Phase statt. Auch hier kommt der Auswahl der geeigneten Marketing-Instrumente besondere Bedeutung zu, da das Instrumentarium ungeheuer vielfältig ist. Die richtige → Patientenkommunikation und der richtige Patienten-Service spielen dabei eine wesentliche Rolle.

Nicht erst zum Schluss aller Marketing-Aktivitäten sollte die Erfolgskontrolle des Marketings durchgeführt werden. Bei der Strategieumsetzung und Anwendung der Marketing-Instrumente muss sie vielmehr ständig und kontinuierlich erfolgen, damit sofort festgestellt werden kann, ob sich der damit verbundene Aufwand auch lohnt oder nur zusätzliche → Kosten verursacht werden.

Marketing-Mix

Als Marketing-Mix wird der koordinierte, gleichzeitige Einsatz der Marketing-Instrumente bezeichnet.

Man unterscheidet bei den **Marketing-Instrumenten** zwischen der Kommunikations-, der Leistungs-, der Distributions- sowie der → Entgeltpolitik, die die Klinik oder Arztpraxis jeweils betreiben möchte (Abb. 69). Sie lassen sich entsprechend in den Bereichen der → Patientenkommunikation, der Behand-

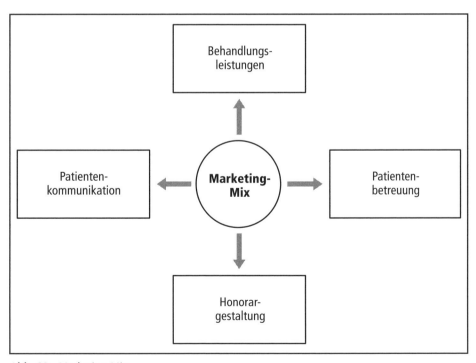

Abb. 69 Marketing-Mix

lungsleistungen, der Patientenbetreuung und der Honorargestaltung anwenden.

Marketing-Strategien

Marketing-Strategien für die Klinik oder Arztpraxis sind mittel- bis langfristige Grundsatzentscheidungen, wie, mit welcher Vorgehensweise und unter Einsatz welcher Marketing-Instrumente die festgelegten → Marketing-Ziele erreicht werden sollen.

Marketing-Strategien sind Richtlinien oder Leitmaximen, durch die ein Rahmen sowie eine bestimmte Stoßrichtung der Marketing-Maßnahmen vorgegeben sind. Damit stellen Marketing-Strategien einen langfristigen Verhaltensplan dar, dessen Hauptzielsetzung es ist, die richtigen Entscheidungen im Markt zu treffen. Die strategischen Stoßrichtungen, die sich dabei für die Klinik oder Arztpraxis unterscheiden lassen, sind in Tabelle 74 dargestellt. Soll das bisherige Angebot von Behandlungsleistungen auf den bisherigen Märkten auch weiterhin beibehalten werden, liegt eine **Bewahrungsstrategie** vor. Durch geeignete Marketing-Maßnahmen den Patientenzuspruch bei den vorhandenen Zielgruppen zu erhöhen, kann als **Durchdringungsstrategie** angesehen werden. Neue Behandlungsangebote auf den bisherigen Märkten betrifft die **Neuheits- oder Innovationsstrategie**. Es geht dabei also darum, den bisherigen Zielgruppen neue Behandlungs- und Service-Leistungen anzubieten und nicht darum, neue Patientenkreise als Zielgruppen zu erschließen. Dies ist Aufgabe der **Marktentwicklungsstrategie**, bei der für die bisherigen Leistungsangebote neue Patientenzielgruppen zu finden sind. Die **Ausbruchsstrategie** verbindet beides, sowohl das Angebot neuer Behandlungs- und Service-Leistungen, als auch neue Patientenzielgruppen damit erreichen zu wollen. Bei der **Diversifikationsstrategie** werden gleichzeitig mehrere neue Behandlungs- und Service-Leistungen angeboten, in der Hoffnung, dass das eine oder andere Angebot ein sicherer Erfolg wird. Legt sich die medizinische Einrichtung ganz gezielt auf eine bestimmte Erweiterung der Angebotspalette fest, so liegt eine **Konzentrationsstrategie** vor. Bei der Auswahl dieser Strategie ist die Gefahr groß, dass bei dieser Einengung durch Fehleinschätzungen ein Misserfolg zu erwarten ist.

In Tabelle 75 werden die Strategien anhand der wichtigsten Unterscheidungsmerkmale noch einmal voneinander abgegrenzt.

Tab. 74 Marketing-Strategien für die Klinik oder Arztpraxis

Leistungsangebot	Markt	Neue Märkte bzw. Patientenzielgruppen	Bisherige Märkte bzw. Patientenzielgruppen
Verändertes Angebot		*Ausbruch:* Erweiterung des Behandlungsangebots und neue Patientenzielgruppe = Diversifikationsstrategie	*Neuheit:* Erweiterung des Behandlungsangebots und Beibehaltung der Patientenzielgruppe = Innovationsstrategie
Unverändertes Angebot		*Marktentwicklung:* Beibehaltung des Behandlungsangebots und neue Patientenzielgruppe = Intensivierungsstrategie	*Durchdringung:* Beibehaltung des Behandlungsangebots und der Patientenzielgruppe = Minimalstrategie

Marketing-Ziele

Tab. 75 Abgrenzung der Marketing-Strategien

Strategien / Merkmale	Beibehaltung Behandlungsangebot	Neues Behandlungsangebot	Beibehaltung Patientenzielgruppen	Neue Patientenzielgruppen	Mehrere neue Behandlungsangebote	Ein neues Behandlungsangebot
Konzentration		X				X
Bewahrung	X		X			
Streuung		X			X	
Neuheit		X	X			X
Ausbruch		X		X		
Marktentwicklung	X			X		
Durchdringung			X			

Die Positionierung der Klinik oder Arztpraxis ist das Ergebnis der strategischen Überlegungen und beschreibt die Stellung der Klinik oder Arztpraxis gegenüber den Patienten, im Markt und damit gegenüber dem Wettbewerb. Dabei ist das Ziel, eine möglichst Erfolg versprechende Positionierung anzustreben, einzunehmen, sie zu festigen und auszubauen. Die **Positionierung** ist von folgenden Faktoren abhängig:
- Patientenstruktur
- Zielgruppen
- Behandlungsmethoden
- übrigem Leistungsangebot der medizinischen Einrichtung

Das individuelle Profil ergibt sich je nach Ausrichtung und zeichnet sich idealerweise gegenüber dem relevanten Umfeld, vergleichbaren Nachbarschaftseinrichtungen, den Patienten und den Überweisungskollegen aus durch
- glaubwürdige Vermittlung,
- ein unverwechselbares Erscheinungsbild,
- klare Akzente und
- standesgemäßes Auftreten.

Welche Position die Klinik oder Arztpraxis im Markt und damit im Wettbewerb mit anderen medizinischen Einrichtungen einnimmt, wird durch das Profil entscheidend beeinflusst. Es sollte erfolgsabhängig orientiert sein und ist grundsätzlich nicht als unveränderlich anzusehen. Eine allzu häufige Änderung des Profils und damit der Positionierung ist allerdings aufgrund der notwendigen Veränderung der Patientenstruktur und -akzeptanz kaum möglich.

Marketing-Ziele

Die Marketing-Ziele stellen angestrebte, zukünftige Zustände dar, die eine Klinik oder Arztpraxis auf der Basis der in der → Marktanalyse ermittelten internen und externen Rahmenbedingungen für das eigene → Marketing definiert.

Den Marketing-Zielen kommt eine besondere Steuerungs- und Koordinationsfunktion zu, denn sie kennzeichnen die für das Marketing festgelegten Endzustände, die durch den Einsatz absatzpolitischer Instrumente erreicht werden sollen. Ausgangspunkt der Ziele des Marketings sind die → Ziele der medizinischen Einrichtung. Sie setzen sich aus den Zielen aller Mitarbeiter zusammen. Ferner ist für das Marketing nicht nur wichtig, welche Ziele erreicht werden sollen, sondern auch wer durch die Maßnahmen des Marketings erreicht werden soll. Insofern sind die Zielgruppen des Marketings zu bestimmen. Abschließend sind aus der Festlegung der Ziele und der zu erreichenden Zielgruppen die Marketing-Ziele abzuleiten.

Typische **Zielbereiche** sind demnach:
- Patientenzufriedenheit
- Anzahl der Privatpatienten
- Behandlungsfallzahlen
- → Umsatz
- → Gewinn
- → Image
- Bekanntheitsgrad
- Patientenstruktur
- Mitarbeiterzufriedenheit
- Anzahl lukrativer Behandlungsfälle

Unter der **Zielgruppe** des Marketings sind jene Bevölkerungsteile im Umfeld zu verstehen, die durch die Marketing-Aktivitäten bevorzugt angesprochen werden sollen. Die (möglichen) Patienten unterscheiden sich unter anderem hinsichtlich ihrer Bedürfnisse, Präferenzen und der ihnen zur Verfügung stehenden finanziellen Mittel und bilden daher im Allgemeinen keine homogene Einheit. Die Patienten stellen keine einheitliche Gruppierung dar. Sie setzen sich aus einzelnen Bevölkerungsgruppierungen, wie beispielsweise Senioren, Familien mit kleinen Kindern oder jungen, gutverdienenden Singles zusammen und unterscheiden sich hinsichtlich bestimmter nachfragerelevanter Merkmale, auf die die Aktivitäten des Marketings auszurichten sind. Der Vorteil der Beschränkung auf *eine* Zielgruppe liegt vor allem in der Bündelung der Kräfte, da sich die Klinik oder Arztpraxis hinsichtlich ihrer Marketing-Aktivitäten voll auf die ausgewählte Zielgruppe konzentrieren kann. Im Gegensatz zur gleichzeitigen Ausrichtung auf mehrere Gruppierungen ist darüber hinaus die Ausrichtung auf nur eine Zielgruppe in der Regel mit geringeren finanziellen → Aufwendungen verbunden. Obwohl gerade deshalb eine solche Vorgehensweise besonders attraktiv erscheint, ist allerdings hierbei darauf zu achten, dass die ausgewählte Zielgruppe Wachstumschancen bietet und bei der Ausrichtung auf diese Zielgruppe auch Wettbewerbsvorteile gegenüber konkurrierenden medizinischen Einrichtungen aufgebaut werden können. Die Chance, eine größere Zahl von Patienten zu erreichen, indem die Klinik oder Arztpraxis auf die unterschiedlichen Bedürfnisse der einzelnen Zielgruppen differenziert eingeht, wird durch die Berücksichtigung *mehrerer* Zielgruppen eröffnet. Hinzu kommt, dass eine Umsatzstagnation oder gar ein Umsatzrückgang bei einer einzelnen Zielgruppe die medizinische Einrichtung nur in vergleichsweise geringem Maße trifft. Der mit einer Ausrichtung auf mehrere Zielgruppen verbundene Marketing-Aufwand (beispielsweise für Durchführung, → Planung und Kontrolle der differenzierten Marketing-Aktivitäten) ist allerdings im Allgemeinen vergleichsweise höher.

Nach Vorgabe der zuvor festgelegten spezifischen Zielvorstellungen der Klinik oder Arztpraxis erfolgt die Entwicklung von Strategien und Maßnahmen des Marketings. Um die Wirksamkeit bzw. Effizienz der entwickelten Strategien und Maßnahmen im Rahmen der Marketing-Kontrolle beurteilen zu können, bedarf es daher einer möglichst genauen und messbaren Formulierung der Marketing-Ziele. Die letztendliche Festlegung der Marketing-Ziele unterliegt zudem vielerlei Restriktionen, wie beispielsweise:
- angestammtes Behandlungsgebiet
- spezifische Kompetenz bei der ärztlichen Versorgung
- langjährig „gepflegte" Grundeinstellungen und Grundhaltungen
- keine eindeutige Identifizierung von Zielgruppen

So lassen sich Änderungen in der Patientenstruktur beispielsweise kaum verwirklichen, wenn das Einzugsgebiet oder die → Organisation einer Praxis dies nicht ermöglicht.

In der Feststellung von Zielkonflikten, die dadurch gekennzeichnet sind, dass eine bestimmte Marketing-Maßnahme die Erreichung eines Marketing-Ziels fördert, gleichzeitig aber die eines anderen Ziels beeinträchtigt oder gefährdet, besteht nicht nur ein marketing-spezifisches Problem. Die Auswirkungen der Verfolgung unterschiedlicher Marketing-Ziele lassen sich zum einen sachlich und zum anderen auch zeitlich nicht immer genau beurteilen. Dies führt zu besonderen Schwierigkeiten im Umgang mit derartigen Zielbeziehungen. Der Versuch, die Bedeutung einzelner Marketing-Ziele abzuwägen und im Anschluss daran eine Entscheidung zugunsten des einen oder anderen Ziels zu treffen, kann zu folgenden Lösungsmöglichkeiten derartiger Zielkonflikte führen:

- Auf einzelne konkurrierende Marketing-Ziele wird verzichtet, und es wird versucht, ein gemeinsames Oberziel festzulegen.
- Die Erreichung eines bestimmten Marketing-Ziels wird bevorzugt, und alle anderen Ziele werden vernachlässigt.
- Die Erreichung eines bestimmten Marketing-Ziels wird bevorzugt, und alle anderen Ziele werden nur als begrenzende Faktoren bei der Zielerreichung des favorisierten Ziels berücksichtigt.

Marktanalyse

Die Marktanalyse steht an erster Stelle der Entwicklung des → Marketings und dient zur Analyse der gegenwärtigen und zukünftigen Situation, in der sich die Klinik oder Arztpraxis befindet und befinden wird, wobei sie sich auf interne und externe Rahmenbedingungen bzw. Einflussfaktoren bezieht.

Bei der Marktanalyse sind Informationen darüber zu sammeln,
- welche Rolle die Klinik oder Arztpraxis zukünftig im Konkurrentenfeld spielen wird;
- wie sich der Markt und die Nachfrage für medizinische Behandlungs- und Dienstleistungen entwickeln werden;
- wie die medizinische Einrichtung im → Vergleich zu anderen gegenwärtig zu sehen ist;
- welche Meinung die Patienten bzw. Mitarbeiter über die Klinik oder Arztpraxis haben und
- wie die Konkurrenzsituation zu vergleichbaren Einrichtungen gegenwärtig und zukünftig aussieht.

Die Marktanalyse ist gekennzeichnet als eine **statische** Bestandsaufnahme von Marktgegebenheiten zu einem ganz bestimmten Zeitpunkt, wobei wie in einer Momentaufnahme etwa kurz vor dem Zeitpunkt einer Entscheidung über die zukünftige Marketing-Strategie eine möglichst umfassende Aufnahme aller relevanten Marktdaten durchgeführt wird (Abb. 70).

Um beispielsweise Entwicklungen über einen längeren Zeitraum hin in Erfahrung zu bringen, ist mitunter auch eine Marktbeobachtung notwendig, die als **dynamische** Bestandsaufnahme immer dann angewendet werden sollte, wenn langfristige, schwer korrigierbare Marketing-Entscheidungen getroffen werden sollen. Wenn sich die Klinik oder Arztpraxis auf bestimmte Behandlungsleistungen spezialisieren will, die eine umfangreiche und kostspielige Anschaffung neuer Behandlungseinrichtungen und medizinischer Geräte erforderlich machen, ist dies regelmäßig der Fall.

Zunächst ist der **Gesamtmarkt** für Behandlungsleistungen und damit das öffentliche Gesundheitswesen der Bundesrepublik Deutschland in die Marktanalyse mit einzu-

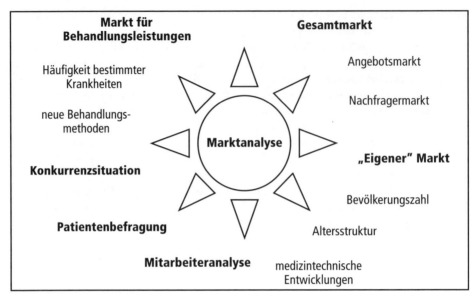

Abb. 70   Marktanalyse

beziehen. Die zunehmende Anzahl von Anbietern medizinischer Behandlungsleistungen führt insbesondere in Städten und Ballungsgebieten zu einem Angebotsüberschuss und damit von einem Angebots- zu einem Nachfragermarkt zum Vorteil der Patienten. Die Klinik oder Arztpraxis als Anbieter von Leistungen ist in einer derartigen, durch Nachfragesättigung sowie anspruchsvolle, kritische und besser informierte Patienten gekennzeichneten Marktsituation gezwungen, sich der steigenden Wettbewerbsintensität durch zulässige → Werbung, Differenzierung von der Konkurrenz und neue Behandlungsangebote zu stellen.

Der **eigene Markt** für die Klinik oder Arztpraxis wird durch das individuelle Umfeld bestimmt. Hierbei spielen vor allen Dingen folgende Markteigenschaften eine wesentliche Rolle:
- bestehende bzw. zu erwartende Konkurrenzverhältnisse mit vergleichbaren medizinischen Einrichtungen
- Bevölkerungsanzahl im Einzugsgebiet (Größe des Marktes)
- zukünftige allgemeine medizinische und medizintechnische Entwicklungen
- Alters- und Sozialstruktur der Bevölkerung

Auch der **Behandlungsleistungsmarkt** unterliegt Veränderungen. Obwohl nach wie vor die Behandlungsleistung aufgrund akuter Beschwerden im Vordergrund steht, gibt es daneben einen wachsenden Bedarf an ärztlicher Beratung, Vorbeugemaßnahmen und Behandlungsleistungen, die ihren Anlass nicht in aktuellen körperlichen, seelischen oder sonstigen Krankheitsbildern haben. Auch lässt sich feststellen, dass die Häufigkeit bestimmter Krankheiten, wie etwa Allergien, zunimmt, hingegen die Häufigkeit anderer Krankheiten, nicht zuletzt aufgrund des medizinischen Fortschritts, abnimmt. Ferner hängt die Nachfrage nach einzelnen Behandlungsleistungen auch von der Patientenstruktur ab, die wiederum abhängig ist vom jeweiligen Einzugsgebiet der medizinischen Einrichtung. Auch der Bedarf an einzelnen Behandlungsmaßnahmen ändert sich je nach veränderter Patientenstruktur.

Zu einer Veränderung des Marktes für Behandlungsleistungen führt auch die medizinische und medizintechnische Entwicklung. Nicht zuletzt durch die Entwicklung der Mikrochirurgie lassen sich immer mehr Eingriffe minimalinvasiv und daher ambulant verrichten, neue Behandlungsmethoden lösen alte Verfahren ab, und die Anwendung neuer Arznei- und Heilmittel verbessert oder beschleunigt gar die Heilprozesse.

In der Regel sind direkt und indirekt konkurrierende medizinische Einrichtungen vorhanden, die mit einem gleichen oder ähnlichen Behandlungsangebot auf denselben Patientenkreis abzielen. Bei der Analyse der Konkurrenzsituation ist daher ein gebräuchlicher Weg, die Konkurrenzaktivitäten zu ermitteln, die Beobachtung der Marketing-Maßnahmen der **Konkurrenz**. Eine Untersuchung der daraus gewonnenen Informationen ergibt Aufschluss darüber, mit welchem Widerstand bei der Ergreifung eigener Marketing-Aktivitäten zu rechnen ist und welche Marketing-Aktivitäten von der Konkurrenzpraxis als wirksam erachtet werden. Eine Analyse der **Patientenbedürfnisstruktur** ist erforderlich, um die Bedürfnisse der Patienten in den Mittelpunkt aller Marketing-Aktivitäten stellen zu können. Zu diesem Zweck beginnt man üblicherweise damit, die Patienten nach demografischen Merkmalen aufzugliedern und zu differenzieren. Zweckmäßigerweise ist eine Patientenbefragung durchzuführen, um die Gründe für eine mögliche oder auch tatsächliche Bevorzugung der eigenen Klinik oder Arztpraxis herauszufinden.

In die Marktanalyse sollte auch eine interne Einschätzung der Situation einbezogen werden. Die dazu notwendigen → Daten können mithilfe einer internen **Mitarbeiteranalyse** gewonnen werden, bei der die Mitarbeiter nach der derzeitigen Situation, den Chancen und den Risiken der eigenen Einrichtung befragt werden.

Matrixorganisation

→ Aufbauorganisation

Medizinproduktqualität

Die Medizinproduktqualität soll die Sicherheit aller, die mit medizinischen Materialien, Geräten und Apparaten als Medizinprodukten konfrontiert werden, gewährleisten.

Zu den wichtigen Rechtsgrundlagen der Medizinproduktqualität zählt zunächst das *Medizinproduktegesetz (MPG)*. Es enthält das Verbot, Medizinprodukte anzuwenden, die die Sicherheit und die Gesundheit der Patienten oder Anderer gefährden oder deren Verfallsdatum abgelaufen ist. Ferner erfasst es die physikalischen Wirkungen medizinischer Produkte und damit ihre

- Herstellung,
- Inverkehrbringung,
- Ausstellung,
- Errichtung und
- Anwendung.

Dazu werden die Medizinprodukte in verschiedene **Klassen** eingeteilt, wobei die potenzielle Gefährlichkeit der Produkte mit steigender Klassennummer zunimmt:

- Klasse 1: Produkte, die an der Körperoberfläche, vorübergehend in einer Körperöffnung (ununterbrochen weniger als 60 Minuten), kurzzeitig in einer Körperöffnung (ununterbrochen bis zu 30 Tagen) angewendet werden
- Klasse 2a: Produkte, die langzeitig angewendet werden (ununterbrochen mehr als 30 Tage)
- Klasse 2b: implantierbare Produkte, chirurgisch-invasive Produkte zur langzeitigen Anwendung

- Klasse 3: Produkte, die in direktem Kontakt mit dem Herz, dem zentralen Kreislaufsystem oder dem zentralen Nervensystem eingesetzt werden können, die im Körper eine chemische Veränderung erfahren oder Arzneimittel abgeben sollen, die eine biologische Wirkung entfalten oder in bedeutendem Umfang resorbiert werden

Werden Medizinprodukte selbst hergestellt in den Verkehr gebracht, so muss dies vor Aufnahme der Tätigkeit unter Nennung der Betriebsstätte, der verantwortlichen Personen und der Produkte der zuständigen Behörde zur Anzeige gebracht werden.

Die *Medizinproduktevertreiberverordnung (MPBetreibV)* enthält wesentliche **Vorgaben**, die in Tabelle 76 aufgeführt sind.

Nach der *EU-Richtlinie „Medizinprodukte"* müssen Medizinprodukte grundlegende **Qualitätsanforderungen** erfüllen, wie z. B.:

- Produktinformation: Gebrauchsanweisung für jedes Produkt mit geeigneten Aufbereitungsverfahren bei wieder zu verwendenden Produkten, Angaben zu unerwünschten Nebenwirkungen, Leistungsdaten, Vorsichtsmaßnahmen, Prüfangaben, Risikovermeidung, wechselseitigen Störungen; Produktkennzeichnung mit Name und Anschrift des Herstellers, angewendetes Sterilisationsverfahren, Beson-

Tab. 76 Medizinproduktevertreiberverordnung (MPBetreibV)

Regelungsbereich	Inhalt
Indikation	Indikation des Herstellers sorgfältig lesen und das Produkt ausschließlich danach einsetzen
Anwendung	Medizinprodukte dürfen nur von Mitarbeitern verwendet werden, die die erforderliche Ausbildung und Erfahrung besitzen.
Meldung besonderer Ereignisse	an das Bundesinstitut für Arzneimittel und Medizinprodukte sind zu melden: • Leistungs- oder Merkmalsänderungen von medizinischen Produkten • Funktionsstörungen • fehlerhafte Gebrauchsanweisungen • unsachgemäße Kennzeichnungen, die zu schwerwiegenden Gesundheitsschäden oder gar zum Tode von Patienten oder Mitarbeitern führen
Überwachung	vorgeschriebene technische Kontrollen von medizinischen Geräten, Behandlungseinrichtungen und Apparaturen durchführen
Bestandsverzeichnis	Medizinproduktebuch führen: • Hersteller: Name, Anschrift • Produktbezeichnung: Typ, Anschaffungsjahr, Seriennummer • Standort • Kontrollen: Fristen der vorgeschriebenen sicherheitstechnischen Kontrollen, Datum der Durchführung • Einweisung: Name des Einweisenden und des Eingewiesenen, Datum der Einweisung und Funktionsüberprüfung • Instandhaltung: Datum von Instandhaltungsmaßnahmen, Name und Anschrift des Durchführenden • Ereignisse: Art des Ereignisses, Datum der Meldung an Behörden • Störungen: Art der Störung, Auftrittsdatum, Folgen
Aufbewahrung	Das Medizinproduktebuch ist auch nach Außerbetriebnahme der darin aufgeführten Medizinprodukte noch 5 Jahre aufzubewahren.

derheiten bei der Anwendung, Produktbezeichnung, Herstellungsjahr, Sterilitätsangaben, Los-Code oder Seriennummer, Haltbarkeitsdatum mit Jahr und Monat, ggf. Sonderanfertigungshinweis, ggf. besondere Hinweise zu Lagerung, Handhabung, zur ausschließlichen klinischen Anwendung, zu treffende Vorsichtsmaßnahmen; Ermöglichung der sicheren Anwendung des Produkts und der Ermittlung des Herstellers; Vorhandensein der Informationen für eine sichere Anwendung auf dem Produkt, auf der Verpackung oder als Begleitinformation;

- Gefährdungsvermeidung: Weder der klinische Zustand von Patienten noch die Sicherheit und Gesundheit der Mitarbeiter darf gefährdet werden.
- Risikoverringerung: Risiken in Zusammenhang mit Umgebungsbedingungen (Magnetfelder, elektrostatische Entladungen usw.), von Verletzungen, von Brand oder Explosion bei Erstauftreten eines Defekts, durch Schadstoffe oder Rückstände, des unbeabsichtigten Eindringens von Stoffen in das Produkt, der Alterung der verwendeten Werkstoffe, wechselseitiger Störungen durch andere Produkte sind weitestgehend zu verringern.
- Sicherheitsgewährleistung: Patienten, Mitarbeiter und sonstige Nutzer sind über Restrisiken, für die keine Schutzmaßnahmen getroffen werden können, zu unterrichten; die Grundsätze der integrierten Sicherheit und des allgemeinen Standes der Technik sind zu berücksichtigen; Produktrisiken sind zu vermeiden oder zu minimieren; angemessene Schutzmaßnahmen gegen nicht zu beseitigende Risiken sind zu ergreifen.
- Ausschluss von Infektion und Kontamination: Eine eindeutige Unterscheidung von gleichen sterilen und nicht sterilen Produkten anhand der Verpackung ist herbeizuführen; Herstellung und Sterilisierung ist nach validierten Verfahren durchzuführen; Infektions- und Kontaminationsrisiko ist weitestgehend zu verringern; bei Geweben tierischen Ursprungs sind Kontroll-, Überwachungs- und Inaktivierungsmaßnahmen von Viren durchzuführen; steriler Zustand bei Lagerung und Transport des Produkts ist sicherzustellen; die Herstellung hat unter angemessenen überwachten Bedingungen zu erfolgen; für das angegebene Sterilisationsverfahren sind geeignete Verpackungssysteme anzuwenden.
- Haltbarkeitsdauer: Die Leistungsmerkmale der Produkte dürfen sich während der angegebenen Lebensdauer nicht derart ändern, dass sie zu einer Gefährdung führen.
- Eigenschaftszusicherung: Die sorgfältige Auswahl und wechselseitige Verträglichkeit der eingesetzten Werkstoffe ist sicherzustellen.

Medizinprodukte, die nach schriftlicher Verordnung spezifisch angefertigt werden und zur ausschließlichen Anwendung bei einem namentlich benannten Patienten bestimmt sind, gelten als **Sonderanfertigung**. Bei ihnen tritt an die Stelle der **CE-Kennzeichnungspflicht** (durch das CE-Zeichen dokumentierte Einhaltung von → Normen der Europäischen Union) die Durchführung eines **Konformitätsbewertungsverfahrens**, worüber eine **Erklärung** mit folgendem Inhalt abzugeben ist:
- Name des verordnenden Arztes
- Name des Patienten
- → Daten zur Identifizierung des Produkts
- spezifische Produktmerkmale
- Versicherung, dass das Produkt für einen speziellen Patienten bestimmt ist
- Versicherung, dass das Produkt den grundlegenden Qualitätsanforderungen entspricht

Die → Konformitätsbewertung erfordert ferner eine

- Risikoanalyse, die etwaige Risiken des Medizinprodukts mit seinen nützlichen Wirkungen vergleicht, eine
- Dokumentation über die Anforderungen, die Leistungsdaten und den Herstellprozess sowie eine
- Anzeige gegenüber den zuständigen Behörden, dass Medizinprodukte hergestellt und in den Verkehr gebracht werden.

Weitere wichtige Richtlinien, Leitlinien und Empfehlungen zur Medizinproduktqualität sind die
- *Leitlinien zur Röntgendiagnostik und Computertomographie* der *Bundesärztekammer*, die die ärztlichen Qualitätsanforderungen für die Computertomographie beschreiben sowie die
- *Richtlinien der Bundesärztekammer zur Qualitätssicherung in medizinischen Laboratorien*, die sicherstellen sollen, dass Messergebnisse den medizinischen Erfordernissen entsprechen und die Vergleichbarkeit der Messergebnisse von Labor zu Labor gewährleistet ist.

Mehrarbeit

Mehrarbeit liegt vor, wenn die → Arbeitszeit die gesetzlich festgelegte, regelmäßige werktägliche Arbeitszeit übersteigt.

Es gibt zahlreiche Ausnahmen von dem gesetzlichen Mehrarbeitsverbot. Für Mehrarbeit kann beziehungsweise muss unter bestimmten gesetzlichen Voraussetzungen oder aufgrund → Tarifvertrags ein zusätzliches Arbeitsentgelt gezahlt oder ein Ausgleich in Freizeit gestattet werden. → Überstunden liegen vor, wenn die für das → Arbeitsverhältnis übliche, einzel- oder tarifvertraglich geregelte Arbeitszeit überschritten wird.

Mehrbenutzersystem

Mehrbenutzersysteme sind Rechnerkonfigurationen, auf die eine mehr oder weniger große Anzahl von Mitarbeitern über Kommunikationseinrichtungen oder über Netzwerk-Terminals zugreift.

Ein eigenes → Netzwerk (Abb. 71) der Klinik oder Arztpraxis kann dann erforderlich sein, wenn ein Mehrbenutzersystem gleichzeitig mehreren Mitarbeitern zur Verfügung stehen soll. Die Aufgabe eines Systemadministrators ist es dann, den Einsatz des Mehrbenutzersystems und/oder eines Kommunikationssystems zu überwachen. Zu seinen Pflichten gehören unter anderem die Zuweisung von Benutzerkonten und Passwörtern, die Herstellung von Sicherheits-Zugriffsebenen und das Belegen von Speicherraum, das Erkennen unberechtigter Zugriffe sowie das Abwehren von Virusprogrammen.

Mietkauf

→ Leasing

Mietvertrag

Im Mietvertrag verpflichtet sich der Vermieter, dem Mieter den Gebrauch eines Grundstücks, einer beweglichen Sache oder einer Sachgesamtheit gegen Zahlung eines vereinbarten Entgelts zu überlassen.

Hauptpflicht des **Vermieters** ist das Überlassen der Mietsache zum Gebrauch. Hat die Mietsache erhebliche Mängel, so entfällt die Hauptpflicht des **Mieters** zur Mietzahlung und hat eine Mietminderung zur Folge. Der **Mietzins** kann grundsätzlich nach den Bedingungen des Marktes frei vereinbart werden, ist jedoch durch Rechtsvorschriften be-

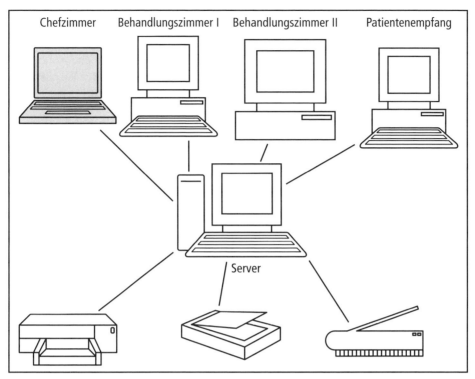

Abb. 71 Mehrbenutzersystem

schränkt. So darf die Vereinbarungsmiete beim Abschluss eines Mietvertrags über Wohnraum oder innerhalb eines schon bestehenden Mietverhältnisses grundsätzlich nicht höher als 20 % über der ortsüblichen Vergleichsmiete liegen. **Mieterhöhungen** orientieren sich in der Regel an der ortsüblichen Vergleichsmiete und können über individuelle Vereinbarungen oder nach zu Beginn des Mietverhältnisses getroffenen Festlegungen (z. B. Staffelmiete) erfolgen. Die Mieterhöhung kann durch Folgendes begründet sein:

- Benennung von mindestens drei vergleichbaren Wohnungen
- Mietspiegel
- Auskunft aus einer Mietdatenbank
- Gutachten

Mieter und Vermieter können eine **Kaution** (Mietsicherheit) vereinbaren. Sie ist gesetzlich auf das Dreifache einer Monatsmiete beschränkt. Der Vermieter hat für seine → Forderungen ein gesetzliches → Pfandrecht an den eingebrachten pfändbaren Sachen des Mieters. Die Miete unterscheidet sich von der **Pacht** dadurch, dass sie nicht die Nutzungen umfasst. Auch durch die Überlassung eines Schrankfachs (Safe) kann ein Mietverhältnis begründet sein.

Minderung

Mit Minderung wird die nachträgliche Herabsetzung des vereinbarten Entgelts wegen eines vom Verkäufer zu vertretenden Mangels der gekauften Sache bezeichnet.

Die Minderung stellt eine Kaufpreisherabsetzung dar. Sie kann vorgenommen werden, wenn durch einen Sach- oder Rechtsmangel Folgendes an der gekauften Sache bzw. am erworbenen Werk erheblich beeinträchtigt ist:
- Wert
- Tauglichkeit

Die Möglichkeit einer Kaufpreisherabsetzung durch Minderung ist gegeben bei:
- Kauf
- Miete
- → Werkvertrag
- Reisevertrag

Mitbestimmung

→ Betriebsverfassungsrecht

Modem

Das Modem ist ein Kommunikationsgerät, mit dem sich Computer-Daten über normale Telefonleitungen übertragen lassen.

Da ein Computer digital arbeitet und eine Telefonleitung für die Übertragung analoger Signale ausgelegt ist, sind Modems für die Umwandlung der digitalen in analoge Signale und umgekehrt erforderlich. Intelligente Modems können neben dem Senden und Empfangen ebenfalls solche Funktionen wie automatisches Wählen, Anrufbeantwortung und Wahlwiederholung ausführen. Für einen sinnvollen Modem-Betrieb ist allerdings eine geeignete Kommunikations-Software erforderlich.

Motherboard

Beim Motherboard eines PC handelt es sich um die Hauptplatine, die die primären Bauteile des Praxis-Computersystems enthält.

Auf dieser Platine befinden sich der → Prozessor, der → Hauptspeicher, verschiedene Unterstützungsschaltkreise sowie der Bus-Controller und eine bestimmte Anzahl von Busverbindern. Andere Karten lassen sich an die Hauptplatine anschließen.

Motivation

Der Motivationsbegriff lässt sich allgemein als Oberbegriff umgangssprachlicher Beschreibungen wie Streben, Wollen oder Drang bezeichnen und beschreibt die interne Bereitschaft für ein bestimmtes Verhalten oder die Erreichung eines bestimmten Ziels.

Das Motivieren selbst ist somit ein aktives zielgerichtetes Steuern des Verhaltens, um das Streben, Wollen usw. zu erreichen. Einerseits wird Motivation durch den Einsatz von → Führungsinstrumenten beeinflusst; andererseits stellt das Motivieren als Verhaltenssteuerung selbst ein weiteres Führungsinstrument dar.
Motivationstheorien versuchen, auf die grundlegende Frage, wie etwas und was Menschen zur Arbeitsleistung antreibt oder motiviert, Antworten zu geben (Abb. 72).
Die **Bedürfnishierarchie von** *Maslow* ist ein erster motivationstheoretischer Ansatz. Diese Theorie geht davon aus, dass der Mensch zunächst seine Primärbedürfnisse (physiologische Bedürfnisse wie Essen, Trinken, und Schlafen) zu befriedigen sucht und sich danach den Sekundärbedürfnissen zuwendet, wobei er der Reihenfolge nach zunächst Sicherheitsbedürfnisse und auf der nächsten Stufe soziale Bedürfnisse zu erfüllen versucht, danach Wertschätzung und schließlich auf der höchsten Stufe seine Selbstverwirklichung zu erreichen versucht.
Nach der **Zweifaktorentheorie der Arbeitszufriedenheit von** *Herzberg* gibt es einerseits

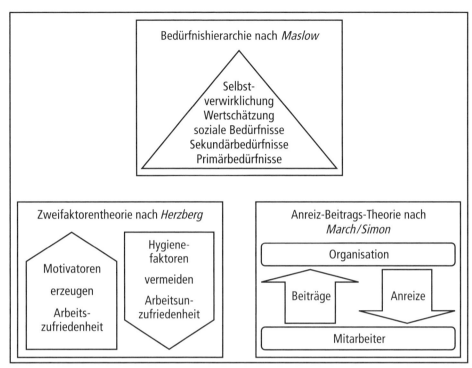

Abb. 72 Motivationstheorien

sogenannte Motivatoren, wie beispielsweise Leistung, Anerkennung und Verantwortung, die sich auf den Arbeitsinhalt beziehen und die Arbeitszufriedenheit erzeugen und andererseits sogenannte Hygienefaktoren (Rand- und Folgebedingungen der Arbeit, z. B. Entlohnung, → Führungsstil und Arbeitsbedingungen), die Unzufriedenheit vermeiden.

Bei der **Anreiz-Beitrags-Theorie von March und Simon** empfangen die Mitarbeiter von der → Organisation Anreize, die nicht nur monetärer Natur sein müssen, und für die sie gewisse Beiträge (z. B. Arbeitsleistung) erbringen.

Die Aktivierung des Leistungspotenzials der Mitarbeiter erfordert somit ein System von Anreizen, die ihnen angeboten werden müssen, um sie zu motivieren und zu belohnen. Dabei kann man **materielle** und **immaterielle Motivationsanreize** unterscheiden.

Zu den **materiellen** Anreizen zählen Sachleistungen und monetäre Zahlungen, wie beispielsweise → Lohn, → Gehalt und Zulagen. Als **immaterielle** Motivationsanreize lassen sich soziale Anreize und Ausbildungs- bzw. Aufstiegsanreize zusammenfassen. Zu den sozialen Anreizen zählen beispielsweise der ausgeübte Führungsstil, Mitwirkungsmöglichkeiten oder die Arbeitsumfeldgestaltung. Die Gruppe der Ausbildungs- bzw. Aufstiegsanreize umfasst Beförderungsmöglichkeiten, die Gewährung von Fortbildungsmaßnahmen usw.

Multimomentverfahren

Beim Multimomentverfahren handelt es sich um ein Stichprobenverfahren, bei dem aus einer Vielzahl von Augenblickbeobachtungen statistisch gesicherte Mengen- oder Zeitangaben abgeleitet werden können.

Zur **Vorbereitung** sind die zu beobachtenden Arbeitsplätze, Arbeitsabläufe, → Sachmittel und Zeitpunkte festzulegen. Für zu beobachtende Tätigkeiten eignet sich in diesem Zusammenhang oft die Erstellung eines Formulars als Strichliste. Bei der **Durchführung** wird die jeweilige Beobachtung zum festgelegten Zeitpunkt in die Strichliste eingetragen. Im Rahmen der **Auswertung** werden Häufigkeiten im Hinblick auf Zeitbedarf, Arbeitsauslastung oder Arbeitsstruktur ermittelt. Die wichtigsten Vorteile des Multimomentverfahrens liegen in den guten Ergebnissen im Rahmen der Wahrscheinlichkeitsrechnung, dem geringen Aufwand, der für die Anwendung des Verfahrens nötig ist und den geringen Störungen im betrieblichen Ablauf der Klinik oder Arztpraxis. Ein wesentlicher Nachteil liegt in möglichen Akzeptanzproblemen der Mitarbeiter, ihre Tätigkeiten „messen" zu lassen.

Multiplexer

Der Multiplexer stellt eine Einrichtung zum Durchschleusen mehrerer unterschiedlicher Datenströme über eine gemeinsame Übertragungsleitung dar.

Er ist in der Regel für den Aufbau eines → Netzwerks in der Klinik oder Arztpraxis erforderlich. Multiplexer werden für den Anschluss vieler Übertragungsleitungen an eine kleinere Anzahl von Kommunikationsports oder für die Verbindung einer großen Zahl von Kommunikationsports an eine kleinere Zahl von Übertragungsleitungen eingesetzt.

N

Nacherfüllung

Die Nachbesserung ist beim → Werkvertrag oder Kauf die Beseitigung der Mängel einer Sache durch den Lieferanten.

Der Käufer oder Auftraggeber setzt hierzu in der Regel eine bestimmte Frist, innerhalb derer die Nacherfüllung zu erfolgen hat. Anstelle einer Nachbesserung kann auch eine Ersatzlieferung erfolgen.

Namenspapier

Das Namenspapier (auch: Rektapapier) ist ein → Wertpapier, bei dem der Schuldner die Leistung nur an eine bestimmte, namentlich in der Urkunde als berechtigt genannte Person verspricht.

Namenspapiere sind deshalb nicht zum Umlauf bestimmt. Die Übertragung erfolgt durch Abtretung des verbrieften Rechts. Das Eigentum an der Urkunde geht mit der Rechtsübertragung auf den Erwerber über. Ein Erwerb trotz Abhandenkommen wie bei einem → Inhaberpapier ist nicht möglich.

Netzwerk

Ein Netzwerk ist zunächst eine Gruppe von Computern und angeschlossenen Geräten, die durch Kommunikationseinrichtungen miteinander verbunden sind.

Die Netzwerk-Verbindungen können permanent (z. B. über Kabel) oder zeitweilig (über Telefon oder andere Kommunikationsverbindungen) eingerichtet werden. Netzwerke können grundsätzlich in verschiedenen Größenordnungen und Ausdehnungen angelegt sein (Tab. 77).

An einem vereinfachten Grundmodell lässt sich die Arbeitsweise eines Netzwerks nach *Pleil* (1991) verdeutlichen. Die unterste Ebene und damit die Basis eines Netzwerks stellen die physikalischen Übertragungseinrichtungen in der Regel in Form von Verkabelungen und Datenleitungen dar. Die Kommunikation zwischen verschiedenen Computern in einem Netzwerk wird über sie geführt. Wie alle folgenden Ebenen, überdeckt die Adapterebene die jeweils vorhergehende Ebene logisch und stellt üblicherweise eine Netzwerkadapter-Karte dar, die sich in jedem am Netz angeschlossenen Computer befindet.

Tab. 77 Netzwerktypen

Netzwerktyp	Bezeichnung	Ausdehnung
LAN	Local Area Network	lokal, z. B. innerhalb einer Organisationseinheit
MAN	Metropolitan/Main Area Network	regional, z. B. mehrere Organisationseinheiten an einem Standort
WAN	Wide Area Network	überregional, z. B. in einem Bundesland oder national bzw. international

Die **Topologie** (Abb. 73) und zugleich die Zugriffsverfahren werden im Netzwerk über diese Karte gesteuert, wobei die Topologie die logische Struktur des Netzwerks darstellt. Die installierte Treiber-Software befindet sich auf der nächsten logischen Ebene. Sie sorgt für die Funktionsfähigkeit und Anpassung der Treiberschnittstelle an den Netzwerkadapter. Damit die darüber liegenden Ebenen unabhängig davon arbeiten können, ist es Aufgabe der eigentlichen → Schnittstelle, im Hinblick auf unterschiedliche Netzwerksysteme und → Adapter für eine Vereinheitlichung zu sorgen. Die Ebene des Transportprotokolls hat zur Aufgabe, → Daten und Informationen zwischen im Netz befindlichen Computern zu transportieren. Damit zwei oder mehr Computer miteinander kommunizieren können und auf den Computern mit entsprechenden anwendungsorientierten Applikationen gearbeitet werden kann, sind schließlich Kommunikationsprotokolle und Anwendungsschnittstellen erforderlich.

Bei einem **Stern-Netzwerk** handelt es sich um eine Netzwerk-Topologie, bei der jedes Gerät (Knoten) mit einem zentralen Praxis-Computer in einer sternförmigen Konfiguration verbunden ist. Sie stellt häufig ein Netzwerk mit einem von Terminals umgebenen Zentral-Computer dar.

Ein Netzwerk, bei dem die Geräte miteinander in einer geschlossenen Schleife bzw. einem Ring verbunden sind, wird als **Ring-Netzwerk** bezeichnet, wobei die Nachrichten in einem Ring-Netzwerk die aufeinander folgenden Knoten in einer Richtung durchlaufen. Bei einer empfangenen Nachricht wird die darin enthaltene Zieladresse von jedem Knoten untersucht und als Nachricht entgegengenommen, wenn diese Adresse mit der eigenen übereinstimmt. Das Signal wird ansonsten regeneriert, und die Nachricht wird zum nächsten Knoten im Ring weitergeleitet. Eine derartige Signalaufbereitung führt dazu, dass ein Ring-Netzwerk größere Entfernungen überbrücken kann als ein Stern- oder Bus-Netzwerk. Auch lässt es sich so auslegen, dass fehlerhaft arbeitende oder ausgefallene Knoten umgangen werden. Das Hinzufügen neuer Knoten kann sich aufgrund der geschlossenen Schleife allerdings als schwierig gestalten.

Sind alle Knoten mit einer Hauptkommunikationsleitung (→ Bus) verbunden, liegt ein **Bus-Netzwerk** vor. In dieser Netzwerk-Topologie überwacht jeder Knoten die Aktivitäten in der Leitung. Nachrichten werden nur von denjenigen Knoten entgegengenommen, an die sie gerichtet sind, aber von allen Knoten erkannt. Die Funktionsfähigkeit des verbleibenden Netzwerks wird nicht beeinträchtigt,

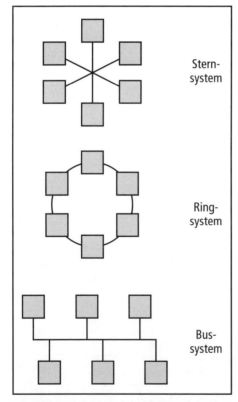

Abb. 73 Topologien eines Netzwerks in Anlehnung an *Pleil* (1991)

falls ein Knoten ausfällt und nicht mehr mit dem Netzwerk kommunizieren kann. In Bus-Netzwerken werden gewöhnlich Verfahren wie Kollisionserkennung oder Token Passing (Verfahren der Zugriffssteuerung auf einem lokalen Netzwerk durch die Verwendung eines speziellen Signals, das bestimmt, welche Station senden darf) eingesetzt, um den Datenverkehr zu regeln und um Kollisionen zu vermeiden, wenn zwei oder mehr Knoten versuchen, die Leitung gleichzeitig zu benutzen.

Newsgroup

Die Newsgroup stellt eine Möglichkeit des Informationsaustauschs über das → Internet dar.

Jede Newsgroup hat einen Namen, der aus mehreren Wörtern besteht, die durch Punkte getrennt sind und das Thema der Newsgroup durch Eingrenzen der Kategorien ermitteln. Der Name entspricht in der Regel gleichzeitig der URL-Adresse, über deren Eingabe man direkt in die gewünschte Newsgroup gelangt.

Nichtigkeit

Die Nichtigkeit stellt die von Anfang an bestehende rechtliche Unwirksamkeit von Verträgen oder Rechtsgeschäften aufgrund schwerwiegender formaler oder inhaltlicher Fehler dar.

Eine Nichtigkeit liegt vor, wenn beispielsweise gegen die guten Sitten oder ein Gesetz verstoßen wird, aber auch bei Geschäftsunfähigkeit des Handelnden. Ist nur ein **Teil** der Rechtsgeschäfte nichtig, so führt dies zur Nichtigkeit des Ganzen, wenn das Geschäft ohne den nichtigen Teil nicht vorgenommen worden wäre. Verwaltungsakte und Urteile sind nur bei schweren, offensichtlichen Fehlern nichtig. Bei sonstigen Fehlern besteht die Möglichkeit der → **Anfechtung**.

Niederstwertprinzip

Das Niederstwertprinzip besagt, dass für die Bewertung von Vermögensgegenständen in der → Bilanz von den fortgeführten Anschaffungs- und Herstellungskosten abzuweichen ist, falls der Börsen- oder Marktpreis niedriger ist.

Diese **strenge** Form des Niederstwertprinzips gilt für das → **Umlaufvermögen**. Für das → **Anlagevermögen** gilt das **gemilderte** Niederstwertprinzip, das eine außerordentliche → Abschreibung auf den niedrigeren Wert am Bilanzstichtag nur dann erforderlich macht, wenn die Wertminderung von Dauer ist.

Norm

Eine Norm dient der Vereinheitlichung von Kennzeichen, Formen, Größen, Benennungen, Abmessungen, Beschaffenheiten von Erzeugnissen, Leistungen und Abläufen mit dem Ziel der optimalen Lösung gleichartiger Aufgabenstellungen.

Normen stellen verpflichtende Empfehlungen dar. Mit ihrer Verwendung in Medizin, Technik, Wirtschaft, Wissenschaft und Verwaltung soll unter anderem Folgendes erreicht werden:
- Erhöhung des Sicherheitsstandards
- Berücksichtigung des technischen Fortschritts
- Verringerung der Sortenzahlen
- einfachere Lagerhaltung
- Verbilligung der Erzeugung
- leichtere Ersatzbeschaffung und Austauschbarkeit

Wichtige **Einrichtungen**, die Normen erlassen und veröffentlichen, sind:
- DIN Deutsches Institut für Normung e. V.
- International Organization for Standardization (ISO): Zusammenschluss aller Länder, die Normen erarbeiten
- Europäisches Komitee für Normung (CEN): Europäische Normeninstitution

Nutzwertanalyse (NWA)

Bei der Nutzwertanalyse handelt es sich um ein Instrument zur quantitativen Bewertung von Entscheidungsalternativen.

Zunächst werden bei der Nutzwertanalyse die → Ziele (bzw. Auswahlkriterien), die im Rahmen der Entscheidung berücksichtigt werden sollen, festgelegt. Danach sind Kategorien für den Erfüllungsgrad der Ziele zu formulieren und die einzelnen Ziele zu gewichten (Summe = 100%). Anschließend sind die einzelnen Alternativen zu bewerten, und eine Zielwertmatrix ist zu erstellen. Die Zielwerte je Alternative werden abschließend zur Auswertung addiert (Tab. 78). Das eindeutige Ergebnis, aus dem die Entscheidung direkt abgeleitet werden kann, ist als wesentlicher Vorteil der NWA anzusehen. Ihr hauptsächlicher Nachteil liegt in dem damit verbundenen Rechenaufwand.

Tab. 78 Nutzwertanalyse

Kriterium	Gewicht	Produkt I	Produkt II
Preis	35	42 Euro / Stück	74 Euro / Stück
Qualität	15	öfter Qualitätsmängel	hervorragende Qualität
Haltbarkeit	5	geöffnet 4–6 Wochen	geöffnet 4–6 Wochen
Verträglichkeit	25	Gegenreaktionen möglich	keine Gegenreaktionen
Verarbeitung	5	gut	sehr gut
Lieferzeit	15	75 Tage	14 Tage
Summe	100		

Kriterium	0 Punkte	2 Punkte	5 Punkte	8 Punkte	10 Punkte	Gewicht	Zielerfüllung A	Nutzwert A	Zielerfüllung B	Nutzwert B
Qualität	schlecht		ausreichend		hervorragend	15	2	30	10	150
Preis	> 100	≤ 100	≤ 80	≤ 60	≤ 40	35	10	350	5	175
Haltbarkeit	wenige Tage		einige Wochen		unbegrenzt	5	5	25	5	25
Verarbeitung	äußerst schwierig		zufriedenstellend		sehr leicht	5	8	40	10	50
Verträglichkeit	heftige Gegenreaktionen		Gegenreaktionen möglich		keine Gegenanzeigen	25	5	50	10	250
Lieferzeit	mehrere Wochen		mehrere Tage		24 Std.	15	5	75	2	30
Nutzwert								570		680

O

Obligation

→ Schuldverschreibung

Öffentliche Förderhilfen

→ Fördermittel

Offene Handelsgesellschaft (OHG)

Die offene Handelsgesellschaft ist eine → Personengesellschaft mit mindestens zwei Gesellschaftern, deren Zweck auf den Betrieb eines Handelsgewerbes unter einer gemeinsamen Firma gerichtet ist und bei der jeder unbeschränkt und persönlich haftet.

Die Gründung der OHG erfolgt durch den Abschluss eines grundsätzlich formfreien Gesellschaftsvertrags. Im Außenverhältnis entsteht die OHG spätestens mit Eintragung in das Handelsregister, bei Aufnahme des Geschäftsbetriebs durch die Gesellschafter sogar schon mit Beginn der Tätigkeit. Die OHG ist zwar eine Gesamthandsgemeinschaft mit einem entsprechend gebundenen Gesellschaftsvermögen, ist aber einer juristischen Person angenähert. So kann sie unter ihrer Firma

- → Verbindlichkeiten eingehen,
- vor Gericht klagen,
- selbst verklagt werden,
- Rechte erwerben sowie
- Eigentum bzw. andere dingliche Rechte an Grundstücken begründen.

Die **Gesellschafter** sind in der Gestaltung ihrer Rechtsverhältnisse untereinander und zur Gesellschaft in der Regel frei. Ihre **Haftung** ist:

- unbeschränkt: mit ihrem gesamten → Vermögen
- unmittelbar: auch ohne vorherige Inanspruchnahme der Gesellschaft als Hauptschuldnerin
- gesamtschuldnerisch

Wegen der unbeschränkten Haftung ihrer Gesellschafter sieht das Gesetz für die OHG kein aufzubringendes und zu erhaltendes **Mindestkapital** vor. Der Gesellschaftsvertrag kann jedoch abweichende Regelungen enthalten.

Die **Haftungsfolgen** treffen auch einen neu eintretenden Gesellschafter bezüglich der vor seinem Eintritt bestehenden und danach begründeten Verbindlichkeiten. Dagegen ist die Haftung eines ausgeschiedenen Mitglieds auf die im Augenblick des Ausscheidens begründeten Verbindlichkeiten begrenzt, die vor Ablauf von fünf Jahren nach dem Zeitpunkt des Ausscheidens fällig geworden sind. Diese Ausschlussfrist läuft mit der Eintragung des Ausscheidens in das Handelsregister.

Die **Geschäftsführung** der OHG obliegt jedem Gesellschafter vorbehaltlich abweichender Regelung im Gesellschaftsvertrag alleine. Die Geschäftsführungsbefugnis erstreckt sich auf alle Handlungen, die der Betrieb des Handelsgewerbes gewöhnlich mit sich bringt.

Für darüber hinausgehende Geschäfte ist dagegen ein Beschluss aller Gesellschafter erforderlich. Die Vertretungsmacht der Gesellschafter ist im Außenverhältnis unbeschränkbar und erstreckt sich auf alle gerichtlichen und außergerichtlichen Geschäfte einschließlich der Veräußerung und Belastung von Grundstücken und des Widerrufs einer Prokura.

Die **Gewinnverteilung** wird in der Praxis häufig im Gesellschaftsvertrag geregelt. Jedem Gesellschafter steht grundsätzlich ein Entnahmerecht aus der Gesellschaftskasse bis zu höchstens 4 Prozent seines für das letzte Geschäftsjahr festgestellten Kapitalanteils zu.

Die Gründe für eine **Auflösung** der OHG sind beispielsweise:
- Beschluss der Gesellschafter
- Eröffnung des Insolvenzverfahrens über das Gesellschaftsvermögen

Ausscheidende Gesellschafter erhalten grundsätzlich eine **Abfindung** in Geld, die dem Wert ihrer → Beteiligung zum Zeitpunkt der Beendigung der Mitgliedschaft entspricht. Eine Fortführung der OHG ist jedoch nicht möglich, wenn von zwei Gesellschaftern einer ausscheidet. Wird kein neuer Gesellschafter aufgenommen, wandelt sich die OHG in ein einzelkaufmännisches Unternehmen um. Durch die Auflösung wird das Verfahren der **Liquidation** eingeleitet. Sofern der Gesellschaftsvertrag keine abweichende Regelung trifft, vollzieht sich die Verteilung des noch bestehenden Vermögens nach dem Verhältnis der Kapitalanteile, wie sie sich aus der Schlussbilanz ergeben. Ansprüche gegen die Gesellschafter verjähren in der Regel spätestens nach Ablauf einer Frist von 5 Jahren ab Eintragung der Auflösung in das Handelsregister.

Für die → **Zwangsvollstreckung** ist ein gegen die OHG gerichteter Vollstreckungstitel erforderlich, der allerdings nicht zur Vollstreckung gegen die Gesellschafter ermächtigt. Hierzu bedarf es eines gegen den jeweiligen Gesellschafter erwirkten Titels.

Die Tatsache, dass die Gesellschafter auch mit ihrem Privatvermögen für die Verbindlichkeiten der Gesellschaft persönlich haften, bedeutet grundsätzlich eine hohe → **Kreditwürdigkeit** der OHG. Letztendlich erfolgt jedes gemeinschaftliche Betreiben eines Handelsgewerbes, das nicht von einer Kommanditgesellschaft (→ KG), einer → Kapitalgesellschaft oder sonstigen rechtsfähigen Körperschaften vorgenommen wird, in der Rechtsform einer OHG, selbst wenn dies den Beteiligten nicht bekannt oder nicht von ihnen gewollt ist. Die OHG ist ferner der Grundtyp für die Gesellschaftsform der KG, die sich insbesondere als Mischform der GmbH & Co. KG einer größeren Beliebtheit erfreut.

Ordentliche Kündigung

→ Kündigung

Orderpapier

Das Orderpapier ist ein → Wertpapier, bei dem der Berechtigte namentlich genannt wird.

Die Order erfolgt durch ein **Indossament** (Vermerk auf der Rückseite des Papiers), wobei der Schuldner die Leistung an die Person verspricht, die der Berechtigte ordermäßig im Indossament bestimmt. Durch den Besitz der auf ihn ausgestellten Urkunde wird der Berechtigte legitimiert, sodass bei der Übertragung wie beim → Inhaberpapier das Eigentum an der Urkunde im Vordergrund steht. Durch das Indossament als schriftlichen Begebungsvermerk wird eine **Übertragung** nach außen sichtbar gemacht. Da der Erwerber bei der Prüfung der formellen Legitimati-

on des Veräußerers auch auf die Lückenlosigkeit der Indossamentenkette zu achten hat, ist die Verkehrsfähigkeit eines Orderpapiers eingeschränkt. Andererseits begründen die sichtbar gemachten Übertragungsvorgänge eine höhere Verlässlichkeit des Papiers, sodass der Gutglaubensschutz noch umfassender ausgestaltet ist als bei Inhaberpapieren. Zu den Orderpapieren kraft Gesetzes zählen:
- → Scheck
- → Wechsel
- Namensaktie
- auf den Namen lautende Investment-Zertifikat

Alle anderen Orderpapiere erhalten ihren Rechtscharakter erst durch die positive Orderklausel in der Urkunde.

Organisation

Unter Organisation sind der Vorgang der Strukturierung des Aufbaus und der Arbeitsabläufe in einer Klinik oder Arztpraxis sowie das Resultat dieses Vorgangs, die fertige Organisationsstruktur, zu verstehen.

Zum Organisationsbegriff gibt es eine ganze Reihe von Definitionsvorschlägen, die sich im Laufe der Jahre entwickelt haben: *Nordsieck* (1972) beschrieb Organisation als ein „System von betriebsgestaltenden Regelungen". *Grochla* (1995) kennzeichnete sie als die „Strukturierung von Systemen zur Erfüllung von Daueraufgaben".
Nach *Meyers Lexikon* (2006) weist eine neuere Definition zwei unterschiedliche Sichtweisen des Organisationsbegriffs auf: Organisation wird dabei einerseits als „das Zusammenschließen bzw. der Zusammenschluss von Menschen zur Durchsetzung bestimmter → Ziele" verstanden, und andererseits wird in der Organisation eine „zielgerichtete Ordnung bzw. Regelung von → Aufgaben (Funktionen) und Tätigkeiten (Arbeitsvorgängen) in Sozialgebilden in der Weise gesehen, dass alle Elemente der Organisation (Aufgaben, Tätigkeiten) und alle daraus gebildeten Organisationseinheiten (→ Stellen, Abteilungen, Arbeitsprozesse) in das Gefüge des Sozialgebildes eingegliedert sind".

In Form von Gesetzen, Verordnungen und Bestimmungen ist der Rahmen für die Organisation einer medizinischen Einrichtung vorgegeben. Wie jedes System, in dem Menschen arbeiten, um Leistungen zu erstellen, benötigt die Klinik oder Arztpraxis neben diesen **externen** Ordnungsfaktoren eine **interne** Ordnung der einzelnen Arbeitsabläufe und Regeln, die die tägliche Arbeit bestimmen. Erweitert man diese eher traditionelle Sichtweise der Organisation mit dem Ziel einer verstärkt **management-orientierten** Definition, so gelangt man zu der Auffassung, dass die Organisationsstruktur alle Einrichtungen und Maßnahmen umfassen sollte, die einer erfolgreichen Klinik- und Praxisführung dienen. **Aufgabe der Organisation** ist somit die Ordnung aller Regelungen, Arbeitsabläufe und Maßnahmen, sodass mit ihr das Ziel in der medizinischen Einrichtung verfolgt werden kann, einen möglichst hohen Beitrag zu einer erfolgreichen Klinik- und Praxisführung zu leisten. Die einzelnen Aufgaben sind so zu regeln, dass eine möglichst erfolgreiche und effiziente Funktionsfähigkeit erreicht wird. Dazu muss die Gestaltung der Arbeitsabläufe, die Zusammenarbeit zwischen den Mitarbeitern sowie der Einsatz der organisatorischen Hilfsmittel geregelt werden.

Die speziellen **Aufgabengebiete** sind dabei:
- → Aufbauorganisation
- → Ablauforganisation
- Einsatz der Organisationsinstrumente
- → Organisationsentwicklung
- Selbstorganisation

Organisationsentwicklung

Nach *Lauterburg* (1980) ist die Organisationsentwicklung ein sozialwissenschaftlich fundierter Ansatz, der mit Methoden der Kommunikation, der Arbeitsorganisation und des Trainings versucht, gemeinsam mit den betroffenen Mitarbeitern Ursachen vorhandener Schwierigkeiten in der Arztpraxis zu erforschen und neue (bessere) Formen der Zusammenarbeit zu entwickeln.

Die Organisationsaufgabe ist nicht einmalig, denn Klinikeinheiten, Praxisbereiche und Arbeitsabläufe lassen sich aufgrund neuer Entwicklungen und Erfahrungen ständig besser gestalten. Die Organisationsentwicklung unterscheidet sich von den üblichen Formen der Organisationsplanung oder der Management-Entwicklung (Tab. 79).

Der Ablauf eines **Organisationsentwicklungsprozesses** (Tab. 80) beginnt in der Regel mit einem von den Mitarbeitern empfundenen Problem, welches zu einem Veränderungsbedürfnis führt (Vorphase). In der Diagnosephase geht es um die Sammlung und Aufbereitung von problemrelevanten → Daten, um das empfundene Problem für alle Mitarbeiter möglichst zu objektivieren. In der Entwicklungsphase sind strukturelle und personelle Veränderungen in der Praxis zu planen und durchzuführen. Den Abschluss des Prozesses bildet die Stabilisierungsphase,

Tab. 79 Organisationsentwicklung nach *Lauterburg* (1980)

	Organisationsentwicklung	Organisationsplanung	Management-Entwicklung
Warum	Leistungsfähigkeit der Organisation (Produktivität), Qualität des Arbeitslebens (Humanität), Motivation bzw. Kooperation, Selbständigkeit bzw. Beteiligung	Steigerung der Effizenz der medizinischen Einrichtung (ohne Berücksichtigung der Bedürfnisse, Einstellungen und Verhaltensweisen der Mitarbeiter)	Aufbau von Wissen und Fertigkeiten bei ausgewählten Mitarbeitern (ohne Berücksichtigung der gegebenen organisatorischen Strukturen und Abläufe)
Wer	organisatorische „Familien", natürliche organisatorische Einheiten, Gruppen	Beratungsfirma, Klinik- oder Praxisleitung	bunt zusammengewürfelte Schar von Mitarbeitern, die wenig oder gar nichts miteinander zu tun haben
Wie	offene Information und aktive Beteiligung der Betroffenen, direkte Mitwirkung	Eingriffe von der Klinik- oder Praxisleitung aufgrund einsamer Entscheidungen (hierarchische Macht)	vorgegebener Lehrplan, Fallstudien, Sandkastenspiele
Was	konkrete Probleme der täglichen Zusammenarbeit und der gemeinsamen Zukunft, Sachprobleme bzw. Kommunikationsprobleme	organisatorische Strukturen und Abläufe	theoretischer Wissensstoff
Wann	fortlaufend, regelmäßig, in einem kontinuierlichen Prozess	plötzliche, unvorhersehbare, undurchschaubare Einzelmaßnahmen und Hauruck-Aktionen	kurz befristete Lernprozesse mit minimalen Transferchancen
Wo	Arbeitsplatz, Betrieb, On-the-job, Bestandteil der täglichen Arbeit	am Schreibtisch	„keimfreie" Atmosphäre eines Bildungsinstituts, Schulungsraum

Organisationsentwicklung

Tab. 80 Organisationsentwicklungsprozess nach *Becker* und *Langosch* (2002)

Phasen	Erläuterung
Vorbereitung	• Einbeziehung der Betroffenen • Entstehung des Veränderungsbedürfnisses (z. B. Auftauchen eines Problems) • Bestimmung der zu ändernden Klinik- oder Praxisbereiche
Diagnose	• Sammeln und Aufbereiten von Daten (Struktur, Klima, Arbeitsabläufe) • Feedback bezüglich der aufbereiteten Daten (gemeinsame Diskussion und Analyse, Ansätze für Veränderungen, Team-Entwicklung)
Entwicklung	• Durchführung der Veränderungsaktion (Realisierung personeller und struktureller Maßnahmen) • Planung der erforderlichen Änderungen (gemeinsam: personelle und strukturelle Maßnahmen, Konkretisierung)
Stabilisierung	• Erfolgskontrolle (Bewertung und Beurteilung) • Stabilisierung (Absicherung durch Weiterbildungsmaßnahmen, Erfahrungsaustausch, Belohnungssystem)

in der die eingeleiteten Maßnahmen fortlaufend überprüft und, wenn nötig, durch ergänzende Aktivitäten in ihrer Wirkung abgesichert werden.

Um einen Organisationsentwicklungsprozess in Gang zu setzen, ist es oft entscheidend, an welcher Stelle in der Klinik oder Arztpraxis mit seiner Einleitung begonnen wird (Abb. 74).

Die Klinik- oder Praxisleitung ist bei der Top-down-Strategie der Auslöser für den Organisationsentwicklungsprozess. Diese Strategie

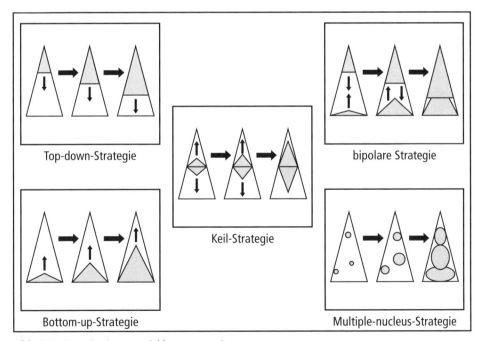

Abb. 74 Organisationsentwicklungsstrategien

Tab. 81 Organisationsentwicklungsmaßnahmen nach *Bösel* (1991)

Bezugsebenen für Änderungen	Typische Maßnahmen	Angestrebte Ergebnisse
Organisatorische und technologische Strukturen und Aufgabenstruktur der Klinik oder Arztpraxis	• Änderung von technostrukturellen Bedingungen, die Einfluss auf das Arbeitsverhalten der Mitarbeiter haben	• Verbesserung der Arbeitsbedingungen • reibungsloser und effizienter Arbeitsablauf • klare Kompetenz- und Aufgabenabgrenzung
Soziale Beziehungen der Mitarbeiter	• Veranstaltungen zur Team-Entwicklung • Beratung • Coaching	• Verbesserung der Zusammenarbeit und Effizienz • Konflikt- und Problemlösung • Aufgabenklärung und -abgrenzung
Einzelne Mitarbeiter	• Aus-, Fort- und Weiterbildung • Führungs- und Verhaltenstraining • Gruppendynamik • Sensitivity-Training	• Erweiterung des fachlichen und technischen Wissens • Steigerung der sozialen und kommunikativen Kompetenz sowie der Führungsqualifikation • Erhöhung der physischen Belastbarkeit, Stress-Stabilität

lässt aufgrund der Konzentration der Macht eine gute Prozess-Steuerung zu. Die Probleme werden dort angegangen, wo die Verantwortung für die gesamte medizinische Einrichtung liegt und die notwendigen Kompetenzen vorhanden sind. Damit alle Mitarbeiter als Betroffene zu Beteiligten gemacht werden können, müssen die Veränderungen allerdings auch bei der Leitung ansetzen und dort vorgelebt werden.

Bei der Bottom-up-Strategie wird von einem Beginn des Veränderungsprozesses auf der unteren Basis der Mitarbeiter ausgegangen. Sie berücksichtigt somit auf jeden Fall die Probleme und Bedürfnisse der Mitarbeiter auf der Ausführungsebene und führt zu einer optimalen Identifikation mit dem Organisationsentwicklungsprozess. Ihre Schwierigkeit besteht in der Regel darin, die Klinik- oder Praxisleitung von dem Veränderungsbedarf zu überzeugen.

Die bipolare Strategie hat als Ursprung des Organisationsentwicklungsprozesses gleichzeitig die Klinik- oder Praxisleitungsebene und die Ebene der Mitarbeiter, was eine ideale Unterstützung der organisatorischen Veränderungen erwarten lässt.

Im Sinne einer Keil-Strategie kann bei größeren medizinischen Einrichtungen mit einer mittleren Führungsebene der Organisationsentwicklungsprozess auch von diesen Mitarbeitern ausgehen.

Der wesentliche Vorteil der Multiple-nucleus-Strategie liegt in der Chance, dass die Mitarbeiter, die an Veränderungen interessiert sind, sich unverzüglich am Organisationsentwicklungsprozess beteiligen und die anderen „mitreißen" können.

Zur **Umsetzung** von Veränderungen lassen sich Organisationsentwicklungsmaßnahmen auf verschiedenen Ebenen durchführen (Tab. 81).

Organisationsformen

→ Aufbauorganisation

Organisationsplan

→ Aufbauorganisation

Organisationstechniken

Organisationstechniken bestehen im Wesentlichen aus Bewertungs- und → Erhebungstechniken, die die Durchführung organisatorischer Veränderungen unterstützen.

Organisationstechniken lassen sich in Bewertungs- und Erhebungstechniken unterteilen (Abb. 75). Die → **Bewertungstechniken** sind Methoden zur Beurteilung von Sachverhalten der → Organisation mit dem Ziel, möglichst quantitativ begründbare Entscheidungen zu erreichen. Beim → **Multimomentverfahren** handelt es sich um ein Stichprobenverfahren, bei dem aus einer Vielzahl von Augenblickbeobachtungen statistisch gesicherte Mengen- oder Zeitangaben abgeleitet werden können. Die → **Interview-Technik** ist die am häufigsten eingesetzte Ist-Aufnahme-Methode. Sie lässt sich einsetzen, um Arbeitsabläufe, Datenflüsse oder komplexe Sachverhalte zu erheben. Die → **OSSAD**-(Office-Support-Systems-Analysis-and-Design-)**Methode** ist ursprünglich eine Analyse- und Design-Methode für Informationssysteme im Büro. Zentrales Anliegen ist die Optimierung von organisatorischen Systemen und Abläufen, damit neue Technologien bestmöglich eingesetzt werden können. Die **Selbstaufschreibung** ist die Erstellung von Berichten durch die Mitarbeiter über ihre ausgeführten Arbeiten.

Die **Erhebungstechniken** sind Methoden zur Ermittlung des aktuellen Zustands (Ist-Zustand) der Praxisorganisation. Bei der → **Nutzwertanalyse** (NWA, auch: Scoring-Verfahren) handelt es sich um ein Instrument zur quantitativen Bewertung von Entschei-

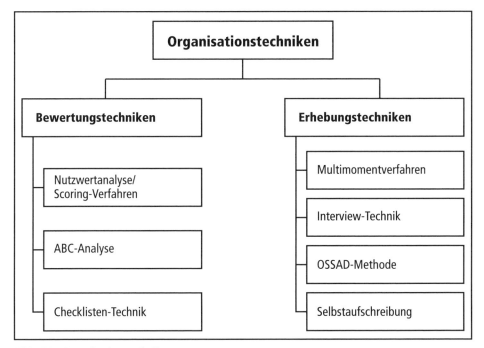

Abb. 75 Organisationstechniken

dungsalternativen. Die → **ABC-Analyse** stellt eine Bewertung der Bedeutung von Objekten dar, um knappe finanzielle und personelle Ressourcen auf Objekte zu konzentrieren, die den höchsten Erfolgsbeitrag erwarten lassen. Bei der → **Checklisten-Technik** handelt es sich um eine Methode zum Auffinden und Bewerten von Schwachstellen durch die Zusammenstellung logisch abgeleiteter und aus der Erfahrung gewonnener Fragen.

OSSAD-Methode

Die OSSAD-(Office-Support-Systems-Analysis-and-Design-)Methode ist ursprünglich eine Analyse- und Design-Methode für Informationssysteme im Büro, deren zentrales Anliegen die Optimierung von organisatorischen Systemen und Abläufen ist, damit neue Technologien bestmöglich eingesetzt werden können.

Sie eignet sich gut für die Erhebung und Dokumentation von Abläufen in der Klinik oder Arztpraxis. Bei der Erhebung von Abläufen auf der Basis von OSSAD ist folgende Vorgehensweise angebracht:
- Es sollten mehrere Personen teilnehmen.
- Jeder soll für sich den gefragten Ablauf beschreiben.
- Jeweils ein Vorgang wird dabei auf ein Kärtchen notiert.
- Ausschließliches Beschreibungsprinzip sollte sein: Substantiv + Verb, z. B. „Vorgang notieren".
- Die Ablauferhebung sollte zeitlich begrenzt sein.
- Der Moderator liest jedes einzelne Kärtchen vor.
- Die Reihenfolge der einzelnen Vorgänge (Kärtchen) wird im Team diskutiert.
- Die Teilnehmer bilden den Ablauf gemeinsam anhand der Kärtchen auf einer Pinnwand ab.

Outsourcing

Unter Outsourcing ist die Auslagerung von bisher in der Klinik oder Arztpraxis selbst erbrachten Leistungen an externe Auftragnehmer zu verstehen, überwiegend mit dem Ziel, → Kosten zu reduzieren.

Das Outsourcing von Leistungen bezweckt primär eine Konzentration auf die unmittelbar wettbewerbswirksamen Kernkompetenzen der medizinischen Einrichtung. Durch die Inanspruchnahme qualifizierter, spezialisierter Lieferanten für Komponenten und Dienstleistungen können Kernkompetenzen anderer Unternehmen genutzt, Dienstleistungsgemeinkosten reduziert und Kostenvorteile realisiert werden, womit die Marktposition verbessert werden kann. So werden beim Outsourcing in erster Linie Funktionen ohne unternehmensstrategische Bedeutung wie beispielsweise die Mitarbeiterverpflegung, die Büromittelbeschaffung, die Datenverarbeitung oder die Lohn- und Gehaltsabrechnung auf externe Dienstleister übertragen. Der Auftragnehmer wird über die reine Auftragsvergabe hinaus auch mit einer Teilverantwortung für den reibungslosen Gesamtprozess betraut und damit Teil der Gesamtorganisation, in die er sein spezifisches Knowhow einbringen muss.

Outsourcing kann auch die **Herauslösung** ganzer Abteilungen aus einer Einrichtung bezeichnen. Diese Einheiten sollen dann als eigenständige Firmen ihre Leistungen am Markt anbieten. In diesem Fall ist beispielsweise eine Klinik nicht allein auf ihre ausgegründeten Ableger angewiesen, sondern kann nach den Gesetzen der Marktwirtschaft den für sie günstigsten Anbieter der gewünschten Leistung auswählen.

Bei den **Formen** des Outsourcings lässt sich zwischen der Ausgliederung und der Auslagerung unterscheiden. Bei der **Ausgliederung** bestehen Kapitalverflechtungen beispielsweise als

- → Profitcenter,
- Tochtergesellschaft,
- → Beteiligung oder
- → Joint Venture.

Die **Auslagerung** findet in den meisten Fällen in Form des Subcontractings (Vergabe von Arbeit an einen Subunternehmer) statt, wobei der Auftraggeber die Fähigkeit beibehält, die ausgelagerten Funktionen selbst zu erfüllen. Die Auslagerung wird dabei in der Regel nur aus folgenden Gründen vorgenommen:
- kurzfristige Kapazitätserweiterung
- Kostensenkung
- Personalabbau

Die **Vorteile** des Outsourcings sind in der Regel:
- Verringerung des unternehmerischen Risikos durch die geringere Kapitalbindung
- reduzierte Personalkosten, da nur die eingekaufte Leistung bezahlt werden muss und gesetzlich oder tariflich bedingte Zahlungen entfallen
- schlankere Personalabteilungen
- flexible Reaktion auf die aktuelle Auslastungssituation, indem die Dienste der früheren Abteilung nur bei Bedarf eingekauft werden
- Kosteneinsparungen durch Größen- und Spezialisierungsvorteile
- Verbesserung der Kostenstruktur durch Umwandlung von fixen Kosten in → variable Kosten bzw. in Preise, die im Wettbewerb des Marktes stehen
- Ausnutzung unterschiedlicher Tarifstrukturen
- Erhöhung der Flexibilität durch schnellere Reaktionen auf Änderungen im Marktgeschehen, ohne eine eigene Infrastruktur aufbauen oder eine vorhandene umbauen zu müssen
- Auswahl des günstigsten Anbieters

Zu den wichtigsten **Nachteilen** des Outsourcings zählen:
- Verlust von Know-how
- Verlust von Flexibilität für den Fall, dass aufgrund veränderter Umstände eine Reintegration der abgebauten Ressourcen notwendig werden sollte
- Priorität des Auftragnehmers liegt möglicherweise bei anderen Kunden, sodass kein oder nicht genügend Personal und Kapazität für eine bestimmte Aufgabe zur Verfügung stehen
- Wettbewerbsverlust, wenn eine Kooperation über längere Zeit besteht und der Zulieferer konzeptionell in die Wertschöpfungskette eingebunden ist

Die **Entwicklung** des Outsourcings geht hin zu → Netzwerken, die aus dezentralisierten Einheiten, meist unter der Regie eines Führungsunternehmens, bestehen. Sie setzen sich häufig aus der organisierten Kooperation einzelner Unternehmen oder Unternehmensteile in Form **virtueller Organisationen** zusammen. Sie bestehen für die Dauer eines bestimmten Projekts oder einer bestimmten Aufgabe in Form unterschiedlicher, rechtlich und wirtschaftlich selbstständiger Kooperationsformen.

P

Pachtvertrag

Bei einem Pachtvertrag verpflichtet sich der Verpächter, dem Pächter den Gebrauch einer Sache und den Genuss der Früchte (Nutzungen) gegen Zahlung der vereinbarten Pacht zu überlassen.

Gegenstände der Verpachtung können sein:
- Sachen
- Rechte
- Unternehmen

Der Pachtvertrag ist ein Dauerschuldverhältnis und unterscheidet sich von der **Miete** im Wesentlichen dadurch, dass dem Pächter auch der Fruchtgenuss gewährt wird. Insofern finden auf die Pacht die Bestimmungen über Miete weithin entsprechend Anwendung. Der Pächter hat für die Erhaltung des mitverpachteten Inventars Sorge zu tragen und bei der Pacht landwirtschaftlicher Grundstücke auch die gewöhnlichen Ausbesserungen vorzunehmen. **Sonderregelungen** bestehen neben der Landpacht und dem Pachtinventar für
- Pachtzahlung: Sie ist in der Regel nach Ablauf des Pachtjahres fällig.
- Kündigungsfrist: Sie gilt nur für den Schluss des Pachtjahres mit halbjähriger Kündigungsfrist.
- Kündigungsmodalitäten: Der Tod des Pächters ist kein besonderer Kündigungsgrund.
- Unternehmenspacht: Das Aktiengesetz enthält besondere Vorschriften für verbundene Unternehmen.

Pareto-Prinzip

Das Pareto-Prinzip ist in der Form der bekannten 80:20-Regel ein Mittel zur Prioritätensetzung.

Es ist nach dem Volkswirtschaftler *V. Pareto* (19. Jh.) benannt, der durch den Einsatz mathematischer Methoden versuchte, eine exakte Wirtschafts- und Sozialtheorie zu entwickeln.

Das nach ihm benannte Prinzip beinhaltet die **Konzentration** auf wenige, wichtige Sachverhalte oder Aktivitäten, anstatt die Zeit mit vielen, nebensächlichen Problemen zu verbringen. Dabei geht das Pareto-Prinzip von der allgemeinen Erkenntnis aus, dass häufig bereits 20% der richtig eingesetzten Zeit und Energie 80% des Ergebnisses erbringen. Um hingegen ein perfektes Ergebnis (100%) zu erlangen, wären weitere 80% an Zeit und Energie notwendig, was für die Ergebnissteigerung um die restlichen 20% einen verhältnismäßig hohen Aufwand bedeuten würde.

Das Pareto-Prinzip ist nicht zu verwechseln mit dem Begriff des Pareto-Optimum aus der Wohlfahrtsökonomik, das für einen Zustand steht, bei dem Produktion und Einkommensverteilung nicht verändert werden können, ohne dass bei der Umverteilung ein Wirtschaftssubjekt seinen Nutzen auf → Kosten eines anderen erhöht.

Partnerschaftsgesellschaft

Die Partnerschaftsgesellschaft ist eine → Personengesellschaft, zu der sich Angehörige bestimmter freier Berufe zur Ausübung derselben zusammenschließen können.

Ausübung eines freien Berufes im Sinne des Partnerschaftsgesellschaftsgesetzes sind die heilberuflichen Tätigkeiten der:
- Ärzte
- Zahnärzte
- Tierärzte
- Hebammen
- Heilpraktiker
- Krankengymnasten
- Heilmasseure
- Diplom-Psychologen

Gesellschafter der Partnerschaftsgesellschaft müssen mindestens zwei natürliche Personen sein. Sie setzt den Abschluss eines schriftlichen **Vertrags** mit folgendem **Mindestinhalt** voraus:
- Name und Sitz der Partnerschaft
- Gegenstand der Partnerschaft
- Namen, Vornamen, Wohnorte und ausgeübte Berufe der Partner

Die Partnerschaftsgesellschaft wird durch gerichtliche Eintragung in das Partnerschaftsregister wirksam. Die Regelung der Partner untereinander ist den Gesellschaftern weitgehend freigestellt. Das Partnerschaftsvermögen ist → **Gesamthandsvermögen**. Die Partnerschaftsgesellschaft kann unter ihrem Namen:
- Rechte erwerben
- → Verbindlichkeiten eingehen
- klagen
- verklagt werden

Sie wird grundsätzlich durch jeden Partner allein vertreten. Die Partner haften neben dem Gesellschaftsvermögen persönlich als Gesamtschuldner. **Haftungsbeschränkungen** gibt es hinsichtlich der Verantwortlichkeit beruflicher Fehler einzelner Partner, und Haftungshöchstbeträge stehen in Verbindung mit einer Berufshaftpflichtversicherung. Das **Namensprivileg** der Partnerschaft ist ausschließlich dieser Gesellschaftsform vorbehalten.

In Abgrenzung zur → Gemeinschaftspraxis ist anzumerken, dass sich die Partnerschaft vielfach mit ihr überschneidet. Die Partnerschaft steht unter einem berufsrechtlichen Vorbehalt und setzt voraus, dass die Berufsausübung gemeinsam erfolgt. Während die → Praxisgemeinschaft keinerlei gemeinsame Behandlungstätigkeit kennt, weder privat- noch vertragsärztlich, ist die Abgrenzung der Partnerschaft zur Gemeinschaftspraxis nur unwesentlich. Die Gemeinschaftspraxis kann problemlos in eine Partnerschaft umgewandelt werden. Der wesentliche Unterschied liegt in der Haftung aus fehlerhafter Berufsausübung, die bei der Partnerschaft kraft Gesetzes auf den Handelnden beschränkt ist. Bei der Gemeinschaftspraxis liegt hingegen eine gesamtschuldnerische Haftung vor. Auch ist bei der Partnerschaft eine Eintragung ins Partnerschaftsregister notwendig.

Passiva

Als Passiva werden die Passivposten der → Bilanz sowie fremde Kapitalmittel bzw. → Verbindlichkeiten bezeichnet.

Die Passiva werden in der Bilanz in → Eigenkapital und → Fremdkapital untergliedert. Sie stellen die Vermögensteile einer Klinik oder Arztpraxis dar, die auf der Passivseite (Habenseite) der Bilanz ausgewiesen werden. Dazu zählen im Wesentlichen:
- Verbindlichkeiten
- Eigenkapital
- Rückstellungen
- passive Rechnungsabgrenzungsposten

Patientenbindung

Die Patientenbindung versteht eine Behandlung nicht als einmalige Dienstleistung, sondern als den Anfang einer dauerhaften Vertrauensbeziehung zwischen Arzt und Patienten durch das Erreichen von Zufriedenheit bei den Patienten.

Die Möglichkeit zur Patientenbindung hängt in hohem Maß von Informationen über die Wirkung der medizinischen Einrichtung auf die Patienten ab. Nur wenn der Arzt über diese Informationen verfügt, können die Verhaltensweisen der Patienten ergründet und verstanden werden, und es kann der Versuch unternommen werden, durch geeignete Marketing-Maßnahmen darauf Einfluss zu nehmen.

Patienten lassen sich langfristig binden, wenn der Aufenthalt in der medizinischen Einrichtung, die Erfahrungen mit dem Personal und die Behandlung grundsätzlich positiv belegt werden. Das bezieht sich auf die Sicherheit, Hilfe zu bekommen sowie auf die Gewissheit, dass das medizinische Personal trotz aller medizinischen Notwendigkeiten versuchen wird, den Aufenthalt in der Klinik oder Praxis so angenehm wie möglich zu gestalten. Insofern setzt die Patientenbindung **emotionale Reaktionen** voraus, die den Vergleich zwischen den Erwartungen, die die Patienten mit dem Aufenthalt verbinden, und den tatsächlichen Erfahrungen, die sie machen, begleiten. Diese subjektive Einschätzung ist somit das Ergebnis eines komplexen Vergleichsprozesses, in dessen Verlauf die individuell wahrgenommene medizinische Behandlungs- und Be-

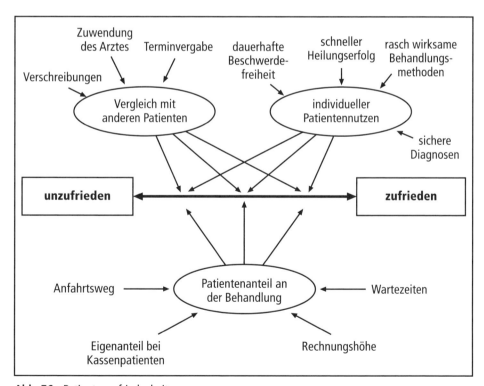

Abb. 76 Patientenzufriedenheit

treuungsleistung einem **Maßstab** gegenübergestellt und mit seiner Hilfe bewertet wird. Von besonderem Interesse für die Patientenbindung sind die Beschaffenheit und das Zustandekommen dieses Maßstabs. Eine möglicher Maßstab für den Patienten ist sein eigener **Anteil** an der Behandlung und am Aufenthalt, den er bei dieser Klinik oder Arztpraxis im Vergleich zu anderen finanziell leisten muss, um einen gewünschten verbesserten Gesundheitszustand zu erreichen. Ein weiterer Maßstab kann der **Vergleich** mit anderen Patienten sein: Wie wird er als Patient im Vergleich zu anderen in dieser Einrichtung behandelt? Ein besonders wichtiger Maßstab ist schließlich der **Nutzen**, den der Patient aus dem Besuch in der medizinischen Einrichtung zieht: ein möglichst schneller in Aussicht gestellter Heilungserfolg, sichere Diagnosen, rasch wirkende Behandlungsmethoden oder dauerhafte Beschwerdefreiheit. Insbesondere dann, wenn der Patient den subjektiven Eindruck negativer Erlebnisse hat, kann dies einen bisherigen positiven Eindruck sehr schnell zunichte machen. Ein negatives Erlebnis reicht dazu oft schon aus. Umgekehrt sind viele dauerhaft positive Erfahrungen notwendig, um einen hohen Grad der Patientenzufriedenheit zu erreichen (Abb. 76).

Die **Erwartungshaltung** von Patienten ist für die Patientenbindung insgesamt von großer Bedeutung. Damit ein möglichst hoher Zufriedenheitsgrad erzielt werden kann, ist es wichtig für den Arzt zu wissen, wie er zustande kommt. Ein wesentlicher Einflussfaktor auf die Erwartungshaltung ist die eigene **Erfahrung**, die der Patient mit der medizinischen Einrichtung oder auch mit anderen Ärzten bereits gemacht hat. Liegen jedoch bei einer Auswahlentscheidung gar keine Erfahrungen vor, bilden **Empfehlungen**, die bereits ein gewisses Vorstellungsspektrum erzeugen, die Grundlage seiner Erwartungshaltung. Ferner ist die Erwartungshaltung vom **Wissen** des Patienten abhängig, das er sich etwa in Bezug auf Behandlungsmethoden, Krankheitsverlauf oder auch Arbeits- und Rahmenbedingungen des medizinischen Betriebs aneignet. Schließlich weist jeder Patient individuelle **Bedürfnisse** auf, die seine Erwartungshaltung beeinflussen. Sie beschreiben Wünsche, oft auch emotionale Bedürfnisse, die in Zusammenhang mit der Behandlungsleistung und dem Praxisaufenthalt aus Sicht des Patienten erfüllt werden sollten.

Die Erwartungen des Patienten werden mit den konkreten Erfahrungen und Wahrnehmungen im Zusammenhang mit seinem Praxisaufenthalt abgeglichen. Hierzu definiert er unwillkürlich **minimale** und **maximale** Erwartungswerte. Die Abweichungen hiervon können sich im Spektrum von nicht erfüllten bis weit übertroffenen Erwartungen bewegen.

Schließlich ist die Frage zu klären, durch welche **Äußerungsformen** der Patient auf die Erfüllung oder Nichterfüllung seiner Erwartungen reagiert, damit wiederum der Arzt entsprechende Maßnahmen ergreifen kann. Das Erfüllen oder sogar Übertreffen der Erwartungen äußert sich nicht selten in dem erwünschten Effekt der **Referenz**. In diesem Falle empfiehlt der Patient die Klinik oder Arztpraxis weiter, was im Sinne der Patientenbindung ein Erfolg ist und gleichzeitig im Sinne eines → Empfehlungs-Marketings zu neuen Patienten führt. Auch ist eine gewisse **Treue** zur Einrichtung die Folge, zumindest solange der Patient keine Veranlassung zu einem Wechsel sieht. Das **Verlassen** der Einrichtung, die Abwanderung zu einem anderen Arzt, ist schließlich die absolute Form der Äußerung von Unzufriedenheit. Es kann auch nicht davon ausgegangen werden, dass Patienten, bevor sie abwandern, ihre Unzufriedenheit durch **Beanstandungen** äußern. Nur dann erhält der Arzt die Chance, rechtzeitig korrigierend eingreifen zu können.

Die ermittelte Kenntnis über die Zufriedenheit der Patienten gibt nun Hinweise auf den

Handlungsbedarf bei der Patientenbindung. Geht man davon aus, dass sich die Erwartungen der Patienten unterscheiden in Anforderungen, die unbedingt erfüllt sein sollten und solche, die wünschenswert wären, so lassen sich für die Praxis zunächst **Grunderwartungen** definieren. Die **Zusatzerwartungen** richten sich an die Potenziale des behandelnden Arztes und seiner Einrichtung. Hierunter fallen die Behandlungsleistung und -qualität, die → Qualität der Beratung durch den Arzt oder auch die Beherrschung neuer Heilmethoden. Zusätzliche **positive Überraschungen** sind im Grunde genommen unerwartet. Sie prägen sich ein und tragen in hohem Maße zur Patientenzufriedenheit bei.

Patientenkommunikation

→ Kommunikationspolitik

Personalakte

Die Personalakte dient der Sammlung und geordneten Aufbewahrung aller Unterlagen, die für die betreffende Person und ihr → Arbeitsverhältnis von Bedeutung sind.

Es besteht keine gesetzliche Verpflichtung, Personalakten zu führen. Es ist jedoch anhand der Personalakte leichter möglich, einen Überblick über den einzelnen Mitarbeiter zu gewinnen und personelle Entscheidungen danach auszurichten. Auch die Mitarbeiter haben ein Interesse daran, dass die sie betreffenden Unterlagen aktenkundig gemacht und geordnet abgelegt werden.

Der **Inhalt** der Personalakte (Tab. 82) sollte zumindest die wichtigsten → Daten, wie Bankverbindungen, steuerliche → Kennzahlen, Sozialversicherungsnummern usw. umfassen, da sie für die Durchführung der routi-

Tab. 82 Personalakte

Inhalt	Einzeldaten
Person	Familienname, Vorname, Geburtstag, Geburtsort, Anschrift (Postleitzahl, Wohnort, Straße) und Telefonnummer, Staatsangehörigkeit, Konfession, Geschlecht, Familienstand, Kinderzahl, persönliche Veränderungen (Heirat, Scheidung, Geburt von Kindern)
Eintritt	Eintrittsdatum, Bewerbungsanschreiben, Schul- und Arbeitszeugnisse
Vertragliche Vereinbarungen	Arbeitsvertrag, zusätzliche Vereinbarungen, Einverständniserklärungen
Ausländische Mitarbeiter	Aufenthaltsgenehmigung, Arbeitsgenehmigung
Schulausbildung	Schulart, Abschluss, Zeitpunkt
Beruf	erlernter Beruf, Ausbildungsabschluss, Titel, Berufspraxis
Sozialversicherung	Rentenversicherungsträger, Versicherungsnummer, Arbeitslosenversicherung, Pflegeversicherung, Krankenkassenschlüssel, Beitragsnachweise für Krankenkassen, Entgeltnachweis Sozialversicherungen
Bezüge und Abgaben	Gehalt, Zulagen, Kreditinstitut, Bankleitzahl, Kontonummer
Steuern	Finanzamt, Steuerklasse, Lohnsteuerschlüssel, Lohnsteuerfreibetrag, Kirchensteuerschlüssel
Weiterbildung	besuchte Kurse und Seminare, Dauer, Abschluss
Abwesenheiten	Krankheit, Arbeitsunfähigkeitsbescheinigungen, Urlaub

Tab. 83 Personaldatenschutz

Kontrollart	Maßnahme
Entfernungskontrolle	Eine unbefugte Entfernung von personenbezogenen Daten der Mitarbeiter muss ausgeschlossen sein.
Benutzerkontrolle	Der Zugriff von Unbefugten auf Personaldaten und installierte Verarbeitungssysteme muss verhindert werden.
Zugangskontrolle	Unbefugte dürfen keinen Zugang zu Datenverarbeitungsanlagen haben, auf denen personenbezogene Daten verarbeitet werden.
Veränderungskontrolle	Die Eingabe, Speicherung und Löschung personenbezogener Daten der Mitarbeiter durch Unbefugte muss verhindert werden.
Eingabekontrolle	Es muss jederzeit nachvollziehbar sein, wer welche personenbezogenen Daten wann eingegeben oder verändert hat.

nemäßigen, administrativen → Aufgaben der → Personalverwaltung unverzichtbar sind.
Bei der **Aktenführung** sind einige Grundsätze zu berücksichtigen, wie z. B.:
- Vollständigkeit: schriftliches Festhalten aller wesentlichen Daten und Veränderungen der Mitarbeiter in der Personalakte
- Vollzähligkeit: Führen von Akten für alle Mitarbeiter
- Aktualität: regelmäßige Aktualisierung und Ergänzung der Akten
- Rechtmäßigkeit: keine Führung von Nebenakten
- Kontrolle: Akteneinsichtnahme in Form von Lesen und Kenntnisnahme, nicht Überlassung
- → Datenschutz: geschützte, nicht für jedermann zugängliche Aufbewahrung

Nach dem → Bundesdatenschutzgesetz (BDSG) versteht man unter **Personaldatenschutz** alle Maßnahmen zum Schutz vor dem Missbrauch personenbezogener Daten. → Ziele dabei sind die Sicherung der Privatsphäre der Mitarbeiter und der Vertraulichkeit ihrer persönlichen Daten sowie das Verhüten des Missbrauchs dieser Daten.
Werden personenbezogene Daten in der Klinik oder Arztpraxis maschinell verarbeitet und in → Dateien gespeichert, so sind verschiedene **Kontrollmaßnahmen** (Tab. 83) erforderlich. Bei konventioneller Archivierung der Personaldaten in der Personalakte sind die Daten durch die Verwahrung unter Verschluss und die Zugangserlaubnis nur für befugte Mitarbeiter ist zu schützen.
Die **Lohn- und Gehaltsunterlagen** sind zum Zweck der ordnungsgemäßen Buchführung in der Lohn- und Gehaltsabrechnung aufzubewahren.

Personalaustritt

Unter Personalaustritt (auch: Personalfreistellung) ist die Beendigung des → Arbeitsverhältnisses in der Klinik oder Arztpraxis zu verstehen.

Diese Beendigung kann folgende **Ursachen** haben:
- → Kündigung
- Tod
- Zeitablauf (bei befristeten Arbeitsverhältnissen)
- Auflösung in gegenseitigem Einvernehmen
- Betriebsübergang

Die für das Personal-Management bedeutsamste Form der Beendigung eines Arbeitsverhältnisses ist die **Kündigung**. Insbesondere bei der Abwicklung von Kündigungsmaßnahmen ist eine Reihe von rechtlichen und verfahrenstechnischen Besonderheiten zu beachten.

Bei **Beendigung** des Arbeitsverhältnisses sind Zeugnisse auszustellen und die Personalpapiere auszuhändigen. Der ausscheidende Mitarbeiter muss im Gegenzug alle der medizinischen Einrichtung gehörenden und ihm während seines Arbeitsverhältnisses anvertrauten Gegenstände wie Schlüssel, Berufskleidung usw. zurückgeben, es sei denn, sie wurden ihm dauerhaft überlassen.

Personalauswahl

Die Personalauswahl setzt eine erfolgreiche → Personalwerbung voraus und hat zur Aufgabe, durch Analyse der eingehenden Bewerbungsunterlagen und das Führen von → Vorstellungsgesprächen geeignetes Personal zu finden.

Im Hinblick auf eingereichte Bewerbungsunterlagen bestehen Pflichten, bei deren Verletzung Schadensersatzansprüche entstehen können:
- Verbot der Weitergabe an fremde Personen
- sorgfältige und sichere Aufbewahrung der Unterlagen
- → Datenschutz im Hinblick auf die persönlichen Bewerberdaten
- Verbot der Weitergabe der Bewerbung an alle Mitarbeiter
- unverzügliche Rücksendung der Unterlagen in ordnungsgemäßem Zustand

Bei der **Analyse der Bewerbungsunterlagen** sind die eingehenden Bewerbungen zweckmäßigerweise zunächst einer **vorläufigen Durchsicht** zu unterziehen und die auszusortieren, die vorher festgelegte Mindestanforderungen nicht erfüllen. In diesem Fall sind die eingereichten Unterlagen mit einer Mitteilung, dass die Bewerbung nicht berücksichtigt werden konnte, unverzüglich zurückzugeben. Bei den positiv aufgenommenen Bewerbungen ist deren **Eingang** zu bestätigen oder auch eine unmittelbare schriftliche oder telefonische **Kontaktaufnahme** mit dem Ziel eines Vorstellungsgespräches durchzuführen.

Nach erfolgter vorläufiger Durchsicht der Bewerbungsunterlagen erfolgt deren **Auswertung**. Dabei ist zunächst auf den **äußeren Eindruck** (Heftung, Ordnung, Zustand, Art und → Qualität der Unterlagen) zu achten. Das **Bewerbungsschreiben** gibt einen ersten Aufschluss über die Persönlichkeit des Bewerbers und sollte Informationen zum Grund der Bewerbung, zum bestehenden → Arbeitsverhältnis bzw. der letzten Beschäftigungsstelle, zu besonderen Fähigkeiten, zur bisherigen Bewältigung gleicher oder ähnlicher → Aufgaben und dem frühestmöglichen Beginn der Arbeitsaufnahme enthalten. Das **Bewerbungsfoto** vermittelt einen unmittelbaren optischen Eindruck von der Person, lässt allerdings nur Rückschlüsse auf Art, Herstellung und Datum des Fotos und Äußerlichkeiten der Person zu. Der **Lebenslauf** gibt Aufschluss über die persönliche und berufliche Entwicklung der Bewerberinnen und Bewerber und sollte zweckmäßigerweise unter Nennung der jeweiligen Zeiträume Angaben zum Familienstand, Geburtsort und -datum, zu schulischer und beruflicher Ausbildung, Prüfungen, beruflichen Tätigkeiten und Weiterbildungsmaßnahmen enthalten. Aus der Betrachtung der **Zeitabfolge** lassen sich Lücken sowie häufige Arbeitsplatzwechsel aufspüren. Die **Schulzeugnisse** sollen Auskunft über die Eignung geben. Die Aussagefähigkeit von Zeugnisnoten ist jedoch vielfach in Frage zu stellen. Sie unterliegen erfahrungsgemäß vielfältigen Einflüssen und gewährleisten keine vollkommene Objektivität. **Arbeitszeugnisse** informieren über die vorhergehende Beschäftigung in Arztpraxen. Sie

Tab. 84 Formulierungen in Arbeitszeugnissen

Formulierung	Leistungsbedeutung
„… stets vollste Zufriedenheit…"; „… in jeder Hinsicht und in allerbester Weise entsprochen …"	sehr gut
„… stets volle Zufriedenheit…"; „… in jeder Hinsicht und in bester Weise entsprochen …"	gut
„… volle Zufriedenheit…"; „… in jeder Hinsicht entsprochen …"	befriedigend
„… zur Zufriedenheit …"	ausreichend
„… im Großen und Ganzen zur Zufriedenheit …"; „…hat den Erwartungen entsprochen …"	mangelhaft

geben Aufschluss über die **Dauer** der bisherigen Beschäftigungsverhältnisse, **Art und Umfang** der bisherigen Tätigkeiten sowie **Termine und Gründe der Beendigung** dieser Arbeitsverhältnisse. Bei der Angabe des Grundes sollte auf die Formulierung geachtet werden, wobei „… im beiderseitigen Einverständnis …" auf Probleme im bisherigen Arbeitsverhältnis hindeuten kann, während das „Bedauern" oder „außerordentliche Bedauern" des Ausscheidens eher einen guten Bewerber auszeichnet. Ferner geht aus dem Zeugnis indirekt die **Leistung** sowie die **Führung** des Bewerbers hervor (Tab. 84).

Aufgrund der Analyse der Bewerbungsunterlagen ergeben sich folgende drei Gruppen von Bewerberinnen und Bewerbern:
- ungeeignet
- geeignet, aber mit unvollständigen Unterlagen
- geeignet mit vollständigen Unterlagen

Ungeeigneten Bewerberinnen und Bewerbern sollte unverzüglich ein Absageschreiben unter Rückgabe aller eingereichten Bewerbungsunterlagen zugestellt werden. Geeignete Bewerberinnen und Bewerber mit fehlenden Unterlagen sind aufzufordern, diese unverzüglich nachzureichen. Uneingeschränkt geeignete Bewerberinnen und Bewerber sind unter Vorschlag eines Termins zu einem Vorstellungsgespräch einzuladen.

Nach der Analyse der Bewerbungsunterlagen werden **Vorstellungsgespräche** geführt. Werden Bewerber persönlich zur Vorstellung aufgefordert und die Erstattung der **Vorstellungskosten** nicht vorab (beispielsweise bereits in der → Stellenanzeige) ausgeschlossen, so sind diese zu ersetzen. Dabei sind die Arbeitssuchenden jedoch gehalten, den Vorstellungstermin auf die kostengünstigste Art und Weise wahrzunehmen.

Schließlich ist es im Rahmen der Personalauswahl möglich, praktische **Arbeitsproben** durchzuführen. Sie vermitteln einen unmittelbaren Eindruck von den fachlichen Qualifikationen und praktischen Fähigkeiten der Bewerber. Dazu bieten sich insbesondere praktische Tätigkeiten an. Eine Arbeitsprobe sollte unter Aufsicht des zukünftigen Arbeitgebers erfolgen. Ihre Dauer und Intensität sollte darauf beschränkt bleiben, einen vorläufigen Eindruck zu verschaffen. Längere unentgeltliche Beschäftigungen, die als Arbeitsproben deklariert werden, sind unzulässig. Arbeitsproben sind zweckmäßigerweise **vor Ort** abzuleisten. Im Einzelfall kann es etwa bei der beabsichtigten Einstellung von Laborpersonal auch sinnvoll sein, **einzureichende** Arbeitsproben zu verlangen, um sich ein genaueres Bild von der Qualität der Arbeitsleistung zu machen.

Personalbedarf

Der Personalbedarf gibt darüber Auskunft, wann wie viel Personal mit welchen Qualifikationen benötigt wird.

Der quantitative Personalbedarf lässt sich somit folgendermaßen ermitteln:
  Gegenwärtige Belegschaft
  − voraussichtliche Abgänge
  + voraussichtliche Zugänge
  + Zusatzbedarf
  = gesamter quantitativer Personalbedarf

Der **Ersatzbedarf** entsteht durch das Ausscheiden von Mitarbeitern infolge von → Kündigung, Pensionierung, Elternurlaub usw. Die ausscheidenden Mitarbeiter sind als Arbeitskräfte zu ersetzen. Der **Zusatzbedarf** ergibt sich als Folge von Ausweitungen der Behandlungskapazitäten, kann sich aber auch aufgrund von Arbeitszeitverkürzungen oder von neuen → Aufgaben, die durch das vorhandene Personal nicht abgedeckt werden können, ergeben.

Zur Errechnung des **optimalen** Personalbestands sind zunächst die unterschiedlichen zu verrichtenden Aufgaben und Tätigkeiten zu ermitteln. Die einzelnen Aufgaben sind mengenmäßig zu bewerten, um die durchschnittliche Arbeitsmenge zu ermitteln. Die durchschnittliche Arbeitsmenge ist anschließend mit der durchschnittlichen Bearbeitungszeit je Aufgabe oder Tätigkeit zu multiplizieren. Ferner ist ein Ausfallzeit-Faktor zu berücksichtigen, der sich als Erfahrungswert aus im Arbeitsprozess unregelmäßig anfallenden Ausfallzeiten wie Pausen, Wartezeiten, Nebenarbeiten usw. zusammensetzt. Zum Schluss ist durch die durchschnittlichen Arbeitsstunden zu teilen (Tab. 85).

Die **qualitative** Personalbedarfsermittlung hat die Erfassung der Arbeitsanforderungen an die einzelnen Arbeitsplätze zum Gegenstand, um dadurch das benötigte Qualifikationspotenzial zu ermitteln. Dabei sind **fachliche** und **persönliche Qualifikationsmerkmale** gleichermaßen zu berücksichtigen. Die → **Arbeitsanalyse** bildet hierbei die Grundlage für die Gewinnung von Informationen über die fachlichen und persönlichen Leistungsanforderungen eines Aufgabenbereichs. Sie umfasst die systematische Untersuchung der Arbeitsplätze und Arbeitsvorgänge sowie jener persönlichen Eigenschaften, die die jeweiligen Mitarbeiter als Stelleninhaber zur Erfüllung der an sie gerichteten Leistungserwartungen besitzen sollten. Die Arbeitsanalyse dient der Ermittlung sowohl der Art als auch des jeweiligen Ausmaßes der → **Arbeitsplatzanforderungen**, der Ableitung von Anforderungsprofilen, dem Entwurf von → **Arbeitsplatzbeschreibungen**, der Gestaltung des Arbeitsablaufs sowie der Einarbeitung neuer Mitarbeiterinnen und Mitarbeiter.

Der **zeitliche** Personalbedarf ergibt sich im Wesentlichen aus den Veränderungen des **Personalbestands** und aus Veränderungen des **Arbeitsanfalls**. Die Veränderungen des **Personalbestands** resultieren aus Zu- und

Tab. 85 Ermittlung des optimalen Personalbestands

Berechnung des optimalen Personalbestands	
Durchschnittliche Arbeitsmenge (AM) = 60 Behandlungsfälle pro Tag	durchschnittliche Bearbeitungszeit (BZ) = 20 min = 0,33 Std. inkl. Vor- und Nacharbeiten
Ausfallzeit-Faktor (AF) = 1,2 (Erfahrungswert aus Dienstleistungsbetrieben)	Arbeitsstunden (AS) = 8 Std. pro Tag
(AM × BZ × AF) / AS = (60 × 0,33 × 1,2) / 8 = 2,97	

Abgängen der Belegschaft. Diese → **Personalfluktuation**, die den **Ersatzbedarf** verursacht, ist in der Regel zeitlich absehbar, denn Kündigungen (es sei denn, sie sind fristlos), Pensionierungen oder Elternurlaub treten nicht urplötzlich auf. So können rechtzeitig bei Bekanntwerden des Ausscheidens von Mitarbeitern entweder eine **Regeneration** mit vorhandenen Auszubildenden oder **Neueinstellungen** geplant werden. Bei der Regeneration sind die noch zu absolvierenden Ausbildungszeiten der Auszubildenden, die übernommen werden sollen, zu berücksichtigen. Ferner sind die dann frei werdenden Ausbildungsplätze wieder zu besetzen. Bei Neueinstellungen ist der Zeitraum zwischen der → Personalbeschaffung und dem tatsächlichen Arbeitsbeginn zu berücksichtigen. Auch der **Zusatzbedarf** ist absehbar, denn → Planungen zur Erweiterung oder des Angebots zusätzlicher Behandlungsleistungen lassen ebenfalls nicht von heute auf morgen einen höheren Personalbedarf entstehen.

Anders verhält es sich mit **unvorhergesehenen** Veränderungen des **Arbeitsanfalls**, die unterschiedliche Ursachen haben können. Handelt es sich dabei nur um **vorübergehende** Erscheinungen, so muss geprüft werden, ob tatsächlich mehr Personal zur Bewältigung der zusätzlichen Arbeit benötigt wird, oder, bei geringerem Arbeitsanfall, ob auf Personal verzichtet werden soll. Kurzfristig lässt sich ein höherer Arbeitsanfall auch durch → **Mehrarbeit** (→ Überstunden, verkürzte Pausenzeiten, Verkürzung von Leerlaufzeiten, Arbeitsintensivierung, Schwerpunktsetzung usw.) bewältigen. Es ist auch sinnvoll, vorübergehende Veränderungen der Arbeitsauslastung durch kurzfristig verfügbares Personal (auf Abruf) oder durch zeitlich befristete → Arbeitsverhältnisse zu bewältigen. Bei **dauerhaften** Veränderungen des Arbeitsanfalls ist einer erhöhten Arbeitsbelastung aus den bereits genannten Gründen durch zusätzliches Personal Rechnung zu tragen. Eine dauerhafte **Verringerung** des Arbeitsaufkommens muss ebenfalls personelle Konsequenzen haben.

Personalbeschaffung

> Die Personalbeschaffung befasst sich mit der Bereitstellung der für die Arztpraxis erforderlichen Arbeitskräfte.

Sie baut auf der Ermittlung des → **Personalbedarfs** auf und gehört zu den wichtigsten → Aufgaben des Personal-Managements. Schließlich stellt die Einstellung und der Einsatz einer jeden Arbeitskraft eine → Investition dar, deren wirtschaftliche Vorteilhaftigkeit – als Kosten-Nutzen-Verhältnis – sorgfältig geprüft werden sollte.
Die Personalbeschaffung setzt sich aus den Teilaufgaben → Personalwerbung, -auswahl und -einstellung zusammen.

Personalbeurteilung

> Gegenstand einer Personalbeurteilung ist die Einschätzung der Eignung, der Fähigkeiten, des Leistungsvermögens und der Entwicklungsmöglichkeiten der Mitarbeiter.

Sie ist ein zentrales Instrument des Personal-Managements und hat in der **Leistungsbeurteilung** eine vergangenheitsbezogene Prüfung der Ist-Leistung eines Mitarbeiters zum Ziel. Bei der **Entwicklungsbeurteilung** soll das zukünftige Entwicklungspotenzial eines Mitarbeiters erfasst werden. Bei einem **zusammenfassenden** Beurteilungsverfahren wird die Person über einen Gesamteindruck bewertet, während das Gesamturteil bei **analytischer** Vorgehensweise aus bewerteten Einzelmerkmalen über vorgegebene Beurteilungskataloge (Tab. 86) gebildet wird.

Tab. 86 Beurteilungskriterien nach *Stopp* (2006)

Kriteriengruppe	Einzelkriterien
Arbeitsstil	Materialbehandlung, Arbeitsplanung, Ordentlichkeit, Aufmerksamkeit, Pünktlichkeit, Verhalten gegenüber Patienten, Kostenbewusstsein, Einsatzbereitschaft, Genauigkeit, Initiative
Zusammenarbeit	Gruppeneinordnung, Verhalten gegenüber Kolleginnen, Kontaktvermögen, Einweisen neuer Praxisangehöriger, Informationsintensität, Umgangsformen, Verhalten gegenüber Vorgesetzten, Auftreten
Arbeitsqualifikation	Arbeitsqualität, Arbeitstempo, Augenmaß, Ausdauer, Belastbarkeit, Entschlusskraft, Fleiß, Fehlerhaftigkeit, Lernwille, Verantwortungsbereitschaft, Zuverlässigkeit
Fachkönnen	Fertigkeiten, Fachkenntnisse
Geistige Fähigkeiten	Selbstständigkeit, Auffassungsgabe, Ausdrucksvermögen, Organisationsvermögen, Dispositionsvermögen, Verhandlungsgeschick Improvisationsvermögen, Kreativität, Gedächtnis, Logik
Führungsqualitäten	Zielsetzung, Delegationsvermögen, persönliche Integrität, Durchsetzungsvermögen, Motivationsfähigkeit, Entscheidungsfähigkeit, Förderung und Entwicklung von Unterstellten, Repräsentation, Selbstbeherrschung, Gerechtigkeitssinn, Verantwortungsbewusstsein, Vertrauenswürdigkeit
Persönliches Auftreten	Erscheinungsbild, schriftliches Ausdrucksvermögen, mündliches Ausdrucksvermögen, Selbstbewusstsein

Das Festlegen von **Beurteilungsgraden** dient dazu, die Beurteilung vergleichbar zu machen und einzuordnen. Anhand vorher ausgewählter Kriterien erfolgt eine Bewertung des Erreichungsgrades des jeweiligen Kriteriums (Tab. 87).

Bei der Personalbeurteilung entstehen häufig **Beurteilungsfehler**, weil sich bestimmte positive oder negative Ereignisse zu Unrecht auf das Gesamtbild der zu beurteilenden Person auswirken (Tab. 88).

Die Personalbeurteilung dient als Standortbestimmung für den Vorgesetzten und den Mitarbeiter gleichermaßen. Ein regelmäßiges, vertraulich geführtes **Beurteilungsgespräch** gewinnt daher eine besondere Bedeu-

Tab. 87 Beurteilungsgrade

Grad	Bewertung
I	Leistung und Befähigung übertreffen beträchtlich die Anforderungen; die Person ist über ihr Aufgabengebiet weit hinausgewachsen.
II	Leistung und Befähigung reichen über die Anforderungen hinaus; die Person überragt ihr Aufgabengebiet.
III	Leistung und Befähigung entsprechen den Anforderungen; die Person beherrscht ihr Aufgabengebiet.
IV	Leistung und Befähigung müssen teilweise den Anforderungen noch angepasst werden; die Person beherrscht ihr Aufgabengebiet überwiegend.
V	Leistung und Befähigung entsprechen noch nicht/nicht den Anforderungen; die Person ist ihren Aufgaben nicht gewachsen.

Tab. 88 Beurteilungsfehler nach *Berthel* und *Becker* (2003)

Wahrnehmungs-verzerrungen	Halo-Effekt bzw. Hof-Effekt	Ein Beurteilungsmerkmal strahlt auf mehrere andere aus.
	Primacy-Effekt	Der Beurteiler stellt auf Ereignisse ab, die vor langer Zeit stattgefunden haben.
	Hierarchie-Effekt	Je höher die Position, desto besser fällt die Beurteilung aus.
	Recency-Effekt	Der Beurteiler stellt auf Ereignisse ab, die erst kürzlich stattgefunden haben.
	Kleber-Effekt	Längere Zeit schlecht beurteilte Mitarbeiter werden unterschätzt.
Maßstabsanwendung	Tendenz zur Mitte bzw. Extremscheu-Effekt	Mittlere Urteilswerte werden bei Einstufungsverfahren bevorzugt.
	Sympathie bzw. Antipathie	Sympathische bzw. unsympathische Praxisangehörige werden besser bzw. schlechter beurteilt.
	Tendenz zur Strenge bzw. Milde	Das Anspruchsniveau ist zu hoch bzw. zu niedrig.
Bewusste Verfälschung		

tung im Hinblick auf die → Personalentwicklung und -führung. → **Ziele** eines Beurteilungsgesprächs sollten daher sein:
- Verbesserung des Vorgesetzten-Mitarbeiter-Verhältnisses
- Vermittlung eines Einblicks in den Leistungsstand
- Aufzeigen von Fähigkeiten
- Festhalten von Leistungszielen und Maßnahmen zur Leistungsverbesserung
- Kennenlernen der eigenen Leistungseinschätzung des Mitarbeiters
- Förderung einer positiven Grundhaltung

Das Beurteilungsgespräch sollte mindestens einmal jährlich stattfinden. Es bietet sich dabei folgender **Gesprächsablauf** an:
- Einleitungsphase: Schaffen einer offenen und vertrauensvollen Gesprächsatmosphäre; Betonung der bisherigen guten Zusammenarbeit; Hinweis auf gute Arbeitsergebnisse; ggf. Mitteilung der Gesamtbewertung vorab
- Diskussionsphase: offene Darlegung und Begründung der Stärken und Schwächen des Mitarbeiters; Ermöglichen einer Stellungnahme
- Abstimmungsphase: Erzielen einer Einigung über den Leistungsstand; Aufzeigen der Leistungsentwicklung im Beurteilungszeitraum und gemeinsames Einschätzen realistischer Entwicklungsmöglichkeiten
- Vereinbarungsphase: Formulierung der Ziele für eine eventuell notwendige Qualifizierung; Vereinbarung konkreter Entwicklungsmaßnahmen
- Schlussphase: Zusammenfassung zentraler Gesprächsinhalte; Sicherstellen eines positiven Ausklangs des Gesprächs

Personaldaten

→ Personalakte

Personaleinsatz

Der Personaleinsatz befasst sich mit der qualitativen, quantitativen, zeitlichen und räumlichen → Organisation der Mitarbeiter sowie der Zuordnung ihrer Arbeitsaufgaben.

Im Mittelpunkt des Personaleinsatzes steht somit die Beantwortung der Fragen nach der **personellen Organisationsstruktur** und nach der eigentlichen, möglichst effizienten **Organisation** des Personaleinsatzes. Die **personelle Organisationsstruktur** richtet sich nach der gesamten → **Aufbauorganisation** der Klinik oder Arztpraxis. Durch die **Aufbauorganisation** wird festgelegt, welche → Aufgaben der einzelne Mitarbeiter wahrzunehmen hat und in welchem hierarchischen Verhältnis die Mitarbeiter zueinander stehen. Um eine gut strukturierte Organisation zu erreichen, unterteilt man zunächst die einzelnen Aufgaben in möglichst kleine Teilaufgaben, um anschließend zueinander passende Teilaufgaben zu Aufgabenpaketen zusammenzufassen und einem Arbeitsplatz (auch → Stelle genannt) zuzuordnen; dabei ist darauf zu achten, dass der Mitarbeiter, der das jeweilige Aufgabenpaket bewältigen soll, auch den damit verbundenen Anforderungen gewachsen ist und nicht zu viele oder zu umfangreiche Aufgaben auf einzelne Mitarbeiter übertragen werden. Diese Aufgabenpakete werden in Form von → **Stellenbeschreibungen** (auch: Tätigkeitsdarstellungen oder → Arbeitsplatzbeschreibungen genannt) dokumentiert. Die Aufbauorganisation in einer Arztpraxis regelt darüber hinaus, wie die Klinik- oder Praxisleitung beschaffen ist, das heißt, wer beispielsweise wem gegenüber vorgesetzt und damit weisungsbefugt ist und wie Entscheidungen getroffen werden. Dies wird in der Regel in größeren Einrichtungen in einem **Aufgaben- oder Geschäftsverteilungsplan** dokumentiert.

Durch die → **Ablauforganisation** wird festgelegt, wann, wie und wo die einzelnen Aufgaben in der Arztpraxis verrichtet werden. Grundlage hierfür ist die Aufgabenzerlegung aus der Aufbauorganisation. Die dabei gewonnenen Teilaufgaben werden in einzelne **Arbeitsschritte** unterteilt, die dann in eine **zeitlich** und **räumlich** richtige Reihenfolge gebracht werden. Als Hilfsmittel für die Darstellung und Verdeutlichung von Arbeitsabläufen dienen **Arbeitsablaufpläne und -diagramme**.

Bei der Frage nach der möglichst effizienten Organisation des Personaleinsatzes steht zunächst das Ergebnis der → **Arbeitsanalyse** als Analyse der Anforderungen einzelner Tätigkeiten an die sie verrichtenden Mitarbeiter

Tab. 89 Personaleinsatzplan

Name	Aufgabenbereich Behandlungsassistenz	Laboruntersuchungen	Verwaltungsarbeiten	Ausbildung	Patientenempfang
Barolo, D.	X	X			
Farn, B.			X	X	
Kosiak, A.			X		X
Werner, O.	X			X	
Karl, W.		X			
Brunner, P.	X				X
Müller, H.	X		X		X

im Mittelpunkt. Die aus der Arbeitsanalyse gewonnen **Anforderungsprofile** einzelner Tätigkeiten in der Klinik oder Arztpraxis sind bei der Organisation des Personaleinsatzes zu berücksichtigen. Das Personal kann dort am effizientesten eingesetzt werden, wo persönliche Eigenschaften, Fähigkeiten und Fertigkeiten am idealsten mit dem jeweiligen Anforderungsprofil übereinstimmen. Die Ermittlung der persönlichen Eigenschaften, Fähigkeiten und Fertigkeiten setzt eine → **Personalbeurteilung** der Mitarbeiter voraus. Hierzu sind ihre Arbeitsqualifikation, ihre intellektuellen Fähigkeiten, ihr persönliches Auftreten sowie ihr Verhalten gegenüber Patienten und den übrigen Kolleginnen und Kollegen einzubeziehen. Das Ergebnis der Beurteilung der Klinik- oder Praxisangehörigen ist mit den Anforderungsprofilen zu vergleichen. Im Hinblick auf die Frage, wer im Rahmen der Organisation des Personaleinsatzes wo am effizientesten einzusetzen ist, bietet sich nun das Erstellen einer Übersicht (Tab. 89) an.

Personaleinstellung

Die Personaleinstellung umfasst alle Maßnahmen, die zur Arbeitsaufnahme eines neuen Mitarbeiters erforderlich sind.

Im Rahmen der Einstellung eines neuen Mitarbeiters ist zunächst der → **Arbeitsvertrag** (oder bei Auszubildenden der **Berufsausbildungsvertrag**) aufzusetzen und abzuschließen. Hierzu können vorformulierte Vordrucke verwendet werden. Bei freier Formulierung ist auf das Vorhandensein der wichtigsten Inhalte zu achten. Zur Personaleinstellung zählt auch die **Einführung** neuer Mitarbeiterinnen und Mitarbeiter in die neue Tätigkeit und ihren neuen Arbeitsplatz. Hierzu sollten alle Mitarbeiter vorab über den neuen Kollegen, seine Ausbildung und seine zukünftigen → Aufgaben informiert werden.

Diese Phase ist besonders wichtig, da hier erste emotionale Beziehungen und Einschätzungen entstehen. Die eigentliche **Einweisung** umfasst in der Regel folgende Punkte:

- Einführung in die Organisationsstrukturen des medizinischen Betriebs (→ Arbeitszeiten, Urlaubsplanung, Pausenzeiten, Arbeitsabläufe, Räumlichkeiten usw.)
- Darstellung der einzelnen Arbeitsaufgaben
- Aufzeigen und Abgrenzen des Arbeitsbereichs
- Anlernen durch Vor- und Nachmachen
- selbstständige Einarbeitung
- Umgang mit Behandlungseinrichtungen und Medizintechnik
- regelmäßige Kontrolle des Einarbeitungsfortschritts

Im Rahmen der Einstellung sind auch unterschiedliche **Unterlagen** auszutauschen. Die Klinik oder Arztpraxis als Arbeitgeber benötigt von der neu eingestellten Arbeitskraft Lohnsteuerkarte, Sozialversicherungsheft, Urlaubsbescheinigung und bei ausländischen Arbeitskräften die Arbeitserlaubnis. Die neue Arbeitskraft erhält im Gegenzug Schlüssel, Zuweisung von Garderobenfächern oder Kleiderspind, Berufskleidung, Namensschild usw.

Personalentwicklung

Die Personalentwicklung stellt ein umfassendes Konzept der Einwirkung auf die Mitarbeiter mit dem Ziel dar, die Qualifikationen aufzubauen und weiterzuentwickeln, die sie für die Erfüllung ihrer beruflichen → Aufgaben benötigen.

Personalentwicklung ist damit die systematisch vorbereitete, durchgeführte und kontrollierte Förderung der Anlagen und Fähigkeiten der Mitarbeiter in Abstimmung mit

Tab. 90 Grundlegende Aufgabengebiete der Personalentwicklung

Aufgabengebiete	Einzelne Aufgabenfelder
Ziele und Grundsätze der Personalentwicklung	Situation der medizinischen Einrichtung, Umfeldbedingungen, Leitbild, Ziele der Personalentwicklung, Stellenwert der Personalentwicklung
Planungsgrundlagen und Handlungsfelder	Entwicklungsbedarf, Mitarbeiterbeurteilung
Lernziele und Inhalte	Grundsätze der Erwachsenenbildung, Verhältnis Fach-/ Verhaltensqualifikation, Lernziele und -methoden
Maßnahmenangebot	Zusammenstellung, Zeit, Ort, Durchführung
Rolle der Beteiligten	Grundsatz der Beteiligung aller, Aufgabenverteilung
Organisatorische Rahmenbedingungen	zeitliche Restriktionen, Kosten/Budget, konkrete Planung, Ablauf

ihren Erwartungen und den Veränderungen der Arbeitsplätze und Tätigkeiten.

Die Inhalte der Personalentwicklung umfassen zahlreiche grundlegende **Aufgabengebiete**, die es vor dem Einsatz der eigentlichen **Personalentwicklungsmaßnahmen** zu klären gilt (Tab. 90).

Nach der Klärung der Grundlagen kann die Personalentwicklung in unterschiedlichen **Ausrichtungen** ablaufen (Abb. 77) und bietet dabei je nach Konzeption unterschiedliche Möglichkeiten und Potenziale.

Die Art der **Personalentwicklungsmaßnahmen** lässt sich durch die Nähe zur Arbeitssituation bzw. zum Arbeitsplatz charakterisieren (Tab. 91). Sofern es sich nicht um eine rein fachliche Qualifikationsmaßnahme handelt, findet die Personalentwicklung nicht mehr vorwiegend „off the job" in Seminaren, sondern möglichst „near the job" statt.

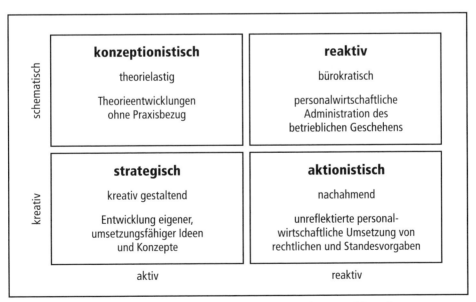

Abb. 77 Ausrichtung der Personalentwicklung nach *Becker* und *Langosch* (2002)

Tab. 91 Personalentwicklungsmaßnahmen

Arbeitssituation	Beispiele für Maßnahmen
off the job	externe Weiterbildung (Seminare, Lehrgänge, Tagungen)
into the job	Hinführung zu einer neuen Tätigkeit
near the job	regelmäßige Abwechslung von externer Schulung und praktischer Umsetzung am Arbeitsplatz (duales Ausbildungssystem)
on the job	direkte Maßnahme am Arbeitsplatz (planmäßiger Arbeitsplatzwechsel, Urlaubs- und Krankheitsvertretung, Sonderaufgaben)

Personalfluktuation

Die Personalfluktuation stellt die Summe aller Arbeitsplatzwechsel in der Klinik oder Arztpraxis dar.

Die **Fluktuationsrate** gibt in Bezug auf eine Klinik oder Arztpraxis die Zahl der Austritte, bezogen auf den durchschnittlichen Personalbestand, wieder. Sie dient als ein wichtiger Indikator für die Arbeitszufriedenheit der Mitarbeiter. Man unterscheidet in der Regel zwischen einer **natürlichen** Fluktuationsrate, die das altersbedingte Ausscheiden und ein Mittel zur Verringerung des Personalbestands darstellt, und einer **unnatürlich** hohen Fluktuationsrate.

Gezielte Maßnahmen zum Abbau einer unnatürlich hohen Fluktuationsrate setzen voraus, dass die **Ursachen** und Motive bekannt sind (Tab. 92).

Bei der Bekämpfung der Ursachen für eine hohe Fluktuationsrate sind z. B. folgende **Maßnahmen** aus nahezu der gesamten Palette des Personal-Managements erforderlich:

- Vermeidung der Unter- bzw. Überqualifizierung: Einstellung nicht unbedingt des

Tab. 92 Fluktuationsursachen

Interne Ursachen	• Arbeitszeit (Schichtarbeit, häufige Überstunden) • unbefriedigende Arbeit • Urlaub (Bindung an Betriebsurlaub, zu geringe Dauer) • unbefriedigende Zusammenarbeit • Gehalt (unpünktliche Zahlung, zu gering, falsche Berechnung) • berufliche Entwicklung (keine Aufstiegsmöglichkeiten, mangelnde Weiterbildungsmöglichkeiten) • Führung (ungerechte Aufgabenverteilung, unklare Kompetenzverteilung, mangelhafte Information)
Externe Ursachen	• Anziehungskraft anderer Berufe • bessere Infrastruktur eines anderen Standorts (Wohnverhältnisse, Verkehrsanbindung, Schulangebot) • fehlende Anziehungskraft des Standorts (Freizeitwert, Lebenshaltungskosten, Großstadt, Gemeinde, Region usw.)
Persönliche Ursachen	• dauerhafte Krankheit • Rückkehr in den ehemaligen Beruf • Wechsel des Berufs • Wohnungswechsel • ungünstige Verkehrsanbindung • Veränderung der Familienverhältnisse (Trennung, Heirat, Geburt)

besten Bewerbers, sondern des für die jeweilige Tätigkeit geeignetsten
- sorgfältige Einführung neuer Praxisangehöriger (Wenn diese nicht stattfindet, ist das schon in der Probezeit manchmal ein Grund für ein frühes Wiederausscheiden.)
- sorgfältiges fachliches Anlernen und Einarbeiten neuer Mitarbeiter
- Überwachen des Lohn- und Gehaltsgefüges
- angemessene Ausgestaltung der Arbeitsanforderungen
- Sicherstellen von Aufstiegs- und Weiterbildungsmöglichkeiten
- Optimierung von Arbeitsbedingungen und -zeiten
- eigenverantwortliches und selbstständiges Handeln der Mitarbeiter ermöglichen

Personalführung

Die Personalführung stellt einen Prozess der steuernden Einflussnahme von Personen (Führer, Führende) auf das Verhalten anderer Personen (Geführte) zum Zweck der Erreichung bestimmter → Ziele dar.

Unter Personal- oder Mitarbeiterführung sind somit alle jene Aktivitäten des Vorgesetzten zu verstehen, die er im Umgang mit seinen Mitarbeitern verwirklicht, um diese im Sinne der Aufgabenerfüllung zu beeinflussen. Dazu zählen alle planenden, leitenden, koordinierenden und kontrollierenden Tätigkeiten von übergeordneten Mitgliedern in einer → Organisation gegenüber untergeordneten Mitgliedern. Es geht dabei zum einen um die positive Beeinflussung des Leistungsverhaltens der Mitarbeiter zur Erfüllung der wirtschaftlichen Ziele. Ferner geht es um die Förderung der persönlichen, sozialen Ziele der Mitarbeiter (z. B. Anerkennung, Wertschätzung) zur Herbeiführung von **Arbeitszufriedenheit**.

Die Arbeitszufriedenheit ist Gegenstand vieler motivationstheoretischer Ansätze. → **Motivation** ist hierbei als Oberbegriff für jene Vorgänge zu verstehen, die in der Umgangssprache mit Streben, Wollen, Begehren, Drang usw. umschrieben und als Antrieb für das Verhalten angesehen werden können.

Die Motivation wird durch den Einsatz von → **Führungsinstrumenten** beeinflusst. Der optimale Einsatz der Führungsinstrumente ist dann gewährleistet, wenn eine Identifikation der Zielsetzung des Betriebs mit den persönlichen Wünschen der Mitarbeiter herbeigeführt werden kann. Ein wichtiges Führungsinstrument ist der → **Führungsstil**. Je nachdem, ob die vorgesetzte Person mehr mit den Mitteln der Autorität, des Drucks und Zwangs oder mehr mit den Mitteln der Überzeugung, der Kooperation und Partizipation am Führungsprozess arbeitet, wendet sie einen autoritären oder kooperativen Führungsstil an. Eng verknüpft mit der Anwendung eines bestimmten Führungsstils als

Tab. 93 Führungsinstrumente

Führungsstil	- autoritärer Führungsstil
	- kooperativer Führungsstil
Arbeitsstrukturierung	- Aufgabenerweiterung
	- Arbeitsbereicherung
	- Arbeitsplatzwechsel
Führungsprinzipien	- Führung durch Aufgabendelegation (Management by delegation)
	- Führung nach dem Ausnahmeprinzip (Management by exception)
	- Führung durch Zielvereinbarung (Management by objectives)
	- Führung durch Ergebnisorientierung (Management by results)

Führungsinstrument ist die Verwirklichung von → **Führungsprinzipien** (Führungsmodellen). Diese bauen in aller Regel auf dem kooperativen Führungsstil auf. Führungserfolge hängen somit von den spezifischen Wertorientierungen, Zielen und → Aufgaben sowie von der Struktur und dem soziokulturellen Umfeld der zu führenden Einrichtung ab. In Tabelle 93 sind die Führungsinstrumente zusammengefasst.

Personalvertretungsgesetz

Während die betriebliche → Mitbestimmung für die private Wirtschaft im Betriebsverfassungsgesetz geregelt ist, gilt für den öffentlichen Dienst das Personalvertretungsgesetz (Personalrat).

Das Personalvertretungsgesetz regelt die Teilnahme der Beamten, Angestellten und Arbeiter im öffentlichen Dienst (Personalvertretung) am Willensbildungs- und Entscheidungsprozess in öffentlichen Einrichtungen, Betrieben oder Unternehmen. Nach dem Gesetz haben die Arbeitnehmer sowohl bloße Mitwirkungs- als auch echte Mitbestimmungs- oder Mitentscheidungsrechte bei der Gestaltung ihrer Arbeitsbeziehungen und Arbeitsbedingungen, die sie durch gewählte Personalräte wahrnehmen. Das Bundespersonalvertretungsgesetz regelt im Einzelnen:
- Wahl, Zusammensetzung, Amtszeit und Geschäftsführung des Personalrats
- Personalversammlung
- Jugendvertretung und Jugendversammlung
- Vertretung der nicht ständig Beschäftigten
- Form und Verfahren der Mitbeteiligung, Mitbestimmung und Mitwirkung

In den einzelnen Ländern gelten darüber hinaus die jeweiligen Landespersonalvertretungsgesetze.

Personalverwaltung

Als Personalverwaltung wird die Abwicklung der administrativen, routinemäßigen → Aufgaben innerhalb des Personal-Managements einer Klinik oder Arztpraxis bezeichnet.

Tab. 94 Aufgaben der Personalverwaltung

Aufgabenbereich	Einzelaufgaben
Administrative Aufgaben	Erledigung von Formalitäten und Einzelaufgaben von der Personaleinstellung bis zur Personalfreisetzung bzw. Pensionierung
Arbeitsrechtliche Aufgaben	Anwendung der Regelungen des allgemeinen Rechts und speziell des Arbeits- und Sozialrechts
Aufgaben im Rahmen der Personalbetreuung	Führen der Urlaubskartei, Berechnung der vermögenswirksamen Leistungen, Gestellung und Reinigung von Berufsbekleidung
Personalaktenführung	Einrichtung und Führung von Personalakten mit Arbeitsvertrag, Zeugnissen, Bewerbungsunterlagen, Abmahnungen oder besonderen Vorkommnissen
Aufgaben im Rahmen des Entgeltwesens	Lohn- und Gehaltsabrechnung
Überwachungsaufgaben	Überstundenanfall, Krankenstand, Urlaubsinanspruchnahme, Arbeitszeiterfassung
Externe Meldeaufgaben	Entgeltnachweis an die Sozialversicherungen, Lohnsteuermeldungen beim Finanzamt
Interne Meldeaufgaben	Geburtstage, Jubiläen, Ablauf der Probezeit

Tab. 95 Personaladministration

Phase	Aufgaben
Einstellung	Austausch von Unterlagen und Arbeitsgegenständen: Lohnsteuerkarte, Sozialversicherungsheft, Urlaubsbescheinigung und bei ausländischen Arbeitskräften die Arbeitserlaubnis werden beim Arbeitgeber abgegeben; die neue Arbeitskraft erhält Schlüssel, Berufskleidung, Namensschild usw., und es werden ihr Garderobenfächer oder ein Kleiderspind zugewiesen.
Zugehörigkeit	Gewährung von Gehaltsvorschüssen, Mithilfe bei der Wohnungssuche, Beachtung von Terminen wie Geburtstage, Zugehörigkeitsjubiläen, Probezeitablauf, Festhalten von Namensänderungen, Anschriftenveränderungen oder Veränderungen bei Familienangehörigen, Kontrolle von Urlaubsinanspruchnahme, Überstundenhäufung und Fehlzeitenentwicklung, laufende Gehaltsabrechnung
Austritt	Ausstellen von Zeugnissen, Aushändigung der Personalpapiere, Entgegennahme aller anvertrauten Gegenstände wie Schlüssel oder Berufskleidung

Da gesetzliche Bestimmungen wesentliche Vorgaben enthalten, die eine geordnete, administrative Verwaltung des Personals erforderlich machen, zählen zu ihr eine Fülle von **Aufgaben** (Tab. 94).

Die **Personalaktenführung** dient zur Sammlung aller Unterlagen, die für die betreffende Person und ihr → Arbeitsverhältnis von Bedeutung sind. Eine Ausnahme hiervon bilden lediglich die Lohn- und Gehaltsunterlagen, die aus Gründen ordnungsgemäßer Buchführung in der Lohn- und Gehaltsabrechnung aufzubewahren sind.

Zum Aufgabengebiet der **Personaladministration** zählen hingegen alle personaladministrativen Aufgaben, die in den unterschiedlichen Phasen eines Berufslebens auszuführen sind (Tab. 95).

Ein weiteres Aufgabengebiet der Personalverwaltung ist die **Gehaltsabrechnung**, mit der das → Gehalt für die Mitarbeiter sowie die Ausbildungsvergütung für die Auszubildenden ermittelt werden muss.

Die **Personalstatistik** schließlich ermöglicht die wichtige Kontrolle über die Entwicklung von Ausfallzeiten, → Überstunden, Fluktuationsrate (Abgänge) usw. des Personals. Durch den → Vergleich der monatlich, vierteljährlich oder jährlich ermittelten Werte der Personalstatistik mit **Bezugswerten** lassen sich Tendenzen erkennen, die gegebenenfalls ein Gegensteuern erforderlich machen. Einzelne Bezugswerte können dabei sein:
- Anteilswerte zur Gesamtbelegschaft
- Vergangenheitswerte aus Vormonaten oder Vorjahren

Tab. 96 Personalkennzahlen

Kennzahl	Zweck	Ermittlung
Monatliche Arbeitsstunden	Entwicklung der durchschnittlichen Arbeitszeiten	Gesamtzahl der monatlichen Arbeitsstunden / Anzahl der Mitarbeiter
Krankenausfallquote	Ausfallzeiten des Personals	monatliche Krankenausfallstunden × 100 / monatliche Arbeitsstunden
Fluktuationsquote	Personalbewegungen	Personalabgang × 100 / durchschnittlicher Personalbestand

- Sollvorgaben des Arbeitgebers
- Personalkennzahlen anderer medizinischer Einrichtungen
- Durchschnittswerte nach Angaben von Verbänden oder Standesorganisationen

Im Rahmen der Personalstatistik erweisen sich **Personalkennzahlen** als besonders informativ und zu Kontrollzwecken wichtig (Tab. 96).

Personalwerbung

Aufgabe der Personalwerbung ist es, geeignete Arbeitnehmerinnen und Arbeitnehmer zur Bewerbung um einen freien Arbeitsplatz in der Klinik oder Arztpraxis zu bewegen.

Als eine Möglichkeit der **direkten** Personalwerbung bietet sich die öffentliche Ausschreibung in Form von → **Stellenanzeigen** in Zeitungen und Zeitschriften an. Bei der Gestaltung von Stellenanzeigen gibt es unterschiedliche Strukturierungsmöglichkeiten (Tab. 97). Als weitere Möglichkeit der direkten Personalwerbung ist die gezielte **Personalabwerbung** anzusehen. Sie ist zwar grundsätzlich erlaubt, es ist allerdings rechtswidrig, wenn der Umworbene zum Vertragsbruch mit dem bisherigen Arbeitgeber verleitet wird. Auch **Schulen**, Berufsschulen, Fachschulen und deren Leiter und Lehrkräfte stellen ein nicht zu unterschätzendes Potenzial für Personalbeschaffungsmaßnahmen dar. Eine weitere Möglichkeit zur direkten Personalwerbung ist die Personalwerbung im **Verwandten- oder Bekanntenkreis**.

Die Möglichkeiten der **indirekten** Personalwerbung für die Arztpraxis erstrecken sich im Wesentlichen auf die Vermittlungsleistungen der **Arbeitsagenturen**, auf die Einschaltung von **Personalberatern** und das **Personal-Leasing**. Die **Vermittlung** von Arbeitnehmern wird in den örtlich zuständigen Arbeitsagenturen durchgeführt. Stellensuchende Arbeitslose sind hier ebenso registriert wie von der Arbeitgeberseite gemeldete offene → Stellen. Das Stellenangebot eines Arztes als Arbeitgeber (und damit die Erteilung eines Vermittlungsauftrags) ist nicht an eine bestimmte Form gebunden. Auch werden dafür von den Agenturen keine Gebühren erhoben. Die Vorteile der Agenturen liegen sicherlich in der fachgerechten Beratung und auch in einer positionsbezogenen Vorauslese der Stellensuchenden. Ihr Nachteil besteht darin, dass sie mangels vermittlungsfähiger Arbeitnehmer häufig nicht in der Lage sind, leer stehende Stellen zu besetzen. Die Einschaltung von **Personalberatern** ist eine weitere Möglichkeit. Diese erbringen dabei in der Regel folgende Leistungen:

- Erarbeiten von → Arbeitsplatzanforderungen
- Gestaltung und Formulierung von Stellenanzeigen

Tab. 97 Möglichkeiten zur Strukturierung von Stellenanzeigen

AIDA	Konventionell	Grundstruktur
Attention	Wir sind	Schlagzeile
Interest	Wir suchen	Informationen über den Arbeitgeber
Desire	Wir erwarten	Anlass der Personalsuche
Action	Wir bieten	gesuchtes Berufsbild
		Erwartungen
		Angebote
		Kontaktaufnahme

- Sichtung und Bewertung von Bewerbungsunterlagen
- Führen der notwendigen Korrespondenz mit den Bewerbern
- Durchführung und Auswertung von Bewerbungsgesprächen (selbstständig oder mitwirkend)
- Beratung des Arbeitgebers bei der Entscheidung
- Beratung bei der Erstellung des → Arbeitsvertrags

Für ihre Leistungen berechnen Personalberater Beratungshonorare, die üblicherweise nicht erfolgsabhängig sind und etwa ein Viertel des Jahreseinkommens des gesuchten Personals betragen, sowie Sachkosten. Auch die direkte Arbeitsvermittlung ist Personalberatern erlaubt, sofern sie dazu eine Genehmigung der Bundesagentur für Arbeit besitzen. Diese Stellenvermittlung ist für die Stellensuchenden kostenlos. Der Arbeitgeber muss bei einer derartigen Vermittlung mit einem dafür fälligen Honorar in Höhe von etwa einem Zwölftel des Jahreseinkommens der vermittelten Arbeitskraft rechnen. Allerdings führt die private Stellenvermittlung nicht wie bei einer Personalberatung Bewerbungsgespräche oder Auswahlverfahren durch, sondern bietet dem Arzt lediglich Stellensuchende an. Wird kurzfristig oder zeitweise Personal zur Überbrückung von Engpässen benötigt, so kann auch das **Personal-Leasing (Leiharbeit, Zeitarbeit)** gewählt werden. Im Rahmen des Personal-Leasings wird von Zeitarbeit- und Verleihfirmen Personal zeitweilig zur Arbeitsleistung gegen Entgelt überlassen. Diese Überlassung von Arbeitnehmern ist streng von der normalen Arbeitsvermittlung zu unterscheiden. Die Arbeitskräfte werden von der Zeitarbeits- oder Verleihfirma eingestellt, und alle Arbeitgeberpflichten werden von ihr übernommen. Das Bruttoentgelt fließt vom Auftraggeber zur Verleihfirma und wird nach dem Abzug von Verwaltungskosten, Lohnnebenkosten und Gewinnspanne als Nettolohn von der Verleihfirma an die Arbeitskräfte ausgezahlt. Zwischen der Verleihfirma und dem Auftraggeber wird ein Arbeitnehmerüberlassungsvertrag geschlossen, in dem Rechte und Pflichten beider Vertragspartner festgehalten werden. Folgende **Vorteile** des Personal-Leasings sind festzuhalten:

- Überbrückung kurzfristiger Personalengpässe
- Verringerung des Risikos einer Personalfehleinstellung infolge kürzerer → Kündigungsfristen und wegen der Möglichkeit, eine Arbeitskraft ohne Angabe von Gründen innerhalb der ersten 4 Stunden nach der Arbeitsaufnahme ohne Rechnungsstellung abzulehnen (Sonderklausel in den Arbeitnehmerüberlassungsverträgen)
- Entlastung von Personalbeschaffungs- und Personalverwaltungskosten

Der **Nachteil** besteht in den hohen → Kosten, die insbesondere bei längerer Nutzung des Personal-Leasings entstehen, denn zuzüglich zu den eigentlichen Lohnkosten werden von der Verleihfirma Verwaltungskosten berechnet, und es wird eine Gewinnspanne einkalkuliert.

Personengesellschaft

Die Personengesellschaft stellt den Zusammenschluss mehrerer Personen zu einer Gesellschaft dar, die auf der fortgesetzten Mitgliedschaft der einzelnen Gesellschafter beruht und durch die persönliche Haftung der Gesellschafter für die Gesellschaftsschulden gekennzeichnet ist.

Zu den wichtigsten Personengesellschaften zählen:
- → Gesellschaft bürgerlichen Rechts (GbR)
- → Offene Handelsgesellschaft (OHG)
- Kommanditgesellschaft (→ KG)
- → Stille Gesellschaft

Bei der Personengesellschaft ist es hauptsächlich die Aufgabe der Gesellschafter, für die Gesellschaft tätig zu werden und deren Geschäfte zu führen. Da ihnen wesentliche **Treuepflichten** obliegen, sind die Gesellschafter damit stärker an die Gesellschaft gebunden als die Gesellschafter einer → Kapitalgesellschaft. Das → Vermögen einer Personengesellschaft ist → **Gesamthandsvermögen**, über das die Gesellschafter nur gemeinsam verfügen können. Neben dem Gesellschaftsvermögen haften die Gesellschafter persönlich (Ausnahme: Kommanditisten einer KG) und unbeschränkt mit ihrem Privatvermögen für die Schulden der Gesellschaft. Zur → **Zwangsvollstreckung** in das Vermögen einer GbR muss zuvor ein Vollstreckungstitel gegen alle Gesellschafter erwirkt werden. Bei OHG und KG dagegen können die Gläubiger auch einen Titel gegen die Gesellschaft selbst erwirken. Einem ausgeschiedenen Gesellschafter steht grundsätzlich ein **Abfindungsanspruch** zu, sofern der Gesellschaftsvertrag keine abweichende Regelung trifft. Nach der Auflösung der Gesellschaft hat eine Auseinandersetzung unter den Gesellschaftern über das Gesellschaftsvermögen zu erfolgen, sofern nicht das Insolvenzverfahren eröffnet worden ist. Steuerlich ist die Personengesellschaft ein Gewerbebetrieb, unterliegt aber nicht selbst Einkommensteuer und Vermögensteuer. Die **Steuerpflicht** trifft den einzelnen Gesellschafter. Die Personengesellschaft ist im Gegensatz zur **Kapitalgesellschaft** keine juristische Person. OHG und KG sind jedoch den juristischen Personen angenähert. So können sie beispielsweise unter ihrer Firma Rechte erwerben und → Verbindlichkeiten eingehen sowie vor Gericht klagen und verklagt werden. Da die OHG und die KG Handelsgewerbe betreiben, werden sie auch als **Personenhandelsgesellschaften** bezeichnet.

Pfandbrief

Bei Pfandbriefen handelt es sich um festverzinsliche → Schuldverschreibungen. Sie werden auf der Grundlage des Hypothekenbankgesetzes von privaten Hypothekenbanken und auf der Grundlage des Pfandbriefgesetzes von öffentlich-rechtlichen Pfandbrief- und Kreditinstituten als → Inhaberpapier oder als → Namenspapiere ausgegeben.

Die Pfandbriefe dienen der Refinanzierung von → Krediten, die gegen Beleihung von Grundstücken gewährt werden. Nur die aufgeführten Kreditinstitute dürfen festverzinsliche → Wertpapiere mit der Bezeichnung Pfandbrief emittieren. Die Bezeichnung **Hypothekenpfandbrief** bleibt den privaten Hypothekenbanken vorbehalten. Sie müssen folgende Bedingung einhalten: Der Gesamtbetrag ihrer umlaufenden Pfandbriefe muss in Höhe des Nennwertes jederzeit durch → Hypotheken oder → Grundschulden mit mindestens gleicher Höhe und gleichem Zinsertrag gedeckt sein (Kongruenz- oder Deckungsprinzip), damit die Zinsansprüche, aber auch die Tilgungsansprüche der Pfandbriefgläubiger sichergestellt sind. Ersatzweise können auch bis zu 10% des Pfandbriefumlaufs gedeckt werden durch:

- Schatzwechsel
- Schatzanweisungen des Bundes
- Schuldverschreibungen
- Schuldbuchforderungen
- Bundesbankguthaben
- Bargeld und Ausgleichsforderungen
- Sondervermögen des Bundes oder eines Landes
- Schuldverschreibungen, deren Verzinsung und Rückzahlung durch den Bund, ein Sondervermögen des Bundes oder ein Land gewährleistet ist

Die Deckungswerte sind Hypotheken und Grundschulden, wobei nur inländische Grundstücke beliehen werden dürfen, die → Beleihungsgrenze 60% des Beleihungswertes betragen darf und der Beleihungswert den durch sorgfältige Ermittlung festgestellten Verkaufswert nicht überschreiten darf. Alle Hypotheken und sonstigen Deckungswerte müssen von der Hypothekenbank oder der Kreditanstalt einzeln in das **Hypothekenregister** eingetragen sein. Ein von der Bundesanstalt für Finanzdienstleistungsaufsicht (BaFin) bestellter Treuhänder hat auf das jederzeitige Vorhandensein der vorschriftsmäßigen Deckung, auf die Eintragung der Deckungswerte in das Hypothekenregister sowie auf die Einhaltung der Umlaufgrenzen zu achten und die dadurch gegebene vorschriftsmäßige Deckung auf den Hypothekenpfandbriefen zu bescheinigen. Die Freigabe von Deckungswerten bedarf seiner Zustimmung. Die Überprüfung der Werthaltigkeit der Deckungswerte erfolgt durch die jeweiligen Jahresabschlussprüfer. Der Treuhänder hat die Hypothekenbrief- und Grundschuldsbriefurkunden unter Mitverschluss der Hypothekenbanken zu verwahren. Er handelt unabhängig und lediglich im Interesse der Hypothekenpfandbriefgläubiger. Für die öffentlich-rechtlichen Kreditinstitute ist ein Treuhänder nicht vorgeschrieben, da die Kontrolle durch die jeweiligen Aufsichtsbehörden für ausreichend angesehen wird. Der Gesamtbetrag der im Umlauf befindlichen Hypothekenpfandbriefe und Schuldverschreibungen einer Hypothekenbank darf den 60-fachen Betrag (bzw. den 48-fachen Betrag bei gemischten Hypothekenbanken) des haftenden → Eigenkapitals der Kreditinstitute nicht übersteigen. Für die öffentlich-rechtlichen Kreditinstitute sind Umlaufgrenzen für Pfandbriefe nicht festgelegt.

Im Falle eines **Insolvenzverfahrens** des Kreditinstituts werden die Pfandbriefgläubiger aus den im Hypothekenregister eingetragenen Werten vorrangig befriedigt, wobei sie untereinander den gleichen Rang einnehmen.

Den Belangen des Anlegerschutzes und der Verbraucheraufklärung wird durch das Wertpapier-Verkaufsprospektgesetz Rechnung getragen. Da den Pfandbriefinstituten an einer langfristigen Platzierung ihrer Pfandbriefe gelegen ist, gewähren sie Großanlegern vielfach eine **Behalteprämie** von 0,5 bis 1%, die zurückzuzahlen ist, wenn die Pfandbriefe vor Ablauf eines Jahres oder von zwei Jahren vom Aussteller zurückgekauft werden.

Pfandrecht

Das Pfandrecht ist ein gegenüber jedermann wirkendes Verwertungsrecht an einer Sache oder einem Recht zur Sicherung einer → Forderung.

Ein Pfandrecht kann nur zur Sicherung einzelner bestimmter Forderungen bestellt werden und nur an einzelnen Vermögensgegenständen begründet sein. An demselben Pfandgegenstand können mehrere Pfandrechte entstehen, deren Rang sich dann nach dem Prioritätsgrundsatz bestimmt. Folgende **Pfandrechtsarten** werden nach dem Pfandgegenstand unterschieden:

- Pfandrecht an beweglichen Sachen: Mobiliarpfandrecht
- Grundpfandrechte: → Grundschuld, → Hypothek, Rentenschuld
- Pfandrecht an Rechten: Anteile, Forderungen

Nach dem Entstehungsgrund lassen sich Vertragspfandrechte und gesetzliche Pfandrechte unterscheiden (Abb. 78).

Auch das Pfändungspfandrecht weist Pfandrechtscharakter auf. Es entsteht durch den staatlichen Hoheitsakt der Pfändung im Wege der → Zwangsvollstreckung. Das Pfandrecht wird dokumentiert durch:

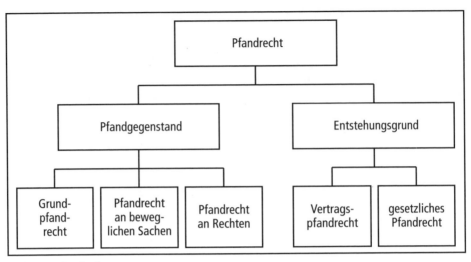

Abb. 78 Pfandrecht

- Eintragung in das → Grundbuch bei Grundstücken
- Übertragung des Besitzes an den Pfandgläubiger bei beweglichen Sachen
- Verpfändungsanzeige an den Schuldner der verpfändeten Forderung bei Geldforderungen

Planung

Bei der Planung handelt es sich um die gedankliche Vorwegnahme der Mittel und Schritte sowie deren Abfolge, die zur effektiven Erreichung eines Ziels notwendig scheinen.

Die Planung bildet den logischen Ausgangspunkt des betrieblichen Handelns. Es wird darüber nachgedacht, was in und mit der medizinischen Einrichtung erreicht werden soll, und wie es am besten zu erreichen ist. Dazu zählen die Bestimmung der Zielrichtung, die Ermittlung zukünftiger Handlungsoptionen und die Auswahl unter diesen. Planung bedeutet somit, zukünftiges Handeln unter Beachtung des Rationalprinzips gedanklich vorwegzunehmen. Planung stellt den geistigen, organisatorisch und institutionell ausgeformten Vorgang dar, durch Entscheidungen, Abschätzungen und Entwürfe festzulegen, mit welchen Schritten, unter welchen Rahmenbedingungen, in welcher zeitlichen und organisatorischen Abfolge und schließlich mit welchen → Kosten und Folgen ein Ziel erreichbar erscheint.

Je nach Aufgabenmerkmal lassen sich unterschiedliche **Planungsarten** unterscheiden:

Tab. 98 Strategische Planung

Phasen	Inhalte
Analyse	Analyse der eigenen Situation und der Konkurrenzsituation
Ziele	langfristige Absichten, quantitative und qualitative Ziele
Strategie	Bestimmung geeigneter Strategien
Ausführung	Festlegung kurzfristiger Ziele und einzelner Maßnahmen
Kontrolle	Überprüfung der strategischen Planung

- Sachgegenstand: Behandlungs-, Personal-, Finanz-, Arbeitsplanung
- Zeit: kurz-, mittel-, langfristige Planung
- Konkretisierungsgrad: Grob-, Detailplanung
- Reichweite: operative, strategische Planung

Bei der **strategischen Planung** handelt es sich einen Prozess, in dem eine Analyse der gegenwärtigen Situation sowie der zukünftigen Chancen und Risiken stattfindet und der zur Formulierung von Absichten, → Zielen, Strategien und Maßnahmen führt (Tab. 98).

Plotter

> Als Plotter werden Ausgabegeräte bezeichnet, die auf Linien und Zeichnungen spezialisiert sind und in der Regel Stifte zur Ausgabeerstellung benutzen.

Eine weitere Technologie, die bei Plottern verwendet wird, ist das Erzeugen von Linien aus feinen Punktmustern durch elektrostatische Aufladung, nach einem ähnlichen Prinzip wie bei Laserdruckern. Je nachdem, wie das zu bedruckende Medium bewegt und geführt wird, lassen sich folgende **Plotter-Arten** unterscheiden:
- Flachbett-Plotter: Das Papier wird auf einen Zeichenbereich gespannt und der Druckkopf mit Stiften (verschiedene Strichstärken und Farben) zweidimensional (x- und y-Richtung) über das Papier bewegt.
- Rollen-Plotter: Das Papier wird mittels einer Walze am sich nur horizontal bewegenden Kopf vorbeigezogen.
- Trommel-Plotter: Das Papier kann über die Walze vor und zurück bewegt werden, während sich der oder die Zeichenstifte in einer Achse bewegen.
- Funktions-Plotter: Funktions-Plotter werden zur grafischen Darstellung von Funktionen auf dem Bildschirm eingesetzt, wobei es sich lediglich um Software handelt, die bestimmte mathematische Ausdrücke grafisch umsetzt.

Plotter werden hauptsächlich in technisch-wissenschaftlichen Bereichen eingesetzt, wo große Konstruktionszeichnungen auf Papierformaten bis über DIN A0 ausgedruckt werden. Ihre Stärke liegt in der hochwertigen Darstellung von Zeichnungen sowie der Fähigkeit, auch große → Formate ohne Probleme darzustellen. Allerdings dauert das Plotten kleiner Formate im Vergleich zum Drucken recht lang. Mit der Verbreitung anderer farbfähiger → Drucker haben Plotter daher viel von ihrer Bedeutung verloren. Sie kommen deshalb überwiegend bei großformatigen Spezialanwendungen zum Einsatz, etwa im CAD-Bereich.

Portfolioanalyse

> Die Portfolioanalyse ist ein Ansatz der strategischen Unternehmensplanung, bei dem in einer Grafik die einzelnen Geschäftsfelder im Hinblick auf das Wachstum des entsprechenden Marktes und des relativen Marktanteils des Unternehmens eingeordnet werden.

Anhand einer sich daraus ergebenden Matrix kann entschieden werden, welche Geschäftsfelder künftig zu fördern oder welche Leistungen aus dem Markt zu nehmen sind. In Bezug auf die Klinik oder Arztpraxis bedeutet dies, dass die bereits vorhandenen bzw. neu geplanten Behandlungs- und Service-Leistungen beurteilt werden anhand der Kriterien Wachstum des Marktes für die Behandlungsangebote und Anteil an der Patientenzielgruppe, auf die die Behandlungsleistungen überwiegend abzielen (Abb. 79).

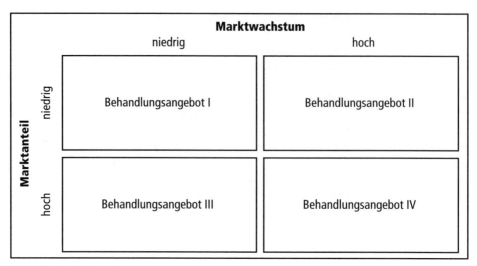

Abb. 79 Portfolioanalyse

Bei dem in Abbildung 79 aufgeführten Behandlungsangebot I trifft ein niedriger Marktanteil mit geringen Marktwachstumschancen zusammen. Mit diesem Behandlungsangebot wird nur ein geringer → Umsatz erzielt, und es wirft damit, wenn überhaupt, auch nur geringe → Gewinne ab. Als Strategie ist daher zu überlegen, ob diese veralteten oder kaum nachgefragten Behandlungsleistungen überhaupt noch angeboten werden sollen. Vielmehr sollten Kraft und Engagement auf neue, Erfolg versprechende Behandlungsangebote konzentriert werden.

Behandlungsangebot II stellt in der Regel eine Neueinführung dar und hat deshalb einen bisher geringen Marktanteil, bewegt sich jedoch auf einem Zielgruppenmarkt mit aussichtsreichen Zuwachsraten. Es wirft bislang niedrige Gewinne ab, da die → Investitionen in diese recht neuen Behandlungs- und Service-Leistungen sich noch amortisieren müssen. Dieses Behandlungsangebot hat jedoch gute Zukunftsaussichten. Es liegt also nahe, die Strategie zu verfolgen, den Marktanteil auszubauen und durch gezielte Investitionen einen deutlichen Vorsprung im medizinischen bzw. medizintechnischen Know-how zu erzielen.

Das Behandlungsangebot III ist gekennzeichnet durch einen hohen Marktanteil, aber niedrige Wachstumschancen. Es werden hohe Erträge erwirtschaftet, größere Investitionen in das Behandlungs- und Service-Angebot unterbleiben jedoch. Die angebotenen Leistungen haben bereits eine gute Marktposition, die Zielgruppe potenzieller Patienten wächst allerdings nicht mehr. Als Strategie für das → Marketing lässt sich hieraus ableiten, den bereits erreichten Marktanteil zu halten, durch gezielte Kostensenkungs- bzw. Rationalisierungsmaßnahmen den Gewinn abzuschöpfen und Investitionen weitestgehend zu vermeiden.

Bei Behandlungsangebot IV ergeben sich ein hoher Marktanteil und große Marktwachstumschancen. Die daraus ableitbare Strategie lautet: weitere Steigerung des Umsatzes und weiterer Ausbau des Marktanteils. Dies ist allerdings nur möglich, wenn das Behandlungs- und Service-Angebot durch gezielte Investitionen auf dem bisherigen hohen Niveau bleibt.

Praxisbewertung

Aufgabe der Praxisbewertung ist es, im Rahmen einer Praxisabgabe die ökonomischen, auf die Patientenstruktur bezogenen und personellen Sachverhalte der Arztpraxis zu klären, um daraus Rückschlüsse für eine Kaufpreisgestaltung ziehen zu können.

Die Bewertung von Arztpraxen stellt einen Sonderfall einer Unternehmensbewertung dar, und sie hat unter Einhaltung betriebswirtschaftlicher **Grundsätze** zu erfolgen (Tab. 99).

Die Praxisbewertung bezieht sich insbesondere auf folgende **Faktoren**:
- Finanz- und Investitionslage
- Liquiditätssituation
- → Rentabilität
- → Umsatz
- → Kosten
- Patientenstruktur
- Standort
- Patientenzufriedenheit
- Leistungsangebot
- Behandlungskonzepte

Der **Kaufpreis** einer Arztpraxis besteht grundsätzlich aus zwei Bestandteilen: Preisbestandteile für die materiellen Praxiswerte (medizinische Geräte, Praxiseinrichtung, Verbrauchsmaterialien usw.) und Preisbestandteile für die immateriellen Praxiswerte (Patientenstruktur, Patientenstamm, Qualifikation des Personals, Lage der Praxis usw.). Die Preisbestandteile für die immateriellen Praxiswerte werden häufig auch als ideeller Praxiswert oder „Goodwill" bezeichnet.

Die → **Ertragswertmethode** zählt zu den gebräuchlichsten Verfahren der Praxisbewertung. Ihre Grundlage ist die Annahme, dass der Praxiswert sich als Summe zukünftiger Erträge darstellt, die auf den Zeitpunkt der Veräußerung abgezinst werden. Der die Praxis abgebende Arzt erhält von dem die Praxis übernehmenden Arzt als Ausgleich für den

Tab. 99 Grundsätze der Praxisbewertung

Grundsatz	Erläuterung
Nachvollziehbarkeit der Bewertungsansätze	Die in der Praxisbewertung berücksichtigten Ansätze der Bewertung müssen für alle Beteiligten und einen sachverständigen Dritten nachvollziehbar sein.
Berücksichtigung von Vergangenheitsdaten	Bei jeder Praxisbewertung sind die Vergangenheitsdaten zu erfassen, auszuwerten und als Grundlage für Schätzungen zukünftiger Gewinn-, Umsatz- und Kostenentwicklungen zu berücksichtigen.
Aufgabe des Niederstwertprinzips	Die Verwendung des kaufmännischen Niederstwertprinzips berücksichtigt nicht den tatsächlichen Praxiswert und ist nur für den Käufer vorteilhaft.
Bewertung als Prognoserechnung	Die Praxisbewertung richtet sich nach zukünftigen Erwartungen und stellt daher eine Prognose dar.
Zeitpunkt der Ermittlung	Eine stichtagsbezogene Bewertung muss auch die Ertragskraft der Praxis berücksichtigen und nicht nur eine Gegenüberstellung von Vermögenswerten und Verbindlichkeiten.
Zweck der Bewertung	Ausschlaggebend für die Praxiswertermittlung ist der Zweck der Bewertung, nach dem sich die anzuwendenden Maßstäbe und der Detaillierungsgrad der Bewertung richten.
Angleichung der Bewertungsmethode	Die angewendete Bewertungsmethode ist an die individuelle Situation anzugleichen, da keine Methode alle möglichen Einzelfälle einer Arztpraxis sachgerecht erfasst.

Verzicht auf die Erträge die Summe dieser Erträge in abgezinster Form. Bei dieser Abdiskontierung wird der Wert der zukünftigen Ertragssumme zum Verkaufszeitpunkt errechnet. Das geschieht unter der Annahme, dass der Gegenwartswert abnimmt, je weiter die prognostizierten Summen in der Zukunft liegen. Grundlage der → **Substanzwertmethode** ist der Gebrauchswert der Praxissubstanz. Diese setzt sich aus den materiellen und immateriellen Werten der Praxis zusammen. Das gesamte Praxisinventar wird zur Ermitt-

Tab. 100 Substanz- und Ertragswertmethode

	Vorteile	Nachteile
SUBSTANZWERTMETHODE	• Sie ist in der Praxis gebräuchlich. • Die im Inventar enthaltenen „stillen Reserven" werden aufgelöst und der tatsächliche Gebrauchswert der Praxis bestimmt. • Die Methode ist relativ leicht durchführbar. • Die Rechtsprechung akzeptiert die Substanzwertmethode als ein mögliches Verfahren zur Ermittlung des Praxiswertes.	• Die gewählten Prozentsätze zur Ermittlung des immateriellen Praxiswertes bei den Gewinn- und Umsatzverfahren sind innerhalb der Bandbreiten mehr oder weniger willkürlich. • Umsatz und Gewinn sind durch die zeitliche Verlagerung von Umsätzen oder Kosten beeinflussbar. Das wirtschaftliche Erscheinungsbild der Praxis entspricht dann nicht der Realität. • Zur exakten Ermittlung des materiellen Praxiswertes fehlen objektive Meßmethoden, die zweifelsfrei die Wertminderung aufgrund der Abnutzung bestimmen. • Die Substanzwertermittlung ist vergangenheitsorientiert und berücksichtigt keine zukünftigen Entwicklungen beispielsweise der Rahmenbedingungen. • Da der wirtschaftliche Praxiserfolg stark vom jeweiligen Praxisinhaber bestimmt wird, können sich künftige Umsatz- und Gewinnsituationen im Vergleich zur Vergangenheit völlig unterschiedlich entwickeln.
ERTRAGSWERTMETHODE	• Durch die Abschätzung der zukünftigen Praxisentwicklung lässt sich auf die Anlageperspektiven des in die Praxis investierten Kapitals schließen. • Der Auftraggeber des Gutachtens kann falsche Kriterien erkennen und berichtigen. • Die gesonderte Ermittlung der immateriellen und materiellen Praxiswerte ist überflüssig; der immaterielle Praxiswert kann durch Subtraktion des Gebrauchswertes der Praxissubstanz vom Praxiswert ermittelt werden. • Durch Einbeziehung der entsprechenden Kriterien ist die Berücksichtigung individueller Chancen- und Risikoerwartungen möglich.	• Um das Gutachten kontrollieren zu können, muss der Auftraggeber betriebswirtschaftliche Kenntnisse vorweisen. • Die Wahl des Basiszinssatzes für die Abzinsung der für die Zukunft erwarteten Erträge (Kalkulationszinsfuß) ist willkürlich und orientiert sich daher häufig an marktüblichen Zinssätzen für sichere Kapitalanlagen mit entsprechender Restlaufzeit. • Die Vorhersage von Praxisumsätzen, -gewinnen und -kosten ist kompliziert und aufwendig. • Die Wahl der in der Berechnung zu berücksichtigenden zukünftigen Perioden (erste Prognosephase) ist innerhalb der Bandbreite willkürlich.

lung des materiellen Wertes zum Wiederbeschaffungspreis bewertet, wobei die durch Abnutzung auftretenden Wertminderungen abgezogen werden. Medizinische Geräte, Behandlungseinrichtungen und vorhandene Verbrauchsmaterialien werden dabei hinsichtlich ihrer Funktionalität und ihres technischen Zustands bewertet.

Bei der Betrachtung der **Vor- und Nachteile** (Tab. 100) beider Methoden ist festzustellen, dass der Substanzwertmethode die direkte Verknüpfung mit den künftigen Praxisgewinnen fehlt. Eine kombinierte Anwendung oder eine Modifikation beider Methoden ist nicht unproblematisch. Zur Ermittlung des materiellen Wertes der Praxis im Rahmen der Substanzwertmethode könnten auch Werterlöse unterstellt werden, die im Fall des Verkaufs der Praxiseinrichtung üblicherweise erzielbar wären und nicht eine Neueinrichtung zu Wiederbeschaffungswerten. Dies würde einen Nachteil für den bisherigen Praxisinhaber bedeuten und gleichzeitig einen Vorteil für den Praxiserwerber. Durch Ergänzung um einzelne, den immateriellen Praxiswert beeinflussende Faktoren wie Personalqualifikationen, Patientenstruktur oder Lage der Praxis lässt sich für die Ermittlung des immateriellen Praxiswertes aus dem durchschnittlichen Praxisumsatz oder -gewinn ein Grundwert bilden. Diese Faktoren werden wie bei der → Nutzwertanalyse gewichtet, quantifiziert und mit dem zuvor ermittelten Grundwert multipliziert. Um den Gesamtwert der Praxis zu ermitteln, ist der sich daraus ergebende immaterielle Praxiswert zu dem materiellen Praxiswert zu addieren. Die Gewichtung der den immateriellen Praxiswert beeinflussenden Faktoren lässt sich allerdings kaum objektiv bestimmen, und auch die zukünftigen Entwicklungen der zu bewertenden Praxis sind nur sehr schwierig zu quantifizieren, was eine Berücksichtigung kaum möglich macht.

Eine **einfache** Praxisbewertung für die Arztpraxis, die nicht auf z. B. die Ertrags- oder Substanzwertmethode abstellt, ist nur dann seriös und zulässig, wenn sie zumindest die Annahmen berücksichtigt, die auch bei dem Einsatz einer bewährten Methode zur Anwendung gelangen. Es ist sicherzustellen, dass dabei ein mit der Anwendung einer der bewährten Methoden vergleichbares Ergebnis zustande kommt. Es ist zwar möglich, die Preisfindung anderweitig als Gutachten in Auftrag zu geben; dies kann sich allerdings (absichtlich oder unabsichtlich) entweder für den Praxiserwerber oder -veräußerer nachteilig auswirken.

Das **Praxiswertgutachten** sollte daher von einem anerkannten Sachverständigen erstellt werden und zu einem plausiblen Bewertungsergebnis führen. Im Gutachten enthaltene Wertansätze, Annahmen oder Bewertungskriterien sollten nachvollziehbar, klar formuliert und ausreichend begründet sein, auch wenn in Abhängigkeit von der gewählten Bewertungssystematik die verschiedenen Kriterien unterschiedlich gewichtet sind.

In der gewerblichen Wirtschaft werden Unternehmensbewertungen in der Regel nach dem Ertragswertverfahren durchgeführt. In jüngster Zeit gewinnen die in Amerika entwickelten Discounted-Cash-Flow-(DCF-)Verfahren an Bedeutung. Die DCF-Methode bezieht sich jedoch in erster Linie auf → Kapitalgesellschaften und ist daher für die Bewertung von Arztpraxen von geringer Bedeutung.

Praxisgemeinschaft

Die Praxisgemeinschaft stellt den Zusammenschluss von niedergelassenen Ärzten zur gemeinsamen Nutzung von Praxiseinrichtung und Personal bei der Behandlung von Patienten dar.

Es handelt sich dabei nicht um eine eigenständige Rechtsform, da die Praxisgemeinschaft zivilrechtlich gesehen eine → „Gesellschaft bürgerlichen Rechts" (GbR) darstellt, sofern sie nicht als Partnerschaft gegründet ist. Sie ist ein Sonderfall des Kassenarztrechts, in der die Praxiskosten nach einem zu vereinbarenden Schlüssel verteilt werden. Da eine gemeinsame Karteiführung unzulässig ist, sind die jeweiligen Patientengruppen dabei klar voneinander zu trennen und machen bei einer Behandlung der Kassenpatienten des oder der jeweiligen Kollegen eine Überweisung erforderlich. Der → Gewinn wird in der Praxisgemeinschaft ebenfalls getrennt ermittelt. Eine gegenseitige Vertretung ist allerdings möglich.

Zu den **wichtigsten Inhalten** eines **Praxisgemeinschaftsvertrags** gehören:
- Praxisname
- Praxissitz
- Vertragszweck
- Verpflichtung zur Zusammenarbeit, Sprechstundenregelung
- Geschäftsführung und Vertretung, Bankvollmacht
- Dauer der Gesellschaft, → Kündigung
- Haftung
- Gesellschafterversammlung
- Verhältnis der Praxisgemeinschaft zu den Einzelpraxen
- Praxisräume
- Einrichtung
- Konkurrenzklausel
- Vertragsübernahme, Rechnungsabgrenzung
- Patienten, Behandlungsverträge, Information, Einsichtnahme
- Personal
- → Urlaub, Fortbildung, Krankheit sowie Assistentenvertretung
- → Einlagen, → Beteiligung
- laufende Betriebskosten
- sonstige Gründe der Beendigung der Praxisgemeinschaft
- Fortsetzung der Gesellschaft durch den verbleibenden Gesellschafter, Auseinandersetzung
- Jahresabschluss
- Verkaufsrecht bzw. Vorkaufsrecht

Bei der **fachübergreifenden Praxisgemeinschaft** handelt es sich um eine Praxisgemeinschaft zwischen Ärzten verschiedener Fachgebiete, aber auch zwischen Arzt und Zahnarzt. Ein Pool-Vertrag ist zulässig. Die Kosten- und Gewinnbehandlung gestaltet sich wie bei der Praxisgemeinschaft.

Die **Praxisgemeinschaft mit Pool-Vertrag** stellt eine Sonderform der Praxisgemeinschaft dar, die sich im wirtschaftlichen Ergebnis durch den abgeschlossenen Pool-Vertrag wie eine → Gemeinschaftspraxis auswirkt. Dazu ist der Abschluss eines Pool-Vertrags mit detaillierten Vorschriften über die Gewinnermittlung und -verteilung notwendig, in dem die Verteilung der Praxiskosten und -gewinne nach einem zu vereinbarenden Schlüssel geregelt wird. Die Patientengruppen sind dabei ebenfalls voneinander getrennt.

Praxiskaufpreis

Der Praxiskaufpreis ist der Betrag, der aufgrund einer erfolgten → Praxisbewertung vom Käufer für den Erwerb der Praxis zu entrichten ist.

Der Kaufpreis setzt sich aus zwei Elementen zusammen: Preisbestandteile für die **materiellen** Praxiswerte (Praxiseinrichtung, Verbrauchsmaterialien, medizinische Geräte usw.) und Preisbestandteile für die **immateriellen** Praxiswerte (Lage der Praxis, Patientenstamm, Patientenstruktur, Qualifikation des Personals usw.). Die Preisbestandteile für die immateriellen Praxiswerte werden häufig auch als „Goodwill" oder ideeller Praxiswert bezeichnet.

Es gibt unterschiedliche Modelle der Praxiswertberechnung, die umsatzbasiert, gewinnbasiert oder anderweitig gestaltet sind. Nach Analysen der deutschen Apotheker- und Ärztebank lassen sich als Näherungswert für die Bewertung einer Praxis circa 25% des → Umsatzes für den immateriellen Wert ansetzen. Diese Zahl stützt sich auf die Feststellung, dass es sich bei den tatsächlich gezahlten Geldern für den ideellen Praxiswert um eine Normalverteilung mit einem entsprechenden Höchstwert handelt. Dieser Näherungswert stellt allerdings zunächst nur eine erste grobe Einschätzung des Praxiswertes dar. Der materielle Wert hingegen wird auf Verhandlungsbasis bestimmt, wobei mehr als 20 Jahre alte Praxen ohne zwischenzeitliche Modernisierungen kaum noch einen materiellen Wert aufweisen. Einen negativen materiellen Wert weisen Praxen auf, bei denen ein enormer Renovierungsbedarf besteht.

Bei der **Kaufpreisgestaltung** werden in der Regel folgende weitere **Faktoren** berücksichtigt:

- → Barwert: Der tatsächliche Wert einer Arztpraxis lässt sich beispielsweise unter Anwendung der → Ertragswertmethode aus dem Barwert der zukünftigen Einnahmeüberschüsse ableiten.
- immaterielle Wertbestandteile: Um die immateriellen Wertbestandteile angemessen zu berücksichtigen, ist dabei auf die Jahre zukünftiger Einnahmeüberschüsse abzustellen, die noch in hohem Maß durch die Nachwirkung der Persönlichkeit des früheren Praxisinhabers, des durch ihn erarbeiteten Praxisrufs und des ihm entgegengebrachten Vertrauens bestimmt sind.
- kalkulatorisches Arztgehalt: Da der Arzt bei der Praxisübernahme auf einen alternativen Einsatz seiner Arbeitskraft verzichtet, ist der Praxisgewinn um das kalkulatorische Arztgehalt zu kürzen.
- Entwicklung der Praxiskosten: Hier ist vor allem die Frage zu klären, welche → Investitionen für Rationalisierungs-, Erweiterungs- oder Erhaltungszwecke voraussichtlich wann anfallen.
- Erhaltungsinvestitionen: Der zu erwartende Praxisgewinn ist insbesondere um die Erhaltungsinvestitionen zu kürzen, die aufgewendet werden müssen, um die Praxis in ihrer Substanz zu erhalten. Da der Praxiszustand für den Investitionsumfang ausschlaggebend ist, sind bei neueren Praxen geringere Beträge anzusetzen als bei älteren, bei denen in den Jahren vor einer Übergabe in der Regel ein großer Investitionsstau entstanden ist.
- Entwicklung zukünftiger Rahmenbedingungen: So wird die Honorarentwicklung und damit die Preisgestaltung ärztlicher Leistungen z. B. durch die Ergebnisse von Gesundheitsreformen beeinflusst.
- mögliches Behandlungsangebot: Besonders die Behandlungsqualität und das Behandlungsspektrum sind in einem Leistungswettbewerb von Bedeutung, der in der Gesetzlichen Krankenversicherung (GKV) grundsätzlich auf gegenüber den Krankenkassen anrechenbare Leistungen beschränkt ist.
- Leistungsvermögen: Das Leistungsvermögen und damit die Einnahmeentwicklung der Praxis wird somit in hohem Maß dadurch bestimmt, wie der Arzt seine Fähigkeiten einzusetzen vermag.

Abgesehen von der im *Sozialgesetzbuch* vorgesehenen Berücksichtigung der wirtschaftlichen Interessen des Praxisveräußerers und seiner Erben in Höhe des Verkehrswerts der Praxis (Mindestvergütung) sind der bisherige Praxisinhaber und der Interessent grundsätzlich in Bezug auf die Kaufpreisgestaltung keinerlei Reglementierungen unterworfen. Ein Wertgutachten ist nicht zwingend vorgeschrieben. Wünschen jedoch beide Vertragspartner ein solches Gutachten, so sollte es nach den oben angegebenen Richtlinien erstellt werden.

Praxiskaufvertrag

Gegenstand eines Praxiskaufvertrags ist der Verkauf der Arztpraxis mit ihren gesamten materiellen und immateriellen Praxiswerten.

Der Praxiskaufvertrag ist grundsätzlich **formlos**. Aus Gründen der Beweissicherung ist jedoch von einem nur mündlich vereinbarten → Kaufvertrag abzuraten. Er bedarf in Zusammenhang mit notariellen Beurkundungen der Mitveräußerung von Praxisimmobilien allerdings in jedem Fall der Schriftform.

Zu den wichtigsten **Vertragsinhalten** zählen die in Tabelle 101 aufgeführten Inhalte.

Praxispositionierung

Die Praxispositionierung beschreibt die Stellung, die die Arztpraxis gegenüber den Patienten, im Markt und damit gegenüber dem Wettbewerb einnimmt.

Sie ist das Ergebnis des strategischen → Marketings und hat zum Ziel, eine möglichst Erfolg versprechende Positionierung anzustre-

Tab. 101 Praxiskaufvertrag

Inhalt	Einzelne Regelungspunkte
Verbindlichkeiten aus bestehenden Verträgen, Lieferungen oder ausstehenden Zahlungen	Verträge, in die der Praxiserwerber eintritt und Datum des Eintritts, Kündigung von Wartungs- oder Versicherungsverträgen, Übernahme von Zahlungsleistungen für diese Verträge nach der Praxisübergabe, Übernahme der Schulden, Berücksichtigung möglicher Zugewinngemeinschaft.
Übernahme der Arbeitsverhältnisse	Im Wege der Praxisnachfolge gehen alle Arbeitsverhältnisse auf den Praxiskäufer über; er muss in alle bestehenden Arbeitsverhältnisse eintreten, und die Besitzstände der Praxisangehörigen bleiben dadurch gewahrt.
Übergabe der Patientendaten	Patientenakten und entsprechende Computer-Dateien dürfen nur mit ausdrücklicher, eindeutiger und unmissverständlicher Einwilligung des Patienten an den Praxisnachfolger übergeben werden; die Patientenkartei darf demnach nicht pauschal mitveräußert und die Veräußerung auch nicht vertraglich vereinbart werden; der bisherige Praxisinhaber muss diejenigen Akten behalten, für die keine Einwilligung des Patienten vorliegt.
Regelung der laufenden Kassen- und Privatliquidation	Der Kaufvertrag sollte insbesondere den Zeitpunkt enthalten, bis zu dem der bisherige Praxisinhaber abrechnet; dieser muss fristgerecht die Kassenabrechnung erstellen und die Privatrechnungen schreiben.
Vereinbarung eines Rückkehrausschlusses	Der Rückkehrausschluss bezieht sich sowohl auf die Tätigkeit in der eigenen Praxis als auch auf eine Tätigkeit in anderen Praxen, mit Ausnahme von Praxisvertretungen; er ist örtlich und zeitlich zu begrenzen, damit in Bezug auf die Berufsausübungsfreiheit keine Sittenwidrigkeit vorliegt und der Vertrag in diesem Fall insgesamt als nichtig angesehen werden könnte.
Vorsorgliche Vereinbarungen	Diese schützen Praxisveräußerer und -erwerber insbesondere vor unerwarteten Entwicklungen, die von einer normalen Praxisübergabe abweichen.
Definition des Goodwill	Aufzählung der immateriellen Praxiswerte, die als Goodwill anzusehen sind.
Inventarverzeichnis	Aus diesem Verzeichnis gehen alle materiellen Praxiswerte hervor, die im Zuge des Verkaufs auf den Erwerber übergehen.
Nachfolgekassenzulassung	Diese sollte die Bedingung enthalten, dass der Bewerber auch die Nachfolgekassenzulassung erhält.

ben, einzunehmen, sie zu festigen und auszubauen. Sie ist insbesondere abhängig von der Patientenstruktur, den Zielgruppen, den Behandlungsmethoden und vom übrigen Leistungsangebot der Praxis. Das individuelle **Praxisprofil** ergibt sich je nach Ausrichtung der Praxis anhand wichtiger Kriterien:
- Zusammenarbeit: Ärztehaus, Alleinpraxis
- Abrechnung: Privat-, Kassenpraxis
- Behandlungsmethoden: Naturheilpraxis, schulmedizinische Praxis
- Standort: Land-, Stadtpraxis
- → Organisation: Termin-, Wartepraxis

Das Praxisprofil zeichnet sich gegenüber den Patienten, dem relevanten Umfeld, Nachbarschaftspraxen und den Überweisungskollegen bestmöglich durch standesgemäßes Auftreten, glaubwürdige Vermittlung, klare Akzente und insgesamt durch ein unverwechselbares Erscheinungsbild aus. Es hat entscheidenden Einfluss darauf, welche Position die Praxis im Markt und damit im Wettbewerb mit anderen Praxen einnimmt. Obwohl es erfolgsabhängig orientiert und damit veränderbar sein sollte, ist eine allzu häufige Änderung des Praxisprofils und damit der Praxispositionierung aufgrund der damit verbundenen notwendigen Veränderung der Patientenstruktur und -akzeptanz kaum möglich.

Praxisrechner

→ Arztrechner

Probearbeitsverhältnis

→ Arbeitsverhältnis

Profitcenter

Bei einem Profitcenter handelt es sich um einen selbstständigen, eigenverantwortlichen Teilbereich einer Klinik oder Arztpraxis mit gesondertem Kosten- und Erfolgsausweis.

Die Einrichtung von Profitcentern dient insbesondere in größeren Organisationen zur Verbesserung der Ergebnisbeitragserzielung und der Kostensteuerung. Häufig wird auch der Begriff Spartenorganisation verwendet. Aufgrund der mit der Einrichtung eines Profitcenters einhergehenden Eigenverantwortlichkeit wirkt seine Bildung auch motivations- und rentabilitätssteigernd.

Prognoseverfahren

Mithilfe von Prognoseverfahren lassen sich aus Vergangenheitswerten zukünftige Wertgrößen ableiten.

Zum Einsatz gelangen dabei insbesondere **mathematisch-statistische Verfahren**, deren Aufwand in der Regel mit zunehmender Prognosegenauigkeit ebenfalls zunimmt, wie z. B.:
- → arithmetisches Mittel
- gewichtetes arithmetisches Mittel
- → exponentielle Glättung

Zur Bildung des **arithmetischen Mittels** (auch: gleitender Mittelwert) werden die Erfahrungswerte aus den vergangenen Perioden addiert und durch die Anzahl der berücksichtigten Perioden dividiert. Als Ergebnis erhält man eine Durchschnittsgröße, die als Prognosewert für die zu planende Periode herangezogen werden kann. Das **gewichtete arithmetische Mittel** (auch: gewogener gleitender Mittelwert) versucht, durch die Gewichtung der besonderen Bedeutung und Aktualität einzelner Vergangenheitswerte Rechnung zu tragen. Neuere Werte können dadurch in der Prognose stärker zum Ausdruck gebracht werden als ältere. Bei der **exponentiellen Glättung** geht die Anzahl der Perioden nicht direkt in die Ermittlung des Prognosewertes ein, sondern nur indirekt über einen Glättungsfaktor. Er gewichtet die Differenz zwischen dem letzten Prognosewert und dem tatsächlich in der letzten Periode erzielten Wert. Dieser gewichtete „Prognosefehler" wird zu dem letzten Vorhersagewert addiert, um auf diese Weise zu einem genaueren neuen Prognosewert zu gelangen.

Prolongation

Als Prolongation wird die Verlängerung der Befristung einer Kreditlinie oder eines → Wechsels bezeichnet.

Die **Kreditprolongation** erfolgt in der Regel in folgender Form:
- automatisch seitens der Bank (bei kurzfristigen → Krediten wie Kontokorrent- oder → Diskontkredit)
- aufgrund eines Antrags seitens des Kreditnehmers

Seitens der Bank kann eine Ablehnung oder Zustimmung erfolgen, wobei der Kredit bis auf Weiteres und zunächst bis zu einem bestimmten Datum verlängert wird.
Bei der **Wechselprolongation** wird die Verlängerung durchgeführt, indem der Wechselschuldner einen neuen, vom Aussteller oder letzten Inhaber ausgestellten Wechsel gegen Rückgabe des fälligen Wechsels akzeptiert. Dies kann zur Folge haben, dass dabei die Wechselsumme um die Diskontspesen erhöht oder im Fall einer Teilprolongation um eine Teilsumme ermäßigt wird.

Provider

Bei einem Provider handelt es sich um ein Unternehmen, das der Klinik oder Arztpraxis Dienstleistungen im Bereich der Internet-Anbindung zur Verfügung stellt.

Provider sind in der Regel große nationale oder multinationale Unternehmen, die Internet-Dienste an verschiedenen Standorten anbieten oder auch nur in bestimmten Städten oder Bereichen zur Verfügung stellen. Um das → Internet nutzen zu können und selbst im Internet präsent zu sein, ist in der Regel die Zusammenarbeit mit einem Provider notwendig. Während **Zugangs-Provider** als Dienstleistungsunternehmen lediglich den Zutritt zum Internet bzw. Übertragungskapazitäten für die Betreiber eigener → Server anbieten, haben **Service-Provider** eine Vielzahl von Dienstleistungen im Angebot, die bis zum Erstellen umfassender Internet-Präsentationen reichen können.
Die Zusammenarbeit mit einem Provider erstreckt sich im Wesentlichen auf folgende drei Alternativen:
- Ablage einfacher Praxisinformationen auf einem Rechner eines Providers
- Betreiben eines eigenen Internet-Rechners über eine Internet-Anbindung des Providers
- Betreiben eines eigenen Servers mit direktem Internet-Anschluss, wobei der Provider lediglich die Übertragungskapazitäten zur Verfügung stellt

Von der Festlegung, welche → Ziele mit der Nutzung des Internets verfolgt werden, hängt die Entscheidung ab, das Internet als reinen Informationsträger zu nutzen oder als Plattform für Praxis- oder Behandlungspräsentationen und damit aktiv an elektronischen Märkten teilzunehmen (Tab. 102).

Tab. 102 Einsatz von Providern

Ziel	Folgerung
Internet lediglich als Informationsmedium nutzen	Einrichtung eines möglichst schnellen, leistungsfähigen Internetzugangs; unter Kostenaspekten sind ferner die Gebühren zu berücksichtigen, die der Provider hierfür verlangt.
Internet auch als Angebotsmedium mit Provider nutzen	Technische Qualität, Service- und Vertriebsleistung des Providers in die Wahl einbeziehen; hierzu gehört die Qualität im gestalterischen, kreativen Bereich ebenso wie die ausreichende Registrierung und Publikation der Seiten im Internet, um die Patienten und Adressaten der Informationen auch tatsächlich einfach und nachhaltig zu erreichen.
Internet auch als Angebotsmedium mit eigenem Server nutzen	Dabei ist eine geringe Abhängigkeit von einem Provider dergestalt gegeben, dass er für die Anbindung des eigenen Servers sorgt und die in diesem Fall angemieteten Leitungskapazitäten auch im Hinblick auf mögliche Störungen und Ausfälle gewährleistet; hierbei sind die Hardware- und Software-Kosten und insbesondere die Folgekosten für den Internet-Zugang, die Wartung und den Betrieb zu berücksichtigen. Ferner fallen Kosten für die professionelle Gestaltung von Informationsseiten, Präsentationsseiten usw. im WWW an.

Prozessor

Der Prozessor übernimmt in einem Computer die Funktion der Rechen- und Steuereinheit.

Der Prozessor ist damit ein Computer-Bauteil, das selbstständig Operationen an → Daten vornehmen sowie den Ablauf solcher in einem Programm formulierter Operationen steuern kann. Der Prozessor interpretiert die Befehle und führt sie aus. Er überträgt Informationen von und zu anderen Ressourcen über die Hauptleitung des Computers, den → Bus. Der Prozessor ist demnach als der Chip anzusehen, der als „Zentrale" des Computers arbeitet. Als zentrale Verarbeitungseinheit auf einem einzelnen Chip können in einem integrierten Schaltkreisgehäuse eines Mikroprozessors mit einer Fläche von nur wenigen Quadratzentimetern weit mehr als eine Million Transistorfunktionen untergebracht sein.

Im eigentlichen Sinne wird mit Prozessor die **Zentraleinheit** (Central Processing Unit [CPU]) eines Rechners bezeichnet. Die beiden wichtigsten Elemente des Prozessors sind das Rechenwerk und das Leit- oder Steuerwerk. Das Rechenwerk enthält die Einheit, in der die logischen und arithmetischen Basisoperationen ausgeführt werden. Sie wird als ALU (Arithmetic and Logical Unit) bezeichnet. Prozessoren sind auch in zahlreichen anderen elektronischen Geräten in Form sogenannter Embedded Systems enthalten, wie beispielsweise in Behandlungseinrichtungen, medizinischen Geräten, der Autoelektronik, Digitalkameras, Steuereinrichtungen in Haushaltsgeräten und industriellen Werkzeugmaschinen.

Pufferzeit

Die Pufferzeit gibt im Rahmen der Arbeitsplanung an, um wie viel Zeit sich ein Vorgang bestenfalls verschieben lässt, wenn der nachfolgende Arbeitsschritt später beginnt.

Zur → Planung der → Ablauforganisation lassen sich folgende **Pufferzeitenarten** unterscheiden (Abb. 80):

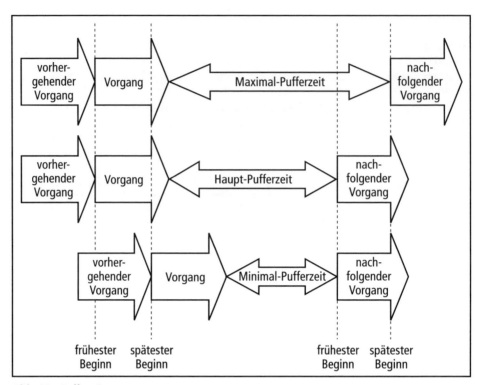

Abb. 80 Pufferzeiten

- Maximal-Pufferzeit: Sie gibt an, wie lange sich ein Vorgang verschieben lässt, wenn der vorhergehende Vorgang zum frühestmöglichen Zeitpunkt endet und der nachfolgende Vorgang zum spätestmöglichen Zeitpunkt beginnt.
- Haupt-Pufferzeit: Sie gibt an, wie lange der Vorgang verschoben werden kann, ohne dass sich der frühestmögliche Beginn des nachfolgenden Vorgangs verschiebt.
- Minimal-Pufferzeit: Sie gibt an, wie lange sich ein Vorgang verschieben lässt, wenn der vorhergehende Vorgang zum spätestmöglichen Zeitpunkt endet und der nachfolgende Vorgang zum frühestmöglichen Zeitpunkt beginnt.

Qualität

Die Qualität lässt sich nach DIN EN ISO 8402 definieren als Gesamtheit von Merkmalen (und Merkmalswerten) einer Einheit bezüglich ihrer Eignung, festgelegte und vorausgesetzte Erfordernisse zu erfüllen.

Die Qualität medizinischer Leistungen und Produkte misst sich nach diesem eher **technischen** Qualitätsbegriff somit am Erfüllungsgrad festgelegter und vorausgesetzter medizinischer Erfordernisse als Maßstab. Da die Qualität medizinischer Leistungen wesentlich auch vom Patienten definiert wird, ist der Qualitätsbegriff zu erweitern. Legt man einen **patientenorientierten** Qualitätsbegriff zugrunde, so ist die Qualität bei Erfüllung seiner Erwartungen, die sowohl subjektiver als auch objektiver Art sein können, gegeben.

Qualitätsmanagement

Das Qualitätsmanagement in der Klinik oder Arztpraxis besteht im Wesentlichen aus der → Planung und Verwirklichung aller Maßnahmen, die notwendig sind, um die Leistungen der Praxis und die Art, wie sie erbracht werden, so zu gestalten, dass die Patientenbedürfnisse erfüllt werden.

Zu den **wichtigsten Komponenten** des Qualitätsmanagements in Klinik und Arztpraxis zählen:

- Flexibilität: Sicherstellung der Anpassungsmöglichkeit des Qualitätsmanagement-Systems an neue Erfordernisse
- Prozessoptimierung: systematische Strukturierung zur Optimierung der Abläufe
- Mitarbeiterbeteiligung: erhöhte Fehleraufmerksamkeit und gemeinsame Erarbeitung von Lösungsvorschlägen
- Patientenorientierung: Verankerung der Bedürfnisse der Patienten im Qualitätsmanagement-System
- Transparenz: effektive Prozessgestaltung durch Klarheit und Eindeutigkeit der Vorgaben
- Information: vollständige Information der Mitarbeiter über Optimierungsfragen und Kommunikation mit ihnen über diese Fragen

Um die medizinischen Qualitätsanforderungen zu erfüllen, bedarf es in der Regel eines **Qualitätsmanagement-Systems**, das über die dazu notwendigen Verfahren, Prozesse, Mittel und die Organisationsstruktur verfügt. Bei den Qualitätsmanagement-Systemen für die Klinik und Arztpraxis haben sich folgende **Grundlagen** und **Ansätze** in den letzten Jahren herausgebildet:
- DIN EN → ISO 9000ff: Hierbei handelt es sich um eine Normenfamilie der International Organization for Standardization (ISO). Ihr Kerngedanke ist, Kompetenz zu gewährleisten und Vertrauen in die → Qualität der Behandlungsleistungen und medizinisch-technischen Produkte zu schaffen.

- → **EFQM-Modell:** Dieses Modell trägt dazu bei, Schwachstellen zu erkennen und regt zu Problemlösungen an. Die EFQM hält das Modell aktuell und versucht dadurch sicherzustellen, dass sich das Modell mit dem jeweils aktuellen Management-Wissen in Einklang befindet.
- → **KTQ:** Die Kooperation für Transparenz und Qualität im Krankenhaus hat zum Ziel, die Qualität der Krankenhausversorgung durch ein Zertifizierungsverfahren für Krankenhäuser zu verbessern und für den Patienten sichtbar zu machen. Dabei stehen das Qualitätsmanagement, die Patienten- und Mitarbeiterorientierung, Sicherheitsaspekte, das Informationswesen sowie die Krankenhausführung im Mittelpunkt. Die Krankenhäuser können sich freiwillig an dem Zertifizierungsverfahren beteiligen, erhalten nach erfolgreicher Auditierung ein Zertifikat und müssen anschließend einen Bericht über ihr Qualitätsmanagement veröffentlichen.
- **Qualitätssicherung:** Die Qualitätssicherung bedeutet zunächst die Erstellung medizinischer Leistungen und Produkte in unveränderter, gleichbleibender Qualität. Sie hat zum Ziel, die Qualität medizinischer Leistungen und Produkte verlässlich zu erhalten, sie langfristig sicherzustellen und damit einen Qualitätsverlust zu vermeiden.
- **Qualitätszirkel:** Das Konzept der Qualitätszirkel (quality circle) ist ein Weg, die kreative und innovative Kraft der Mitarbeiter zielgerichtet zur Qualitätsverbesserung und Kostensenkung in der Klinik oder Praxis einzusetzen. In regelmäßigen Sitzungen befassen sich dabei die Mitarbeiter mit der Optimierung eines bestimmten Aufgabenbereichs. Die Arbeit des Qualitätszirkels erstreckt sich auf das Aufzeigen und Verbessern aller Schwachstellen in diesem Bereich.

Tab. 103 Einführung eines Qualitätsmanagement-Systems

Phase	Aufgaben
Vorbereitung	Identifikation der Leitung und der Mitarbeiter mit der Einführung eines Qualitätsmanagement-Systems; Aufwand abklären; notwendige personelle und finanzielle Ressourcen bereitstellen; Entscheidung treffen, ob Einführung in Eigenregie oder mit externer Unterstützung; bei der Einführungsplanung festlegen, welche Mitarbeiter sich mit welchen Aufgaben der Einführung befassen; Mitarbeiter durch Schulungen oder Workshops mit Qualitätsnormen vertraut machen
Soll-Ist-Analyse	Erfassung der bereits vorhandenen Qualitätssicherungsmaßnahmen; im Abgleich mit einer angestrebten Norm feststellen, was noch zu leisten ist
Konzepterstellung	Definition der Maßnahmen zur Beseitigung der festgestellten Defizite; Systematisierung der schon praktizierten und als weitgehend normenkonform erkannten Abläufe
Umsetzung	Verantwortung für die Qualität einer Leistung wird dem übertragen, der die Leistung auch erbringt; die schrittweise Umsetzung entspricht eher dem Gedanken der ständigen Verbesserung
Kontrolle	Umsetzung in Bezug auf ihre Vollständigkeit, Wirksamkeit und Dauerhaftigkeit einer Beurteilung unterziehen
Verbesserung	konsequente ständige Optimierung des Systems und dessen Weiterentwicklung; die Dokumentation im Qualitätsmanagement-Handbuch mindestens einmal jährlich auf ihre Gültigkeit und Aktualität hin untersuchen

Die wesentlichen Schritte bei der Einführung eines Qualitätsmanagement-Systems sind in Tabelle 103 dargestellt.

Qualitätsmanagement-Handbuch

Das Qualitätsmanagement-Handbuch dient dazu, einen Überblick über die gesamte Aufbau- und → Ablauforganisation der Klinik und Arztpraxis zu geben und alle Verantwortlichkeiten zu dokumentieren, mit dem Ziel der Qualitätssicherstellung und -verbesserung.

Damit das Handbuch als Führungs- und Arbeitsinstrument verwendet werden kann, muss es die grundlegenden Bausteine des Qualitätsmanagement-Systems beinhalten, in komprimierter Form verfasst und aussagekräftig sein. Die Normenreihe → ISO 9000 stellt nur allgemeine Vorgaben an ein Qualitätsmanagement-Handbuch. Danach zählen zu den wichtigsten **Merkmalen**:

- Anwendungsbereich für eine → Zertifizierung oder ausschließlich für interne Zwecke
- Zielgruppe: Mitarbeiter, Patienten, Zertifizierungsgesellschaft
- Umfang: kompakt
- Darstellung: präzise
- äußeres Erscheinungsbild, Gestaltung und Aufbau: Führung als Loseblattsammlung, einheitliche Abschnitte und Kapitel, Datum von Änderungen und Versionsnummern
- Gliederung: frei wählbar oder Orientierung an der zugrunde gelegten → Norm

Rating

Das Rating stellt eine standardisierte Bonitätsbeurteilung von Kreditnehmern bzw. Anleiheschuldnern nach einheitlichen und konsistenten Verfahren durch Kreditbewertungsagenturen dar.

Das Rating verdeutlicht den Grad des Risikos einer → Investition, gibt mit der Bonitätsbeurteilung gültige Maßstäbe als Grundlagen für Investitionsentscheidungen an die Hand und steigert damit die Transparenz und Effizienz des Kapitalmarkts.
Grundsätzlich lassen sich folgende **Rating-Arten** unterscheiden:
- Länder-Rating: Einstufung der → Bonität von Ländern
- Banken-Rating: Rating international tätiger Banken
- Emissions-Rating: Einstufung von Kapitalmarktpapieren
- Unternehmens-Rating: Bonitätsbewertung von Firmenkunden nach ihrer Fähigkeit, → Kredite fristgerecht zurückzuzahlen

Bedeutende Rating-Agenturen wie Moody's und Standard & Poor's unterscheiden nach der **Fristigkeit** in lang- und kurzfristige Rating-Arten, wie z. B.:
- Commercial Paper Rating (CP-Rating): Rating kurzfristiger Titel, das Aussagen ermöglichen soll über die Fähigkeit der Schuldner, ihre umlaufenden kurzfristigen → Schuldverschreibungen einzulösen
- Certificates of Deposit Rating (CD-Rating)
- Bond Rating (Longterm Debt Rating): Bonitäts-Rating des Schuldners, wobei die Rating-Agenturen unterschiedliche Schuldnergruppen entwickelt haben:
  - Sovereign Governments: unabhängige Staaten
  - Sovereign-Supported Entities: staatlich gestützte Einrichtungen

Tab. 104 Rating

Bond-Rating			
		Bonitätsstufen	
Gruppe		Standard & Poor's	Moody's
1	allererste Industrie-, Bank- und Staatsadressen bzw. Schuldtitel mit einer risikolosen Anlage	AAA AA	Aaa Aa
2	Unternehmen mit einem guten bis durchschnittlichen Markt-Standing; Schuldtitel sind bei stabilen wirtschaftlichen Verhältnissen als sichere Anlage anzusehen	A BBB	A Baa
3	Papiere mit spekulativem Charakter; Emittenten befinden sich in Schwierigkeiten, Zins- und Tilgungszahlungen sind nicht immer gewährleistet	BB B CCC CC	Ba B Caa Ca
4	notleidende Titel	C	D

- Municipalities: Gemeinden
- Industrial Corporations: Banken und Industrieunternehmen

Die Rating-Agenturen vergeben nach einem einheitlichen und konsistenten Verfahren Bonitätsstufen (Tab. 104).
Die Bonitätsstufe kann sich im Laufe der Zeit wie folgt verändern:
- Höherbewertung (Upgrading)
- Abstufung (Downgrading)

Da das Rating im Rahmen der Refinanzierung bedeutenden Einfluss auf die Konditionen des Geld- bzw. Kapitalmarkts hat, sind Schuldner stets bestrebt, ein gute Einstufung zu erhalten.

Recall-System

Das Recall-System ist eine Möglichkeit zur langfristigen → Patientenbindung durch gezielten Hinweis auf Prophylaxe-Termine.

Eine wesentliche Voraussetzung für die Anwendung eines Recall-Systems ist, dass die Patienten, die in ein solches System eingebunden werden sollen, eine Einverständniserklärung unterschreiben und damit zum Ausdruck bringen müssen, dass sie mit einem gezielten Hinweis und einer Terminvereinbarung einverstanden sind (Abb. 81). Eine allgemein gehaltene Erinnerung zu einer Vorsorgeuntersuchung darf auch ohne Einverständniserklärung erfolgen. Ein weiterer wesentlicher **Vorteil** eines konsequent angewendeten Recall-Systems liegt in der Möglichkeit, bestimmte Patientenzielgruppen auszuwählen (z. B. Privatpatienten). Die Überwachung des Recall-Systems geschieht zweckmäßigerweise mithilfe einer Kartei, die monatlich überprüft und mit deren Hilfe die erfassten Patienten mit dem Ziel einer Terminvereinbarung angeschrieben werden, wobei darauf zu achten ist, dass der letzte Behandlungstag eine gewisse Zeit zurückliegt.

Einverständniserklärung

Die Praxis Dr. Pätzold hat mit dem Ziel einer verbesserten Prophylaxe für die Patienten ein Recall-System eingerichtet.

Ich erkläre mich damit einverstanden, dass ich Terminvorschläge und Erinnerungen zu vorbeugenden Untersuchungen erhalte und in dass Recall-System der Praxis Dr. Pätzold, Rosenheim, aufgenommen werde.

Rosenheim, den _____

_____
Unterschrift Patient

Abb. 81   Recall-System

REFA

REFA-(Reichsausschuss-für-Arbeitszeitermittlung-)Verband ist eine gemeinnützige Organisation für Arbeitsgestaltung, Betriebsorganisation und Unternehmensentwicklung e. V.

Eine große Zahl von Richtlinien, Entwicklungen und Forschungsergebnissen im Bereich der → Arbeitsergonomie ist mit dem Namen REFA verknüpft. Es handelt sich dabei um einen gemeinnützigen Verband zur Förderung betriebsorganisatorischer und arbeitswissenschaftlicher Forschung sowie zur Ausarbeitung und Verbreitung technischer und wirtschaftswissenschaftlicher Verfahren zur Rationalisierung industrieller Arbeitsprozesse. Sein Name stammt von dem 1924 gegründeten Reichsausschuss für Arbeitszeitermittlung und wurde 1995 in die jetzige Bezeichnung umgewandelt. Der REFA-Bundesverband hat seinen Sitz in Darmstadt. Ihm gehören neben Landes- und Gebietsverbänden zahlreiche Regional-, Bezirks- und Ortsverbände an. Sein Angebot umfasst berufliche Aus- und Weiterbildung in den Bereichen Arbeitsergonomie, Arbeitsgestaltung, Betriebsorganisation und Unternehmensentwicklung sowie Fachliteratur, Kongresse und Fachtagungen.

Rendite

Die Rendite bezeichnet den Gesamterfolg einer Geld- oder Kapitalanlage und ist damit ein Maßstab zur Beurteilung der → Rentabilität eines Objekts.

Als Ertrag einer Kapitalanlage ist die Rendite in der Regel abhängig von folgenden **Größen**:
- Kurs- oder Marktpreisveränderungen
- laufenden Erträgen
- → Kosten für An- und Verkäufe
- Verwaltungskosten (z. B. Depotgebühren)

Die jährliche **Bruttorendite** lässt sich aus der Differenz zwischen Verkaufs- und Kaufkurs und damit als prozentuales Verhältnis von Kursgewinn beziehungsweise -verlust und jährlichen Erträgen zum eingesetzten → Kapital ermitteln. Die **Nettorendite** erhält man, wenn man bei der Bruttorendite die Kosten sowie die Steuern berücksichtigt:

Bruttorendite
− Kosten
= Nettorendite
− Steuern
= Nettorendite nach Steuern

Als weitere gebräuchliche **Renditearten** lassen sich ermitteln:
- Anleihenrendite: Sie berücksichtigt Laufzeit und Zeitpunkt der Zinszahlungen, Nominalzins sowie Tilgungsmodus, Kauf- und Rückzahlungs- bzw. Verkaufskurs; sie lässt sich folgendermaßen berechnen: [(Nominalzins (Nennwert − aktueller Kaufpreis) / Restlaufzeit) / (Kurs + Stückzinsen)] × 100
- Dividendenrendite: Sie stellt das prozentuale Verhältnis von → Dividende je Aktie zum jeweiligen Börsenkurs dar.

Rentabilität

Die Rentabilität bezeichnet das Verhältnis zwischen einer Erfolgsgröße und dem eingesetzten → Kapital.

Sie ist damit ein wichtiges Kriterium für die Entscheidung über → Investitionen, die Erfolgskontrolle und den → Vergleich mit anderen Einrichtungen.
Zu den wichtigsten **Rentabilitätsarten** zählen:
- Eigenkapitalrentabilität: Sie weist aus, ob sich der Einsatz des → Eigenkapitals gelohnt und eine gewisse Mindestverzinsung erfahren hat, die sich aus dem Zinsfuß sowie einer Risiko- und Kapitalerhaltungsprämie zusammensetzt. Als Leverage-Ef-

fekt bezeichnet man die Tatsache, dass die Eigenkapitalrentabilität so lange gesteigert werden kann, wie der Zinssatz für → Fremdkapital unter der → Gesamtkapitalrentabilität liegt.

Eigenkapitalrentabilität = → Gewinn × 100 / Eigenkapital

- Gesamtkapitalrentabilität: Sie drückt die Leistungsfähigkeit des in der Klinik oder Arztpraxis arbeitenden Kapitals aus. Dazu werden der Gewinn und die Fremdkapitalkosten zusammengefasst und auf das durchschnittlich gebundene Kapital bezogen. Das Prozentergebnis zeigt den Erfolg des gesamten Kapitaleinsatzes sowie den Grenzzinssatz an, der für zusätzliches Fremdkapital erwartet werden kann. Als Warnsignal ist es zu werten, wenn die Gesamtkapitalrendite dauerhaft unter den Fremdkapitalzins sinkt.

Gesamtkapitalrentabilität = [(Gewinn + Fremdkapitalzinsen) / Gesamtkapital] × 100

- → Umsatzrentabilität: Sie ist neben dem Kapitalumschlag ein wichtiger Einflussfaktor auf den → Return on Investment (RoI) und sollte branchenbezogen eine → Rendite widerspiegeln, die multipliziert mit dem Kapitalumschlag eine vernünftige Gesamtkapitalrentabilität entstehen lässt.

Umsatzrentabilität = (Gewinn / Umsatz) × 100

Reset

Als Reset wird der komplette Neustart des Computers aus dem laufenden Betrieb heraus bezeichnet.

Er erfolgt in der Regel durch Drücken eines speziellen Schalters (Reset-Schalter oder Reset-Taste) und entspricht den Vorgängen beim → Kaltstart nach dem Einschalten des Computers: Es wird ein vollständiger Bootvorgang initialisiert. Allgemein versteht man unter Reset ein Signal, durch das eine Komponente in ihren Ausgangszustand zurückversetzt wird.

Return on Investment (RoI)

Mit der Kennzahl des Return on Investment wird die → Rentabilität des gesamten Kapitaleinsatzes bezeichnet.

Der RoI errechnet sich üblicherweise aus dem Verhältnis des gesamten investierten → Kapitals und des → Umsatzes zum → Gewinn (Abb. 82).

Zur Berechnung des investierten Kapitals in der gesamten Klinik oder Arztpraxis werden **Nettoanlagewerte** (Anschaffungskosten minus → Abschreibungen) verwendet. Die **Bruttoanlagewerte** (Anschaffungskosten) dagegen werden meist intern für den RoI einzelner Bereiche und Abteilungen herangezogen, da ansonsten Abteilungen mit voll abgeschriebenen Behandlungseinrichtungen aufgrund des geringeren Kapitaleinsatzes und des damit verbundenen hohen RoI im Vorteil wären.

Rückkehrausschluss

Beim Rückkehrausschluss handelt es sich um eine übliche vertragliche Vereinbarung im → Praxiskaufvertrag, die sicherstellen soll, dass der Praxisveräußerer im Einzugsgebiet der Praxis kein Konkurrenzverhältnis aufbaut.

Der Rückkehrausschluss liegt somit überwiegend im Interesse des Praxiserwerbers. Er möchte damit verhindern, dass der Praxisveräußerer ihm nach erfolgtem Verkauf im gleichen Einzugsgebiet einen Wettbewerb bietet. Zu diesem Zweck bezieht sich der

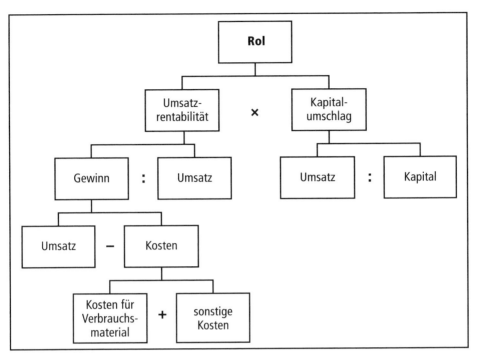

Abb. 82 Return on Investment

Rückkehrausschluss üblicherweise sowohl auf die Tätigkeit in einer eigenen Praxis als auch auf die in anderen Praxen. Kurzzeitige Praxisvertretungen müssen ebenso erlaubt sein wie eine örtliche (Umkreis der Praxis) und zeitliche (einige Jahre) Begrenzung des Rückkehrausschlusses im → Kaufvertrag, damit in Hinblick auf die Berufsausübungsfreiheit keine Sittenwidrigkeit vorliegt und der Vertrag in diesem Fall insgesamt als nichtig einzustufen wäre.

Rücklagen

Als Rücklagen werden die Reserven der Klinik oder Arztpraxis bezeichnet, die in Form eines Kapitalfonds für Sonderzwecke oder zum Ausgleich von Verlusten bestimmt sind.

Bei den Rücklagen werden Gewinnrücklagen und Kapitalrücklagen unterschieden. **Gewinnrücklagen** sind als aus dem Ergebnis gebildete Rücklagen zu bilanzieren und dabei wie folgt zu untergliedern:
- satzungsmäßige Rücklage
- gesetzliche Rücklage
- Rücklage für eigene Anteile
- andere Gewinnrücklagen

Als **Kapitalrücklage** ist beispielsweise der Gegenwert eines bei der → Emission von Aktienanteilen erzielten Aufgeldes auszuweisen.

Neben diesen auch als offene Rücklagen bezeichneten Reserven verfügen Unternehmen häufig über → **stille Reserven**. Diese werden in der → Bilanz nicht ausgewiesen und entstehen durch Unterbewertung von → Aktiva bzw. Überbewertung von → Passiva unter Ausnutzung von Aktivierungs-, Passivierungs- und Bewertungswahlrechten.

Rücktritt

Der Rücktritt von einem → Kaufvertrag ist ein empfangsbedürftiges Rechtsgeschäft, durch das ein Schuldverhältnis umgewandelt wird, um den ursprünglichen Zustand wiederherzustellen.

Der Rücktritt stellt somit eine Erklärung eines Vertragsteilnehmers dar, dass der wirksam abgeschlossene Vertrag als nicht geschlossen behandelt werden soll. Das **Rücktrittsrecht** ergibt sich aus:
- dem Gesetz: bei Vertragsverletzung oder bei verzögerter Leistungserbringung
- dem Vertrag: Rücktrittsvorbehalt

Der Rücktritt ist bei Untergang oder wesentlicher Verschlechterung des Rückgabegegenstands nicht ausgeschlossen, führt aber zu einem Wertersatz für den untergegangenen oder verschlechterten Gegenstand. Das Recht auf **Wandlung** ist im Rücktritt aufgegangen und stellt das Rückgängigmachen eines Kaufs oder eines → Werkvertrags wegen eines vom Verkäufer oder Lieferanten zu vertretenden Sachmangels dar.

Rüstzeit

Als Rüstzeit wird die Summe der Zeiten bezeichnet, die notwendig sind, um einen Arbeitsplatz einschließlich der Arbeitsmittel für die Durchführung eines Arbeitsschrittes oder -prozesses vorzubereiten.

Dies schließt auch die Arbeiten ein, die notwendig sind, um den Arbeitsplatz danach in den ursprünglichen oder einen anderen Zustand zurückzuversetzen. Die Rüstzeit teilt sich auf in die Rüstgrundzeit und die Rüstverteilzeit (Abb. 83).

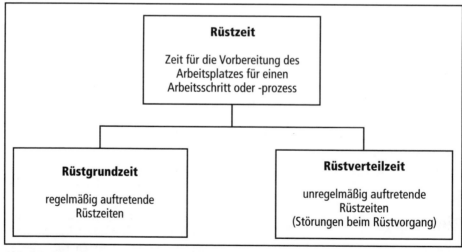

Abb. 83   Rüstzeit

S

Sachmittel

Sachmittel werden häufig auch als Arbeits- oder Betriebsmittel bezeichnet und dienen zur Erfüllung der Arbeitsaufgaben in der Klinik oder Arztpraxis.

Sie werden in der → Aufbauorganisation als materielle Stellenelemente den einzelnen → Stellen zugeordnet. Folgende **Sachmittelarten** lassen sich unterscheiden:
- Basissachmittel: Sie werden üblicherweise zur Aufgabenerledigung benötigt (Raum, Büromöbel, Büromaterial)
- entlastende Sachmittel: Sie entlasten die Mitarbeiter bei der Aufgabenerledigung, ohne sie jedoch davon zu befreien (Terminplaner, Ultraschallreiniger).
- automatische Sachmittel: Sie befreien von der Aufgabenerledigung, ohne jedoch deswegen Kontrollfunktionen und Verantwortung zu übernehmen (Computer, → Drucker, Kuvertiermaschine).

Scanner

Bei einem Scanner handelt es sich um ein Eingabegerät, das Bild- oder Textvorlagen digitalisiert.

Die **Funktionsweise** eines Scanners lässt sich folgendermaßen beschreiben: Lichtempfindliche Sensoren werden in einem beweglichen Scanner-Kopf oder auch mit dem ganzen Scanner an der von einer Lampe beleuchteten Vorlage entlanggeführt. Die reflektierten Lichtstrahlen werden von den Sensoren registriert, als elektrische Signale weitergegeben und digitalisiert. Als „Kopie" der Vorlage entsteht ein Raster aus Bildpunkten, dessen → Qualität von der → Auflösung (Anzahl der Bildpunkte), die verwendet wird, abhängt. Die **Auflösung** wird gemessen in „dots per inch" (dpi) und erreicht in der Regel folgende Größenordnungen:
- Standard-Scanner: 300 × 600 dpi
- höherwertige Scanner: 1 200 × 2 400 dpi
- professionelle Druck-Scanner: bis ca. 12 000 dpi

Nach dem Scannen der Vorlage verarbeiten Bildbearbeitungsprogramme oder Texterkennungs-Software (Optical Character Recognition [OCR]) die Informationen des Scanners. Zum Einsatz gelangen überwiegend folgende **Scanner-Arten**:
- Trommel-Scanner: Bei ihnen wird die Vorlage auf einer durchsichtigen Trommel fixiert, in der sich die stationäre Leseeinheit befindet.
- Einzugs-Scanner: Sie bewegen die Vorlage über die stationäre Leseeinheit und verarbeiten nur einzelne Blätter.
- Flachbett-Scanner: Das sind Tischgeräte, bei denen die Vorlage auf eine Glasplatte gelegt und dann von einer fahrbaren Leseeinheit abgetastet wird.
- Dia-Scanner oder Film-Scanner: Sie scannen ausschließlich Negativfilme oder Dias und werden hauptsächlich für grafische Arbeiten verwendet.
- Hand-Scanner: Sie werden über die Vorlage gezogen, verfügen nur über ein entspre-

chend schmales Scan-Fenster und sind oft ähnlich gestaltet wie Schreibwerkzeuge (Barcode-Lesegeräte).

Schadenersatz

> Schadenersatz ist der Ersatz von unfreiwilligen Vermögenseinbußen beim Geschädigten, den der Schädiger zu leisten hat.

Eine wesentliche **Voraussetzung** für einen Anspruch auf Schadenersatz ist das Vorliegen einer Rechtsnorm, auf die der Geschädigte den Anspruch stützen kann. Das schädigende Verhalten muss dabei für die Entstehung eines Schadens ursächlich, rechtswidrig und schuldhaft sein. Der **Grund** für einen Schadenersatz kann sein:
- Vorliegen einer Leistungsstörung
- unerlaubte Handlung
- Gefährdungshaftung

Ein Anspruch auf Schadenersatz setzt einen materiellen oder auch immateriellen Schaden voraus, der herbeigeführt wurde als
- unmittelbar durch die Vertrags- oder Rechtsverletzung entstandener Schaden oder
- durch Nachteile, die das schädigende Ereignis am sonstigen → Vermögen des Geschädigten verursacht haben.

Handelt es sich um einen **Erfüllungsschaden**, ist der Geschädigte so zu stellen, als ob der
- Vertrag vom Schädiger ordnungsgemäß erfüllt worden wäre oder die
- schädigende Handlung nicht erfolgt wäre.

Bei einem **Vertrauensschaden** ist der Geschädigte so zu behandeln, als ob das Rechtsgeschäft nicht begonnen worden wäre. Ein Vertrauensschaden ist der Schaden, den jemand dadurch erleidet, dass er auf die Gültigkeit des Rechtsgeschäfts vertraut hat. Unter diese Form des Schadenersatzes fällt auch der Ersatz für → Aufwendungen, die in der Erwartung auf das Zustandekommen eines Vertrags getätigt worden sind. Bei **Personen- und Sachschäden** kann auch die Zahlung des zur Herstellung erforderlichen Geldbetrags verlangt werden. Wenn die Herstellung nur mit unverhältnismäßigen Aufwendungen möglich wäre, ist der Schädiger seinerseits zur Entschädigung in Geld berechtigt. Für **Nichtvermögensschäden** ist Schadenersatz in Geld nur dann zu leisten, wenn das Gesetz dies ausdrücklich bestimmt. Ein **Schmerzensgeldanspruch** besteht bei Haftung aus unerlaubter Handlung, aus Gefährdungshaftung oder Haftung aus Verträgen, wenn dadurch Verletzungen verursacht werden von
- Körper,
- Gesundheit,
- Freiheit oder
- sexueller Selbstbestimmung.

Ein Mitverschulden des Geschädigten kann zur → Minderung des Schadenersatzanspruchs führen.

Schatzbrief

→ Bundesschatzbrief

Scheck

> Der Scheck ist eine formalisierte Anweisung, auf Rechnung des Ausstellers eine bestimmte Geldsumme zu zahlen.

Der Scheck ist ein streng förmliches → Wertpapier, unterliegt strengen rechtlichen Regeln und ist neben → Lastschriften und → Überweisungen ein weiteres Verfügungsmittel über Giralgeld (jederzeit fällige Guthaben, die auf Konten bei Kreditinstituten für Zahlungsverkehrszwecke zur Verfügung stehen).

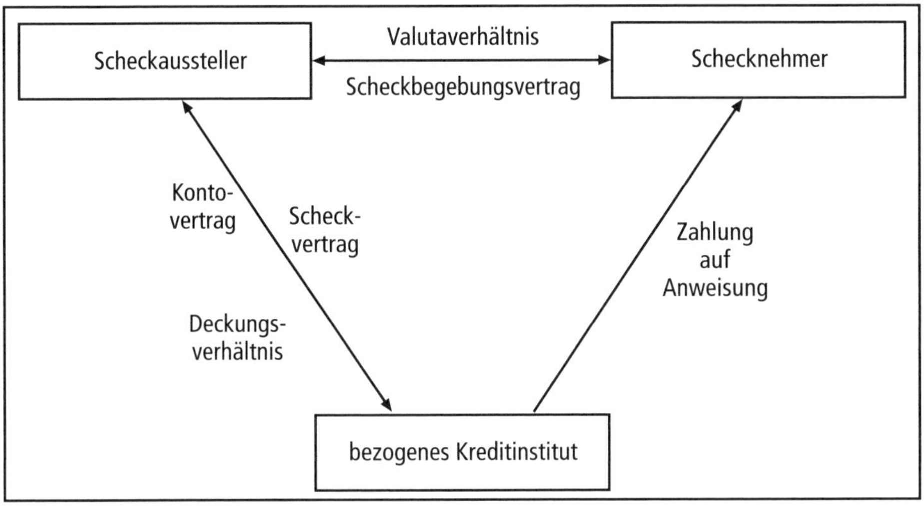

Abb. 84 Scheck

Er enthält folgende zwei **Ermächtigungen** des Ausstellers:
- Ermächtigung des Schecknehmers, die Leistung bei dem bezogenen Kreditinstitut im eigenen Namen zu erheben
- Ermächtigung des bezogenen Kreditinstituts, für Rechnung des Scheckausstellers an den Schecknehmer zu leisten

Das **Rechtsverhältnis** im Scheckverkehr ist durch folgende Merkmale gekennzeichnet (Abb. 84):
- rechtliche Unabhängigkeit gegenüber den Grundgeschäften im Deckungsverhältnis (zwischen Aussteller und Bank) sowie im Valutaverhältnis (zwischen Aussteller und Schecknehmer)
- Bedingungen des Scheckverkehrs
- Scheckvertrag
- Allgemeine Geschäftsbedingungen der Kreditinstitute

Bezogener kann im Scheckverkehr nur ein Kreditinstitut sein. Als streng förmliches Wertpapier hat der Scheck bestimmte, im Scheckgesetz vorgeschriebene **Bestandteile**, die in Tabelle 105 aufgeführt sind.

Tab. 105 Scheckbestandteile

Bestandteil	Inhalt
Scheckklausel	Bezeichnung als Scheck im Text der Urkunde
Anweisung	unbedingte Zahlungsanweisung
Bezogener	bezogenes Kreditinstitut
Unterschrift	handschriftliche Unterschrift des Ausstellers ist erforderlich; faksimilierte Unterschrift ist unzulässig, wird aber von Kreditinstituten geduldet oder es wird ein entsprechender Haftungsausschluss vereinbart
Datum	Ausstellungstag
Ort	Ausstellungsort, Zahlungsort

Tab. 106 Scheckarten

Abgrenzungsmerkmal	Scheckarten
Übertragung der Scheckrechte	Inhaberscheck, Orderscheck, Rektascheck
Bezogener	Bankscheck
Art der Einlösung	Verrechnungsscheck, Barscheck
Einlösungssicherheit	normaler Scheck, scheckkartengarantierter Scheck (z. B. Eurocheque)

Aus Sicherheitsgründen erkennen Kreditinstitute nur die von ihnen ausgehändigten Vordrucke an, die neben den genannten gesetzlichen Bestandteilen noch weitere Angaben aufweisen. Die Richtlinien für einheitliche Zahlungsverkehrsvordrucke sind hierfür maßgebend. Als Zahlungsmittel ist der Scheck stets bei Sicht zahlbar und kann als Instrument des unbaren Zahlungsverkehrs anders als der → Wechsel auch als → Inhaberpapier ausgestellt werden. Ein vordatierter Scheck ist stets bei Sicht zahlbar.

Zu den wichtigsten **Scheckarten** zählen die in Tabelle 106 aufgeführten.

Kreditinstitute haben nach den **Codier-Richtlinien** die Pflicht, ausgegebene Scheckvordrucke durch Aufbringen im Buchdruck auf den Formularen entsprechend folgende Angaben vorzucodieren:
- Bankleitzahl
- Textschlüssel: 01 für Überbringerschecks, 02 für Orderschecks, 11 für Eurocheques
- laufende Nummern der Scheckvordrucke
- Kontonummer des Ausstellers bei Ausgabe der Scheckvordrucke an den Kunden

Aus dem Scheckvertrag ergeben sich **Prüfpflichten** des Kreditinstituts gegenüber dem Kontoinhaber (Tab. 107).

Im beleglosen Scheckeinzug unterbleibt eine körperliche Vorlegung, sodass das bezogene Institut die geforderte Prüfung im aufgezeigten Umfang nicht mehr durchführen kann. Liegt eine erkennbare Fälschung vor und verstößt die Bank gegen ihre Prüfungspflicht, so haftet sie dem Kunden aufgrund des Scheckvertrags auf Ersatz des ihm durch die Einlösung entstandenen Schadens unter dem Gesichtspunkt der positiven Vertragsverletzung. Die **Scheckhaftung** erstreckt sich im Einzelnen auf folgende Fälle:

Tab. 107 Scheckprüfung

Prüfung	Inhalt
Einlösung vorgelegter Schecks	Prüfung in Bezug auf Echtheit der Unterschrift und des Inhalts der zu prüfenden Urkunde; Prüfung, ob sie nach ihrem äußeren Gesamtbild den Eindruck der Echtheit erweckt
Unterschriftenkontrolle	Prüfung, ob die Scheckunterschrift keine charakteristische Abweichung von der hinterlegten Unterschriftsprobe aufweist, die ins Auge springt
Identitätsprüfung	Überprüfung der Identität des Einreichers eines Inhaberschecks
Schecksumme	bei einem Barscheck über eine hohe Schecksumme, welche die im sonstigen Scheckverkehr des Kunden üblichen Beträge in außergewöhnlichem Maß übersteigt, wenn Anhaltspunkte für eine Fälschung gegeben sind
Kontrolle der Ordnungsmäßigkeit	Kontrolle der Unterschrift und des äußeren Gesamteindrucks des Schecks, wenn beispielsweise die Schreibweise des Textes und der Unterschrift voneinander abweichen oder einfach erkennbare orthografische Fehler vorhanden sind

- unveränderte Einreichung nach Ausstellung abhanden gekommener Schecks: Die bezogene Bank ist zur Belastung des Kundenkontos berechtigt, soweit sie vom Abhandenkommen der Schecks keine Kenntnis hatte bzw. ihre Unkenntnis vom Abhandenkommen nicht auf grober Fahrlässigkeit beruht.
- Nichtbeachtung einer Schecksperre: Die Bank haftet aufgrund grober Fahrlässigkeit.
- Verfälschung und Einlösung: Die Bank haftet dem Kontoinhaber für den dadurch entstandenen Schaden, da ein verfälschter Scheck mangels wirksamer Anweisung des Ausstellers durch die Bank nicht eingelöst und dementsprechend auch nicht das Konto des Ausstellers belastet werden darf.
- Haftungsbeteiligung des Kunden: Bei schuldhaftem Beitrag zum Abhandenkommen und/oder zur Verfälschung des Schecks muss sich der Kunde an der Haftung beteiligen.
- Fälschungen von Scheckvordrucken oder die rechtswidrige Ausfüllung von Blankoschecks: Der Kunde muss sich an der Haftung beteiligen, wenn er durch sein Verhalten schuldhaft zur Fälschung beigetragen hat.

Die **Scheckkartengarantie** begründet die Verpflichtung der Bank zur Einlösung von Schecks.

Schichtarbeit

Als Schichtarbeit wird die Aufteilung der Gesamtarbeitszeit in einen Arbeitsrhythmus mit regelmäßig wechselnder Besetzung der Arbeitsplätze bezeichnet.

Schichtarbeit dient in der Klinik und Arztpraxis zur Erfüllung unterschiedlicher **Zwecke**, wie z. B:
- → Organisation: Bereitschaftsleistungen, Sicherstellung von Behandlungsleistungen
- Patientenorientierung: Steigerung des Dienstleistungsangebots, durchgehende Öffnungszeiten für Patienten
- Wirtschaftlichkeit: Steigerung der Kapazitätsauslastung, optimale Auslastung der Behandlungseinrichtungen, Senkung der → Behandlungsfallkosten

Zur **Einführung** eines **Schichtsystems** eignet sich die in Tabelle 108 aufgeführte Vorgehensweise.

Tab. 108 Schichtsystem

Phase	Inhalt
Rahmenbedingungen klären	erforderliche Ausdehnung der Gesamtarbeitszeit, ausreichende Anzahl an Mitarbeitern für ein Schichtsystem, Vorhandensein der Akzeptanz eines Schichtsystems bei den Mitarbeitern
Neue Gesamtarbeitszeit definieren	Gesamtarbeitszeit in Tagen und Stunden pro Tag definieren, Pausen berücksichtigen
Anzahl und Zeiten einzelner Schichten festlegen	Zeitdauer der einzelnen Schichten, Zwei-, Drei- oder Mehrschichtsystem, erforderliche Überlappungszeiten für einzelne Schichten
Schichtstärken festlegen	medizinisches Personal, Besetzung von Behandlungseinrichtungen, Labor, Patientenempfang, Verwaltung
Schichtpläne entwickeln	Schichtzeiten für die einzelnen Mitarbeiter, Berücksichtigung regelmäßiger Wechsel, Urlaubszeiten und Feiertage

Tab. 109 Schichtplan

1. Woche																				
	Montag				Dienstag				Mittwoch				Donnerstag				Freitag			
	B1	B2	P	V	B1	B2	P	V	B1	B2	P	V	B1	B2	P	V	B1	B2	P	V
F	A	C	G	I	A	C	G	I	A	C	G	I	A	C	G	I	A	C	G	I
S	K	O	L	N	K	O	L	N	K	O	L	N	K	O	L	N	K	O	L	N
2. Woche																				
	Montag				Dienstag				Mittwoch				Donnerstag				Freitag			
	B1	B2	P	V	B1	B2	P	V	B1	B2	P	V	B1	B2	P	V	B1	B2	P	V
F	K	O	L	N	K	O	L	N	K	O	L	N	K	O	L	N	K	O	L	N
S	A	C	G	I	A	C	G	I	A	C	G	I	A	C	G	I	A	C	G	I

Arbeitsplätze	B1 = Behandlungszimmer 1	B2 = Behandlungszimmer 2	P = Patientenempfang	V = Verwaltung
Schichten	F = Frühschicht 6.30–14.00		S = Spätschicht 13.00–20.30	
Mitarbeiter	A = Aumüller	C = Cnab	G = Gabor	I = Isermann
	K = Körner	O = Oldet	L = Langhorst	N = Neidert

Die Einteilung der Mitarbeiter in einem Schichtsystem wird in einem **Schichtplan** dokumentiert (Tab. 109).

Schichtsysteme sind in der Regel mit tariflichen oder durch → Betriebsvereinbarung festgelegten Erholungszeiten sowie mit Sonderregelungen für Jugendliche, werdende und stillende Mütter verbunden.

Schiedsgericht

Ein Schiedsgericht ist eine private, nicht staatliche Einrichtung, die zur Klärung privatrechtlicher Streitigkeiten auf der Basis des *Schiedsverfahrens-Neuregelungsgesetzes* angerufen werden kann.

Das Schiedsverfahren wird oft gewählt, weil es zu schnellen und kostengünstigen Entscheidungen führt. Es muss von den Beteiligten durch **Schiedsvereinbarung** anstelle des staatlichen Gerichts bestellt werden. Die Vereinbarung bedarf einer bei Verbraucherbeteiligung vorgeschriebenen Schriftform. Gegenstand einer Schiedsvereinbarung können vermögensrechtliche Ansprüche sein. Bei nicht vermögensrechtlichen Ansprüchen müssen die Parteien verfügungsberechtigt sein, um über den Gegenstand des Streits einen Vergleich schließen zu können. Zwar hat der **Schiedsspruch** für die Parteien die Wirkung eines rechtskräftigen gerichtlichen Urteils, → Zwangsvollstreckungen aus einem Schiedsspruch finden jedoch nur statt, wenn diese vom zuständigen Oberlandesgericht für vollstreckbar erklärt worden sind.

Schnittstelle

Schnittstellen sind Komponenten oder Verbindungspunkte von Computer-Systemen, die miteinander kommunizieren oder zusammenarbeiten.

Folgende, auch Interface genannte **Schnittstellenarten** lassen sich unterscheiden:

- Hardware-Schnittstellen: Sie sind abgestimmt auf das Übertragungsmedium und bestehen aus Steckern oder Buchsen, über die ein Gerät bzw. eine Komponente zum Zweck der Datenübertragung angeschlossen wird.
- Software-Schnittstellen: Sie dienen dem Datenaustausch von → Anwendungen mit dem → Betriebssystem bzw. untereinander.
- Benutzerschnittstellen: Dazu zählen alle Arten von Dateneingabefenstern oder -dialogen bzw. Abfrage- oder Ergebnisanzeigen.

Schuldmitübernahme

Durch die Schuldmitübernahme verpflichtet sich ein Dritter gegenüber dem Gläubiger, zusätzlich zum Schuldner für dieselbe → Verbindlichkeit einzustehen.

Sie wird auch als Schuldbeitritt bezeichnet und stellt eine bürgschaftsähnliche Kreditsicherheit dar. Sie unterscheidet sich von der → Bürgschaft dadurch, dass der Schuldmitübernehmende für eine eigene Schuld und nicht für eine fremde Schuld haftet. Somit haften der ursprüngliche Schuldner und der Mitübernehmende dem Gläubiger als Gesamtschuldner und schulden beide dieselbe Leistung aus demselben Schuldgrund. Die Mitübernahmeerklärung ist an keine Form gebunden.

Schuldverschreibung

Die Schuldverschreibung ist ein → Wertpapier, das der Kreditfinanzierung dient und Forderungsrechte verbrieft.

Die Schuldverschreibung wird als → Anleihe oder Obligation bezeichnet und als börsenfähige Schuldverschreibung den Effekten zugerechnet. In der Schuldverschreibung verspricht der Aussteller dem jeweiligen Inhaber eine Geld- oder Sachleistung, wobei sie in der Regel auf Geld lautet und als selbstständiges Forderungsrecht dem Gläubiger einen Anspruch auf Rückzahlung des → Darlehens und auf → Zinsen gewährt.

Folgende **Schuldverschreibungsarten** lassen sich je nach Ausstellung auf den Namen, den Inhaber oder an Order (→ Verfügung, z. B. dritte Person) unterscheiden:
- Namensschuldverschreibung
- Inhaberschuldverschreibung
- Orderschuldverschreibung

Schuldverschreibungen sind vom Emittenten zu unterzeichnen und können von Versicherungsgesellschaften für das gebundene → Vermögen erworben werden.

Schuldverschreibungen des **Bundes** werden als Schuldbuchforderungen ausgegeben und können in das von der Bundesschuldenverwaltung geführte Schuldbuch als Einzelschuldbuchforderung auf den Namen eines einzelnen Gläubigers oder als Sammelschuldbuchforderung auf den Namen einer Wertpapiersammelbank eingetragen werden.

Schuldverschreibungen von → **Aktiengesellschaften** können alternativ bzw. zusätzlich zum Rückzahlungs- oder Zinsanspruch Folgendes verbriefen:
- Gewinnanspruch (Gewinnschuldverschreibungen)
- Umtauschrecht in Aktien (Wandelschuldverschreibungen oder Wandelanleihe)
- Bezugsrecht auf Aktien (Optionsanleihen)

Für die Gestaltung der **Zinsen** bieten sich folgende Möglichkeiten an:
- festverzinsliche Wertpapiere
- variabel verzinsliche Schuldverschreibungen

Die Zinszahlung erfolgt in der Regel jährlich bzw. halbjährlich nachträglich gegen Einreichungen von Zinsscheinen oder bei Fälligkeit am Ende der Laufzeit mit dem Anleihebetrag. Die Verzinsung ist in den Anleihebedingungen festgelegt.

Schuldverschreibungen sind als gesamtfällige Anleihen oder Tilgungsanleihen nach ihrer Laufzeit zurückzahlbar. Bei Tilgungsanleihen beginnt die Rückzahlung häufig erst nach einer tilgungsfreien Zeit, wobei neben planmäßigen → Tilgungen bei vorzeitiger Kündigung der gesamten Anleihe oder eines Teils der Anleihe durch den Emittenten auch außerplanmäßige Tilgungen treten können. Das Recht zur vorzeitigen Kündigung kann entweder vom Emittenten (Schuldnerkündigungsrecht) oder vom Anleger (Gläubigerkündigungsrecht) ausgeübt werden. Eine Kündigung durch den Anleihegläubiger kann in den Anleihebedingungen ausgeschlossen sein.

Selbstfinanzierung

→ Innenfinanzierung

Selbst-Management (Selbstorganisation)

Mit Selbst-Management wird die konsequente und zielorientierte Anwendung bewährter → Organisationstechniken bezeichnet, um sich selbst und die eigenen Lebensbereiche besser führen und organisieren zu können.

Das Selbst-Management erstreckt sich im Wesentlichen auf die Arbeits- und Organisa-

Tab. 110 Aufgabenentlastung

Entlastungsart	Maßnahme
Rationalisierung	Aufgaben mit dem geringst möglichen Aufwand erledigen
Eliminierung	Aufgaben, bei denen Grund und Anlass weggefallen sind, entfernen
Terminierung	verschiebbare Aufgaben später erledigen
Delegation	übertragbare Aufgaben weitergeben

Tab. 111 Persönliche Arbeitsstrukturierung

Strukturierungsbereich	Maßnahme
Arbeitsstil verbessern	mit wichtigen und unangenehmen Dingen anfangen und nur wirklich wichtige Dinge sofort erledigen; Vorgänge nur einmal in die Hand nehmen und erst weglegen, wenn Aktivitäten eingeleitet sind; auf einen Vorgang konzentrieren und ihn erledigen, bevor ein neuer begonnen wird
Prioritäten setzen	mit den wichtigen Tagesaufgaben beginnen; Tagespost später lesen, da Dinge enthalten sein können, die oft sofort erledigt werden müssen; Beachtung von und Ausrichtung an Fixterminen
Aufgabenblöcke bilden	dringende Aufgaben zum Block Soforterledigung zusammenfassen
Leistungskurve berücksichtigen	Routinearbeiten am Nachmittag erledigen
Tagesablauf vorbereiten	am Vorabend den nächsten Tag planen; Vermeidung von Handlungen mit Rückwirkungen, die bereits abgeschlossene Tätigkeiten wiederholt erforderlich machen; Probleme direkt angehen
Pausen einhalten	regelmäßige, kurze Entspannungspausen machen
Unterbrechungen vermeiden	angefangene Dinge sinnvoll abschließen

Tab. 112 Selbstkontrolle

Kontrollart	Kontrollinhalte
Eigenkontrolle	kritische Rückschau auf den Tagesablauf
Zeitplan- und Erledigungskontrolle	Ergebniserzielung, unerledigte Arbeiten, Ursachenklärung, Zeitverschwendung
Störkontrolle	Aufspüren von Zeitfressern, z. B. Unterbrechungen, lang andauernde Telefonate, Besprechungen

tionstechniken in den Bereichen Verhaltensoptimierung, persönliche Zeitplanung und Priorisierung:
Im Bereich der **Verhaltensoptimierung** lässt sich zunächst eine **Aufgabenentlastung** anstreben, wie sie in Tabelle 110 dargestellt ist. Zur Verhaltensoptimierung zählen auch Maßnahmen zur Verbesserung der persönlichen **Arbeitsstrukturierung** (Tab. 111). Außerdem bestehen folgende Möglichkeiten zur Verhaltensänderung im Bereich der **Besprechungsrationalisierung:**
- Besprechung inhaltlich vorbereiten
- Alternativen zur Besprechung prüfen
- zeitliche Begrenzung festlegen
- Ziel der Besprechung festlegen
- Teilnehmerzahl möglichst gering halten

Folgende Optimierungsmöglichkeiten ergeben sich auch durch die Telefonatsrationalisierung:
- Telefonate bündeln
- Telefonate vorbereiten
- Begrüßungsphase straffen
- Gespräche zügig beenden

Um den Selbst-Management-Prozess durch einen → Soll-Ist-Vergleich zu verbessern, lassen sich regelmäßige Kontrollen durchführen (Tab. 112).
Im Bereich der persönlichen **Zeitplanung** sind zunächst die unterschiedlichen Aktivitäten zu erfassen. Anschließend ist der Zeitbedarf zu ermitteln und unter Berücksichtigung von → Pufferzeiten die → Arbeitszeit möglichst effektiv zu verteilen (Tab. 113).
Im Bereich der **Priorisierung** lassen sich folgende unterschiedliche Verfahren der Prioritätensetzung anwenden:
- → Pareto-Prinzip (auch 80:20-Regel): Konzentration auf wenige, wichtige Aktivitäten; Erkenntnis, dass häufig bereits 20% der richtig eingesetzten Zeit und Energie 80% des Ergebnisses erbringen
- → ABC-Analyse: Instrument zur Wertanalyse der Zeitverwendung und zur Einteilung in Aufgabenklassen (A-Aufgaben: wichtigste → Aufgaben; B-Aufgaben:

Tab. 113 Persönliche Zeitplanung

Planungsvorgang	Inhalt
Aktivitäten erfassen	regelmäßig wiederkehrende Aufgaben; neu hinzukommende Arbeiten; notwendige Routineaufgaben für die Planungsperiode; Telefonate, Korrespondenz, die zu erledigen ist; Unerledigtes vom Vortag; Termine, die wahrzunehmen sind
Zeitbedarf ermitteln	Dauer der Aktivitäten schätzen; Zeitbedarf hinter jeder Aktivität notieren; darauf achten, dass die geplante Gesamtzeit nicht überschritten wird
Pufferzeiten berücksichtigen	Pufferzeiten reservieren; nur einen Teil der Arbeitszeit verplanen
Arbeitszeitverteilung planen	70% für geplante Tagesarbeiten; 15% für Störungen, Unvorhergesehenes; 15% für spontane Aktivitäten und persönliche Kommunikation
Korrekturen durchführen	Kürzungen vornehmen, Aufgaben delegieren, Prioritäten setzen

Tab. 114 Eisenhower-Prinzip

Aufgabenpriorität	Geringe Wichtigkeit	Hohe Wichtigkeit
Geringe Dringlichkeit	Aufgaben mit geringer Wichtigkeit und geringer Dringlichkeit: Auf die Aufgaben kann verzichtet werden.	Aufgaben von hoher Wichtigkeit, die nicht dringlich sind: Die Aufgaben können warten.
Hohe Dringlichkeit	Aufgaben ohne hohe Wichtigkeit, die dringend sind: Die Aufgaben können delegiert werden.	Aufgaben, die sowohl dringend als auch wichtig sind: Die Aufgaben sind sofort persönlich zu erledigen.

durchschnittlich wichtige Aufgaben; C-Aufgaben: Aufgaben mit geringstem Wert)
- Eisenhower-Prinzip: Prioritätensetzung nach Dringlichkeit und Wichtigkeit der Aufgabe (Tab. 114)

Selbstzahlermedizin

Die Selbstzahlermedizin besteht aus medizinischen Leistungsangeboten, die von Kassenärzten privat liquidiert und außerhalb der gesetzlichen Krankenversicherung erbracht werden.

Mithilfe der Selbstzahlermedizin soll dem Patienten ermöglicht werden, gezielte Wahlentscheidungen zur Realisierung individueller Gesundheitsbedürfnisse zu treffen und solche ärztlichen Leistungen auszuwählen, die zwar nicht zum Leistungsumfang der Gesetzlichen Krankenversicherung (GKV) gehören, die aber ärztlich empfehlenswert oder zumindest ärztlich vertretbar erscheinen. Im Rahmen des Kostenerstattungsverfahrens sind individuelle Gesundheitsleistungen vom Grundsatz her nicht erstattungsfähig, da sie als Wunsch- und Komfortleistungen ausschließlich in die Eigenverantwortung des Patienten fallen. Sie zählen damit nicht zum „wirtschaftlichen" Teil, den die Krankenkassen bei privatärztlicher Behandlung für eine gewünschte Art der Behandlung als entstehende Behandlungskosten übernehmen. Da die Selbstzahlermedizin sowohl für den Arzt als auch für den Patienten freiwillig erfolgt, herrscht kein Zwang, individuelle Gesundheitsleistungen anzubieten beziehungsweise in Anspruch zu nehmen. Bedürftige Patienten können im Bereich der individuellen Gesundheitsleistungen nach der Berufsordnung auch unentgeltlich behandelt werden.

Das IGEL-Konzept ist ein Empfehlungskatalog individueller Gesundheitsleistungen, der von der Kassenärztlichen Bundesvereinigung zusammen mit ärztlichen Fach- und Berufsverbänden entwickelt wurde und ärztliche Leistungen enthält, die nicht zum Leistungsumfang der gesetzlichen Krankenversicherung gehören, aber ärztlich empfehlenswert oder zumindest vertretbar sind. Mit dem IGEL-Katalog werden gleichzeitig ärztlich empfehlenswerte oder vertretbare Wunschleistungen von den medizinisch notwendigen GKV-Leistungen und eher umstrittenen, medizinisch machbaren Leistungen abgegrenzt.

Der Gesundheitsmarkt für Selbstzahlermedizin und individuelle Gesundheitsleistungen außerhalb der gesetzlichen Krankenversicherung zählt zum sogenannten „**Zweiten Gesundheitsmarkt**". Dieser beruht im Wesentlichen auf den empfehlenswerten Gesundheitsleistungen außerhalb der GKV-Zuständigkeit, den Wunschleistungen, die außerhalb der GKV-Zuständigkeit liegen und auch über das Angebot an individuellen Gesundheitsleistungen hinausgehen können sowie der nicht budgetbeschränkten Optimalversorgung.

Server

Bei einem Server handelt es sich um einen Computer, auf dessen Dienste andere Computer (→ Clients) in einem → Netzwerk zugreifen.

Server verfügen in der Regel über eine größere Zahl von → Festplatten und entsprechend geräumige Gehäuse. Komplexere Server-Systeme bestehen häufig aus mehreren Server-Modulen in einer Aufbewahrungseinheit.
Zu den wichtigsten **Server-Arten** in lokalen Netzwerken zählen:
- File Server: Speichern und Download von → Daten
- Application Server: Bereitstellung von Anwendungsprogrammen
- Mail Server: Versenden, Empfangen und Speichern von → E-Mails
- Proxy-Server: zwischen einem Einzelrechner und dem Gesamtnetz als Firewall-Schutz
- Druck-Server
- Fax-Server

Da ein Server große Datenmengen speichern, verwalten und übertragen muss, benötigt er eine angemessene **Hardware-Ausstattung**, wie:
- Leistungsfähigkeit: Doppel- oder Multiprozessoren
- Schnelligkeit: hohe Zugriffsgeschwindigkeit auf Festplatten
- Speicherkapazität: geeigneter → Arbeitsspeicher und ausreichende Anzahl an Festplatten
- Ausfallsicherheit: mehrere Netzteile, Festplattenspiegelung
- Datensicherheit: unterbrechungsfreie Stromversorgung

Sicherungsabtretung

→ Forderung

Sicherungsübereignung

Bei der Sicherungsübereignung handelt es sich um eine Übertragung von treuhänderischem Eigentum an Sachen zum Zweck der Sicherung von Kreditforderungen.

Durch einen Sicherungsvertrag wird die Verbindung zwischen der Sicherheitenbestellung und der Kreditgewährung hergestellt. Der Kreditgeber ist nur im Rahmen des Sicherungszwecks zur Verwertung des Sicherungsgutes berechtigt. Der Kreditgeber als Sicherungsnehmer erlangt dadurch volles Eigentum am Sicherungsgut, während der Kreditnehmer als Sicherungsgeber das wirtschaftliche Eigentum daran behält und es in seiner Steuerbilanz ausweisen muss.
Die Übereignung des Sicherungsgegenstandes erfolgt in der Regel durch einen Verwahrungsvertrag, sodass der Kreditnehmer unmittelbarer Besitzer der Sache bleibt. Der Verwahrungsvertrag ist nur gültig, wenn darin eine genaue Bestimmung des Sicherungsgutes erfolgt, durch Bezeichnung nach individuellen Merkmalen oder auch durch Markierung. Als Sicherungsgegenstand eignen sich alle Sachen, nicht jedoch
- Grundstücke (sie werden mit → Grundpfandrechten belastet),
- → Wertpapiere (sie werden verpfändet) oder
- nur Bestandteile einer Sache.

Wird die Kreditforderung fällig, kann das Kreditinstitut das Sicherungsgut nach seiner

Wahl verwerten und damit auch freihändig verkaufen. Das **Verwertungsrisiko** ergibt sich durch
- Unverkäuflichkeit,
- sinkende Nachfrage,
- wenige potenzielle Abnehmer,
- fallende Preise oder
- mögliche Verderblichkeit.

Skontrationsmethode

→ Kostenartenrechnung

Soll-Ist-Vergleich

Der Soll-Ist-Vergleich als → Controlling-Instrument vergleicht die Sollwerte der Planvorgabe mit den am Ende der Vergleichsperiode erreichten Istwerten.

Er stellt damit eine Ergänzung des → Zeitvergleichs dar, wobei er zusätzlich zur Beobachtung der Entwicklung entlang der Zeitachse um die bewusste Setzung von Zielvorgaben in Form der Sollwerte ergänzt wird. Wenn die Entwicklung eines jährlichen Soll-Ist-Vergleichswertes im Zeitvergleich unterjährig regelmäßig beobachtet wird, ergänzen sich beide Vergleichsarten sinnvoll. Die Aktualität der Vergleichsdurchführung sowie eine einheitliche Festlegung und Aufnahme der Soll- und Istdaten ist eine wesentliche Voraussetzung für den Soll-Ist-Vergleich. Die Aussagefähigkeit des Soll-Ist-Vergleichs geht verloren, sobald unterschiedlich zustande gekommene oder veraltete Soll- und Istwerte miteinander verglichen werden.

Sollzinssatzverfahren

Das Sollzinssatzverfahren trifft eine Aussage über den Zinssatz, der bei gegebenem Habenzinssatz auf das Klinik- oder Praxiskapital erzielt werden kann, das zu jedem Zeitpunkt während der Investitionsdauer noch gebunden ist.

Das Sollzinssatzverfahren zählt zu den Verfahren der dynamischen → Investitionsrechnung, verallgemeinert die Methode des internen Zinsfußes und hängt eng mit der Vermögensendwertmethode zusammen. Beim Sollzinssatzverfahren erfolgt die → Aufzinsung sämtlicher Zahlungen auf den Finalwert und richtet sich ansonsten nach der Methode des internen Zinsfußes.

Sozialversicherungsbeiträge

→ Gehalt

Stab-Linien-Organisation

→ Aufbauorganisation

Stelle

Eine Stelle ist die kleinste, selbstständig handelnde Einheit in einer → Aufbauorganisation.

Die Bildung einer Stelle erfolgt in der → **Aufgabensynthese**, in der die in der → Aufgabenanalyse ermittelten Elementaraufgaben zu einer Einheit zusammengefügt werden. Dadurch werden die → Aufgaben eines fiktiven Organisationsmitglieds festgelegt, die in einer → **Stellenbeschreibung** zusammen mit den fachlichen und persönlichen Anforderungen an den Stelleninhaber, mit den Kompetenzen, den Verantwortungsbereichen sowie der Bezeichnung und hierarchischen Einordnung der Stelle dokumentiert sind.

Zu den wesentlichen **Merkmalen** einer Stelle zählen:
- Definition: kleinste organisatorische Einheit zur Erfüllung von Aufgaben
- Kapazität: bezieht sich auf die Normalkapazität eines Mitarbeiters mit der erforderlichen Eignung und Übung
- Eigenschaften: Aufgabe, Aufgabenträger, Dauer (eventuelle zeitliche Begrenzung), Abgrenzung
- Aufgabenbereich: beinhaltet den Aufgabenbereich einer Person

Die unterschiedlichen **Stellenarten** richten sich nach folgenden Kriterien:
- Aufgabenumfang: Hauptaufgaben, Nebenaufgaben
- Befugnisumfang: → Anordnungsbefugnis, → Entscheidungsbefugnis
- Aufgabenart: Leitungsaufgaben, Ausführungsaufgaben

Die beiden wichtigsten Stellenarten sind → Ausführungsstellen, die keine Leitungsbefugnis besitzen und Stellen mit Leitungsaufgaben (auch als → Instanzen bezeichnet).

Stellenanzeige

Mit der Stellenanzeige in öffentlichen Medien wird versucht, im Rahmen der → Personalwerbung geeignetes Personal zu rekrutieren.

Bei der Gestaltung einer Stellenanzeige gibt es unterschiedliche Strukturierungsmöglichkeiten. Sie sollte die wesentlichen Informationen enthalten, die in Tabelle 115 aufgeführt sind. Eine weitere Möglichkeit ist die aus dem → Marketing stammende Formel **AIDA**. Sie steht für:
- Attention: Aufmerksamkeit bei potenziellen Bewerbern erwecken, beispielsweise durch die optische Aufmachung, die Schlagzeile, ein originelles Aussehen, das Logo
- Interest: Interesse an dem Stellenangebot wecken
- Desire: den Wunsch erzeugen, den angebotenen Arbeitsplatz haben zu wollen
- Action: den Leser auffordern, Kontakt mit dem Inserenten aufzunehmen und Bewerbungsunterlagen zuzuschicken

Eine eher konventionelle Möglichkeit ist die **Gestaltung von Stellenanzeigen** nach folgender Struktur:

Tab. 115 Inhalt von Stellenanzeigen

Inhalt	Gestaltung
Schlagzeile	Sie sollte treffend formuliert und auffallend sein, sich von anderen positiv abheben sowie Emotionen wecken.
Informationen über den Arbeitgeber	Die Beschreibung sollte den tatsächlichen Gegebenheiten entsprechen; unrichtige Beschreibungen und überzogene Darstellungen führen zu Enttäuschungen und mangelndem Vertrauen in den neuen Arbeitgeber.
Anlass der Personalsuche	Die Erwähnung zeugt von Offenheit sowie Transparenz und lässt keinen Raum für Spekulationen zu.
Gesuchtes Berufsbild	Die Beschreibung sollte möglichst präzise sein, damit auch die richtigen Bewerbungen eingehen.
Erwartungen an Bewerber	Die Anforderungen sollten realistisch und nicht zu hoch gesteckt sein.
Angebote	Die Beschreibung sollte realistisch und nicht zu vielversprechend abgefasst sein.
Kontaktaufnahme	Die Anzeige sollte die Telefonnummer eines Ansprechpartners für erste Informationen, die aus der Stellenanzeige nicht hervorgehen, enthalten.

- WIR SIND
- WIR SUCHEN
- WIR ERWARTEN
- WIR BIETEN

Der Erfolg einer Personalwerbung hängt auch von der **Anzeigenart** ab, wie z. B.:
- offene Stellenanzeigen: namentliche Nennung des Arbeitgebers; Möglichkeit zur direkten Ansprache durch den Bewerber
- Chiffreanzeigen: keine namentliche Nennung des Inserierenden; Einsatz bei Vorliegen wichtiger Gründe
- Wortanzeigen: in Fließsatzform als Kleinanzeige oder Gelegenheitsanzeige; meist einspaltig, werden im laufenden Text abgesetzt und nach der Zahl der enthaltenen Wörter berechnet
- gesetzte Anzeigen: mehrspaltig; werden auf der Grundlage eines Spaltenpreises pro mm nach der belegten Fläche berechnet

Die **Anzeigengröße** orientiert sich in der Regel nach folgenden Kriterien:
- Dringlichkeit der Stellenbesetzung
- Arbeitsmarktsituation
- Bedeutung des Arbeitgebers
- Wichtigkeit der ausgeschriebenen → Stelle
- Budgethöhe für Personalwerbungskosten
- Konkurrenzsituation

Bei der **Platzierung** von Stellenanzeigen ist zu beachten, dass nach Marketing-Studien die Aufmerksamkeit bei Lesern auf den ersten zehn Seiten am größten und eine Platzierung rechts oben auf einer rechten Seite besonders vorteilhaft ist.

Stellenbeschreibung

Die Stellenbeschreibung definiert eine → Stelle nach wichtigen fachlichen und persönlichen Merkmalen, die der Stelleninhaber erfüllen sollte.

Die Stellenbeschreibung (auch: Tätigkeitsdarstellung oder Arbeitsplatzbeschreibung) eignet sich zur Kennzeichnung einer Stelle innerhalb der → Aufbauorganisation und bei Neueinstellungen, um ein vollständiges Bild über den zukünftigen Arbeitsplatz zu geben und damit sich der neue Stelleninhaber über die → Aufgaben orientieren kann.

Die Stellenbeschreibung sollte folgende **Angaben** enthalten:
- Stellenbezeichnung
- Ziel der Stelle
- fachliche Stellenanforderungen
- persönliche Stellenanforderungen
- Kompetenzen
- besondere Befugnisse
- Rang
- Unterstellungsverhältnis
- Überstellungsverhältnis
- Stellvertretungsregelung
- Aufgabenbereich im Einzelnen
- sonstige Aufgaben
- Aufgabenabgrenzungen zu anderen Stellen

Stellenbesetzungsplan

Aus dem Stellenbesetzungsplan geht die personale Besetzung der eingerichteten → Stellen hervor.

Er dient im Gegensatz zum Organigramm weniger zur Übersicht über die Hierarchie der Klinik oder Arztpraxis, sondern enthält vielmehr eine Auflistung des Personals (Abb. 85). Zu seinen wesentlichen Inhalten zählen in der Regel:
- Namen der Stelleninhaber
- hierarchische Eingliederungsinformationen
- Angaben zu Personalkapazitäten (z. B. VZK = Vollzeitkräfte)

Dr. Meier, Dr. Weguscheid, Dr. Bauer (insgesamt: 26 MA/15 VZK)			
Behandlung I (9 MA/5,25 VZK)	**Behandlung II** (8 MA/4,75 VZK)	**Verwaltung** (5 MA/2,75 VZK)	**Labor** (4 MA/2,25 VZK)
Moosbauer, K. (L)	Offert, N. (L)	Danner, F. (L)	Mangold, A. (L)
Ermingold, H. Hannah, V. Sobotka, L. Metzler, I. Annamirl, O. Kerkale, M. Ünsic, G. Vokarevic, O.	Bart, H. Kolkovic, L. Mareike, Z. Dandl, I. Gruber, V. Probst, U. Tremel, G.	Basler, K. Brunner, H. Keinst, B. Vogel, D.	Küpper, M. Hans, P. Kleinert, C.

Abb. 85 Stellenbesetzungsplan

Stellenbildung

Bei der Stellenbildung werden Einzelaufgaben zu Aufgabenpaketen zusammengefasst und einem Arbeitsplatz zugeordnet.

Die Stellenbildung ist Voraussetzung für die Gestaltung einer → Aufbauorganisation. Dazu wird in der → Aufgabenanalyse eine Zerlegung der Gesamtaufgabe in ihre einzelnen Bestandteile anhand von folgenden **Kriterien** durchgeführt:
- Verrichtung: Gliederung nach Tätigkeitsarten
- Objekt: Zuweisung der Verrichtung zu einzelnen Objekten
- Rang: Zuordnung der Ausführungsaufgaben zu vorhergehenden Entscheidungsaufgaben
- Phase: Aufgabenerledigung erfolgt üblicherweise in den Phasen → Planung, Durchführung und Kontrolle
- Zweckbeziehung: Zerlegung in Zweckaufgaben, die primär und unmittelbar den → Zielen des Klinik- oder Praxisbetriebs dienen und Verwaltungsaufgaben, die nur sekundär und indirekt den Zielen nützen

Daran schließt sich die → **Aufgabensynthese** an, in der die in der Aufgabenanalyse ermittelten Elementaraufgaben zu → **Stellen** zusammengefügt werden. Die Aufgabensynthese kann nach folgenden Prinzipien ablaufen:
- Zentralisation: Gleichartige → Aufgaben werden in einer Stelle zusammengefasst.
- Dezentralisation: Gleichartige Aufgaben werden auf mehrere Stellen verteilt.

Die **Stellenstruktur** ist so zu bemessen, dass Aufgabenumfang und -komplexität durch den Stelleninhaber auch bewältigt werden können. Anschließend sind den einzelnen Stellen immaterielle und materielle **Stellenelemente** zuzuordnen. Zu den **immateriellen** Stellenelementen zählen:
- Aufgaben: Verpflichtung zur Vornahme bestimmter, der Stelle zugewiesener Verrichtungen

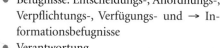

Abb. 86 Stellenbildung

- Befugnisse: Entscheidungs-, Anordnungs-, Verpflichtungs-, Verfügungs- und → Informationsbefugnisse
- Verantwortung

Zu den **materiellen** Stellenelementen zählen:
- Aufgabenträger
- → Stellenbeschreibung: Kenntnisse, Fähigkeiten und Fertigkeiten, Erfahrungen und erforderliche Kapazitäten
- → Sachmittel: Basissachmittel, entlastende Sachmittel, automatische Sachmittel

Die Stellenbildung mündet schließlich durch die Zusammenfassung von mehreren Stellen zu hierarchischen Einheiten in der Struktur der Aufbauorganisation (Abb. 86).

Stiftung

Die Stiftung stellt die Widmung von → Vermögen oder Vermögenserträgen zu einem bestimmten Zweck dar.

Folgende **Stiftungsarten** sind zu unterscheiden (Abb. 87):
- selbstständige Stiftung: Zur Erreichung des Stiftungszwecks wird eine rechtsfähige Organisation geschaffen.
- unselbstständige Stiftung: Das Vermögen einer Person wird treuhänderisch übertragen mit der Bestimmung, es für den Stiftungszweck zu verwenden.

Die **selbstständige** Stiftung ist im *Bürgerlichen Gesetzbuch (BGB)* und in den Stiftungsgesetzen der Länder geregelt. Sie entsteht durch das Stiftungsgeschäft sowie durch die Anerkennung durch die zuständige Landesbehörde und unterliegt staatlicher Aufsicht. Die Stiftung des **öffentlichen Rechts** stellt eine vom Staat einem öffentlichen Zweck gewidmete Vermögensmasse dar. **Unselbstständige Stiftungen** des öffentlichen Rechts sind die einem öffentlichen Verband zur Erfüllung öffentlicher Zwecke zugewendeten Vermögen. Bei der selbstständigen, rechtsfähigen Stiftung des öffentlichen Rechts erfolgt die Errichtung in der Regel per Gesetz oder durch ein Rechtsgeschäft, das der staatlichen Genehmigung bedarf. Selbstständige, rechtsfähige und unselbstständige, nicht rechtsfähige Stiftungen unterliegen als juristische Personen bzw. als Zweckvermögen der Körperschaft- und Gewerbesteuer sowie beim Vermögensübergang aufgrund eines Stiftungsgeschäfts der Erbschaftsteuer (bei Familienstiftungen in Zeitabständen von 30 Jahren der Erbschaft- und Schenkungsteuer). Ausgenommen sind jeweils die Stiftungen, die unmittelbar und ausschließlich einem der folgenden Zwecke dienen:

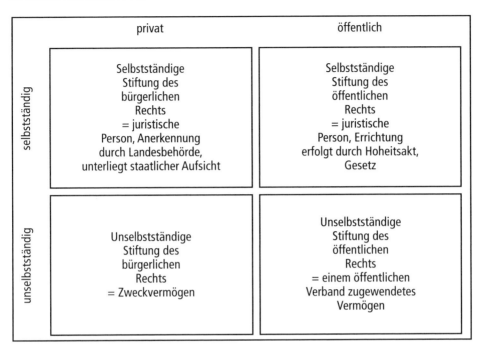

Abb. 87 Stiftungsarten

- kirchlich
- gemeinnützig
- mildtätig

Stille Gesellschaft

Die stille Gesellschaft ist eine → Personengesellschaft, bei der sich ein Gesellschafter am Handelsgewerbe eines anderen mit einer Einlage, die in das → Vermögen des tätigen Gesellschafters übergeht, beteiligt und dafür am → Gewinn des Unternehmens teilnimmt.

Die stille Gesellschaft selbst ist keine Handelsgesellschaft. Allerdings muss der nach außen tätige Geschäftsinhaber Kaufmann sein und ein Handelsgewerbe betreiben. Die stille Gesellschaft besteht somit aus einer rein rechtsgeschäftlichen Beziehung der Gesellschafter auf der Grundlage eines Vertrags, wobei der stille Gesellschafter die Einlage als Kapitalanlagemöglichkeit betrachtet und der Geschäftsinhaber als Instrument der mittelfristigen Finanzierung. Die Einlage kann allerdings auch in der Einbringung von Sachen, Rechten oder aus einer eigenen Dienstleistung bestehen.

Die Funktion des **tätigen Gesellschafters** können übernehmen:

- juristische Personen
- → offene Handelsgesellschaft (OHG)
- Kommanditgesellschaft (→ KG)
- natürliche Personen

Die Funktion des **stillen Gesellschafters** kann erfüllt werden durch:

- natürliche Personen
- → Gesellschaft bürgerlichen Rechts (GbR)
- Erbengemeinschaft

Die stille Gesellschaft verfügt über kein eigenes **Gesellschaftsvermögen** und tritt nach außen als Gesellschaft nicht in Erscheinung. Sie unterliegt somit auch keinen Publizitätspflichten und damit auch keiner Eintragungspflicht in das Handelsregister. Die Rolle des stillen Gesellschafters ist ferner gekennzeichnet durch Folgendes:
- Kontrollrecht über den Jahresabschluss
- Anspruch auf eine Beteiligung am Gewinn
- fehlende Befugnis zur Geschäftsführung und organschaftlichen Vertretung des Handelsgewerbes
- Möglichkeit, eine Verlustbeteiligung vertraglich auszuschließen
- keine Haftung gegenüber Gläubigern der Handelsgesellschaft

Die stille Gesellschaft selbst ist mangels eigenen Vermögens nicht insolvenzfähig; falls jedoch ein Insolvenzverfahren über das Vermögen des Geschäftsinhabers des Handelsgeschäfts eröffnet wird, wird sie aufgelöst, und die geleistete Einlage wird Teil der Insolvenzmasse.

Eine **atypische** stille Gesellschaft liegt bei folgenden Gegebenheiten vor:
- Dem stillen Gesellschafter wird eine Mitwirkung oder eine Geschäftsführung im Handelsunternehmen eingeräumt.
- Der stille Gesellschafter ist an den Vermögenswerten des Inhabers schuldrechtlich beteiligt.
- Der stille Gesellschafter erhält nur eine feste Verzinsung auf seine Einlage.

Stille Reserven

Stille Reserven sind stille → Rücklagen, die in der → Bilanz der Klinik oder Arztpraxis nicht ausgewiesen werden und durch Unterbewertung von → Aktiva bzw. Überbewertung von → Passiva entstehen.

Die Bildung stiller Reserven führt zur Verminderung des → Gewinns, die Auflösung zur Erhöhung des Gewinns. Dies kann durch Ausnutzung von Aktivierungs-, Passivierungs- und Bewertungswahlrechten herbeigeführt werden, wobei es dann zu Differenzen zwischen Buchwerten und den tatsächlichen Werten kommt. → Kapitalgesellschaften ist die bewusste Anlegung stiller Reserven verboten, wobei → Abschreibungen im Rahmen vernünftiger kaufmännischer Beurteilung zulässig sind. So können steuerrechtliche Abschreibungen vorgenommen werden, die zu Unterbewertungen in der Handelsbilanz führen. Dabei sind für Kapitalgesellschaften allerdings einschränkende Regelungen zu beachten. Nichtkapitalgesellschaften ist die Bildung stiller Reserven erlaubt.

Substanzwertmethode

Die Substanzwertmethode zählt zu den gebräuchlichsten Verfahren der → Praxisbewertung und hat als Grundlage den Gebrauchswert der Praxissubstanz.

Die Praxissubstanz besteht aus den materiellen und immateriellen Werten einer Praxis. Die Ermittlung des materiellen Werts erfolgt durch die Bewertung des gesamten Praxisinventars zum Wiederbeschaffungspreis. Dabei werden die durch Abnutzung auftretenden Wertminderungen abgezogen. Der immaterielle Praxiswert (Praxisimage, „Goodwill") lässt sich mit folgenden Verfahren ermitteln:
- Umsatzverfahren: 20–30% des arithmetischen Mittels der letzten Jahresumsätze
- Gewinnverfahren: 40–60% des arithmetischen Mittels der letzten Jahresgewinne

Auf- oder Abschläge berücksichtigen individuelle immaterielle Besonderheiten der Praxis.

Die wichtigsten **Vorteile** der Substanzwertmethode sind:
- Die Methode ist relativ leicht durchführbar und in der Praxis gebräuchlich.
- Sie wird als ein mögliches Verfahren zur Ermittlung des Praxiswerts von der Rechtsprechung akzeptiert.
- Der tatsächliche Gebrauchswert der Praxis wird bestimmt, und die im Inventar enthaltenen „stillen Reserven" werden aufgelöst.

Zu den wesentlichen **Nachteilen** der Substanzwertmethode zählen:
- Der materielle Praxiswert lässt sich aufgrund fehlender objektiver Meßmethoden, die zweifelsfrei die Wertminderung aufgrund der Abnutzung bestimmen, nicht exakt ermitteln.
- Durch die zeitliche Verlagerung von Umsätzen oder → Kosten sind → Umsatz und → Gewinn beeinflussbar, sodass das wirtschaftliche Erscheinungsbild der Praxis dann nicht der Realität entspricht.
- Sie ist vergangenheitsorientiert und berücksichtigt keine zukünftigen Entwicklungen oder Veränderungen der Rahmenbedingungen.
- Innerhalb der Bandbreiten sind die gewählten Prozentsätze zur Ermittlung des immateriellen Praxiswerts bei den Gewinn- und Umsatzverfahren mehr oder weniger willkürlich gewählt.
- Künftige Umsatz- und Gewinnsituationen können sich im → Vergleich zur Vergangenheit völlig unterschiedlich entwickeln, da der wirtschaftliche Praxiserfolg stark vom jeweiligen Praxisinhaber bestimmt wird.

Suchmaschine

Eine Suchmaschine ist ein Software-Programm, das in Datenbanken, im → Internet oder in Dokumenten nach Schlüsselwörtern recherchiert und dabei Volltextsuchen ermöglicht.

Wesentliche **Elemente** von Suchmaschinen sind:
- Benutzerschnittstelle: Durchführung der Suchanfragen
- Agentenprogramm: Sammeln der → Daten
- Datenbanksystem: Aufbewahrung des Index

Das Agentenprogramm, auch Spider oder Crawler genannt, durchsucht das World Wide Web in regelmäßigen Abständen nach Dokumenten und extrahiert Schlagwörter aus den gefundenen Seiten. Ein Such-Server sortiert die Dokumente nach bestimmten Kriterien und speichert sie in einer Datenbank, aus der dann die Suchanfragen beantwortet werden, mit den zugehörigen URL-Adressen als Index ab. Neben den Suchmaschinen im eigentlichen Sinne gibt es weitere **Suchmaschinenarten**, wie z. B.:
- listenorientierte Suchmaschinen: Sie erfassen als spezielle erstellte Verzeichnisse (Kataloge) im Vergleich zu den Suchmaschinen deutlich weniger Dokumente und bieten sich an, wenn das Suchen nicht zielgerichtet, sondern anhand einer Baumstruktur, sich Schritt für Schritt dem Suchbegriff nähernd, erfolgt.
- Metasuchmaschinen: Sie verwenden gleichzeitig mehrere Suchmaschinen und Kataloge für den Suchvorgang.
- Spezialsuchmaschinen: Sie bieten Suchdienste zu speziellen Themen an.

T

Tags

→ XML

Tarifvertrag

Im Tarifvertrag werden zwischen Arbeitgebern und Gewerkschaften (Tarifvertragsparteien) die arbeitsvertraglichen Bedingungen und die betriebsverfassungsrechtlichen Fragen geregelt.

Grundlage hierfür ist das Tarifvertragsgesetz (TVG) und die im Grundgesetz garantierte Tarifautonomie. Tarifverträge bedürfen der Schriftform und können nur zwischen tariffähigen **Parteien** vereinbart werden. Dies sind z. B.:
- einzelne Arbeitgeber
- Arbeitgeberverbände
- Handwerksinnungen
- Gewerkschaften
- Spitzenorganisationen der jeweiligen Tarifparteien

Generell ist der **Geltungsbereich** im Tarifvertrag festgelegt. Man unterscheidet dabei
- den räumlichen Geltungsbereich, das heißt das Gebiet, in dem der Tarifvertrag gilt;
- den persönlichen Geltungsbereich, der bestimmt, auf welche Personen der Tarifvertrag Anwendung findet und
- den fachlichen bzw. betrieblichen Geltungsbereich, das heißt die Tätigkeit bzw. der Wirtschaftszweig, für die bzw. den der Tarifvertrag gilt.

Bei den Tarifverträgen lassen sich folgende **Vertragsarten** unterscheiden:
- Manteltarifvertrag: Er stellt einen Rahmentarifvertrag dar.
- Lohntarifvertrag: Er regelt überwiegend Lohn- und Gehaltsfragen.

Der Tarifvertrag enthält folgende zwei wesentliche **Bestandteile**:
- Regelungen der Rechtsbeziehungen der Tarifvertragsparteien zueinander
- zentrale Regelungen der arbeitsvertraglichen Rechte und Pflichten

Ein Tarifvertrag besitzt für die tarifgebundenen Arbeitgeber und Arbeitnehmer so lange Gültigkeit, bis seine Regelungen bei Außerkraftsetzung durch eine andere Abmachung ersetzt werden. Er enthält Mindestregelungen, von denen nur zugunsten der Arbeitnehmer abgewichen werden kann und nur bei **Öffnungsklauseln**, die eine Abweichung durch gesonderte → Betriebsvereinbarungen zulassen.

Ein Tarifvertrag erfährt **Gültigkeit** für die jeweiligen Beschäftigten bei:
- Organisationszugehörigkeit: Beide Tarifvertragsparteien sind organisiert; der Tarifvertrag gilt unmittelbar und zwingend wie ein Gesetz.
- Allgemeinverbindlicherklärung: Der Bundesminister für Wirtschaft und Arbeit und die Länderarbeitsminister erklären auf Antrag einzelne Tarifverträge für allgemein verbindlich.

- einzelarbeitsvertraglicher Vereinbarung: Der Tarifvertrag findet Anwendung, wenn er vertraglich vereinbart ist.
- betrieblicher Übung: Der Tarifvertrag ist gültig, wenn er im Betrieb allgemein angewendet wird.

Teilkostenrechnung

> Bei der Teilkostenrechnung werden die → Kosten nach beschäftigungsabhängigen (→ variable Kosten) und beschäftigungsunabhängigen Kosten (→ Fixkosten) differenziert und lediglich die beschäftigungsabhängigen verrechnet.

Bei der Teilkostenrechnung werden im Gegensatz zur → Vollkostenrechnung nicht alle ermittelten, sondern nur die von den Kostenstellen tatsächlich verursachten Kosten direkt zugerechnet. Die beschäftigungsunabhängigen Kosten werden als Fixkostenblock zusammengefasst und erst im Rahmen der Erfolgskontrolle berücksichtigt. Man vermeidet damit ein willkürliches und somit nicht verursachungsgerechtes Schlüsseln von Fixkosten. Die Teilkostenrechnung findet hauptsächlich bei den Profitcenter-Rechnungen im Rahmen der → Deckungsbeitragsrechnung Anwendung.

Teilzeitbeschäftigung

> Eine Teilzeitbeschäftigung (Teilzeitarbeit) liegt dann vor, wenn die regelmäßige Wochenarbeitszeit kürzer ist als diejenige vergleichbarer vollzeitbeschäftigter Arbeitnehmer der Klinik oder Arztpraxis.

Die Vereinbarung von Teilzeitarbeitsverhältnissen ist eine wichtige Möglichkeit zur flexiblen Arbeitszeitgestaltung. Ihr wesentlicher **Vorteil** liegt vor allem in den vielfältigen Kombinationsmöglichkeiten der Arbeit von Teilzeitbeschäftigten mit der von Vollzeit- bzw. anderen Teilzeitbeschäftigten; diese Kombinationsmöglichkeiten wiederum eröffnen erhebliche Möglichkeiten zur Ausdehnung der Gesamtarbeitszeiten im Klinik- und Praxisbetrieb.

Eine Teilzeitbeschäftigung kann in folgender **Form** vorliegen:
- tägliche Arbeitszeitreduzierung
- Reduzierung ganzer Arbeitstage
- Abrufarbeit: Anpassung der → Arbeitszeit an den Arbeitsanfall
- Arbeitsplatzteilung
- Sabbatjahr: Abgeltung der über mehrere Jahre geleisteten → Mehrarbeit in einem einjährigen → Urlaub mithilfe eines Arbeitszeitkontos
- Altersteilzeitarbeit
- geringfügige Beschäftigung

Bei der täglichen Arbeitszeitreduzierung ist die **Halbtagsarbeit** eine der gebräuchlichsten Formen, bei der die Hälfte der betrieblichen Arbeitszeit gleichbleibend vor- oder nachmittags erbracht wird. Eine **geringfügige Beschäftigung** liegt in folgenden Fällen vor (Abb. 88):
- Die Beschäftigung wird regelmäßig weniger als 15 Stunden wöchentlich ausgeübt, und das monatliche Arbeitsentgelt übersteigt nicht einen gesetzlich festgesetzten Betrag.
- Die Beschäftigung wird innerhalb eines Jahres seit ihrem Beginn auf längstens 2 Monate oder 50 Tage begrenzt und nicht berufsmäßig ausgeübt (kurzfristige Beschäftigung).

Beide Formen erfüllen den Begriff der geringfügigen Beschäftigung im sozialversicherungsrechtlichen Sinne. Eine Beschäftigung ist trotz eines geringfügigen Arbeitsentgelts dann als nicht mehr geringfügig anzusehen, wenn die wöchentliche Arbeitszeit 15 Stun-

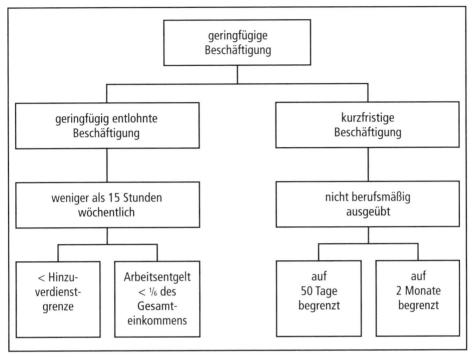

Abb. 88 Geringfügige Beschäftigung

den oder mehr beträgt. Bei der Ermittlung der Arbeitszeit darf dabei nur die vergütete Arbeitszeit berücksichtigt werden. Nicht bezahlte Ruhepausen, Mittagspausen usw. bleiben daher außer Betracht.

Werden unzulässige weitere geringfügige Beschäftigungen aufgedeckt, die dem Arbeitgeber verschwiegen wurden, so kann dies zu einer nachträglichen Beitragsbelastung führen, die sich nicht nur auf den Beitragsanteil des Arbeitgebers zur Sozialversicherung beschränkt, sondern auch noch den Arbeitnehmeranteil umfasst und die gesamtschuldnerische Mithaftung für die Beiträge der anderen Arbeitgeber mit sich bringen kann.

Da für Teilzeitarbeit dieselben arbeitsrechtlichen Vorschriften wie für das Vollzeitarbeitsverhältnis gelten, dürfen Teilzeitbeschäftigte gegenüber Vollzeitbeschäftigten nicht benachteiligt werden. Hier gilt der Grundsatz „Gleicher →Lohn für gleiche Arbeit". Bei einer Teilzeitkraft darf der Stundenlohn für die gleiche Tätigkeit nicht niedriger sein als bei einer Vollzeitkraft. Auch der Urlaub und Zusatzleistungen wie Urlaubsgeld, Weihnachtsgeld oder zusätzliches → Gehalt müssen anteilig gewährt werden.

Telearbeit

Telearbeit stellt eine rechnergestützte Arbeitsleistung dar, die mithilfe elektronischer Hilfsmittel an einem vom Arbeitgeber räumlich getrennten Arbeitsplatz erbracht wird.

Die mit der Telearbeit einhergehende räumliche Variabilität des Arbeitsplatzes setzt Folgendes voraus:

- Die Verantwortlichkeiten sind eindeutig und klar geregelt.
- Organisatorisch ist keine physische Präsenz des Mitarbeiters in der Klinik oder Arztpraxis erforderlich.
- Die durchzuführenden Tätigkeiten erlauben eine räumlich distanzierte, ergebnisorientierte → Führung.

Der Telearbeitsplatz ist virtuell und somit überall dort ansiedelbar, von wo aus eine Verbindung zu → Netzwerken und damit den Klinik- oder → Praxisrechnern möglich ist. Damit ist unter Nutzung entsprechender Informations- und Kommunikationstechnologie eine größtmögliche Ortsungebundenheit realisierbar. Während auf diese Weise herkömmliche, personengebundene Büroarbeitsplatze reduziert werden, sind personenungebundene Arbeitsplätze nötig, an denen bedarfsweise mehrere Mitarbeiter arbeiten können. Anstelle des persönlichen Schreibtischs treten gemeinsam genutzte Arbeitsplätze, die mit entsprechenden Docking-Stationen für mobile Rechner, Peripheriegeräte usw. ausgestattet sind. Diese Arbeitsplätze lassen sich von mehreren Teilzeit-Mitarbeitern nutzen. Gleichzeitig erhöht sich der Bedarf an Räumlichkeiten für die persönliche Kommunikation, die erforderlich wird, wenn der Informationsaustausch über elektronische Netze an Kommunikationsgrenzen stößt. Für die **Virtualisierung** von Arbeitsplätzen sind damit die technische Einrichtung, raumunabhängige Arbeitsmöglichkeiten, gemeinsame Arbeitsplätze und persönliche Kommunikationsräume notwendig (Abb. 89).

Zu den wichtigsten **Merkmalen** der Telearbeit zählen nach *Zorn* (1997):

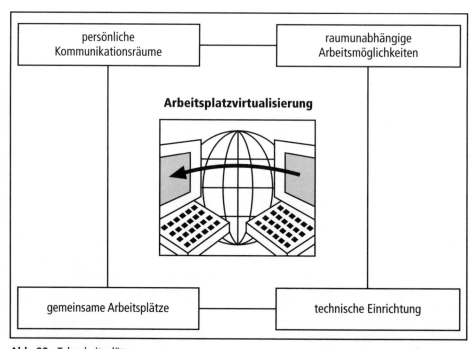

Abb. 89   Telearbeitsplätze

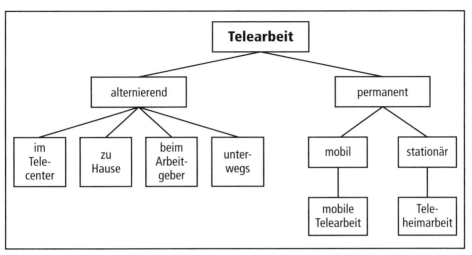

Abb. 90 Telearbeitsformen

- freie Wahl und Einteilung der → Arbeitszeit: nicht durch herkömmliche, stationär gebundene Arbeitszeiterfassungsmethoden kontrollierbar, Arbeitszeit im Rahmen des geltenden Arbeitszeitrechts grundsätzlich frei gestaltbar
- informations- und kommunikationstechnische Anbindung: permanent geschaltete Verbindung (Online-Betrieb), zeitweise Verbindung (Offline-Betrieb)
- freie Wahl des Arbeitsortes: Anhand des Arbeitsortes lassen sich die einzelnen **Formen** der Telearbeit unterscheiden (Abb. 90):
  - Teleheimarbeit: ausschließliche Telearbeit zu Hause in der Wohnung
  - mobile Telearbeit: keine feste Ortsbindung
  - alternierende Telearbeit: regelmäßiger Wechsel des Arbeitsortes zwischen zu Hause und Arbeitgeber
  - Tele-Center: Nutzung infrastruktureller Einrichtungen zu Telearbeitszwecken

Die **rechtlichen** Rahmenbedingungen der Telearbeit beziehen sich auf das Verhältnis zwischen Telearbeiter und Arbeitgeber, wobei der Telearbeiter nach Angaben einer im Auftrag des nordrhein-westfälischen Arbeitsministeriums erstellten Studie der *TA Telearbeit GmbH* (1997) grundsätzlich beschäftigt werden kann als:

- herkömmlicher Arbeitnehmer: Die Tätigkeit wird im Rahmen eines arbeitsvertraglich geregelten Beschäftigungsverhältnisses ausgeübt.
- angestellter Heimarbeiter: Die Telearbeit wird hauptsächlich zu Hause ausgeübt, und für ihre Ausübung sind geringe Qualifikationen ausreichend.
- freier Mitarbeiter
- Selbstständiger

Im Einzelnen richtet sich die Art des Beschäftigungsverhältnisses in der Rechtsprechung insbesondere nach folgenden Abgrenzungsmerkmalen:

- Weisungsgebundenheit
- Eingliederung in das Praxisgeschehen
- Qualifikation der auszuführenden Tätigkeit

Telemedizin

> Unter Telemedizin ist die medizinische Diagnostik und Behandlung sowie Datenarchivierung unter Einsatz der Telematik, der kombinierten Benutzung von Telekommunikation und Informatik, zu verstehen.

Die Telemedizin überbrückt die räumliche Entfernung zwischen Arzt und Patient, und sie ermöglicht die Konsultation zwischen medizinischen Experten. Sie soll dazu beitragen, die Informations- und Datenflut in Diagnostik und Therapie zu bewältigen und gleichzeitig Effizienz und Effektivität der medizinischen Versorgung zu erhöhen. Der wesentliche **Vorteil** der Telemedizin ist dabei in den Einsparungen bei Datenvolumen und Informationsaustausch zwischen niedergelassenen Ärzten, Krankenkassen, Kliniken, Apotheken und Kassenärztlichen Vereinigungen zu sehen, beispielsweise durch den Wegfall bestimmter Doppeluntersuchungen oder durch schnelle und umfassende Informationsübermittlung. So lassen sich durch Vernetzung zwischen Universitätskliniken, kommunalen Krankenhäusern und niedergelassenen Ärzten individuelle Patientendaten abrufen und nicht spezialisierte Mediziner in entlegenen Gebieten können erhobene Untersuchungsbefunde direkt mit einem Spezialisten diskutieren.

Wichtige Beispiele telemedizinischer → Anwendungen sind:
- Tele-Screening für die diabetische Retinopathie (Netzhauterkrankung als Spätfolge des Diabetes mellitus mit etwa 1 000 Erblindungen pro Jahr in Deutschland)
- permanente Kontrolle des Blutzuckers von Diabetikern durch Monitoring per → Internet: Die Blutzuckerwerte der teilnehmenden Patienten werden von telemetrischen Geräten erfasst und in ein rund um die Uhr mit Medizinern, Arzthelferinnen und Krankenschwestern besetztes medizinisches Service-Center übertragen, wo sie überprüft werden. Überhöhte Werte lassen sich so frühzeitig erkennen und Folgeschäden wie Erblindung und Amputation von Extremitäten durch präzisere Ernährungsvorschläge und medikamentöse Einstellung reduzieren.

Lungenfunktionsmessung per Internet bei Asthmatikern: Die Messdaten werden an das telemedizinische Zentrum eines Krankenhauses oder ein entsprechendes Service-Center übermittelt. Die Atemnot der Patienten ist gegen vier Uhr morgens und in den frühen Nachmittagsstunden am schlimmsten; beim Eintreffen der Patienten in der Praxis oder Notaufnahme weichen die Messwerte allerdings nur noch geringfügig von der → Norm ab, sodass die Schwere des Asthma-Anfalls kaum richtig eingeschätzt werden kann. Durch die Lungenfunktionsmessung per Internet wird die Einschätzung der Schwere des Anfalls erleichtert.

Die **Online-Übertragung** von Patientendaten oder ärztlichen → Daten muss zwischen den Teilnehmern im Gesundheitswesen jederzeit vertraulich, sicher und beweisbar erfolgen. Das gilt für folgende Daten:
- Patientendaten wie Röntgenbilder, Befunde oder Laborwerte mit persönlichem Bezug zum Patienten, die der ärztlichen Schweigepflicht unterliegen, dokumentiert werden müssen und therapeutische Konsequenzen bedingen
- Daten ohne persönlichen Bezug: medizinische Erkenntnisse wie neue Untersuchungs- oder Therapieschemata, die im Hinblick auf daraus ableitbare Therapien sowie die Seriosität des Urhebers sensibel sind und aus Gründen der Qualitätssicherung in Form beweisbarer Quellenangaben gesichert werden müssen

Bislang existieren **Regelungen** im *Sozialgesetzbuch* zur sicheren, geschützten und be-

Tab. 116 Anforderungen an telemedizinische Datenübertragung

Anforderung	Inhalt
Überwachung	Der Sender muss vom Übertragungssystem über eine fehlgeschlagene Übermittlung ärztlicher Daten informiert werden.
Protokollierung	Es hat eine beweisfähige Dokumentation der Übertragung ärztlicher Daten zu erfolgen, aus der nachvollzogen werden kann, wer was, wann und an wen übermittelt hat.
Digitale Signatur	Die Richtigkeit und Vollständigkeit übertragener ärztlicher Daten muss von Sender und Empfänger jederzeit urkundlich belegt werden können.
Codierung	Ärztliche Daten müssen verschlüsselt übertragen werden, so dass nur der Empfänger Kenntnis davon erhält.
Übermittlungsbestätigung	Der Versand und der Erhalt ärztlicher Daten muss beweissicher bestätigt werden.
Identifizierung	Sender und Empfänger von ärztlichen Daten müssen sich sicher und beweisbar gegenseitig identifizieren können.

weisbaren Übermittlung medizinischer Daten zwischen
- Kliniken und Krankenkassen bezüglich des Datenaustauschs,
- Kassenärztlicher Vereinigung und Krankenkassen bezüglich des Datenträgeraustauschs sowie
- Praxen und Kassenärztlicher Vereinigung bezüglich des Datenverkehrs

Weiterhin verbietet das → *Bundesdatenschutzgesetz (BDSG)* jegliche personenbezogene Verarbeitung oder Übermittlung von Daten, wenn sie nicht ausdrücklich in Form eines Gesetzes vorgeschrieben ist oder aufgrund einer persönlichen Vereinbarung mit dem Patienten unter Zweckbindung stattfindet. Die elektronische Übermittlung von Patientendaten und damit auch die Übermittlung von Arzt zu Arzt sind somit nur dann als zulässig anzusehen, wenn sie entweder durch eine gesetzliche Vorschrift, durch die Einwilligung des Patienten oder aber durch einen besonderen Rechtfertigungsgrund begründet ist. Insbesondere die Weitergabe von Patientendaten im Rahmen einer Praxisveräußerung, die Weitergabe von Daten an privatärztliche Verrechnungsstellen und die Weitergabe von Daten an private Versicherungen bedürfen somit der ausdrücklichen Einwilligung des Patienten zum elektronischen Austausch von ärztlichen Daten, die sich auf seine Person beziehen. Lediglich im Falle einer Überweisung (Mit- und Nachbehandlung) kann das Einverständnis des Patienten angenommen werden.

Zusätzlich lassen sich aus den von einzelnen *Landesärztekammern* und *Kassenärztlichen Vereinigungen* erarbeiteten Übermittlungsgrundlagen **Anforderungen** an den elektronischen Austausch ärztlicher Daten ableiten, die in Tabelle 116 aufgeführt sind.

Terminbuch

Die übersichtliche Führung eines Bestell- oder Terminbuchs ist ein wichtiges organisatorisches Hilfsmittel für ein funktionierendes → Bestellsystem.

Wird nicht ein von ärztlichen Fachverlagen speziell entwickelter Terminplaner verwendet, so sollte die Terminbuchführung den in Tabelle 117 beschriebenen **Anforderungen** genügen.

Tab. 117 Terminbuch

Anforderung	Inhalt
Platzangebot	Ausreichendes Platzangebot schaffen für alle Eintragungen; zusätzliche Zettel, Querverweise oder weitere Bücher und Listen stiften Verwirrung.
Planungshorizont	Terminbuch mindestens für ca. 6 Monate im Voraus führen, damit eine mittel- und langfristige Behandlungsplanung möglich ist.
Eintragungen	Eintragungen zunächst nur mit Bleistift vornehmen, da Aus- und Durchstreichungen zu Unübersichtlichkeit führen.
Leserlichkeit	Eintragungen im Terminbuch sauber und leserlich vornehmen, um Missverständnisse, Unklarheiten und Verwechslungen zu vermeiden.
Übersichtlichkeit	Nur Namen und Vornamen des Patienten sowie die Art der Behandlung erfassen, Abkürzungen verwenden und umfangreiche Maßnahmen, die besondere Vorbereitungen erforderlich machen, farblich hervorheben.
Vollständigkeit	Alle wichtigen Termine eintragen: Abrechnungstermine, längere Urlaubszeiträume usw.

Terminplanung und -vergabe

Die Terminplanung und -vergabe ist eine wichtige Aufgabe der Klinik- und Praxisorganisation und umfasst neben der Terminvereinbarung mit den Patienten die ablauforganisatorische Einplanung der Behandlungstermine.

Die richtige, sorgfältige und zuverlässige → Planung und Vergabe der Behandlungstermine ist eine wesentliche Voraussetzung für ein funktionierendes → Bestellsystem. Sie sollte die in Tabelle 118 aufgeführten Anforderungen erfüllen.

Wesentliche **Schritte** bei der Terminplanung und -vergabe unter Anwendung eines Bestellsystems sind in Tabelle 119 beschrieben.

Tab. 118 Anforderungen an Terminplanung und -vergabe

Anforderung	Inhalt
Zentralisierung der Terminvergabe	Termine dürfen ausschließlich von der damit beauftragten Person vergeben werden, damit Fehlplanungen vermieden werden.
Pufferzeiten und Notfallzonen berücksichtigen	Besonders vor Wochenenden oder einer längeren Reihe von Feiertagen ist der Patientenandrang hoch; zu diesen Zeiten aus Rücksicht auf den Terminplan nur die Schmerzursache behandeln; nach deren Beseitigung wird der Patient wie jeder andere eingeplant.
Einschätzung von Behandlungszeiten	Mithilfe der Beobachtung über einen längeren Zeitraum Zeitwerte für gleiche Behandlungsarten ermitteln, aufschreiben und den rechnerischen Mittelwert als zeitlichen Anhalt für eine bestimmte Behandlung nehmen.
Leerläufe vermeiden	Zur Vermeidung eines zeitlichen Leerlaufs aufgrund von Absagen anderer Patienten informieren von Patienten, die kurzfristig abkömmlich sind und schon länger auf einen Termin warten.
Terminerinnerung	Lediglich telefonisch vereinbarte Termine durch das Nachsenden des Terminzettels bestätigen; bei Langzeitterminen Patienten am Tag vorher daran erinnern.
Behandlungsvorbereitung	Unterlagen für Behandlungstermine des folgenden Tages (Röntgenbilder, Karteikarten) bereits am Vortag zurechtlegen.

Tab. 119 Durchführung der Terminplanung und Vergabe

Schritt	Tätigkeit	Ablauf
1	Patienten informieren	den Patienten ausführlich über das Bestellsystem informieren
2	Behandlung abstimmen	Behandlungsschritte mit dem Arzt absprechen
3	Behandlungszeiten berücksichtigen	Dauer einzelner Behandlungsschritte zeitmäßig bewerten
4	Behandlungsdauer mitteilen	dem Patienten die voraussichtliche Behandlungsdauer mitteilen
5	Terminvereinbarung durchführen	dem Patienten freie Termine vorschlagen
6	Termine eintragen	Termine festhalten: Eintrag in das Terminbuch und Aushändigen des Terminzettels an den Patienten
7	Termin registrieren	Durchschrift des Terminzettels zur Karteikarte des Patienten heften

Tab. 120 Tilgungsplan

Restschuld am Periodenbeginn		Rate	Zinsanteil	Tilgung	Restschuld am Periodenende	
01.01.2010	100 000,00	8 024,26	5 000,00	3 024,26	31.12.2010	96 975,74
01.01.2011	96 975,74	8 024,26	4 848,79	3 175,47	31.12.2011	93 800,27
01.01.2012	93 800,27	8 024,26	4 690,01	3 334,25	31.12.2012	90 466,02
01.01.2013	90 466,02	8 024,26	4 523,30	3 500,96	31.12.2013	86 965,07
01.01.2014	86 965,07	8 024,26	4 348,25	3 676,01	31.12.2014	83 289,06
01.01.2015	83 289,06	8 024,26	4 164,45	3 859,81	31.12.2015	79 429,26
01.01.2016	79 429,26	8 024,26	3 971,46	4 052,80	31.12.2016	75 376,46
01.01.2017	75 376,46	8 024,26	3 768,82	4 255,44	31.12.2017	71 121,02
01.01.2018	71 121,02	8 024,26	3 556,05	4 468,21	31.12.2018	66 652,82
01.01.2019	66 652,82	8 024,26	3 332,64	4 691,62	31.12.2019	61 961,20
01.01.2020	61 961,20	8 024,26	3 098,06	4 926,20	31.12.2020	57 035,00
01.01.2021	57 035,00	8 024,26	2 851,75	5 172,51	31.12.2021	51 862,49
01.01.2022	51 862,49	8 024,26	2 593,12	5 431,13	31.12.2022	46 431,36
01.01.2023	46 431,36	8 024,26	2 321,57	5 702,69	31.12.2023	40 728,67
01.01.2024	40 728,67	8 024,26	2 036,43	5 987,83	31.12.2024	34 740,84
01.01.2025	34 740,84	8 024,26	1 737,04	6 287,22	31.12.2025	28 453,62
01.01.2026	28 453,62	8 024,26	1 422,68	6 601,58	31.12.2026	21 852,05
01.01.2027	21 852,05	8 024,26	1 092,60	6 931,66	31.12.2027	14 920,39
01.01.2028	14 920,39	8 024,26	746,02	7 278,24	31.12.2028	7 642,15
Resttilgung				7 642,15	31.12.2029	0,00

Tilgung

Als Tilgung wird die Rückzahlung von Geldkapital aller Art in Teilbeträgen bezeichnet.

Die Tilgung kann **planmäßig** beispielsweise nach einem **Tilgungsplan** (Tab. 120) erfolgen oder **außerplanmäßig**. Die Möglichkeit einer außerplanmäßigen Tilgung, insbesondere Tilgungshöhe und -zeitpunkt, muss mit dem Darlehensgeber in der Regel gesondert vereinbart werden.

Total Quality Management (TQM)

Unter Total Quality Management wird ein mehrdimensionales, funktionsübergreifendes Konzept verstanden, bei dem es u. a. um die Optimierung der → Qualität von Leistungen, Verfahren und Arbeitsabläufen auf den verschiedenen Ebenen einer Klinik oder Arztpraxis durch Einbeziehung aller Mitarbeiter und stärkere Patientenorientierung geht.

Das Konzept des TQM setzt ein umfassendes Qualitätsbewusstsein in sämtlichen Phasen der Leistungserstellung voraus. Dabei wird eine ganzheitliche Durchdringung der Klinik- oder Arztpraxis mit einem Qualitätsdenken angestrebt. Über den Aufbau eines Qualitätsmanagement-Systems hinausgehend wird eine Ausdehnung der Qualitätsphilosophie über alle Bereiche und Aktivitäten angestrebt. „Total" bedeutet dabei ganzheitlich, umfassend, über alle Praxisbereiche in Bezug auf Praxisangehörige, Prozesse, medizinische Produkte und Behandlungsleistungen. „Quality" steht für vorausgesetzte und vereinbarte Eigenschaften bei medizinischen Produkten sowie Behandlungs- und Service-Leistungen. „Management" bedeutet das Angebot eines kooperativen → Führungsstils, gemeinsame Zielvereinbarungen mit den Mitarbeitern und ihre Beteiligung an Entscheidungen.

Total Quality Management kann daher auch als eine auf der Mitwirkung aller Mitarbeiter beruhende **Führungsmethode** angesehen werden, die Qualität in den Mittelpunkt stellt und durch Zufriedenstellung der Patienten auf den langfristigen Klinik- und Praxiserfolg zielt. Zu den wichtigsten **Prinzipien** des Total Quality Management zählen die in Tabelle 121 aufgeführten.

Tower-PC

Als Tower-PC wird ein PC mit hohem, schmalem Gehäuse bezeichnet, der sich aufrecht stehend unter dem Schreibtisch aufstellen lässt.

Im Vergleich zu einem PC mit Desktop-Gehäuse bietet das Tower-Gehäuse mehr Platz

Tab. 121 Total Quality Management

Prinzip	Ausgestaltung
Einbeziehung	TQM wird mit Mitarbeitern aller Bereiche und Ebenen erzielt.
Qualitätsorientierung	TQM orientiert sich am Patienten.
Prozessbetrachtung	TQM ist kein Zielzustand, sondern ein andauernder Prozess.
Operationalisierung	TQM umfasst mehrere Dimensionen, die durch Kriterien operationalisiert werden müssen.
Aktivität	TQM setzt aktives Handeln voraus und muss erarbeitet werden.

für mehr Laufwerke und eine bessere Durchlüftung, was einer schädlichen Überhitzung entgegenwirkt. Tower-PCs bieten in ihrem Gehäuse darüber hinaus Platz für eventuelle spätere Erweiterungen. Als Nebeneffekt ist durch die mögliche Platzierung unter dem Schreibtisch in der Regel eine niedrigere Lärmbelästigung als bei einem → Desktop-PC zu verzeichnen. Mini- und Midi-Tower stellen einen Kompromiss zwischen einem Desktop-System und einem Tower dar.

Treiber

→ Gerätetreiber

Treuhand

Die Treuhand liegt vor, wenn eine Person einen bisher rechtlich zu ihrem → Vermögen gehörenden Gegenstand einer anderen Person zu getreuen Händen anvertraut; die andere Person darf das übertragene Recht zwar im eigenen Namen ausüben, es jedoch nicht zu ihrem Vorteil gebrauchen.

Das Treuhandverhältnis ist gesetzlich nicht geregelt. Es grenzt sich von der Stellvertretung dadurch ab, dass der Treuhänder nicht in fremdem, sondern in eigenem Namen handelt. **Gegenstände** bzw. Grundlagen von Treuhandverhältnissen können sein:

- Kapitalanlagegesellschaften bei Grundstücksfonds, die Eigentümer der zu einem Grundstückssondervermögen gehörenden Gegenstände sind
- Wertpapiersammelbanken, wenn sie als Gläubiger im Schuldbuch der Bundesschuldenverwaltung eingetragen sind
- bei privaten Hypothekenbanken Einsetzung eines Treuhänders, der darauf zu achten hat, dass die vorschriftsmäßige Deckung für die Hypothekenpfandbriefe jederzeit vorhanden ist
- Verwaltung von Bankguthaben (Anderkonten und sonstige offene Fremdkonten)
- Verwaltung von Wertpapierdepots
- → Führung von Unternehmungen
- Vergabe von staatlichen Mitteln im Rahmen bestimmter Kreditprogramme (Treuhandkredit bei Banken und Sparkassen)

Folgende **Arten** des Treuhandverhältnisses sind zu unterscheiden:
- Sicherungstreuhand (eigennützige Treuhand): Der Treuhänder erhält volles Eigentum, über das er aber aufgrund einer Sicherungsabrede nur nach den dort getroffenen Vereinbarungen verfügen darf.
- Verwaltungstreuhand (fremdnützige Treuhand): Eine Vermögensverwaltung, Anderkonten oder sonstige offene Fremdkonten werden durch einen Treuhänder geführt.

U

Überstunden

Überstunden sind die über die regelmäßige → Arbeitszeit hinaus geleisteten Arbeitsstunden.

Für sie ist ein Überstundenzuschlag zu zahlen, wenn dies tariflich oder anderweitig vereinbart wurde. → **Mehrarbeit** liegt vor, wenn die Überstunden gleichzeitig die im Arbeitszeitgesetz (ArbZG) geregelte höchstzulässige Arbeitszeit überschreiten.

Über- bzw. außertarifliche Zulage

→ Gehalt

Übertragungsprotokoll

Das Übertragungsprotokoll ist ein Kommunikationsstandard, der die Datenübertragung zwischen verschiedenen Computern oder Computer-Netzen regelt.

Diese komplexen Kommunikationsstrukturen werden meist mit einem **Schichtenmodell** beschrieben. Danach können je nach Schicht, auf der ein Protokoll angesiedelt ist, verschiedene Vorgänge ablaufen, wie z. B.:
- Aufbau einer Internet-Verbindung
- Multiplexing (eine in der elektronischen Kommunikation eingesetzte Technik zur gleichzeitigen Übertragung mehrerer Signale über eine einzelne Leitung) in einer Glasfaserverbindung
- Anzeige einer Nachricht durch ein Anwendungsprogramm
- Komprimierung von Nachrichten für eine schnellere Datenübermittlung
- physikalische Signal-Level bei der bitweisen Datenübertragung über ein Kupferkabel
- Algorithmen zur Fehlerkontrolle und -beseitigung

Zu den bekanntesten Übertragungsprotokollen zählt das **Transmission Control Protocol/Internet Protocol (TCP/IP)**. Es löste bereits in den 70er Jahren die Problematik der Verknüpfung einzelner Netze im Hinblick auf einen globalen Datenaustausch durch ein international standardisiertes Übertragungsprotokoll, über das sich die weltweit dislozierten Rechner miteinander verständigen können. Vom amerikanischen Verteidigungsministerium für die Kommunikation zwischen Computern entwickelt, ist TCP/IP in das → Betriebssystem UNIX integriert und stellt einen De-facto-Standard für die Datenübertragung über → Netzwerke, einschließlich des → Internets, dar. Das TCP/IP und andere Protokolle stellen dem Anwender verschiedene Dienste im Internet zur Verfügung. Dazu zählen das **Hypertext Transmission Protocol (HTTP)**, welches die Basis für das World Wide Web bildet und die Übertragung von Hypertext-Texten im HTML-Format ermöglicht, sowie Electronic Mail (→ E-Mail), mit deren Hilfe elektronische Nachrichten an andere Netzteilnehmer geschrieben werden können. Das **Simple Mail Transfer Protocol**

(**SMTP**), das im Internet zum Einsatz kommt, gehört ebenfalls zu den TCP/IP-Protokollen. Es beschreibt die Struktur der E-Mail-Adressen, die sich nach ihm aus dem Empfänger, dem „at-Zeichen" (@), dem Computer des Empfängers sowie der → Domäne, in der er sich befindet, zusammensetzen. Andere Übertragungsprotokolle benötigen in der Regel eine Adressenkonvertierung, um damit elektronische Nachrichten zwischen verschiedenen Netzen austauschen zu können.

Überweisung

Die Banküberweisung stellt eine buchmäßige Übertragung eines Geldbetrags vom Konto des Auftraggebers auf das Konto des Zahlungsempfängers dar.

Das Kreditinstitut verpflichtet sich im Girovertrag, den Zahlungsverkehr für den Kunden zu erledigen und damit Weisungen entgegenzunehmen, auszuführen und für diese Tätigkeiten eine Vergütung zu beanspruchen. Obwohl bei einer Überweisung grundsätzlich **Vordruckzwang** besteht, sind auch telefonisch, mündlich oder fernschriftlich erteilte Überweisungsaufträge rechtswirksam, wobei der Kunde den Schaden, der aus Missverständnissen, Übermittlungsfehlern und Irrtümern entsteht und nicht von der Bank verschuldet ist, zu tragen hat. Die beauftragte Bank ist zwar verpflichtet, den Kundenauftrag gemäß Kundenweisung auszuführen, der Kunde hat allerdings eine **Mitwirkungspflicht** und im Rahmen derer zu achten auf Richtigkeit und Vollständigkeit bei
- dem Namen des Zahlungsempfängers,
- der Bankleitzahl des Zahlungsempfängers und
- der Kontonummer des Zahlungsempfängers.

Mit der Überweisung zahlt der Auftraggeber **Buchgeld** an den Zahlungsempfänger, was aber keine Erfüllung eines Schuldverhältnisses darstellt, sondern eine Leistung anstelle der eigentlichen Erfüllung. Da dies regelmäßig der Fall ist, erfolgt im Wirtschaftsleben eine Schuldentilgung, die mit der Gutschrift auf dem Konto des Gläubigers eintritt, wobei für die Rechtzeitigkeit der Erfüllung einer Zahlungsverpflichtung genügt, dass der Schuldner als Überweisungsauftraggeber seiner Bank den Überweisungsauftrag rechtzeitig ausgehändigt hat. Durch die Gutschrift auf seinem Konto erhält der Zahlungsempfänger einen Rechtsanspruch auf den Überweisungsbetrag und kann durch Abhebung das ihm gutgeschriebene Buchgeld in Bargeld umwandeln. Das Recht auf Stornierung durch das Kreditinstitut erstreckt sich bis zum nächsten Rechnungsschluss, wobei die Gutschrift spätestens mit der Herausgabe des Kontoauszugs ohne Vorbehalt rechtlich wirksam wird. Die → **Wertstellung** bestimmt lediglich den Zeitpunkt des Beginns der Verzinsung. Ein Widerruf des Überweisungsauftrags ist so lange zulässig, wie der Empfänger noch keine Gutschrift auf seinem Konto bei seiner Bank erhalten hat und der entsprechende Überweisungsbetrag für den Kunden durch den Kontoauszugsdrucker abrufbar ist (bzw. für den Postversand bereitgestellt ist oder vom Kunden abgeholt wird).

Umlaufvermögen

Zum Umlaufvermögen zählen alle Vermögensgegenstände, die dazu bestimmt sind, kurzfristig in den Leistungserstellungsprozess einzugehen oder möglichst schnell wieder veräußert zu werden.

In der → **Bilanz** ist das Umlaufvermögen gesondert auszuweisen und nach folgender Mindestgliederung aufzuteilen in:
- Vorräte
- flüssige Mittel

- → Forderungen
- → Wertpapiere

Für die **Zuordnung** der Vermögensgegenstände zum → **Anlagevermögen** oder Umlaufvermögen ist die Zweckbestimmung am Bilanzstichtag maßgebend. Die zutreffende Einordnung der Wirtschaftsgüter in das Anlage- oder Umlaufvermögen hat eine erhebliche materielle Bedeutung für die Vermögensbewertung.
Ziel bei der Gestaltung des Umlaufvermögens ist der mehrmalige Umschlag innerhalb einer Periode.

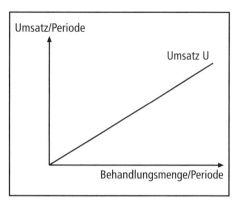

Abb. 91 Umsatzentwicklung

Umsatz

Der Umsatz einer Klinik oder Arztpraxis ergibt sich aus der erbrachten Menge an Leistungen und deren Preis.

Der Umsatz ist ein wichtiges positives Element bei der Erfolgsermittlung und eine der wesentlichen → Kennzahlen zur Ermittlung von Wirtschaftlichkeit und → Rentabilität. Er gibt den Veräußerungswert der in Verfolgung des Klinik- oder Praxiszieles abgesetzten Dienstleistungen bezogen auf einen Zeitraum wieder und setzt sich zusammen aus:
- Erlösen aus Kassen- und Privatabrechnungen
- Erlösen aus ärztlichen Nebentätigkeiten
- dem Verkauf von Praxisgegenständen
- Vortragshonoraren
- Erstattungen
- Erzeugnissen für fremde Kliniken oder Praxen

Rechnerisch lässt er sich damit folgendermaßen ermitteln:
  Erlöse aus Kassenliquidation
+ Erlöse aus Privatliquidation
+ sonstige Einnahmen
= Umsatz

Der Praxisumsatz nimmt mit steigender Behandlungsmenge zu: Je mehr Patienten behandelt werden, desto höher sind die Erlöse aus der Kassen- und Privatabrechnung, und desto höher ist damit auch der Gesamtumsatz (Abb. 91).

Umsatzrentabilität

Die Umsatzrentabilität ist eine Kennzahl im Rahmen der Erfolgsanalyse der Klinik oder Arztpraxis, bei der der → Gewinn einer Periode auf den → Umsatz dieser Periode bezogen wird.

Sie ist neben dem Kapitalumschlag ein wichtiger Einflussfaktor auf den → **Return on Investment** (RoI) und sollte branchenbezogen eine → Rendite widerspiegeln, die multipliziert mit dem Kapitalumschlag eine vernünftige → Gesamtkapitalrentabilität entstehen lässt. Die Umsatzrendite (auch: Umsatzgewinnrate) ermittelt sich wie folgt:
  Umsatzrentabilität = (Gewinn / Umsatz) × 100

Umwandlung

Die Umwandlung bezeichnet die durch Rechtsvorschriften ermöglichte, nachträgliche Veränderung der Rechts- und Organisationsform von Unternehmen.

Neben rechtlichen und steuerlichen Überlegungen liegt der **Grund** für eine Umwandlung häufig in einer notwendigen Anpassung der Unternehmensorganisation an geänderte Rahmenbedingungen. Bei den → **Kapitalgesellschaften** gelten Umwandlungen grundsätzlich allgemein als zulässig. Für → **Personengesellschaften** und natürliche Personen gibt es hingegen Einschränkungen. Die wesentlichen **Vorteile** einer Umwandlung nach dem *Umwandlungsgesetz (UmwG)* liegen in

- steuerlichen Vorteilen, die sich durch das *Umwandlungssteuergesetz (UmwStG)* ergeben, sowie
- der erleichterten Übertragung von Vermögensgegenständen durch Gesamtrechtsnachfolge.

Zu den häufigsten **Formen** der Umwandlung zählen (Abb. 92):
- Fusion (Verschmelzung): Dabei geht das gesamte → Vermögen im Wege der Gesamtrechtsnachfolge über auf
  – einen bereits bestehenden Rechtsträger oder
  – einen neu gegründeten Rechtsträger.

Die Anteilseigner des übertragenen Rechtsträgers, der ohne Liquidation erlischt, erhal-

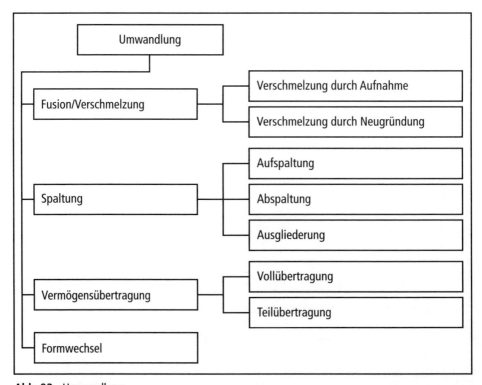

Abb. 92 Umwandlung

ten zum Ausgleich Anteile des übernehmenden bzw. neuen Rechtsträgers.
- Spaltung: Sie ist ebenfalls entweder zur Aufnahme oder zur Neugründung möglich, wobei bei
  - der Aufspaltung die Vermögensteile als Gesamtheit auf den übernehmenden Rechtsträger übergehen,
  - der Abspaltung das sich spaltende und übertragende Rechtssubjekt einen Teil seines Vermögens und folglich seine rechtliche Existenz beibehält und
  - der Ausgliederung der übertragende Rechtsträger fortbesteht und die → Beteiligung an dem übernehmenden bzw. neu gegründeten Rechtsträger dem übertragenden Rechtsträger und nicht dessen Anteilsinhabern, deren Beteiligungsverhältnisse völlig unberührt bleiben, gewährt wird.
- Vermögensübertragung: Sie ist nur möglich bei Übertragungen von Kapitalgesellschaften auf den Bund bzw. zwischen Versicherungsunternehmen verschiedener Rechtsformen und entspricht bei einer
  - Vollübertragung der Verschmelzung,
  - Teilübertragung der Spaltung.
- Formwechsel: Dieser stellt eine Veränderung der äußeren Organisationsstruktur dar bei gleichzeitiger Wahrung der Identität von
  - eingetragenen Genossenschaften,
  - rechtsfähigen Vereinen,
  - Versicherungsvereinen auf Gegenseitigkeit,
  - Körperschaften und Anstalten des öffentlichen Rechts,
  - Personenhandelsgesellschaften und
  - Kapitalgesellschaften.

Sofern an ihm nur dieselben Personen beteiligt sind, setzt der Formwechsel nicht die Übertragung von Vermögen voraus, da durch die gesetzliche Anordnung der Rechtsträger der neuen Form mit demjenigen vor der Umwandlung als identisch angesehen wird. Folgende Formwechselarten sind zulässig:
- Kapitalgesellschaft in Kapitalgesellschaft anderer Rechtsform bzw. eingetragene Genossenschaft und umgekehrt
- Personenhandelsgesellschaft in Kapitalgesellschaft und umgekehrt

Um eine Verschmelzung oder Spaltung durchzuführen, ist ein von den jeweiligen Vertretungsorganen vorzunehmendes Rechtsgeschäft notwendig, ein Vertrag und bei der Spaltung zur Neugründung ein Spaltungsplan. Für diese Rechtsgeschäfte sind vorgeschrieben:
- bestimmter Mindestinhalt
- notarielle Beurkundung
- notwendige Eintragungen in das jeweils zuständige öffentliche Register
- notariell beurkundeter Zustimmungsbeschluss (bzw. Umwandlungsbeschluss) der Anteilseigner der beteiligten Rechtsträger (qualifizierte Mehrheit für den Formwechsel, Zustimmung aller Gesellschafter bei Personengesellschaften)
- regelmäßig schriftliche Berichte der Vertretungsorgane an die Mitglieder, in denen die geplante Umwandlung rechtlich und wirtschaftlich erläutert und begründet wird
- spezielles Verfahren zur (unabhängigen) Prüfung des Verschmelzungs- oder Spaltungsauftrags, an dessen Ende ein Prüfungsbericht zu erstellen ist

Die Umwandlung ist mit der letzten notwendigen Registereintragung vollzogen, woraus sich folgende rechtlichen **Folgen** ergeben:
- Entstehen der vollständig übertragenden Rechtsträger
- Entstehen von neuen Rechtsträgern
- Existenz der alten Rechtsträger in neuer Rechtsform
- Übergang der von Umwandlung betroffenen → Aktiva und → Passiva

- Änderung der Rechtsstellung der Anteilseigner durch:
  - Anteilstausch
  - Ausscheiden gegen Abfindung
- Heilung von Verfahrensfehlern

Besondere **Schutzvorschriften** gelten für:
- Anteilsinhaber mit Sonderrechten (Vetorecht)
- besondere Regelungen für die betroffenen Arbeitnehmer und ihre Vertretungen
- den Schutz der Gläubiger, denen unter Umständen die persönlich haftenden Gesellschafter genommen werden

Umweltrecht

Das Umweltrecht umfasst staatliche Ge- und Verbote, die bestimmte Aktivitäten von Unternehmen und Haushalten aus Gründen des → Umweltschutzes einschränken.

Das Umweltrecht ist in Deutschland nicht in einem einheitlichen Umweltgesetzbuch geregelt, sondern besteht aus einer Vielzahl von Einzelgesetzen, die durch Verordnungen oder auch durch Allgemeine Verwaltungsvorschriften konkretisiert und dem jeweiligen Kenntnisstand entsprechend angepasst werden. Dazu zählen konkrete, technisch-naturwissenschaftlich begründete Regelwerke, wie:
- Technische Anleitung Luft, zur erlaubten Luft- oder Lärmbelästigung
- Grenzwerte für maximale Schadstoffbelastung am Arbeitsplatz (MAK-Werte)
- Technische Richtkonzentration (TRK)
- Biologische Arbeitsplatztoleranzwert (BAT)
- Gefahrstoffverordnung
- DIN-Vorschriften
- VDI-Regelungen (Verband deutscher Ingenieure)

Daneben sind Umweltauflagen neben Umweltabgaben und -lizenzen die am häufigsten

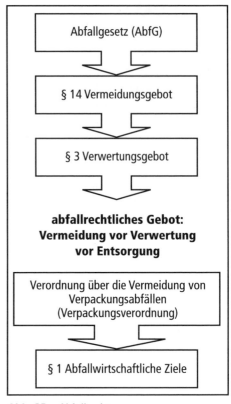

Abb. 93 Abfallrecht

angewandten umweltpolitischen Instrumente. Zu ihnen zählen:
- Immissions- und Emissionsauflagen: Einhaltung von Schadstoffgrenzwerten, Reduzierungs- und Kennzeichnungspflichten
- Auflagen hinsichtlich Herstellungs- und Leistungserbringungsverfahren: Ansiedlungsverbote, Herstellungseinschränkungen
- Verwendungsauflagen: Maßgaben und Beschränkungen

Darüber hinaus stellt das *Abfallgesetz (AbfG)* eine wichtige rechtliche Grundlage des Umweltschutzes in der Klinik und Arztpraxis dar. Es schreibt vor, die Vermeidung von Abfall der Verwertung und der Entsorgung vorzuziehen (Abb. 93).

Umweltschutz

Umweltschutz steht als Begriff für die Gesamtheit der Maßnahmen und Bestrebungen, die darauf abzielen, die natürlichen Lebensgrundlagen des Menschen zu sichern, den Naturhaushalt zu schützen und eingetretene Schäden zu beheben.

Aus dem Umweltschutzrecht lässt sich nach dem *Abfallgesetz (AbfG)* als ein wesentliches Gebot ableiten, dass man Abfälle erst gar nicht entstehen lassen, sondern diese wenn möglich vermeiden sollte. Wenn eine Vermeidung nicht möglich ist, so ist die Verwertung der Entsorgung vorzuziehen. Lediglich der Abfall, der nicht mehr verwertet werden kann, ist auf Deponien oder durch Verbrennung zu entsorgen.

In allen Bereichen der Klinik oder Arztpraxis ist die Vermeidung von Abfall vorzuziehen. Sie beginnt bereits bei der Beschaffung von medizinischem Verbrauchsmaterial, indem alle Bestellpositionen überprüft werden und dabei Wert auf umweltfreundliche Materialien gelegt wird. Der überwiegende Teil der in einer Klinik oder Arztpraxis anfallenden und gebrauchten Stoffe ist als **Abfall** zu entsorgen. Wertstoffe, wie Papier und Glas, können über die gleichen Erfassungssysteme wie für den Hausmüll, also in getrennten Containern oder in Recycling-Höfen entsorgt werden (Abb. 94).

Die getrennte Sammlung und Entsorgung von Rest- und Problemstoffen ist der letzte wichtige Schritt im Rahmen des Umweltschutzes in der Praxis. Dazu muss ein Überblick darüber geschaffen werden, in welchen Arbeitsbereichen mit problematischen Stoffen umgegangen wird und für welche Stoffe eine spezielle Entsorgung notwendig ist. Abfälle, die nach Art, Beschaffenheit oder Men-

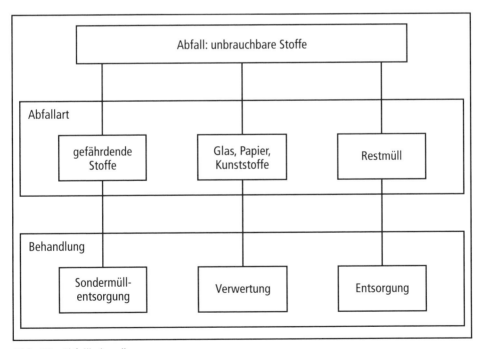

Abb. 94 Abfallbehandlung

ge in besonderem Maße eine Gefährdung darstellen, sind als **Sondermüll** zu entsorgen. Dazu zählen insbesondere Stoffe mit:
- Gefährdung für die Gesundheit
- Gefährdung für die Luftreinhaltung
- Gefährdung für den Gewässerschutz
- Explosionsgefahr
- Brandgefahr

Die Informationen über die **Verwendung** von Materialien, über deren Eigenschaften und eventuell vorhandene Gefahren müssen allen Mitarbeitern zur Verfügung stehen. Anhand von Beipackzetteln, der Roten Liste, Sicherheitsdatenblättern usw. ist ein sorgfältiger und verantwortlicher Umgang mit den verschiedensten Materialien möglich.

Tab. 122 Umweltgerechte Büromaterialverwendung

Produkt	Maßnahme
Filz- und Faserschreiber	typische Einwegprodukte, tragen durch ihre Kunststoffumhüllung zum Abfallaufkommen bei; umweltfreundlichere Alternativen sind Mehrwegkugelschreiber, Füller und Bleistifte, Buntstifte und Wachsstift
Bleistifte	darauf achten, dass sie kein Blei, sondern Graphit und plastische Tone enthalten
Bunt- und Bleistifte	möglichst unlackierte verwenden
Klebstoffe	Klebstoffe auf Wasserbasis verwenden; auf gesundheitsschädliche Konservierungsstoffe achten (z. B. Formaldehyd, Benzol, PHB-Ester); Produkte ohne Lösungsmittelzusätze verwenden
Drucker	leere Toner-Kartuschen neu befüllen; die gebrauchten Kartuschen nicht nach einem festen Zeitplan, sondern nur wenn tatsächlich erforderlich austauschen; vom Hersteller recyceln lassen
Prospekthüllen	nicht solche aus PVC verwenden; Alternativen: Polypropylen, Polyethylen oder Pergamin
Büroklammern, Reißnägel	auf Kunststoffummantelung verzichten
Ordnerbeschriftung	auswechselbare Rückenschilder an Ordnern erleichtern deren Wiederverwendung
Hefte, Register, Trennblätter	Verwendung von Recycling-Produkten
Schreibpapier	chlorfreies bzw. Recycling-Papier verwenden; Einsparpotenziale nutzen: nicht in voller Länge benötigte Computerausdrucke unterbrechen, beidseitig kopieren
Computer	energiesparende Modelle verwenden; auf Verwendung von Recycling-Material achten; Altgeräte möglichst lange nutzen
Bildschirme	Power-Manager-Funktion nutzen, die nach beliebig wählbarem Zeitraum des Nichtgebrauchs den Stromverbrauch des Geräts deutlich reduziert; statt farbiger, bewegter Bildschirmschoner schwarzen Schoner einstellen
Kopiergeräte	verursachen Ozonemissionen und rußhaltige Staubemissionen; nur in gut belüfteten Räumen aufstellen; „Remanufactured-Modelle", also Gebrauchtgeräte nutzen, bei denen lediglich die Verschleißteile ersetzt wurden, die die technische Funktion nicht berühren; Stand-by-Modus: im Tagesgebrauch die Funktion allerdings bei häufigen Kopiervorgängen nicht nutzen, da das nächste Aufwärmen meist mehr Energie verbraucht als zuvor eingespart wurde; sparsam kopieren
Kugelschreiber	Schreiber mit Wechselminen verwenden

Neben dem umweltgerechten Umgang mit medizinischem Material, Arzneien und Sonderstoffen ist der richtige Umgang mit Büromaterial in Klinik und Praxis ein wichtiger Beitrag zum Umweltschutz, da Büromaterialien die Umwelt in mehrfacher Hinsicht belasten, und zwar bei:
- der Herstellung und dem damit verbundenen Rohstoffverbrauch
- dem Gebrauch, der häufig mit Schadstoffausstoß verbunden ist
- der Entsorgung des Büromülls

Je nach der Langlebigkeit des Produkts, den verwendeten Bestandteilen und den zu seiner Herstellung notwendigen Anteilen an Energie und Wasser belasten Büroartikel die Umwelt in mehr oder weniger starkem Ausmaß. Für einem möglichst umweltgerechten Gebrauch von Büromaterialien sind Maßnahmen zu beachten, die in Tabelle 122 aufgeführt sind.

Update

Bei einem Update handelt es sich um die aktualisierte Fassung eines Programms, das bereits im Markt befindlich ist.

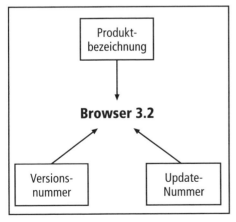

Abb. 95 Update-Bezeichnung

Eine Aktualisierung beinhaltet in der Regel Folgendes:
- Beseitigung von Fehlern und Mängeln
- Erweiterung vorhandener Funktionen
- Hinzufügen neuer Funktionen

Bei einem Update handelt es sich somit nicht um eine neue Version des Produkts. Die Versionsnummer bleibt daher unverändert. Die Update-Nummer wird als Nachkommastelle angefügt (Abb. 95).

URL

Die URL-(Uniform-Resource-Locator-)Adresse ist eine standardisierte Internet-Ressourcenadresse, die zum Auffinden von Rechner und Speicherort einer → Datei im → Internet dient.

Eine URL besteht in der Regel aus den folgenden **Komponenten**:
- Zugangsprotokoll: → Übertragungsprotokoll, mit dem eine Datei auf dem lokalen Rechner bzw. im lokalen → Netzwerk angesprochen wird (HTTP, FTP usw.)
- Host: Rechner, auf den mit Host-Name („www.schattauer.de") oder mit einer IP-Adresse („213.15.81.51") zugegriffen werden soll
- Port: kennzeichnet über die Port-Nummer einen bestimmten Dienst oder eine → Anwendung, die auf dem Zielrechner angesprochen wird (kann beim Protokoll HTTP und bei anderen Zugangsprotokollen weggelassen werden)
- Pfad: Zugriffspfad der Zieldatei einer URL
- Sprungadresse: führt über entsprechende HTML-Elemente direkt an eine bestimmte Stelle im Zieldokument
- Parameter: sind nur für bestimmte Scripts notwendig und werden von in diesen enthaltenen Programmierungen in der Regel automatisch an die URL angehängt, etwa

bei Verwendung von Dateneingabe über elektronische Formulare

Urlaub

Der Urlaub ist eine zeitlich befristete Dienstbefreiung des Mitarbeiters zur Erholung unter Fortzahlung des regelmäßigen Arbeitsentgelts.

Nach dem *Bundesurlaubsgesetz (BUrlG)* beträgt die gesetzliche **Mindesturlaubsdauer** unabhängig vom Lebensalter 24 Werktage im Kalenderjahr, wobei der Samstag aufgrund tarif- oder einzelvertraglicher Bestimmungen nicht als Werktag zählt. Abweichend davon gelten für einige Arbeitnehmergruppen (Schwerbehinderte, Auszubildende, Beamte, Bergleute, Soldaten usw.) besondere Regelungen. Über 90 % aller Arbeitnehmer haben einen tarif- oder arbeitsvertraglichen Anspruch auf mehr als 5 Wochen Jahresurlaub. **Teilzeitbeschäftigte** – auch solche, die nur einige Tage in der Woche oder im Monat arbeiten – haben Anspruch auf den vollen Jahresurlaub. Den **Auszubildenden** sollte der Urlaub in der Zeit der Berufsschulferien gewährt werden. Geschieht dies nicht, dürfen eventuell in den Urlaub fallende Berufsschultage nicht auf den Urlaub angerechnet werden. Bei **Erkrankung** (ärztlich bescheinigte Arbeitsunfähigkeit) des Arbeitnehmers im Urlaub werden die Tage der Arbeitsunfähigkeit auf den Jahresurlaub nicht angerechnet.

Nach einer **Wartezeit** von 6 Monaten seit Bestehen des → Arbeitsverhältnisses wird der volle Urlaubsanspruch erstmalig erworben. Unter bestimmten Voraussetzungen besteht vorher ein Anspruch auf **Teilurlaub** in Form eines Zwölftels des Jahresurlaubs für jeden vollen Monat seit Bestehen des Arbeitsverhältnisses. Betriebliche Belange oder sozial bevorrechtigte Belange anderer Arbeitnehmer gehen während dieser Wartezeit bei der zeitlichen **Festlegung** des Urlaubs vor. Allerdings sind die Urlaubswünsche des Arbeitnehmers durch den Arbeitgeber zu berücksichtigen. Der Urlaub ist jeweils im laufenden Kalenderjahr zu nehmen und zu gewähren. Wenn dringende betriebliche oder persönliche Gründe dies rechtfertigen, ist eine **Übertragung** des Urlaubs auf das nächste Kalenderjahr zulässig. Er ist jedoch spätestens bis zum 31.03. des Folgejahres anzutreten und verfällt danach, sofern nicht Tarifverträge eine andere Regelung vorsehen. Damit **Doppelansprüche** vermieden werden, besteht kein Anspruch auf Urlaub, soweit bereits von einem früheren Arbeitgeber für das laufende Kalenderjahr Urlaub gewährt wurde. Die Eigenmächtigkeit des Arbeitnehmers, seinen Urlaub ohne Erlaubnis anzutreten oder zu verlängern, berechtigt den Arbeitgeber zur → Kündigung des Arbeitsverhältnisses.

Der **Bildungsurlaub** dient der beruflichen oder staatsbürgerlich-politischen Bildung der Arbeitnehmer. Er ist zusätzlich zum Erholungsurlaub in Tarifverträgen und einigen Landesgesetzen vorgesehen. Betriebsratsmitglieder haben nach dem Betriebsverfassungsgesetz Anspruch auf Bildungsurlaub zur Teilnahme an Schulungs- und Bildungsveranstaltungen, die für die Arbeit des Betriebsrats erforderlich sind.

Der → **Erziehungsurlaub** (auch: Elternurlaub, Erziehungszeit) ist möglich bis zur Vollendung des dritten Lebensjahres eines Kindes, maximal bis zu 36 Monaten nach der Geburt. So lange bleibt das Arbeitsverhältnis bestehen. Alle Arbeitnehmer, die Anspruch auf Elterngeld (bisher: Erziehungsgeld) haben, können Erziehungsurlaub in Anspruch nehmen. Der Erziehungsurlaub wird auch dann gewährt, wenn der Arbeitnehmer verheiratet ist und sein Ehegatte mit im Haushalt lebt, aber arbeitslos ist oder sich noch in Ausbildung befindet. Sind beide Eltern erwerbstätig, können sie sich beim Erziehungsurlaub bis zu dreimal abwechseln. Während des Erziehungsurlaubs genießt der Arbeitnehmer in der Regel → Kündigungsschutz. Der Elternurlaub kann vorzeitig beendet werden, wenn der Arbeitgeber dem zustimmt. Ist eine Ersatzkraft eingestellt worden, so endet der Urlaub erst, wenn das befristete Arbeitsverhältnis gekündigt werden kann.

Das **Urlaubsentgelt** ist im *Bundesurlaubsgesetz* als Weiterzahlung der Bezüge für die Zeit des Urlaubs geregelt. Ein zusätzliches **Urlaubsgeld** wird durch einzel- und kollektivvertragliche Regelungen begründet und in der Regel in Form einer Pauschale, eines prozentualen Anteils am Urlaubsentgelt oder in Form eines Betrags je Urlaubstag gezahlt.

Variable Kosten

Die variablen Kosten sind veränderliche, beschäftigungsabhängige → Kosten, deren Höhe sich im Gegensatz zu den → Fixkosten bei Schwankungen der Beschäftigung bzw. der Leistungserstellungsmenge ändert.

Die variablen Kosten hängen von der Menge der Behandlungsleistungen der Klinik oder Arztpraxis ab. Je mehr Behandlungen durchgeführt werden, desto höher steigt der Verbrauch beispielsweise an Verbrauchsmaterial und damit die Materialkosten. Der Verlauf der variablen Kosten, die sich bei zunehmender Behandlungsmenge erhöhen, ist in Abbildung 96 dargestellt.
Je nach Kostenverlauf lassen sich folgende **Formen** unterscheiden:
- proportionale variable Kosten
- degressive (unterproportionale) variable Kosten
- progressive (überproportionale) variable Kosten

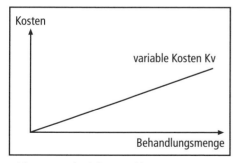

Abb. 96 Verlauf der variablen Kosten

Venture Capital

Venture Capital stellt die Finanzierung von → Investitionen durch Risiko- oder Wagniskapital dar.

In der Regel erfolgt der Einsatz von Venture Capital in Form der Bereitstellung von haftendem → Kapital über einen bestimmten Zeitraum, wobei die Bereitstellung des Kapitals ohne Sicherheiten allein aufgrund der geschätzten Ertragschancen des zu finanzierenden Projekts erfolgt. Die Bereitstellung des Kapitals ist häufig verbunden mit unternehmerischer Beratung des Kapitalnehmers für seine Risikoprojekte. **Kapitalnehmer** sind in der Regel Unternehmen, die Projekte mit hohen Ertragschancen, aber auch hohem Verlustrisiko realisieren wollen und die aufgrund des hohen Verlustrisikos der Investition, mangelnder Sicherheiten und der Unmöglichkeit für den Kreditgeber, Chancen und Risiken des Projekts richtig einzuschätzen, kaum die nötigen → Kredite erhalten. Die → Selbstfinanzierung reicht oft in der Anlaufphase nicht aus, um das in der Expansionsphase stark steigende Investitionsvolumen zu finanzieren. Da es sich zudem meist um kleinere Unternehmen handelt, die an Innovationen auf dem technischen Sektor arbeiten, sind deren Möglichkeiten der Eigenkapitalbeschaffung mangels Zugang zum Kapitalmarkt und geringer Risikobereitschaft von Investoren begrenzt. Dem Kapitalnehmer kann die Möglichkeit des Rückkaufs des Kapitalanteils nach Ablauf einer bestimmten Frist eingeräumt werden. **Kapitalgeber** sind häufig spezielle Beteiligungsfonds, die aus Gründen der Risikostreuung an mehreren unterschiedlichen innovativen Projekten in verschiedenen Branchen beteiligt sind. Sie versuchen, mithilfe von technischem Wissen die Ertragschancen innovativer Produkte besser als andere Kapitalgeber einzuschätzen. Gleichzeitig üben sie häufig eine Beratungsfunktion gegenüber dem Kapitalnehmer aus, da insbesondere bei Unternehmensgründungen und in der Expansionsphase bezüglich der Vermarktung der Innovation ein besonders intensiver Beratungsbedarf besteht. Da sich Venture Capital Fonds häufig als stiller Gesellschafter beteiligen, besteht die Möglichkeit, einen Ausschluss der Verlustbeteiligung vertraglich zu vereinbaren. Eine Veräußerung der → Beteiligung ist ebenso möglich wie der Börsengang der Beteiligungsgesellschaft nach einer erforderlichen Rechtsumwandlung.

Verbindlichkeit

Verbindlichkeiten zählen zu den Schulden und sind auf Gesetz, Rechtsgeschäft oder letztwilliger → Verfügung beruhende Verpflichtungen von Unternehmen oder Einzelpersonen.

Verbindlichkeiten sind auf der Passivseite der → **Bilanz** auszuweisen. Im Gegensatz zu Rückstellungen unterliegen sie der **Bestimmtheit** und sind daher gewiss nach
- dem Anlass,
- ihrer Höhe und
- ihrer Fälligkeit.

Verbindlichkeiten können beispielsweise sein:
- Schuldwechsel
- aus Lieferungen und Leistungen resultierende Zahlungsverpflichtungen gegenüber Geschäftspartnern
- → Anleihen

- Verbindlichkeiten aus Steuern
- Verbindlichkeiten gegenüber Kreditinstituten
- Verbindlichkeiten gegenüber verbundenen Einrichtungen
- Verbindlichkeiten gegenüber Einrichtungen, mit denen ein Beteiligungsverhältnis besteht

Verfügung

Bei der Verfügung handelt es sich um eine hoheitliche Anordnung bzw. eine unmittelbare Einwirkung auf den Bestand eines Rechtes.

Als **Verwaltungsakt** drückt die Verfügung eine Erlaubnis, ein Gebot oder Verbot an eine oder mehrere bestimmte oder individuell bestimmbare Einzelpersonen aus. Im Prozessrecht bezieht sich die **richterliche** Verfügung auf die Leitung des Verfahrens. **Privatrechtlich** wird bei der Verfügung der Bestand des Rechtes unmittelbar beeinflusst durch:
- Übertragung (Veräußerung)
- Belastung
- Änderung
- Aufhebung

Der Sonderfall der **einstweiligen Verfügung** stellt zivilprozessrechtlich eine vorläufige Anordnung eines Gerichts zur Sicherung eines Rechtsanspruchs oder des Rechtsfriedens dar. Sie wird erlassen, wenn zwei wichtige **Voraussetzungen** gegeben sind:
- Verfügungsanspruch
- Verfügungsgrund: Es wird befürchtet, der Anspruch werde durch Veränderung des Zustands gefährdet oder vereitelt.

Folgende **Arten** der einstweiligen Verfügung lassen sich unterscheiden:
- Sicherungsverfügung: Sicherung eines nicht auf Geld lautenden Anspruchs

- Regelungsverfügung: vorläufige Sicherung des Rechtsfriedens durch einstweilige Regelung eines streitigen Rechtsverhältnisses
- Leistungsverfügung: sofortige Erwirkung von Leistungen

Vergleich

Der Vergleich zählt zu den wichtigsten → Controlling-Instrumenten. Dabei werden aktuellen Zahlenwerten Vergangenheitswerte, Werte anderer Einrichtungen oder Sollwerte gegenübergestellt, um positive oder negative Differenzen zu ermitteln und diese zum Maßstab des eigenen Handelns zu machen.

Zu den wichtigsten **Vergleichsarten** zählen (Abb. 97):
- → Soll-Ist-Vergleich: Er setzt die Planvorgabe von Sollwerten voraus, mit denen die am Ende der Vergleichsperiode erreichten Istwerte verglichen werden. Zusätzlich zur Beobachtung der Entwicklung entlang der Zeitachse kommt die bewusste Setzung von Zielvorgaben in Form der Sollwerte hinzu. Wesentliche Voraussetzungen für den Soll-Ist-Vergleich sind die Aktualität der Vergleichsdurchführung sowie eine einheitliche Festlegung und Aufnahme der Soll- und Istdaten.
- → Zeitvergleich: Er lässt sich entlang der Zeitachse in regelmäßigen Abständen für verschiedene Bereiche anhand absoluter oder relativer Werte (→ Kennzahlen) durchführen. Je höher dabei die Zahl der Vergleichsdaten ist, desto eher lässt sich ein Trend erkennen. Je häufiger der Vergleich vorgenommen wird und je kürzer die Abstände der Vergleichszeiträume sind, desto genauer lässt sich der Zeitvergleich als Kontrollinstrument einsetzen.
- Betriebsvergleich: Der Betriebsvergleich ist eine Gegenüberstellung von eigenem Zahlenmaterial und Vergleichszahlen einer oder mehrerer anderer Einrichtungen.

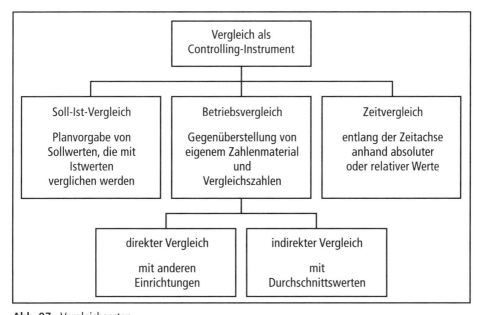

Abb. 97 Vergleichsarten

Tab. 123 Merkmale der Vergleichsarten

Vergleichsart	Häufigkeit	Vergleichsobjekt	Vorgaben
Soll-Ist-Vergleich	einmalig	Sollwerte Istwerte	Sollvorgaben
Betriebsvergleich	einmalig	individuelle Daten Durchschnittswerte Benchmarking	individuelle Vorgaben Durchschnittswerte Benchmarking-Vorgaben
Zeitvergleich	wöchentlich monatlich quartalsweise vierteljährlich jährlich mehrjährig	Vergangenheitsdaten	keine Vorgaben

Während beim direkten Betriebsvergleich die Zahlen von zwei oder mehreren Einrichtungen einander unmittelbar gegenübergestellt werden, werden beim indirekten Betriebsvergleich die eigenen Zahlen mit Durchschnittswerten verglichen.

Eine besondere Vergleichsform ist das → **Benchmarking**. Es bedeutet die ausschließliche Orientierung an den besten Konkurrenten, um deren Leistungsniveau in einen oder mehreren Teilbereichen zu erreichen. Damit sollen die leistungsbezogenen Unterschiede im Hinblick auf bestimmte Funktionen aufgedeckt und in Form sogenannter Leistungslücken dargestellt werden. Festgestellte bessere Leistungsparameter der Konkurrenten lassen sich dann in adäquate Zielvorgaben transformieren; Ursachen für Leistungslücken werden untersucht und danach Verbesserungsmaßnahmen festgelegt.

Nach einem Zeit-, Betriebs- oder Soll-Ist-Vergleich schließt sich zusätzlich die → **Differenzanalyse** an. Sie geht von der Höhe der positiven oder negativen Abweichungen der jeweiligen Vergleichswerte aus und versucht, die Ursachen hierfür festzustellen.

In Tabelle 123 sind die Vergleichsarten nochmals anhand einiger Merkmale zusammengefasst.

Verlustausgleich

Der Verlustausgleich ist nach dem Einkommensteuerrecht die Aufrechnung von negativen und positiven Einkünften.

Je nach zeitlicher **Ausgleichsart** unterscheidet man:
- innerperiodischer Verlustausgleich: Verlustausgleich innerhalb desselben Jahres
- interperiodischer Verlustausgleich: Verlustausgleich zwischen verschiedenen Jahren

Für negative Auslandseinkünfte, Verluste aus privaten Veräußerungsgeschäften und die Verrechnung von Verlusten aus einer Einkunftsart mit positiven Einkünften aus einer anderen Einkunftsart bestehen Einschränkungen hinsichtlich des Verlustausgleichs.

Vermögen

Das Vermögen stellt die Summe aller in Geld bewerteten, dauerhaften Wirtschaftsgüter seines Eigentümers dar.

Zum Vermögen zählen, so weit sie geldwert und verfügbar sind:

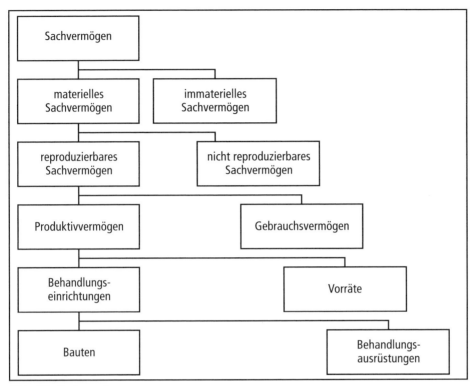

Abb. 98 Sachvermögen

- Sachgüter
- Zahlungsmittel
- Eigentum und andere dingliche Rechte
- Ansprüche
- Forderungsrechte
- Gesellschaftsanteile
- Urheberrechte
- Patentrechte

In der → Bilanz sind das die auf der Aktivseite ausgewiesenen Vermögensgegenstände, wie **Anlage-** und → **Umlaufvermögen**. Das **Bruttovermögen** lässt sich als Gesamtwert aller Vermögensgegenstände beschreiben. Zieht man von ihm die → Verbindlichkeiten ab, so erhält man das **Reinvermögen**:

   Bruttovermögen
  − Verbindlichkeiten
  = Reinvermögen

Das Sachvermögen lässt sich auch untergliedern in immaterielles und materielles Vermögen, wobei sich das materielle Vermögen weiter aufteilen lässt in reproduzierbares und nicht reproduzierbares Vermögen (Abb. 98).

Vermögensendwertverfahren

Das Vermögensendwertverfahren ist eine Methode der dynamischen → Investitionsrechnung, bei der sämtliche Zahlungen auf das Ende des Planungszeitraums aufgezinst werden.

Das Vermögensendwertverfahren stellt eine Verfeinerung der Kapitalwert- und → Annuitätenmethode dar und hat die Endwertmaxi-

mierung zum Ziel. Dazu werden alle Zahlungen und damit der Vermögenswert auf das Ende des Investitionszeitraums bezogen. Zur Berechnung wird ein zweigeteilter Zinssatz verwendet:
- Sollzinssatz: Mit ihm ist das bereitgestellte → Fremdkapital zu verzinsen.
- Habenzinssatz: Mit ihm können Eigenmittel und Einnahmen-Ausgaben-Überschüsse angelegt werden.

Vermögenswirksame Leistungen

Mit vermögenswirksamen Leistungen wird im Rahmen der Vermögensbildung die Umwandlung von Einkommen in Vermögenswerte öffentlich gefördert.

Die Bildung von Geld- und Sachvermögen durch Unternehmen sowie private und öffentliche Haushalte wird durch das *Vermögensbildungsgesetz* unterstützt. Für Arbeitnehmer sind dies meist tariflich vereinbarte Zuwendungen vermögenswirksamer Leistungen durch den Arbeitgeber sowie eine **Arbeitnehmer-Sparzulage** vom Staat. Anlageformen für vermögenswirksame Leistungen sind beispielsweise:
- Bausparbeiträge
- Sparbeiträge aufgrund eines Sparvertrags über → Wertpapiere
- Vermögensbeteiligungen (Beteiligungen am Produktivkapital)

Die Arbeitnehmer-Sparzulage wird gewährt, sofern das zu versteuernde Einkommen im Kalenderjahr der vermögenswirksamen Leistung eine bestimmte Höhe nicht übersteigt. Förderfähig ist im Rahmen der durch das Altersvermögensgesetz eingeführten kapitalgedeckten Altersversorung auch die → **betriebliche Altersversorgung** in Form von

- Pensionsfonds,
- Direktversicherungen oder
- Pensionskassen.

Das geförderte → Kapital kann auch innerhalb von Höchstgrenzen für die Anschaffung oder Herstellung von Wohnraum zu eigenen Wohnzwecken genutzt werden.

Verpfändung

→ Pfandrecht

Verschuldungsgrad

Mit dem Verschuldungsgrad wird die Anzahl der Wirtschaftsjahre als Kennzahl beschrieben, die benötigt werden, um aus dem → Cashflow alle Schulden abzudecken.

Der Verschuldungsgrad errechnet sich folgendermaßen:
  verzinsliches langfristiges → Fremdkapital
+ sonstiges Fremdkapital
+ eventuelle Dividendensumme /
  auszuschüttende → Gewinne
= wirtschaftliches Fremdkapital
− Debitoren
− flüssige Mittel (Kasse, Bank usw.)
= effektive Verschuldung

  Cashflow
+/− außerordentlicher Aufwand / außerordentlicher Ertrag
= bereinigter Cashflow

Verschuldungsgrad = effektive Verschuldung / bereinigter Cashflow

Versorgungsquote

Die Versorgungsquote gibt die Anzahl der ärztlich zu versorgenden Einwohner wieder.

1960 kamen nach Angaben der *Kassenärztlichen Bundesvereinigung (KBV)* auf einen berufstätigen Arzt noch durchschnittlich 793 Einwohner (alte Bundesländer), während es zum 31.12.2005 nur noch 266 waren (Abb. 99).

Die **Versorgungsdichte** (auch: → Arztdichte) ergibt sich aus der Ärztezahl für eine feststehende Anzahl zu behandelnder Einwohner. Sie drückt ebenso wie die Versorgungsquote die Versorgung der Bevölkerung mit medizinischen Dienstleistungen aus. So lag die Arztdichte im Jahr 2005 in der Bundesrepublik Deutschland bei circa 375 Ärzten je 100 000 Einwohner. Sie ist in Ballungsgebieten allerdings wesentlich höher als etwa im ländlichen Raum.

Virtuelle Organisationen und Unternehmen

Virtuelle Organisationen sind nach *Reiß (1996)* netzwerkförmige, informationstechnisch unterstützte und zeitlich befristete Kooperationen zwischen mehreren rechtlich selbstständigen Firmen und Personen zur Erfüllung konkreter Aufträge.

Dazu zählen nicht nur → Organisationsformen, bei denen herkömmliche organigrammbasierte physische und organisatorische Merkmale fehlen, sondern auch elektronische Markt- und Arbeitsformen. Virtuelle Organisationen unterscheiden sich von herkömmlichen Organisationsformen nicht zuletzt durch das **Fehlen** typischer physischer und juristischer Eigenschaften, wie z. B.:
- keine Raum- oder Ortsgebundenheit
- keine dokumentierten hierarchischen Strukturen

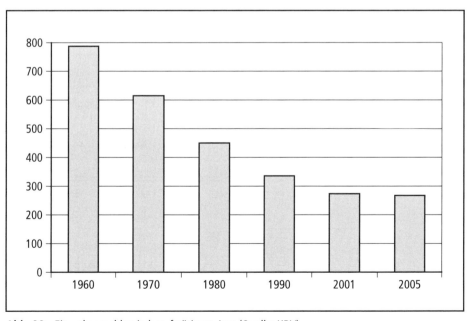

Abb. 99 Einwohnerzahlen je berufstätigem Arzt (Quelle: KBV)

- keine herkömmlichen Rechtsformen
- keine rechtlichen Organe

Sie entstehen in der Regel durch Auslagerung oder Dezentralisierung betrieblicher Aktivitäten und beschränken sich in ihrer Leistungserstellung nahezu ausschließlich auf die dazu notwendigen Kernfunktionen. Die Abgrenzung herkömmlicher von virtuellen Organisationsformen ist nicht eindeutig. So lassen sich temporär begrenzte Projektorganisationen, die häufig neu gebildet oder wieder aufgelöst werden, zumindest ansatzweise ebenso als virtuell charakterisieren wie die vollständige Verlagerung in Zulieferunternehmen, die Auflösung der Bankschalter im Electronic Banking oder die online verrichtete Heimarbeit. Allen aufgezeigten Formen ist das Fehlen typischer einzelner oder mehrerer Merkmale herkömmlicher Organisationsformen gemeinsam: Die Bindung an Zeiten, Standorte, Personen, Hierarchien und feste Ablaufstrukturen. Dies sind gleichzeitig die **Vorteile**, die virtuelle Organisationen kennzeichnen:

- Sie weisen eine größtmögliche Flexibilität und Anpassungsfähigkeit auf und ermöglichen gerade in unsicheren, risikobehafteten Entwicklungsumgebungen schnelle Reaktionen auf sich verändernde Bedingungen.
- Die → Kosten für unproduktive Bereiche werden minimiert: Da sich virtuelle Organisationen in ihrer Zusammensetzung auf die zur Aufgabenerfüllung wesentlichen Funktionen konzentrieren, sind die dazu verwendeten Ressourcen im Idealfall bedarfsorientiert optimal eingesetzt, und

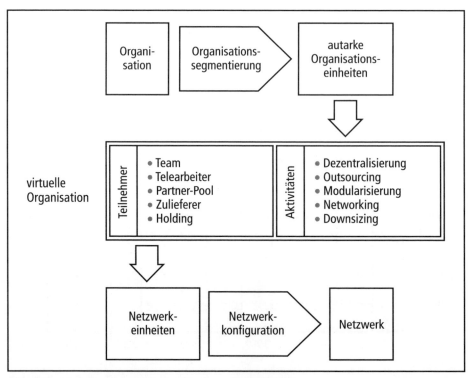

Abb. 100 Virtuelle Organisationsnetzwerke nach *Reiß* (1996)

personelle sowie materielle Kapazitäten werden nicht zentral vorgehalten, sondern in Form von → Netzwerken bereitgestellt (Abb. 100).

Die Teilnehmer im Netzwerk einer virtuellen Organisation bleiben autark und flexibel. Sie können ihre Ressourcen so einsetzen und steuern, wie es für die Erfüllung der gemeinsamen Aufgabe erforderlich ist. Dennoch stehen aufgrund der grundsätzlichen Erweiterbarkeit des Netzwerks auch erweiterbare Kapazitäten bei Bedarf zur Verfügung. Neben dieser quantitativen Zuwachsmöglichkeit besteht auch die Möglichkeit der qualitativen Erweiterung durch Wachstum in Form von stärkerem Einbringen der einzelnen Teilnehmer in die gemeinsame virtuelle Organisation. Diese grundsätzliche Erweiterbarkeit oder auch Reduzierung setzt faktisch und rechtlich durchlässige Organisationsgrenzen voraus. Die engere Einbeziehung von Lieferanten, Partnern und Subunternehmern einerseits, aber andererseits auch die Lockerung ursprünglich fester Bindungen an die Organisation sind die Konsequenzen aus der Bildung virtueller Organisationsformen. Dies bedeutet zugleich die Öffnung der Organisation auch gegen Angriffe und abnehmende → Verbindlichkeit im Hinblick auf periphere, außerhalb der gemeinsamen Aufgabenstellung liegende Interessenswahrnehmungen. Damit lassen sich auch folgende **Nachteile** virtueller Organisationen aufzeigen:

- sozial- und arbeitsrechtliche Probleme: Da die Mitglieder virtueller Organisationen weitestgehend selbstständig sind, ist eine größtmögliche Flexibilität dann gegeben, wenn keinerlei arbeitsvertragliche Bindungen an die virtuelle Organisation bestehen, wobei durch diese Form der freien Mitarbeit, der Personalüberlassung oder Subunternehmung sozial- und arbeitspolitische Probleme (Scheinarbeitsverhältnisse, Sozialversicherungsumgehung usw.) entstehen.

Tab. 124 Merkmale virtueller und herkömmlicher Organisationsformen

Merkmale	Herkömmliche Organisationen	Virtuelle Organisationen
Standort	raum- und ortsgebunden	ohne feste Ortsbindung
Mitglieder	fest eingebunden	selbstständig, autark
Rechtsform	vorgeschriebene Rechtsformen	keine Rechtsform notwendig
Technischer Unterstützungsbedarf	niedrig	hoch
Flexibilität	gering	hoch
Hierarchie	dokumentierte hierarchische Strukturen	ohne Rangordnung
Abgrenzungen	rechtliche und physische Abgrenzungen	offene Strukturen
Reaktionsfähigkeit	langsam	schnell
Ressourceneinsatz	kapazitätsorientiert	bedarfsbezogen
Arbeitsteilung	orientiert an vorgegebenen Organisationsstrukturen	hochgradig
Redundanzen	häufig vorkommend	minimal
Organisationskultur	vorhanden	nur als Vertrauensbasis vorhanden
Konflikthandhabung	durch soziale Beziehungen unterstützt	schwierig

- hoher technischer Unterstützungsbedarf: Da die Einbeziehung jedes Mitglieds im Hinblick auf die Nutzung seiner speziellen Fähigkeiten stattfindet, sind virtuelle Organisationen in hohem Maße arbeitsteilig strukturiert und benötigen technisch unterstützte Koordination und Kommunikation durch Groupware, → Intranet, → Internet und elektronische Konferenzen usw., welche das Entstehen und die Funktionsfähigkeit virtueller Organisationen erst ermöglicht.
- hoher Investitionsbedarf: Der langfristigen Kosteneffizienz steht zunächst ein hoher Investitionsbedarf in entsprechende Datenverarbeitungs-Infrastrukturen gegenüber, wenn diese Infrastrukturen erst geschaffen oder unterschiedliche Systemumgebungen bei stark verteilten virtuellen Organisationen integriert werden müssen.
- fehlende soziale Beziehungen: Da keine traditionellen hierarchischen Strukturen mit Vorgesetzten- und Untergebenenverhältnissen notwendig sind, ist in virtuellen Organisationen keine eigenständige Organisationskultur anzutreffen, die im Wesentlichen auf zwischenmenschlichen Beziehungen basiert. Dies kann die Handhabung möglicher Konflikte aufgrund der fehlenden sozialen Beziehungen schwierig machen.

In Tabelle 124 sind einige wichtige **Merkmale** virtueller und traditioneller Organisationsformen zusammenfassend gegenübergestellt.

Die virtuelle Gestaltung von Organisationen, Unternehmen oder Unternehmensteilen ist an verschiedene **Voraussetzungen** geknüpft (Tab. 125): So sind umfassende, standortübergreifende Netzwerke erforderlich, die eine ortsunabhängige Kommunikation und eine Anbindung an externe Netze, Datenbanken und sonstige externe Medien ermöglichen. Dazu ist eine entsprechende Informations- und Kommunikationsinfrastruktur aufzubauen, und alle Arbeitsplätze sind flächendeckend technologisch auszustatten. Ferner bedarf es Partnern, die in das Netzwerk bedarfsorientiert einbezogen werden können und dessen Funktionsfähigkeit erst ermöglichen. Die internen und externen Mitglieder solcher Netzwerke müssen entsprechende Qualifikationen aufweisen, um eine sinnvolle und ef-

Tab. 125 Voraussetzungen für virtuelle Organisationen nach *Bergmann* (1996)

Voraussetzung	Ausgestaltung
Qualifikation der Netzwerkmitglieder	vielfältige Qualifizierungen; Systemschulungen zur effektiven und sinnvollen Nutzung der Technologien; Lernsysteme; Intensivierung von Teamarbeit; intensivere Kooperation
Flächendeckende Infrastruktur	Ausstattung aller Arbeitsplätze mit entsprechender Informations- und Kommunikationstechnik
Informationstechnische Netzwerke	Aufbau ausgedehnter Netze zur standortübergreifenden Kommunikation von Arbeitsplatz zu Arbeitsplatz
Anbindung an öffentliche Netze	Gewährleistung externer Kommunikationsmöglichkeiten und des Zugriffs auf externe Medien und Datenbanken
Integration von Partnern	bedarfsorientierte Einbeziehung von Lieferanten und freien Mitarbeitern
Übergreifende Durchdringung	hohe Durchdringung der gesamten Einrichtung mit informations- und kommunikationstechnologischen Anwendungen
Integration der Wertschöpfungskette	Funktionsintegration; Verringerung von Funktionsredundanzen; gemeinsame Funktionsnutzung; Prozess- und Wissensverbund

fektive Nutzung und Ausgestaltung der virtuellen Organisation sicherstellen zu können.
Virtuelle Unternehmen lassen sich in folgenden unterschiedlichen **Organisationsformen** gestalten:
- virtuelle Verbundunternehmen: Das sind eigenständige kleine und mittlere Firmen, deren Position sich kontinuierlich ändert in einer virtuellen Holding, die als permanente Institution die Neukombination je nach veränderten Umfeldgegebenheiten koordiniert und zentrale Funktionen für die einzelnen Mitgliedsfirmen, beispielsweise in Form einer Einkaufs- oder Vertriebsgemeinschaft oder einer Werbekooperation, übernimmt.
- föderierte virtuelle Unternehmen: Im Wesentlichen handelt es sich dabei um gemeinschaftlich betriebene Zentraleinrichtungen, die über einen längeren Zeitraum Bestand haben und sich aus festgelegten Anteilen einzelner Partnerunternehmen zusammensetzen. Sie besitzen gemeinsame Aufsichtsgremien und andere Organisationsstrukturen, wodurch die Flexibilität abnimmt, die sie durch die Virtualisierung gewonnen haben.
- solare virtuelle Unternehmen: Solare Unternehmen sind in der Erfüllung der Gesamtaufgabe von ihren Subunternehmen abhängig, da um sie als Träger von Kernkompetenzen und Zentrum der Organisation herum einzelne Mitgliedsunternehmen angesiedelt sind, die sich hinsichtlich ihrer jeweils speziellen Aufgabenbereiche voneinander unterscheiden.

Virus

Ein Computer-Virus stellt ein Programm dar, das sich selbsttätig vervielfältigt und dabei eventuell → Dateien oder Systembereiche verändert bzw. schädigt.

Die Auswirkungen von Computer-Viren können sich erstrecken auf:
- Funktionsbeeinträchtigungen
- Störungen
- Meldungen
- Vernichtung von → Daten

Das Virus macht sich die Eigenschaften des Programms zunutze und kopiert sich von diesem aus selbstständig in weitere Dateien und Computer. Anfällig sind dabei insbesondere → Betriebssysteme, die jeden Anwender mit umfassenden Rechten ausstatten und in denen Befehle für die Systemverwaltung leicht zugänglich sind.

Zu den am häufigsten vorkommenden **Typen** von Computer-Viren zählen:
- Makroviren: Sie verbreiten sich in der Regel über häufig benutzte und ausgetauschte Computer-Dateien und benutzen dabei Makro- oder Script-Sprachen (z. B. VBA oder VBScript), die in vielen Textdateien oder Tabellen verwendet werden und sehr weit gehende Zugriffe auf Dateien und → Datenträger erlauben. Dies führt dazu, dass sich aktive Makroviren auf einfache Weise verbreiten und erheblichen Schaden anrichten können.
- Dateiviren: Sie kopieren sich in den Code von Programmdateien, werden aktiv, sobald ein Benutzer das befallene Programm aufruft, suchen selbsttätig weitere Programmdateien, die noch nicht befallen sind und kopieren sich in deren Code.
- Boot-Sektor-Viren: Sie kopieren sich in der Regel beim Starten des Computers in den Boot-Sektor von → Festplatten oder Disketten, werden aktiv, wenn dieser Sektor gelesen wird und kopieren sich häufig in weitere Boot-Sektoren.

Neben den Computer-Viren gibt es **Stör- und Schadprogramme**, die ähnlich wie Viren funktionieren. Die häufigsten sind:

Tab. 126 Erkennungsmerkmale eines Hoax

Merkmal	Erkennungsinhalt
Vermeintliche Autorisierung	Behauptung, dass die Information von einer autorisierten Stelle stamme
Fehlende Identifizierung	Fehlen der Original-E-Mail-Adresse des ursprünglichen Absenders oder der WWW-Adresse
Aktionsaufforderung	Aufforderung, die Meldung an möglichst viele andere Nutzer zu verteilen
Virusneuheit	Virus, vor dem gewarnt wird, soll so neu sein, dass es noch kein Antivirenprogramm gibt
Effekthascherei	Warnung, dass das neue Virus bereits beim Lesen der E-Mail Daten lösche und irreparablen Schaden an Betriebssystem und Hardware anrichte

- Hoax: nach dem Kettenbriefprinzip funktionierende E-Mail-Nachricht (Tab. 126), die vor einem nicht existenten Virus warnt und dabei zur schnellen Weiterverbreitung auffordert, was zur Überlastung und Blockade des E-Mail-Verkehrs führen kann
- trojanisches Pferd: als harmloses Anwendungsprogramm getarntes Programm, das Viren verbreitet, Dateien verändert oder auf einem Computer gespeicherte Daten ausspioniert und weiterleitet
- Wurm: ein Programm, das sich hauptsächlich selbsttätig im → Arbeitsspeicher des befallenen Computers und von dort aus in → Netzwerken und damit in den Arbeitsspeichern anderer Computer verbreitet.

Computer-Viren können in folgenden verschiedenen **Formen** auftreten:
- Tarnkappenvirus: Das Virus verschlüsselt seinen Code.
- konstanter Virus: Das Virus bleibt unverändert.
- residenter Virus: Das Virus bleibt ständig im Arbeitsspeicher.
- polymorpher Virus: Das Virus ändert seinen Programm-Code oder reagiert auf Antivirenprogramme.
- Stealth-Virus: Das Virus kopiert sich unregelmäßig weiter.

Zu den wichtigsten **Vorsichtsmaßnahmen** zur Abwehr von Computer-Viren zählen:
- Sicherheitskopien: regelmäßige Anlage von Sicherheitskopien der wichtigsten Daten
- direkte Abwehr: Einsatz von Antivirenprogrammen
- indirekte Abwehr: Nutzung der Sicherheitseinstellungen von Anwendungsprogrammen, → Browsern, Office-Programmen
- Umgang mit Datenträgern: vorsichtiger Umgang mit E-Mail-Anhängen, → CD-ROMs und anderen Datenträgern, insbesondere, wenn nicht eindeutig feststeht, woher sie stammen
- Nutzung von → Firewalls: Einsatz zur Abwehr unbefugter Zugriffe von außen

Vollkostenrechnung

Bei der Vollkostenrechnung werden alle → Kosten ohne Unterscheidung nach beschäftigungsabhängigen (→ variable Kosten) und beschäftigungsunabhängigen Kosten (→ Fixkosten) erfasst.

Die Vollkostenrechnung sieht vor, dass alle Kosten den Kostenstellen und den Kostenträgern zugerechnet werden. Die Kosten, die nicht direkt verursachungsgerecht zugerechnet werden können, werden aufgeschlüsselt und verteilt, wodurch gegen das Verursachungsprinzip verstoßen wird. Durch die Aufschlüsselung der → Gemeinkosten und durch die damit verbundene Proportionalisierung der Fixkosten kann es aber zu Fehlinterpretationen kommen. Unter dem Aspekt schwankender Beschäftigungslagen liegt der wesentliche Nachteil der Vollkostenrechnung in einer mangelnden Informationstransparenz als Grundlage für gezielte Kosten- oder Leistungssteuerungsmaßnahmen. Ihr wesentlicher Vorteil liegt in der Tatsache, dass sämtliche Kosten erfasst werden.

Vorfälligkeitsgebühr

Die Vorfälligkeitsgebühr ist ein Betrag, der einem Kreditnehmer bei vorzeitiger Kündigung eines langfristigen → Kredits in Rechnung gestellt wird.

Die Vorfälligkeitsgebühr (auch: Vorfälligkeitsentschädigung, Vorfälligkeitsentgelt) gelangt dann zur Anwendung, wenn die Möglichkeit, den Kredit vor Fälligkeit zurückzuzahlen, nicht im Kreditvertrag vereinbart wurde. Sie lässt sich grundsätzlich folgendermaßen ermitteln:
Zinsschaden (Zinsmargenschaden, Zinsverschlechterungsschaden)
+ Bearbeitungsgebühr
− Einsparungen der Bank an Verwaltungsgeldern
− Einsparungen der Bank an Risikokosten
= Vorfälligkeitsgebühr

Die Grundlage für die Ermittlung bildet der im Kreditvertrag festgehaltene Nominalzins. In der Kreditbearbeitungspraxis sind folgende Methoden zur Berechnung des **Zinsschadens** bekannt:
Die **Aktiv-Aktiv-Methode** ist die laut *Bundesgerichtshof* zulässige Berechnungsalternative für die Vorfälligkeitsgebühr und unterstellt, dass vorzeitig zurückgeflossene Darlehensvaluta sofort wieder einem neuen Kreditgeschäft zugeführt werden können. Ein Kreditnehmer hat dem Kreditgeber den entgangenen → Gewinn zu erstatten. Wenn dieser das Ersatzdarlehen nur zu einem niedrigeren Zins an einen neuen Darlehensnehmer ausreichen kann, ist er berechtigt, den Schaden einzufordern. Demnach ergibt sich die Vorfälligkeitsgebühr zunächst aus einem **Zinsmargenschaden**, der daraus resultiert, dass dem Kreditgeber der für die Laufzeit des Vertrags erwartete Gewinn nicht zufließt. Allerdings ist der Betrag um die im Darlehenszins enthaltene Risikoprämie sowie um Verwaltungskostenanteile für die Darlehensrestlaufzeit zugunsten des Darlehensnehmers zu kürzen. Ohne dass der Kreditgeber seine interne Margenkalkulation offenlegen muss, kann er die sich daraus ergebende Nettomarge bis zum Ende der Rückzahlungssperrfrist in Ansatz bringen. Auch ist es ihm erlaubt, den institutsüblichen Durchschnittsgewinn (Durchschnittswert von Banken gleichen Typs) zu verwenden. In der Regel wird dabei ein Satz von 0,5 % angesetzt. Wenn die vorzeitig zurückfließenden Mittel lediglich zu einem niedrigeren Zins erneut ausgeliehen werden können, stellt dies einen zusätzlichen **Zinsverschlechterungsschaden** dar. Er ergibt sich aus der Differenz zwischen dem Zinssatz des zurückgezahlten → Darlehens und dem aktuellen Zinssatz für Darlehen mit einer Laufzeit, die der Restlaufzeit des Altdarlehens entspricht. Eine → Abzinsung mit dem aktiven Wiederanlagezins auf den Zeitpunkt der Vorfälligkeitsgebühr hat sowohl beim Zinsmargenschaden als auch beim Zinsverschlechterungsschaden zu erfolgen.
Ein weiteres Verfahren zur Ermittlung der Vorfälligkeitsgebühr ist die **Aktiv-Passiv-Methode**, die im Unterschied zur Aktiv-Aktiv-Methode lediglich den Zinsverschlechterungsschaden berücksichtigt. Sie geht davon

aus, dass vorzeitig zurückgeflossene Darlehensvaluta am Kapitalmarkt angelegt werden können. Der Kreditnehmer muss dem Kreditgeber die entgangenen Ratenzahlungen, die ihm vertragsgemäß zugeflossen wären, ersetzen. Um keinen Schaden davonzutragen, muss die Bank sich diese Raten anderweitig am Kapitalmarkt beschaffen. Aus der Differenz zwischen den Zinserträgen des ursprünglichen Darlehens und den Zinserträgen von Kapitalmarkttiteln öffentlicher Schuldner, deren Laufzeit der Restlaufzeit des ursprünglichen Darlehens entspricht, lässt sich unter Anwendung dieser Methode die Vorfälligkeitsgebühr errechnen. Sie ist um angemessene Beträge sowohl für ersparte Verwaltungsaufwendungen als auch für das entfallende Risiko zu kürzen und mit dem für die Restlaufzeit geltenden aktuellen Zinssatz für öffentliche Kapitalmarkttitel auf den Rückzahlungszeitpunkt abzuzinsen.

Vorstellungsgespräch

Das Vorstellungsgespräch im Rahmen der → Personalwerbung dient dazu, persönliche Eindrücke von den Bewerbern zu gewinnen, Eignungspotenziale festzustellen, Interessen und Wünsche in Erfahrung zu bringen sowie Informationen und einen positiven Gesamteindruck von dem zukünftigen Arbeitsplatz zu vermitteln.

Folgende **Formen** von Vorstellungsgesprächen bieten sich an:
- freies Vorstellungsgespräch: Gesprächsinhalt und -ablauf sind nicht vorgegeben, der Verlauf ist flexibel und situationsabhängig gestaltbar; allerdings bereiten Auswertung und Vergleich mit anderen Vorstellungsgesprächen häufig Schwierigkeiten.
- strukturiertes Vorstellungsgespräch: Der Verlauf, einzelne Gesprächsthemen oder unbedingt zu klärende Fragen werden vorgegeben (Tab. 127).

Die **Vorbereitung** eines Vorstellungsgesprächs sollte Folgendes umfassen:
- Schaffung einer freundlichen Gesprächsatmosphäre, ohne das Gefühl einer Prüfung zu vermitteln
- Gesprächsstörungen vermeiden und ausreichend Zeit einräumen
- Erfassung noch vorhandener Lücken und Unklarheiten bei den Bewerbungsunterlagen
- Formulierung der Anforderungen an die zu besetzende → Stelle

Als wichtig beim Führen von Vorstellungsgesprächen hat sich das **aktive Zuhören** erwiesen, bei dem es darum geht, was jemand denkt, fühlt und was in ihm vorgeht. Auch das Verhalten und die **Körpersprache** des Bewerbers sind von besonderer Bedeutung, denn Gestik, Mimik, Blicke und Gebärden geben Aufschluss über den Charakter und lassen erkennen, ob jemand ruhig oder impulsiv reagiert, diszipliniert oder unbeherrscht ist, ob er sich unsicher oder selbstbewusst verhält. Häufige **Fehler** in Vorstellungsgesprächen, die es zu vermeiden gilt, sind:
- eine vorgefertigte Meinung
- nicht ausreden lassen
- Abgabe von Werturteilen über den Bewerber
- Stellen von Suggestiv-Fragen, die eine bestimmte Antwort erwarten oder nahelegen
- prüfungsartiges Frageverhalten
- direktes Aussprechen der Ablehnung gegen Ende des Vorstellungsgesprächs

Tab. 127 Strukturiertes Vorstellungsgespräch

Fragebereich	Frage	Interpretationsmöglichkeit
Begrüßung	Dank für die Bewerbung, Begründung der Einladung, Zusicherung der Vertraulichkeit der Gesprächsinhalte und Fragen zur Motivation, sich bei dem ausgesuchten Arbeitgeber zu bewerben	
	Kenntnisse über den Arbeitgeber	echtes Interesse oder eventuell „Jobdenken"
	Grund für das Interesse	genaue Zielvorstellungen, Interesse an bestimmten Aufgabengebieten
Persönliche Situation, Herkunft	Umgebung, in der der Bewerber aufgewachsen ist	Milieu- und Anpassungsschwierigkeiten an die Gruppe der übrigen Mitarbeiter; Gemeinsamkeiten bei sozialer Herkunft
Familie, Wohnort	in der Freizeit gerne alleine oder in Gemeinschaft mit anderen	zu befürchtende Integrationsschwierigkeiten, mangelnde Kontaktfähigkeit und Isolation; Hinweise auf gemeinsame Hobbys, Freizeitaktivitäten
	Familienstand, Hochzeitsdatum, Anzahl der Kinder	geordnete oder ungeordnete familiäre Verhältnisse, Arbeitsanreiz, familiäre Inanspruchnahme; mögliche Ablenkung durch familiäre Probleme
	Stellung des Partners zum Arbeitsverhältnis	mögliche Spannungsverhältnisse, positiver Antrieb
	Art und Anzahl der Hobbys	Freizeitorientierung, Konflikte mit Überstunden
Bildungsweg, Schulbildung	besonderes Interesse für bestimmte Fächer	spezielle Interessen und Neigungen, die für die Tätigkeit eventuell verwertbar sind
Weiterbildungsabsichten	Entwicklung des beruflichen Interesses	klare berufliche Vorstellungen oder derzeitiger Beruf als „Verlegenheitslösung"
	Beendigung der Schulausbildung mit derzeitigem Abschluss	mangelnde Aktivität und Leistungsbereitschaft, mangelnder Ehrgeiz, Faulheit oder auch plausible Gründe
	Teilnahme an Weiterbildung	Interesse am Beruf und an Weiterbildungsmaßnahmen
	zukünftige Weiterbildung	berufliche Absichten und Zielvorstellungen
Bisherige Tätigkeiten, berufliche Entwicklung	Schilderung des bisherigen Arbeitsalltags	Identifikation mit der bisherigen Tätigkeit, Übereinstimmung mit den Zeugnisaussagen des vorherigen Arbeitgebers, verwertbare Erfahrungen für das neue Aufgabengebiet
	bisherige Übertragung von Verantwortung	Eigeninitiative, Selbstständigkeit, Verlässlichkeit
	Eindruck vom bisherigen Arbeitsverhältnis	Probleme mit dem bisherigen Arbeitgeber oder anderen Mitarbeitern, bevorzugte Arbeitsmethoden oder -einrichtungen
	Erwartungen	Möglichkeiten zur Motivation, erneuter Stellenwechsel, Ansprüche
Vertragsverhandlungen	letztes Einkommen	tarifliche oder übertarifliche Zahlungen, Grundlage für ein Gehaltsangebot
	erwartetes Anfangsgehalt	Gehaltsvorstellungen innerhalb im Vergleich zu den übrigen Mitarbeitern vertretbarer Bandbreite, überzogene Forderungen

Tab. 127 Strukturiertes Vorstellungsgespräch (Fortsetzung)

Fragebereich	Frage Interpretationsmöglichkeit
Informationen über den Arbeitsplatz	Informationen über Arbeitgeber und Arbeitszeiten mit Vorstellung des Arbeitsplatzes (auch anhand von Tätigkeitsdarstellungen und Arbeitsbeschreibungen) sowie aller übrigen Mitarbeiter
Fragen des Bewerbers	Tätigkeit, möglicher Anfangstermin, weitere Vorgehensweise
Abschluss des Gesprächs	Hinweis auf weitere Kandidaten, kurzfristige Benachrichtigung und Dank für das Gespräch

W

Wandlung

→ Rücktritt

Warmstart

Als Warmstart wird bei einem Computer das erneute Laden des → Betriebssystems durch Betätigen einer bestimmten Tastenkombination bezeichnet.

Ein Warmstart wird in der Regel durchgeführt, wenn Anwendungsprogramme oder Teilprogramme des Betriebssystems nicht mehr reagieren. Beim Warmstart wird im Unterschied zum → Kaltstart kein automatischer Selbsttest der Systemkomponenten durchgeführt.

Web-Browser

→ Browser

Wechsel

Der Wechsel ist eine schriftliche Verpflichtung zur Zahlung einer bestimmten Geldsumme an den legitimierten Inhaber der Urkunde.

Er ist also ein geborenes → **Orderpapier** und damit ein gesetzliches → Wertpapier; der aus dem Wechsel Berechtigte wird namentlich genannt, und der Schuldner verspricht die Leistung auch an die Person, die der Berechtigte ordermäßig durch einen Vermerk auf der Rückseite des Papiers bestimmt.

Folgende **Wechselarten** sind gebräuchlich:
- gezogener Wechsel (Tratte): Das ist eine Anweisung, mit der der Aussteller den Schuldner anweist, eine bestimmte Geldsumme an den in der Urkunde bezeichneten Wechselnehmer zu zahlen, wobei der Aussteller für die Annahme und Einlösung des Wechsels haftet.
- eigener Wechsel (Solawechsel): Dies ist ein Zahlungsversprechen, durch das sich der Aussteller verpflichtet, eine bestimmte Geldsumme an den in der Urkunde bezeichneten Wechselnehmer zu zahlen.

Die **Praktikabilität** des Wechsels ergibt sich aus:
- Forderungsfähigkeit: Der Inhaber eines Wechsels kann bei Nichteinlösung seine → Forderung im Wechselprozess geltend machen und so auf rasche und einfache Weise eintreiben, ohne dass das zugrunde liegende Handelsgeschäft Gegenstand des Verfahrens ist.
- Wechselweitergabe: Durch Diskontierung bei einer Bank kann der Wechsel in der Zeit von der Ausstellung bis zum Verfalltermin wieder in Zahlung gegeben oder zu Geld gemacht werden.
- günstiger Finanzierung durch Warenwechsel: Der Wechsel liquidiert sich selbst durch die Wechseleinlösung, die aus den Einnahmen für die weiterverkauften Waren erfolgt.

- **Rediskontfähigkeit:** Das ankaufende Kreditinstitut hat die Möglichkeit, bundesbankfähige Wechsel zum Rediskont an die Deutsche Bundesbank weiterzugeben oder einen → Lombardkredit in Anspruch zu nehmen.

Ein Wechsel muss grundsätzlich folgende formelle **Gestaltungsmerkmale** aufweisen:
- Wechselbezeichnung im Urkundentext
- Namen des Wechselnehmers
- unbedingte Anweisung, eine bestimmte Geldsumme zu zahlen
- Unterschrift des Ausstellers
- Angabe der Verfallzeit
- Angabe des Zahlungsorts
- Angabe von Tag und Ort der Ausstellung
- beim gezogenen Wechsel den Namen des Bezogenen

Der Wechsel ist bei Fälligkeit am Verfalltag oder an einem der beiden folgenden Werktage zur Zahlung vorzulegen. Ein Zahlungsaufschub kann dadurch erfolgen, dass der Wechselschuldner gegen Aushändigung des alten Wechsels einen neuen Wechsel akzeptiert. Wechselansprüche gegen den Akzeptanten verjähren in 3 Jahren nach dem Verfalltag.

Weisungsbefugnis

→ Anordnungsbefugnis

Werbung

→ Kommunikationspolitik

Werklieferungsvertrag

Der Werklieferungsvertrag ist eine Sonderform des → Werkvertrags, bei dem sich der Lieferant verpflichtet, gegen Entgelt ein Werk aus von ihm zu beschaffenden Stoffen bereitzustellen und dem Auftraggeber zu übereignen.

Der Werklieferungsvertrag unterscheidet sich vom Werkvertrag dadurch, dass beim Werkvertrag die Werkleistungen mit oder an Sachen des Auftraggebers zu erbringen sind. Wird eine vertretbare Sache hergestellt, gelten die Vorschriften über den Kauf; wird eine nicht vertretbare Sache hergestellt (z. B. eine Sonderanfertigung), gelten zusätzlich die Vorschriften über den Werkvertrag. Insofern ist der Werklieferungsvertrag mit der Schuldrechtsmodernisierung kein eigenständiger Vertragstyp mehr.

Werkvertrag

Im Werkvertrag verpflichtet sich der Lieferant zur Herstellung eines Werkes körperlicher oder geistiger Art und der Auftraggeber zur Entrichtung einer Vergütung.

Die Herstellung oder Veränderung einer Sache ist in der Regel **Gegenstand** des Werkvertrags. Im Gegensatz zum → **Dienstvertrag** wird beim Werkvertrag nicht die Arbeit als solche, sondern ihr Erfolg vereinbart. Der Lieferant geht die Verpflichtung ein, das Werk rechtzeitig und fehlerfrei fertigzustellen. Er hat das Werk so herzustellen, dass es die zugesicherten Eigenschaften hat und nicht mit Fehlern behaftet ist. Liegen Fehler vor, die den Wert oder die Tauglichkeit zu dem gewöhnlichen oder dem nach dem Vertrag vorausgesetzten Gebrauch aufheben oder mindern, hat der Auftraggeber ein Recht auf:
- Nachbesserung: Der Lieferant kann nach seiner Wahl den Mangel beseitigen oder ein neues Werk herstellen; nach erfolglosem Ablauf einer dem Lieferanten gestellten angemessenen Frist zur → Nacherfül-

Tab. 128 Werkvertragsverjährung

Werk	Verjährungsfrist
Bewegliche Sachen	6 Monate
Arbeiten an einem Grundstück	1 Jahr
Bauwerke	5 Jahre nach Abnahme 2 Jahre + 2 Jahre Verlängerung nach Verdingungsordnung für Bauleistungen (VOB)

lung kann der Auftraggeber den Mangel selbst beseitigen und Ersatz für die erforderlichen → Aufwendungen geltend machen.
- → Minderung: Reduzierung der Vergütung
- → Wandlung: → Rücktritt vom Vertrag
- → Schadenersatz: bei schuldhafter Pflichtverletzung des Unternehmers

Für den Werkvertrag gelten im **Gewährleistungsfall** je nach zu erbringendem Werk unterschiedliche Verjährungsfristen (Tab. 128).

Nimmt ein Auftraggeber ein Werk in Kenntnis der Mängel ab, verliert er diese Rechte, wenn er sie sich nicht bei der Abnahme vorbehält. Für erbrachte Teilleistungen kann der Lieferant eine Abschlagszahlung verlangen oder vom Besteller für die von ihm erbrachten Vorleistungen eine Sicherheit fordern (z. B. eine Bankbürgschaft).

Wertberichtigung

Wertberichtigungen sind aufgrund von → Abschreibungen gebildete Korrekturposten auf der Passivseite einer → Bilanz zum Ausgleich für zu hoch angesetzte → Aktiva.

Wertberichtigungen als Berichtigungsposten für die Bilanzierung von Vermögensgegenständen können in Form von Einzelwertberichtigungen und als Pauschalwertberichtigung vorkommen (Abb. 101).
Nur die Pauschalwertberichtigung auf → Forderungen ist für alle Rechtsformen zulässig.

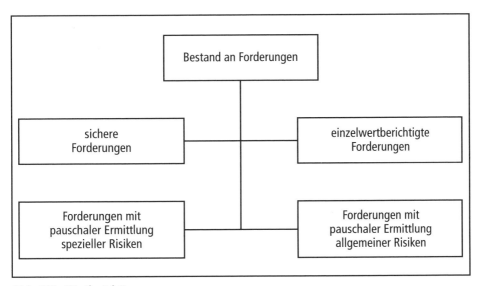

Abb. 101 Wertberichtigung

Wertpapier

Ein Wertpapier ist eine Urkunde, ohne deren Besitz ein privates, verbrieftes Vermögensrecht nicht ausgeübt werden kann.

Das Wertpapier garantiert einem Erwerber der Urkunde den Bestand des Rechts und sichert ihm seine ausschließliche Berechtigung zu. Der Schuldner verpflichtet sich gegenüber dem Erwerber nach dem Urkundeninhalt und verschafft sich durch die Pflicht zur Vorlage Gewissheit über die Person des jeweiligen Gläubigers. Im Wirtschaftsleben wird das Wertpapier im Kredit-, Kapital- und Zahlungsverkehr wie auch beim Güterumschlag benutzt (Tab. 129).

Wertpapiere lassen sich nach folgenden Kriterien in die verschiedenen **Arten** (Abb. 102) einteilen:

Tab. 129 Wertpapierfunktionen

Funktion	Beispiel
Kapitalverkehr	Aktie und Schuldverschreibung als Instrument der Kapitalaufbringung und der Kapitalanlage
Kreditverkehr	Wechsel als Kreditmittel und Kreditsicherungsinstrument
Zahlungsverkehr	Scheck als Zahlungsmittel
Güterverkehr	Konnossement, das aufgrund seiner Eigenschaft als Traditionspapier die Eigentumsübertragung von übernommenen Gütern erleichtert

- Bestimmung des Berechtigten
  - Rektapapiere: Die namentlich genannte Person ist Berechtigter.
  - → Inhaberpapiere: Der Inhaber ist Berechtigter.

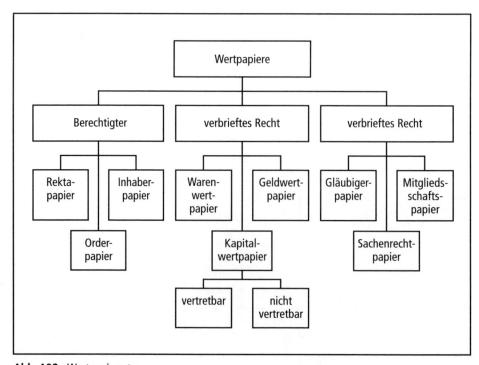

Abb. 102 Wertpapierarten

- → Orderpapiere: Die namentlich genannte oder durch Order bestimmte Person ist Berechtigter.
- Art des verbrieften Rechts
  - Gläubigerpapiere: Verbriefung von → Forderungen (→ Wechsel, → Scheck, → Schuldverschreibungen)
  - Mitgliedschaftspapiere: Verbriefung von Mitgliedschaftsrechten (Kuxscheine, Aktien)
  - sachenrechtliche Papiere: Verbriefung von Sachenrechten (Hypothekenbrief, Grundschuldbrief)
- Art des verbrieften Vermögenswertes
  - Kapitalwertpapiere
    - nicht vertretbare Kapitalwertpapiere: Hypothekenbrief, Grundschuldbrief, Sparbrief
    - vertretbare Kapitalwertpapiere: Investmentzertifikat, Aktie, Schuldverschreibung
  - Warenwertpapiere: Ladeschein, Konossement, Orderlagerschein
  - Geldwertpapiere: Wechsel, Schatzanweisung, Scheck, Zinsscheine

Wertpapiere können als Einzelurkunden oder als Sammelurkunden vorkommen. Im Vergleich zu den Effekten ist der Wertpapierbegriff umfassender, da im engeren Sinn nur vertretbare Kapitalwertpapiere zu den Effekten zählen.

Wertstellung

Die Wertstellung ist im Zahlungsverkehr die Festsetzung des Tages, mit dem die Verzinsung für einen neuen, durch einen Zahlungseingang oder -ausgang veränderten Saldo auf einem Konto beginnt.

Der Wertstellungstag, ab dem Gutschriften oder Belastungen auf einem Konto verzinst werden, ist in der Regel nicht mit dem Bu-

Tab. 130 Wertstellungspraxis

Vorgang	Wertstellungstag
Bareinzahlungen	Tag der Einzahlung
Überweisungseingänge	Buchungstag
Scheckgutschriften	Buchungstag
Scheckgutschriften, die auf andere Institute bezogen sind	Buchungstag plus 1 bis 3 Tage; teilweise auch der Tag der Bundesbank-Gutschrift bzw. der Tag des Geldeingangs

chungstag identisch. Aus der Differenz von Belastungs-Wertstellung und Gutschrift-Wertstellung ergeben sich Wertstellungsgewinne, die dem Kunden gegenüber möglichst klar und verständlich offengelegt werden müssen. Grundsätzlich gilt die in Tabelle 130 aufgeführte **Wertstellungspraxis**. Bei Deckungseingängen wird der Tag des Deckungseingangs und auf der Belastungsbuchungsseite der Tag des Deckungsabflusses als Tag der Wertstellung angesehen.

Workflow

Der Workflow stellt ein rechnergesteuertes Hilfsinstrument zur Automatisierung und lückenlosen Verfolgung von Arbeitsprozessen dar.

Im Gegensatz zu allgemeinen Datenverarbeitungsanwendungen, die primär daten- und funktionsorientiert arbeiten, stellen Workflow-Systeme den Arbeitsablauf in den Vordergrund. Während der Mitarbeiter bei herkömmlichen Datenverarbeitungssystemen den Prozess selbst festlegen und sich von → Anwendung zu Anwendung bewegen muss, arbeitet der Workflow prozessorientiert und gibt die Abläufe über einzelne Arbeitsplätze hinweg im Sinne einer einheitlich strukturierten → Ablauforganisation vor. Wesentliche Voraussetzung für die Anwendung von

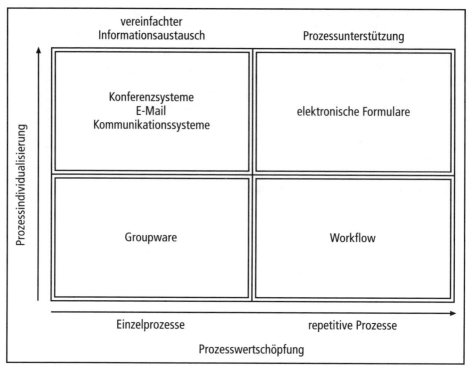

Abb. 103 Abgrenzung von Workflow nach *Müller* (1997)

Workflow-Systemen ist somit die prozessorientierte Abbildung der Arbeitsorganisation mit ihren komplexen Abläufen in der Datenverarbeitung. Nach *Damerau* (1997) unterstützt der Workflow somit allgemein strukturierbare Vorgänge und trägt zu einer weitgehenden Automatisierung von Routinetätigkeiten bei. Er ermöglicht dadurch die Steuerung der gesamten Ablauforganisation sowie die damit verbundene Implementierung und rasche Aktualisierung von aufbau- und ablauforganisatorischen Regelungen. Die für die Erledigung einer Aufgabe benötigten personellen und informatorischen Ressourcen werden zusammengeführt und auf diese Weise Konzeption und Ablauf betrieblicher Prozesse unterstützt. Workflow-Systeme stellen somit die technische Basis für das Management und die effiziente Kontrolle von Prozessketten in der Klinik oder Arztpraxis dar (Abb. 103).

Workflow-Systeme lassen sich in der Klinik oder Arztpraxis für die in Tabelle 131 aufgeführten **Anforderungszwecke** einsetzen.

Nach *Damerau* (1997) setzt eine optimale Vorgangssteuerung durch den Workflow eine **Reorganisation** der Aufbau- und Ablauforganisation der Klinik oder Praxis voraus. Die einzelnen Prozesse lassen sich dazu mit einem in das Workflow-System eingebundenen Organisationswerkzeug modellieren und im späteren Workflow durch das Anstoßen der erforderlichen Abläufe aktiv steuern (Abb. 104). Dazu werden der Nutzer oder eingesetzte Informations- und Kommunikationssysteme zu Reaktionen oder zum Bereitstellen vordefinierter Ergebnisse aufgefordert, wobei flexible Systeme auch kurzfristige Än-

Tab. 131 Einsatzmöglichkeiten von Workflow-Systemen

Anforderung	Einsatzmöglichkeit
Unterstützung bei Vorgängen	Bereitstellung von elektronischen Formularen, automatische Vergabe von Patienten- bzw. Referenznummern, Aufzeichnung von Datum und Uhrzeit bei Anrufen, Kommentarfelder für den Rückruf, Festlegung des Rückrufers, Suchfunktionen, Sortierfunktionen
Kontrolle der Abläufe	Abzeichnung durch den jeweiligen Bearbeiter, Statistiken über Bearbeitungszeiten
Gestaltung von Abläufen	Simulation von Abläufen, Organisation von Abläufen, Modellierung von Abläufen, Transport von Dokumenten und Vorgängen
Verwaltung von Terminen und Wiedervorlagen	Abarbeiten von Gruppen- oder Funktionsterminen, automatische Erstellung von Terminen, automatischer Aufruf der Patientendaten bei Wiedervorlage
Integration	Schnittstellen für Standardapplikationen, Schnittstellen für Dokumenten-Management- und Archivsysteme

derungen in vordefinierten Abläufen durch das Entfernen, Abändern oder Hinzufügen von Prozessschritten ermöglichen. Die parallele Bearbeitung von Vorgängen wird oftmals erst dadurch ermöglicht, dass notwendige Dokumente in elektronischer Form zur Verfügung stehen. Insofern ist der gleichzeitige Einsatz eines **Dokumenten-Management-Systems** in Verbindung mit dem Workflow als sinnvolle und notwendige Ergänzung zu

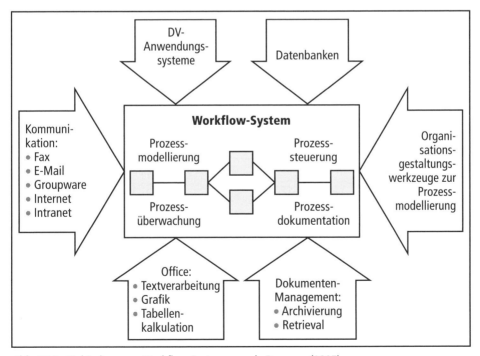

Abb. 104 Einbindung von Workflow-Systemen nach *Damerau* (1997)

erachten. Schließlich sind → Schnittstellen für vorhandene Datenbanken und Anwendungssysteme notwendig.

Es wird deutlich, dass die **Einbindung** von Workflow-Systemen in bestehende Systemlandschaften aufwendig und komplex ist. Nicht selten erfordert sie umfangreiche Anwendungsentwicklungen, die weit über verfügbare Funktionalitäten standardmäßiger Workflow-Plattformen hinausgehen. Für die Modellierung prozessübergreifender Workflow-Funktionalitäten nehmen im Hinblick auf die angestrebte Erhöhung der Leistungsfähigkeit des Bürokommunikationssystems aufbau- und ablauforganisatorische Aspekte eine Schlüsselrolle ein. Das Workflow-System muss die entsprechenden Strukturinformationen in adäquater Form abbilden und den Zugriff darauf sowie die Arbeit der einzelnen Kommunikationsanwendungen koordinieren. Zur integrierten Abbildung der Strukturinformationen dienen:

- Stellenkonzepte
- Vertretungsregelungen
- Hierarchiemodellierungen

Sie ermöglichen in Verbindung mit der Systemadministration über das Anlegen von Nutzern und die Vergabe von entsprechenden Berechtigungen die Darstellung komplexer Organisationsstrukturen. Ergänzt wird dieses System durch hinterlegbare Vorgangsverzeichnisse, die vordefinierte, aber auch durch den Anwender selbst definierbare Weiterleitungsmechanismen ermöglichen.

WWW

Das World Wide Web (WWW) stellt einen kommerziellen Dienst auf der Basis des → Internets dar.

WWW wird häufig zum Begriff Internet synonym verwendet. Es stellt die komplette Sammlung von Hypertext-Dokumenten, die auf → Servern in der ganzen Welt abgelegt sind, dar. Dokumente im World Wide Web, die sogenannten Seiten oder Web-Seiten, sind in der Auszeichnungssprache → HTML geschrieben. Mit dem WWW vergleichbare **Dienste** sind:

- Suchdienste zum Auffinden gewünschter Informationen
- Zugangsdienste zu Massenspeichern großer Datenbanken
- elektronische Postdienste
- Dienste zur Fernbedienung von Rechnern

Seit den frühen 90er Jahren gewinnt das aus Europa stammende World Wide Web (WWW), das sich inzwischen zur größten interaktiven Bibliothek entwickelt hat, an Bedeutung. Das World Wide Web wurde 1989 von Timothy Berners-Lee für das Europäische Zentrum für Nuklearforschung (CERN) entwickelt. Die Problematik der Verknüpfung einzelner Netze im Hinblick auf einen globalen Datenaustausch wurde bereits in den 70er Jahren mit der Vereinbarung des Transmission Control Protocol/Internet Protocol (**TCP/IP**) gelöst. Das TCP/IP-Protokoll stellt ein international standardisiertes → Übertragungsprotokoll dar, über das sich die weltweit dislozierten Rechner miteinander verständigen können. Das TCP/IP und andere Protokolle stellen dem Anwender verschiedene Dienste im Internet zur Verfügung. Dazu zählt das Hypertext Transmission Protocol (HTTP), welches die Basis für das World Wide Web bildet und die Übertragung von Hypertext-Dokumenten im HTML-Format ermöglicht.

Das WWW kann mit jedem Computer, der etwa über eine Telefonleitung mit einem *internet service provider* verbunden ist, leicht benutzt werden. Die Popularität des WWW geht aber auch darauf zurück, dass die Informationseingabe für Anbieter schnell und kostengünstig möglich ist und sich das

WWW zunehmend von einem passiven Abrufmedium hin zu einer immer größeren Interaktivität entwickelt.

Das **Angebot** im World Wide Web ist allumfassend, wobei der überwiegende Teil der Informationen textorientiert ist, oft ergänzt von Bildern oder anderen Medien, insbesondere Audio, Video, Animationen oder 3-D-Modellen. Zu den größten **Problemen** zählen:
- lange Wartezeiten
- Schwierigkeiten bei der Informationssuche
- unsinnige Verweise (gebrochene → Links, die zu keinen weiteren Informationen führen)
- Unsicherheit bezüglich der Authentizität der Links
- teilweise chaotische, schwer durchschaubare Strukturen der Informationsdarbietung
- Uneinheitlichkeit der Informationen

Da die Bedeutung des → „E-Commerce", des elektronischen Handels, ständig zunimmt, übernimmt das WWW in einigen Bereichen den Zwischenhandel von Bankfilialen, Kaufhäusern oder Reisebüros. An Bedeutung gewinnt das WWW auch im Bereich Ausbildungsunterstützung und im Bereich des webbasierten Trainings. Ein Ende der wachsenden Informations- und Transaktionsmöglichkeiten ist nicht absehbar, sodass das WWW in Zukunft weiter an Bedeutung gewinnen wird.

XML

XML (Extensible Markup Language) ist eine Programmiersprache, mit der die Struktur von Dokumenten beschrieben wird.

XML wurde von 1996 bis 1998 entwickelt und als Standard eingeführt. Sein Anwendungsschwerpunkt liegt vor allem Bereich des World Wide Web (→ WWW), denn dort veröffentlichte Dokumente müssen im HTML-Format vorliegen. Dazu muss jedes XML-Dokument zunächst in die Auszeichnungssprache → HTML umgewandelt werden. Auch für die Ausgabe müssen die XML-Strukturbeschreibungen mit zusätzlichen Formatbeschreibungen versehen werden. Dies geschieht praktisch immer durch eine Konvertierung, für die es Standardverfahren gibt und die wegen der einheitlichen Struktur eines XML-Dokuments in der Regel unproblematisch abläuft. Erst nach der Konvertierung kann das Dokument mit allen typographischen Merkmalen auf dem → Drucker, dem Bildschirm oder im World Wide Web ausgegeben werden. Allerdings beschreibt HTML keine Strukturen, sondern nur die Formatierung von → Daten und lässt die Erstellung neuer **Tags** nicht zu. Tags sind sogenannte Markup-Befehle, die Elemente (z. B. Text und Grafiken) in einem Dokument auszeichnen oder dem → Web-Browser mitteilen, wie der Text dargestellt werden soll. Außerdem geben die Tags an, wie bestimmte Elemente auf Benutzeraktionen reagieren sollen (z. B. Aktivieren einer Verknüpfung über einen Tastaturbefehl oder über Mausklick-Aktionen). Jedes HTML-Dokument besteht somit aus einer Mischung von Text, der ausgegeben wird, und Tags, die der Benutzer normalerweise nicht zu sehen bekommt. Die Tags werden zwischen Kleiner- und Größerzeichen eingeschlossen (<>) und können durch Parameter ergänzt werden. XML ist im Unterschied zu HTML erweiterbar und ermöglicht, Tags zu definieren, die auf bestimmte Dokumente zugeschnitten sind und die die Auszeichnung des Dokuments erleichtern. Dadurch ist XML ideal geeignet, um Datenbankinhalte und große Textmengen im → Internet abzufragen und darzustellen und bildet die ideale Grundlage für moderne → **Content-Management-Systeme**.

XML-Dokumente sind wie HTML reine → ASCII-Dokumente, die sich mit jedem Editor öffnen und bearbeiten lassen. Zu Strukturierungszwecken wird ein XML-Dokument in einem Editor ausgezeichnet, wobei die verschiedenen Inhaltskomponenten mit Codes versehen werden.

Der wesentliche **Vorteil** von XML-Dokumenten liegt in ihrer Medien- und Plattformneutralität, da sie unter allen → Betriebssystemen bearbeitet und sowohl auf einem Drucker als auch in elektronischer Form, auf einer → CD-ROM oder im Internet, ausgegeben bzw. publiziert werden können.

Z

Zahlungsunfähigkeit

Eine Zahlungsunfähigkeit liegt vor, wenn der Schuldner aufgrund mangelnder Zahlungsmittel nicht in der Lage ist, seine fälligen Geldschulden zu begleichen.

Die tatsächliche und drohende Zahlungsunfähigkeit ist Eröffnungsgrund für das Insolvenzverfahren. Sie lässt sich anhand einer Liquiditätsbilanz feststellen. Ihre wichtigste Erscheinungsform ist die Zahlungseinstellung, die vorliegt, wenn der Schuldner nach außen zu erkennen gibt, dass er seine fälligen Geldschulden nicht erfüllen kann.

Zeitvergleich

Der Zeitvergleich zählt neben dem Betriebsvergleich und dem → Soll-Ist-Vergleich zu den wichtigsten Vergleichsinstrumenten im Rahmen des → Controllings.

Er lässt er sich entlang der Zeitachse in regelmäßigen zeitlichen Abständen für verschiedene Bereiche anhand absoluter oder relativer Werte (→ Kennzahlen) durchführen. Zweckmäßige **zeitliche Abstände** können dabei sein:
- wöchentlich
- monatlich
- quartalsweise
- jährlich
- mehrjährig

So lassen sich etwa Umsatzzahlen eines Quartals mit denen eines anderen Quartals vergleichen, oder auch die Personalkosten eines Monats mit den → Kosten in den jeweiligen Vormonaten. Je höher dabei die Zahl der Vergleichsdaten ist, desto eher lässt sich ein Trend erkennen. Je häufiger der → Vergleich vorgenommen wird und je kürzer die Abstände der Vergleichszeiträume sind, desto genauer lässt sich der Zeitvergleich als Kontrollinstrument einsetzen. Auf der Basis von Zielvorgaben und Sollzahlen, die aus den Vergangenheitswerten abgeleitet sind, lassen sich notwendige Steuerungsfunktionen entwickeln. Der Zeitvergleich gibt nicht nur Auskunft über die derzeitige Situation, sondern stellt zugleich die Grundlage für die Ableitung zukunftsbezogener Maßnahmen dar.

Zertifizierung

Die Zertifizierung stellt eine Überprüfung und Bestätigung durch einen unabhängigen Sachverständigen dar, beispielsweise ob ein Qualitätsmanagement-System eingeführt ist, dokumentiert ist und aufrechterhalten wird.

Die Zertifizierung einer Klinik oder Arztpraxis kann unterschiedliche **Gründe** haben, wie z. B.:
- Stärkung der Wettbewerbsfähigkeit
- → Forderung der Patienten oder Partner
- gesetzliche Vorgaben
- Vorbeugung im Falle der Haftung
- Reduktion der Fehlerkosten
- Ziel im ständigen Qualitätsverbesserungsprozess
- → Motivation der Mitarbeiter

Tab. 132 Zertifizierungsvorbereitung

Aufgabe	Klärung
Zertifizierungsbereich	gesamte medizinische Einrichtung oder ausschließlich Teilbereiche
Mitarbeitereinbindung	Anzahl der betroffenen Mitarbeiter, Mitarbeiterschulung, Klärung offener Fragen
Normenbereich	Qualitätsmanagement-Zertifizierung nach ISO 9000ff, Umweltmanagement-Zertifizierung nach ISO 14000ff
Zeitpunkt	Berücksichtigung von Urlaub, Budget, Terminen
Zertifizierer	Auswahl der Zertifizierungsgesellschaft

Die Fragen, die zur **Vorbereitung** auf ein Zertifizierungsaudit (Auditierung = Überprüfung) zu klären sind, sind in Tabelle 132 zusammengefasst.

Tab. 133 Zertifiziererauswahl

Kriterium	Ausprägung
Erfahrung	Anzahl der bisher durchgeführten Zertifizierungen
	Branchenerfahrung
	Qualifikation der Auditoren
	bisherige Zertifizierungskunden
Akzeptanz	Image-Wert des Zertifikats
	Zugehörigkeit zu einem anerkannten Verband
	Anerkennung des Zertifikats durch öffentliche Stellen
Zeitaufwand	Durchführungsdauer
	Terminsetzung
	Zeitaufwand für Wiederholungs-Audits
Arbeitsweise	Verfügbarkeit der Ansprechpartner
	Art und Umfang der Einweisung
	Intensität des Personaleinsatzes
	Auditorenauswahl
	Qualität der zur Verfügung gestellten Informationen
	Neutralität und Unabhängigkeit
	Vertragsgestaltung
Kosten	Zertifizierungskosten
	Reisekosten
	Kosten für Wiederholungs-Audit
	verdeckte Mehrkosten

Die **Zertifizierungsgesellschaft** ist eine Organisation, die durch ihre Audits feststellt, ob beispielsweise ein Qualitätsmanagement-System so funktioniert, wie es beschrieben ist. Seriöse Zertifizierungsgesellschaften sind von der Trägergemeinschaft für Akkreditierung GmbH (TGA) nach entsprechender Begutachtung auf der Basis der → Norm EN 45012 akkreditiert und damit autorisiert. Eine Akkreditierung erfolgt nur, wenn die Zertifizierungsgesellschaft die notwendige Erfahrung und Kompetenz nachweisen kann. Die **Auswahl** der geeigneten Zertifizierungsgesellschaft kann anhand der in Tabelle 133 beschriebenen Kriterien erfolgen.

Wenn vorab ein internes Audit durchgeführt wird, lässt das die Erfolgschancen des eigentlichen Zertifizierungsaudits steigen. Am Beginn des **Zertifizierungsprozesses** steht in der Regel ein Gespräch mit der Zertifizierungsgesellschaft und der zu zertifizierenden Einrichtung, in dem im Rahmen eines sogenannten Voraudits bereits auf vorhandene Defizite hingewiesen wird. Als nächstes dient die Beurteilung vorhandener Unterlagen zur Überprüfung der vollständigen Erfüllung der Norm. Die zu überprüfende Einrichtung erhält einen Bericht über die Ergebnisse dieser Prüfung und hat die festgestellten Abweichungen in der Regel vor dem eigentlichen Zertifizierungsaudit zu korrigieren. Bei dem anschließenden Zertifizierungsaudit wird das zu überprüfende System vor Ort auf die Erfüllung der Forderungen der zugrunde liegenden Norm überprüft. Die Auditoren orientieren sich dabei häufig an einer Check-Liste, die später gleichzeitig als Zertifizierungsprotokoll dient. Über die Ergebnisse wird in einem schriftlichen Auditbericht informiert. Dabei werden sowohl die positiven als auch die negativen Ergebnisse erläutert. Wesentliche Abweichungen von der Norm müssen vor der Zertifikatserteilung korrigiert werden. Unwesentliche Abweichungen müssen bis zu einem vereinbarten Termin korrigiert werden und sind somit Gegenstand des Überwachungsaudits. Das erteilte Zertifikat hat in der Regel eine befristete Gültigkeitsdauer, wenn die Aufrechterhaltung des Systems im Rahmen eines Überwachungsaudits mindestens einmal jährlich nachgewiesen wird. Ein Wiederholungsaudit stellt die Überprüfung des Systems sicher und führt bei Erfolg zur erneuten Ausstellung eines Zertifikats (Abb. 105).

Der Erfolg eines Zertifizierungsprozesses wird durch folgende **Fehler** häufig gefährdet:
- Erforderliche Aufzeichnungen fehlen oder sind nicht auffindbar.
- Die beschriebenen Verfahren werden anders oder unvollständig angewendet.
- Es sind keine messbaren → Ziele definiert.
- Die Zuständigkeiten, Verantwortlichkeiten und Befugnisse sind nicht klar geregelt.
- Die Struktur der Systemdokumentation ist nicht durchgängig.
- Es erfolgt kein aktueller Änderungsdienst.
- Korrekturmaßnahmen nach dem Überwachungsaudit werden nicht umgesetzt.
- Es fehlen Einarbeitungsprogramme für neue Mitarbeiter.
- Das System wird durch die Führungskräfte nur mangelhaft unterstützt.

Die Erhaltung eines Zertifikats unterliegt in der Regel strengen Maßgaben. Ein Missbrauch des Zertifikats oder der Zertifikatssymbole kann zur **Aussetzung** (keine → Werbung mit dem Zertifikat, keine positive Zertifizierungsaussage) oder zum **Entzug** führen. Der Entzug bedeutet:
- Verbot der Werbung mit dem Zertifikat
- Verbot der Aussage der Einrichtung, dass sie zertifiziert ist
- Vorgabe, die Nutzung des Zertifizierungssymbols einzustellen
- Löschung aus der Zertifikatsliste des Zertifizierers

Für den Fall, dass die Entscheidung über die Erteilung oder den Entzug eines Zertifikats angefochten wird, ist in der Regel eine neutrale **Schiedsstelle** eingerichtet.

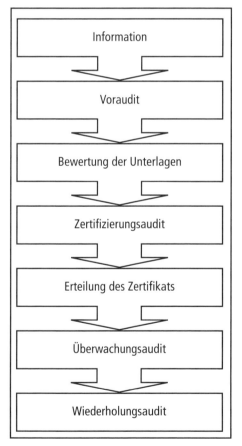

Abb. 105 Zertifizierungsprozess

Ziele

> Ziele sind durch Entscheidung projektierte zukünftige Zustände, die durch Handeln verwirklicht werden sollen.

Alles absichtsvolle Handeln in der Klinik oder Arztpraxis ist durch Ziele bestimmt und durch Motive begründet. Sie messen dem jeweiligen Ziel einen Wert bei, um dessentwillen es als erstrebenswert gilt. Ziele können sich unterscheiden nach folgenden Merkmalen:
- Inhalt: ökonomische, persönliche, gesellschaftliche, sportliche Ziele
- Rang: höherrangige Ziele, Ziele mit niedrigerem Rang
- Verhältnis:
  - komplementär: sich ergänzende Ziele
  - konkurrierend: sich gegenseitig behindernde Ziele
  - indifferent: sich gegenseitig nicht beeinflussende Ziele

Konkurrierende Ziele schaden einer erfolgreichen Zusammenarbeit. Sie behindern sich und lassen sich nicht gleichzeitig verwirklichen. Komplementäre Ziele wirken förderlich und tragen dazu bei, den langfristigen Erfolg zu sichern. Indifferente Ziele liegen dann vor, wenn die Erreichung des einen Ziels keinerlei Einfluss auf die Erfüllung eines anderen Ziels hat (Abb. 106).

Im Rahmen von Prozessen zur Strategiefindung und Problemlösung sind **Zielanalysen** durchzuführen. Sie versuchen, die Frage zu beantworten, was für die Erreichung eines bestimmten Ziels erforderlich ist oder was es zu vermeiden gilt.

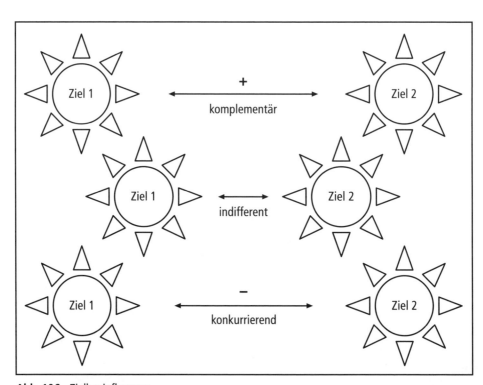

Abb. 106 Zielbeeinflussung

Zinsen

Zinsen sind die vom Schuldner zu entrichtende Vergütung für die Überlassung von → Kapital.

Die Höhe der Zinsen bildet sich am Markt entsprechend Angebot und Nachfrage und wird von der Länge der Leihfristen sowie geldpolitischen Maßnahmen beeinflusst. Zu den wichtigsten **Zinsarten** zählen:
- Aktivzins und Sollzins: vom Kunden für → Kredite zu zahlender Zins
- Passivzins und Habenzins: von der Bank für Kundeneinlagen zu zahlender Zins
- Realzins: um die jeweilige Inflationsrate bereinigter Zins
- Nominalzins: auf den Nennwert von → Wertpapieren bezogener Zinssatz
- → Effektivzins: aus dem Verhältnis zwischen Zinsertrag und Kaufpreis oder Kurswert eines Wertpapiers resultierender Zinssatz
- kalkulatorischer Zins: wird in der → Kostenrechnung auf das betriebsnotwendige Kapital verrechnet
- Aufwandszins und Ertragszins: wird in der Finanzbuchhaltung und in der → Gewinn- und-Verlust-Rechnung gesondert ausgewiesen und in der Regel mit ähnlichen → Aufwendungen wie Kreditprovisionen und Wechseldiskonten zusammengefasst

Die rechtlichen Grenzen der **Zinsforderung** entscheiden sich durch:
- die jeweilige Lage am Kapitalmarkt
- das Risiko des Kreditgebers

Für die vereinbarte **Zinshöhe** gelten weitere rechtliche Beschränkungen, wie:
- Verbot der Sittenwidrigkeit
- Verbot von Wucher

Fehlen entsprechende vertragliche Vereinbarungen, findet der **gesetzliche Zinssatz** Anwendung. Er beträgt für:
- Nichtkaufleute: 4 %
- Kaufleute: 5 %

Bei den im Bankgeschäft typischen, regelmäßig vorkommenden Kreditgewährungen und Leistungen für Privatkunden ist der jeweilige Zinssatz bei Kreditinstituten aus folgenden Angaben ersichtlich:
- Allgemeine Geschäftsbedingungen der Kreditinstitute
- Preisaushang – Regelsätze im standardisierten Privatkundengeschäft
- Preisverzeichnis

Im Geschäft mit Firmenkunden bestimmt das Kreditinstitut die Höhe der Zinsen nach Vereinbarung.

Zugewinngemeinschaft

Die Zugewinngemeinschaft ist ein gesetzlicher Güterstand, der gilt, wenn im Ehevertrag keine abweichende Vereinbarung festgelegt ist.

Bei der Zugewinngemeinschaft behält jeder Ehepartner sein → Vermögen und besitzt darüber grundsätzlich auch Verfügungsbefugnis, wobei jeder Ehepartner Alleineigentümer des nach der Eheschließung erworbenen Vermögens wird. Als Zugewinn wird dabei der Betrag bezeichnet, um den das Endvermögen eines Ehepartners das Anfangsvermögen übersteigt. Bei Beendigung der Ehe findet ein vermögensmäßiger Ausgleich zwischen den Ehepartnern statt: Der Ehepartner, dessen Vermögen einen höheren Wertzuwachs erfahren hat, muss die Hälfte dieses Mehrbetrags dem anderen als Zugewinnausgleich zahlen. Daher ist zu beachten, dass bei → Verfügungen eines Ehepartners über das Vermögen im Ganzen oder über Haushaltsgegenstände die Zustimmung des anderen Ehepartners erforderlich ist für die

- Besicherung von → Krediten,
- → Sicherungsabtretung von Gehalts- oder Pensionsansprüchen,
- Abtretung von → Grundpfandrechten sowie
- Belastung von Grundstücken mit Grundpfandrechten.

Daher verlangen Kreditinstitute zur Absicherung
- einen Schuldbeitritt durch Mitunterzeichnung des Kreditvertrags oder
- die Übernahme einer selbstschuldnerischen → Bürgschaft für einen Kredit eines Ehepartners.

Bei der Auflösung der Ehe durch Scheidung kann der Ehepartner mit dem geringeren Vermögenszuwachs einen schuldrechtlichen Anspruch gegenüber seinem Partner geltend machen.

Zugriffsrecht

Das **Zugriffsrecht** stellt eine Zugriffsberechtigung dar, die einem Nutzer in einem → Netzwerk von einem Systemadministrator oder Webmaster eingeräumt wird.

Das Zugriffsrecht legt mithilfe von **Zugriffsprofilen** beispielsweise fest,
- welche Anwendungsprogramme durch den Nutzer auswählbar sind,
- auf welche → Dateien er Lese- oder Schreibrechte hat,
- welche Verzeichnisse für ihn zugänglich sind und
- auf welche Peripheriegeräte er Zugriff hat.

Oft werden gleichartige Rechte in Zugriffsprofilen festgelegt, die dann den einzelnen Benutzern oder ganzen Arbeitsgruppen zugewiesen werden. Ein Benutzer, der einer Arbeitsgruppe zugeteilt wird, erhält damit automatisch bestimmte Rechte.

Zulassungsverfahren

Das **Zulassungsverfahren** stellt als Nachfolgekassenzulassung ein öffentlich-rechtliches Verfahren dar mit dem Ziel, einen frei werdenden Vertragsarztsitz in einem Planungsbereich mit Zulassungsbeschränkungen neu zu besetzen.

Da in überversorgten Gebieten nur die Übernahme einer Praxis mit bereits erteilter Kassenzulassung möglich ist, stellen die Überversorgung und die damit eingeschränkte Niederlassung an einem beliebigen Ort eine wesentliche Zulassungsbeschränkung dar. Die damit erforderliche Nachfolgekassenzulassung ist an öffentlich-rechtliche Bedingungen geknüpft. So ist durch die Kassenärztliche Vereinigung ein frei werdender Vertragsarztsitz in einem Planungsbereich mit Zulassungsbeschränkungen auf Antrag des Vertragsarztes oder seiner Erben in amtlichen Bekanntmachungsblättern auszuschreiben und eine Bewerbungsliste für den Zulassungsausschuss bzw. die Erben zusammenzustellen. Die Ursache für das Freiwerden des Vertragsarztsitzes kann begründet sein durch:
- Verzicht
- Erreichung der Altersgrenze
- Entziehung
- Tod des bisherigen Vertragsarztes

Bewerber, die in das Arztregister eingetragen sind und sich für die Übernahme einer Vertragsarztpraxis interessieren, können sich in eine **Warteliste** bei den Kassenärztlichen Vereinigungen eintragen lassen. Der **Zulassungsausschuss** hat aus den Bewerbern den Nachfolger des bisherigen Vertragsarztes nach pflichtgemäßem Ermessen auszuwählen (Abb. 107). Dabei sind zu berücksichtigen:

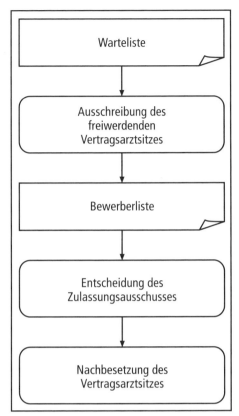

Abb. 107 Zulassungsverfahren

- Dauer seiner bisherigen ärztlichen Tätigkeit
- Approbationsalter
- berufliche Eignung
- Wartezeit auf der Warteliste
- Interessen von in der Praxis verbleibenden Vertragsärzten, wenn die Praxis bisher mit ihnen gemeinschaftlich ausgeübt wurde
- Verwandtschaftsverhältnis des Bewerbers zum Vertragsarzt (Ehegatte, Kind)
- bisheriges Angestelltenverhältnis des Bewerbers zum Vertragsarzt
- bisherige gemeinschaftliche Praxisführung zweier Vertragsärzte
- ökonomische Interessen des bisherigen Vertragsarztes

Die Niederlassung in einem überversorgten Gebiet ist auch außerhalb von Übergabe und Nachfolgezulassung möglich, wenn der Arzt mit einem bereits zugelassenen Vertragsarzt eine → **Gemeinschaftspraxis** gründet. Der bisherige Leistungsumfang der Praxis darf allerdings dadurch nicht überschritten werden. Dies hat zur Folge, dass ein Teil der Leistungen des bisherigen Vertragsarztes durch den hinzukommenden Arzt übernommen werden muss. Nach mindestens zehnjähriger vertragsärztlicher Tätigkeit in der Gemeinschaftspraxis wird in der Regel eine **Vollzulassung** erteilt. Eine gemeinsame vertragsärztliche Tätigkeit im Nachfolgeverfahren wird erst nach einer fünfjährigen Mindestzugehörigkeit berücksichtigt, damit nicht die Gefahr einer Benachteiligung von Mitbewerbern durch kurzfristige Aufnahme eines Bewerbers in eine Gemeinschaftspraxis gegeben ist. Auch die Anstellung von dauerhaften **Assistenten** ist im Zuge einer individuellen Nachfolgeplanung möglich. Sie setzt voraus, dass sich der Leistungsumfang der Praxis nicht wesentlich erhöht. Somit ist es dem bisherigen Vertragsarzt als Veräußerer durch die langfristige Aufnahme eines Arztes in eine Gemeinschaftspraxis oder die weisungsgebundene Beschäftigung eines Assistenzarztes möglich, die Nachfolgefrage und das Problem der Praxisübergabe frühzeitig zu lösen. Neben der Nachfolgekassenzulassung als öffentlich-rechtlicher Zulassungsentscheidung regelt üblicherweise ein **privatrechtlicher** Vertrag die einzelnen Übernahmemodalitäten. Die Entscheidung des Zulassungsausschusses über die Nachbesetzung des Vertragsarztsitzes und die individuellen Vereinbarungen zwischen dem die Praxis veräußernden Vertragsarzt und seinem Nachfolger sind grundsätzlich voneinander unabhängige Vorgänge. Um allerdings zu verhindern, dass es im Anschluss an die privatrechtliche Vereinbarung im Rahmen des Auswahl- und Zulassungsverfahrens nicht zur geplanten

Nachbesetzung der Praxis kommt, wird in den Übernahmevertrag eine **aufschiebende Regelung** eingebaut, die auf die Voraussetzung abstellt, dass der Käufer auch die erforderliche Zulassung erhält. Die Wirksamkeit der Entscheidung des Zulassungsausschusses ist auch an die Beendigung der Tätigkeit des bisherigen Vertragsarztes und die Fortführung der Praxis durch den ausgewählten Nachfolger geknüpft, sodass bei nicht stattfindender Übergabe an den Nachfolger auch seine Zulassung unwirksam wird. Ferner ist zu beachten, dass auch das Widerspruchsrecht des bisherigen Praxisinhabers und des Käufers gegen die Entscheidung des Zulassungsausschusses aufschiebenden Charakter hat. Um etwa einer Wertminderung der Praxis im Rahmen einer Besitzstandswahrung zuvorzukommen, bleibt dem Praxisinhaber und dessen Erben das Recht zur **unverzüglichen Vollziehung** der Nachfolgeentscheidung vorbehalten. Dieses Recht gilt weder für den Käufer als Nachfolger noch für den Zulassungsausschuss, da es in einem überversorgten Gebiet mit Zulassungsbeschränkung kein öffentliches Interesse an einem derartigen Vorgehen geben kann.

Zuschlagskalkulation

> Die Zuschlagskalkulation ist ein Verfahren der → Kostenträgerrechnung, bei dem zu den → Einzelkosten der Leistungen die → Gemeinkosten als prozentuale Zuschläge hinzugerechnet werden.

Die Zuschlagskalkulation führt im Vergleich zur → Divisionskalkulation zu aussagekräftigeren und genaueren Ergebnissen der Kostenträgerrechnung, da zunächst die Einzelkosten für die jeweilige Leistung (z. B. → Behandlungsfallkosten) ermittelt und die Gemeinkosten dann gemäß den in der → Kostenstellenrechnung erarbeiteten Verteilungsschlüsseln der jeweiligen Leistung zugeschlagen werden (Tab. 134).

Die Einzelkosten lassen sich anhand durchschnittlicher Beschaffungsmengen und -preise ermitteln. Die Personalkosten können zur möglichst genauen Kostenermittlung als Einzelkosten betrachtet werden. Häufig werden sie auch als Gemeinkosten angesehen und über einen Schlüssel anteilig verrechnet. Je nach Behandlungsart und -verlauf können insbesondere bei Komplikationen oder speziellen, fachärztlichen Behandlungsmaßnahmen die Einzelkosten der Behandlung auch bei gleichartigen Behandlungsmaßnahmen erheblich voneinander abweichen.

Zwangsvollstreckung

> Die Zwangsvollstreckung ist die Durchsetzung privatrechtlicher, vollstreckbarer Ansprüche durch staatliche Zwangsmaßnahmen in das → Vermögen des Schuldners.

Die Zwangsvollstreckung erfasst als Einzelvollstreckung einzelne Vermögensgegenstände des Schuldners. Es gibt verschiedene Arten der Zwangsvollstreckung (Abb. 108). Sie kann sich erstrecken auf:
- bewegliche Sachen: Pfändung von beweglichen Sachen
- unbewegliches Vermögen: Zwangsvollstreckung in unbewegliches Vermögen (z. B. Grundstücke)
- → Forderungen: Pfändung von Geldforderungen, → Wertpapieren, → Grundpfandrechten

Zu den häufigsten Arten der Zwangsvollstreckung zählt die Vollstreckung wegen Geldforderungen. **Vollstreckungsmittel** sind bei:
- beweglichen Sachen: Pfändung und Versteigerung der gepfändeten Sachen (Ausnahmen: Geld und Wertpapiere, die einen Börsen- oder Marktpreis haben)

Tab. 134 Zuschlagskalkulation

1. Einzelkostenermittlung

Vorgang	Personalbedarf	Dauer	Materialbedarf	Kosten in Euro
Dauer: in Minuten; A = Arzt; MA = Medizinische Assistentin; VA = Verwaltungsassistentin; Kosten für Arzt: 70,00 / Std.; Kosten für Assistentinnen: 40,00 / Std.				
Patienten empfangen: Versichertenkarte anfordern Karte einlesen Karteikarte heraussuchen oder im Praxis-Computer anmelden	MA	8	–	5,33
Diagnose: Instrumente für Behandlung bereitlegen Begrüßung Untersuchung durchführen und Diagnose stellen	MA A	8 12	Einmalhandtuch Seife Desinfektionsmittel 2 Paar Einmalhandschuhe	5,33 + 14,00 0,04 0,03 0,3 0,6
Röntgen: Röntgengerät einstellen Röntgenbild anfertigen Röntgenbild entwickeln	MA	12	Röntgenbild Entwicklerflüssigkeit Fixierflüssigkeit	8,00 0,6 0,2
Behandlung: Röntgenbild anschauen Injektion verabreichen Patient verabschieden Nachbereitung durchführen Neuen Termin vergeben	MA A	18 14	Kanüle Ampulle Desinfektionsmittel	12,00 + 16,33 0,20 0,9 0,9
Abrechnungsarbeiten: Im Praxis-Computer erfassen Abrechnung durchführen	VA	16		10,70
			Einzelkosten:	75,46

2. Gemeinkostenzuschlag

Gemeinkostenart	Verteilungsschlüssel	Kosten monatlich in Euro	Gemeinkostenanteil des Behandlungsfalls
Reinigung		600	2,00
Heizung		300	1,00
Miete		3 500	11,67
Strom	durchschnittliche Zahl an Behandlungsfällen pro Monat: 300	300	1,00
Wasser		200	0,67
Abschreibungen auf Behandlungseinrichtungen		3 000	10,00
Verwaltungsgemeinkosten (Telefon, Büromaterial usw.)		600	2,00
		Gemeinkosten:	28,34
Gesamtkosten = Einzelkosten + Gemeinkosten: 75,46 + 28,34 = 103,80			

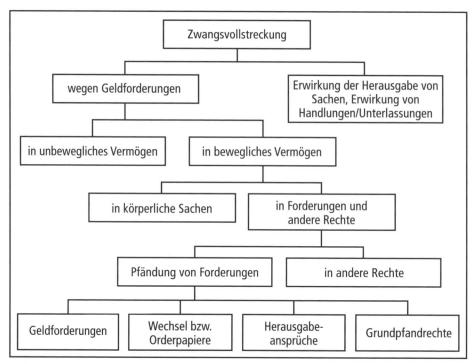

Abb. 108 Zwangsvollstreckungsarten

- Forderungen und anderen Rechten: Pfändungs- und Überweisungsbeschluss
- unbeweglichem Vermögen (Grundstücke, grundstücksgleiche Rechte):
  - Zwangsversteigerung
  - Eintragung einer Zwangshypothek
  - Zwangsverwaltung

Für die Zwangsvollstreckung in **Forderungen** ist das Vollstreckungsgericht zuständig, das auf Antrag des Gläubigers einen **Pfändungsbeschluss** erlässt. Mit der vom Vollstreckungsgericht angeordneten → Überweisung der Forderung zur Einziehung (**Überweisungsbeschluss**) wird der Gläubiger selbst zur Geltendmachung des gepfändeten Rechts ermächtigt. Der Gläubiger kann sich aus dem gesamten Vermögen des Schuldners, soweit es der Pfändung unterliegt, seinen Anspruch verschaffen, da dieser nicht auf einen bestimmten Leistungsgegenstand gerichtet ist. Eine wesentliche **Voraussetzung** der Zwangsvollstreckung ist das Vorliegen eines **Vollstreckungstitels**. Es handelt sich dabei um eine Urkunde, die die Zwangsvollstreckung zulässt. Vollstreckungstitel sind:

- Vollstreckungsbescheid (Mahnverfahren)
- rechtskräftige oder für vorläufig vollstreckbar erklärte Urteile
- ein vor Gericht geschlossener Vergleich
- vollstreckbare Urkunden

Zur Zwangsvollstreckung muss auf einer vollstreckbaren Ausfertigung des Titels die **Vollstreckungsklausel** (amtliche Bescheinigung der Vollstreckbarkeit des Titels) vorhanden sein. Der Titel muss dem Schuldner zugestellt sein, bevor die Zwangsvollstreckung beginnen darf. **Vollstreckungsorgan** ist

- der Gerichtsvollzieher und
- das Vollstreckungsgericht (das Amtsgericht, in dessen Bezirk das Vollstreckungsverfahren stattfinden soll).

Die Aufgaben des **Gerichtsvollziehers** erstrecken sich auf:
- Zwangsvollstreckung auf Herausgabe von Sachen
- Pfändung und Versteigerung beweglicher Sachen wegen Geldforderungen
- Inbesitznahme von Geld, Wertpapieren und Wertgegenständen bei der Pfändung
- Anbringung von Pfandmarken (äußerliche Kenntlichmachung als gepfändet) bei im Gewahrsam des Schuldners belassenen Sachen
- Aufnahme eines Protokolls über die Pfändung
- alle nicht den Gerichten übertragenen Vollstreckungshandlungen

Der Schuldner verfügt über einen **Pfändungsschutz**, der Folgendes beinhaltet:
- Zur sozialen Sicherung des Schuldners darf die Zwangsvollstreckung nicht in den Grundbedarf des Schuldners eingreifen, weswegen bestimmte Dinge unpfändbar sind.
- Auch darf die Pfändung nicht weiter ausgedehnt werden, als zur Befriedigung des Gläubigers notwendig ist.
- Vor der Verwertung ist dem Schuldner Gelegenheit zu geben, seine Schuld freiwillig zu tilgen.
- Die Pfändung von Lohn-, Gehalts- und ähnlichen Forderungen ist erheblich beschränkt.

Die gepfändeten Sachen werden vom Gerichtsvollzieher in der Regel öffentlich versteigert. Das Mindestgebot muss dabei wenigstens die Hälfte des gewöhnlichen Verkaufspreises erreichen. Der Gläubiger hat an der gepfändeten Sache das **Pfändungspfandrecht** und damit die Befugnis, sich für seine vollstreckbare Forderung aus dem Geldwert der Sache zu bedienen. Gepfändetes Geld ist ihm abzuliefern. Führt die Zwangsvollstreckung nicht oder nur teilweise zur Erfüllung der Gläubigeransprüche, so kann dieser vom Schuldner die Leistung einer **eidesstattlichen Versicherung** verlangen. Diese ermöglicht dem Gläubiger den Vollstreckungszugriff aufgrund einer Aufstellung eines Verzeichnisses über seinen Vermögensbestand. Da Schuldner einen großen Teil ihres beweglichen Vermögens bei Kreditinstituten halten, werden diese in der Regel als Dritte in Zwangsvollstreckungsverfahren einbezogen, wie:
- Pfändung in Bankkonten
- Pfändung in Sparkonten

Im Gegensatz zur Zwangsvollstreckung, die sich als Einzelvollstreckung auf einzelne Vermögensgegenstände des Schuldners bezieht, wird im Rahmen der Gesamtvollstreckung beim Insolvenzverfahren das gesamte Vermögen des Schuldners erfasst.

Zweiter Gesundheitsmarkt

Als „Zweiter Gesundheitsmarkt" wird der Gesundheitsmarkt für → Selbstzahlermedizin und individuelle Gesundheitsleistungen außerhalb der gesetzlichen Krankenversicherung bezeichnet.

Der zweite Gesundheitsmarkt beruht im Wesentlichen auf
- empfehlenswerten Gesundheitsleistungen außerhalb der GKV-Zuständigkeit,
- Wunschleistungen, die außerhalb der GKV-Zuständigkeit liegen und auch über das Angebot an individuellen Gesundheitsleistungen hinausgehen können sowie
- einer nicht budgetbeschränkten Optimalversorgung.

Literatur

Bastian H. Internet. Führung + Organisation zfo 1996; 6: 380–1.

Becker H, Langosch I. Produktivität und Menschlichkeit. Organisationsentwicklung und ihre Anwendung in der Praxis. 5. Aufl. Stuttgart: Lucius & Lucius 2002.

Bergmann G. Zukunftsfähige Unternehmensentwicklung. Realistische Visionen einer anderen Betriebswirtschaftslehre. München: Vahlen 1996.

Berndt O, Leger L. Dokumenten-Management-Systeme. Nutzen, Organisation, Technik. Neuwied, Kriftel, Berlin: H. Luchterhand 1994.

Berthel J, Becker F. Personal-Management. Grundzüge für Konzeptionen betrieblicher Personalarbeit. Stuttgart: Schäffer-Poeschel 2003.

Beschorner D, Peemöller VH. Allgemeine Betriebswirtschaftslehre. Grundlagen und Konzepte. 2. Aufl. Herne, Berlin: NWB – Verlag Neue Wirtschafts-Briefe 2006.

Bösel H-D. Organisation als soziales System – zwei Ansätze zur Gestaltung und Lenkung. In: v. Stein JH, Terrahe J (Hrsg). Handbuch Bankorganisation. Wiesbaden: Gabler 1991; 73–5.

Bundesärztekammer. Die ärztliche Versorgung in der Bundesrepublik Deutschland. Ergebnisse der Ärztestatistik zum 31. Dezember 2005. Letzte Änderung: 04.05.2006. http://www.bundesaerztekammer.de/30/Aerztestatistik/03Statistik2005/index.html (11.12.2006).

Camp R. Benchmarking. München, Wien: Carl-Hanser 1994.

Damerau G. Das Ende des Workfloh-Zirkus – Workflow verspricht hohen Nutzen und zwingt die DV-Abteilung zum Handeln. geldinstitute gi 1997; 7–8: 48–53.

Grochla E. Grundlagen der organisatorischen Gestaltung. Stuttgart: Schäffer-Poeschel 1995.

Imai M. Kaizen. London: McGraw-Hill Higher Education 1986.

Jórasz W. Kosten- und Leistungsrechnung. Lehrbuch mit Aufgaben und Lösungen. 3. Aufl. Stuttgart: Schäffer-Poeschel 1996.

Jünemann R. Materialfluß und Logistik. Systemtechnische Grundlagen mit Praxisbeispielen. Berlin, Heidelberg, New York: Springer 1989.

Kampffmeyer U, Merkel B. Grundlagen des Dokumenten-Managements. Einsatzgebiete, Technologien, Trends. Wiesbaden: Gabler 1997.

Kassenärztliche Bundesvereinigung (KBV). Grunddaten zur vertragsärztlichen Versorgung in Deutschland 2005. Arztdichte in Deutschland zum 31.12.2004. Letzte Änderung: 27.11.2006. http://www.kbv.de/themen/125.html (11.12.2006).

Kuppinger M. Microsoft Windows NT im Netzwerk. Unterschleißheim: Microsoft Press 1995.

Lauterburg Ch. Organisationsentwicklung – Strategie der Evolution. io Management-Zeitschrift 1980; 1: 49

Meyers Lexikon. Meyers Großes Taschenlexikon, 24 Bde. m. DVD-ROM. Mannheim: Bibliographisches Institut 2006.

Müller H. Staffware-Workflow. Produktpräsentation der Fa. Staffware 1997, München.

Müller A, Uecker P, Zehbold C. Controlling für Wirtschaftsingenieure. München, Wien: Fachbuchverlag Leipzig im Carl-Hanser-Verlag 2006.

Nordsieck F. Betriebsorganisation: Betriebsaufbau und Betriebsablauf. 4. Aufl. Stuttgart: Poeschel 1972.

Kilger W, Pampel J, Vikas K. Flexible Plankostenrechnung und Deckungsbeitragsrechnung. 11. Aufl. Wiesbaden: Gabler 2002.

Pleil GJ. Bürokommunikation. Der große Praxis-Ratgeber für mehr Effizienz im Büro. 2. Aufl. Planegg bei München: WRS – Verlag für Wirtschaft, Recht und Steuern 1991.

Reiß M. Virtuelle Unternehmung – Organisatorische und personelle Barrieren. Office Management 1996; 5: 10–3.

Scholz C (Hrsg). Innovative Personal-Organisation. Center-Modelle für Wertschöpfung, Strategie, Intelligenz und Virtualisierung. Neuwied: H. Luchterhand 1999.

Schulte C (Hrsg). Effektives Kostenmanagement. Methoden und Implementierung. Stuttgart: Schäffer-Poeschel 1992.

Stopp U. Betriebliche Personalwirtschaft. Zeitgemäße Personalwirtschaft – Notwendigkeit für jedes Unternehmen. 27. Aufl. Renningen: expert 2006.

TA Telearbeit GmbH. Gesetzgeber hinkt der Telearbeit hinterher. Office Management 1997; 3: 11–3.

Zeidler H. Das Internet. Zeitschrift Führung + Organisation zfo 1996; 6: 332–7.

Zorn W. Telearbeit – eine neue Arbeitskultur. Zeitschrift Führung + Organisation zfo 1997; 3: 173–6.

Weiterführende Literatur

Balck H. Facility Management – Schwerpunkt im Management der Infrastruktur im Unternehmen. Office Management 1996; 10: 20–4.

Bamberg G, Coenenberg A. Betriebswirtschaftliche Entscheidungslehre. 13. Aufl. München: Vahlen 2006.

Brands G. IT-Sicherheitsmanagement. Protokolle, Netzwerksicherheit, Prozessorganisation. Berlin, Heidelberg, New York: Springer 2005.

Brause R. Kompendium der Informationstechnologie. Hardware, Software, Client-Server-Systeme, Netzwerke, Datenbanken. Berlin, Heidelberg, New York: Springer 2005.

Brede H. Grundzüge der Öffentlichen Betriebswirtschaftslehre. 2. Aufl. München, Wien: Oldenbourg 2005.

Brockhaus Duden Neue Medien GmbH. Der Brockhaus in Text und Bild (BTB). Office-Bibliothek-Version 4.10. Copyright 1993–2006. Mannheim: Bibliographisches Institut & F. A. Brockhaus AG 2004.

Buchta D, Eul M, Schulte-Croonenberg H. Strategisches IT-Management. Wert steigern, Leistung steuern, Kosten senken. 2. Aufl. Wiesbaden: Gabler 2005.

Domschke W, Scholl A. Grundlagen der Betriebswirtschaftslehre. Eine Einführung aus entscheidungsorientierter Sicht. 3. Aufl. Berlin, Heidelberg, New York: Springer 2005.

Frodl A. Dienstleistungslogistik. Information, Kommunikation, Daten, Dokumente: zur richtigen Zeit, am richtigen Ort. München, Wien: Oldenbourg 1998.

Frodl A. Kostenmanagement. Berlin, Chicago, London: Quintessenz 1999.

Frodl A. Organisation in der Arztpraxis. 2. Aufl. Stuttgart: Hippokrates 1999.

Frodl A. Kostenmanagement in der Arztpraxis. Tips und Ratschläge für eine erfolgreiche Praxisführung. 2. Aufl. Stuttgart: Hippokrates 2000.

Frodl A. Personalmanagement. Berlin, Chicago, London: Quintessenz 2000.

Frodl A. Organisation. Berlin, Chicago, London: Quintessenz 2000.

Frodl A. Management von Arztpraxen. Kosten senken, Effizienz steigern – Betriebswirtschaftliches Know-how für die Heilberufe. Wiesbaden: Gabler 2004.

Fuchs M, Marhold F. Europäisches Arbeitsrecht. 2. Aufl. Wien, New York: Springer 2006.

Führich E. Wirtschaftsprivatrecht. Basiswissen des Bürgerlichen Rechts und des Handels- und Gesellschaftsrechts für Wirtschaftswissenschaftler und Unternehmenspraxis. 8. Aufl. München: Vahlen 2006.

Glock J, Abeln C. Arbeitsrecht. Ein Leitfaden für leitende Angestellte in eigener Sache. Wiesbaden: Gabler 2006.

Grundmann W. Bankwirtschaft. Offene und programmierte Aufgaben mit Lösungen. Wiesbaden: Gabler 2005.

Grundmann W, Schüttel K. Wirtschaft, Arbeit und Soziales. Offene und programmierte Aufgaben mit Lösungen Wiesbaden: Gabler 2006.

Hanau P, Adomeit K. Arbeitsrecht. 13. Aufl. München: Luchterhand 2005.

Heckelmann D, Franzen M. Fälle zum Arbeitsrecht. 3. Aufl. München: C. H. Beck 2006.

Hoch DH, Leukert P, Klimmer M. Erfolgreiches IT-Management im öffentlichen Sektor. Managen statt verwalten. Wiesbaden: Gabler 2005.

Hohmeister F. Grundzüge des Wirtschaftsprivatrechts. Studien- und Übungsbuch für Studierende der Betriebswirtschaft und des Wirtschaftsrechts. 3. Aufl. Stuttgart: Schäffer-Poeschel 2003.

Holznagel B. Recht der IT-Sicherheit. München: C. H. Beck 2003.

Junker A. Grundkurs Arbeitsrecht. 5. Aufl. München: C. H. Beck 2006.

Kallwass W. Privatrecht. Ein Basisbuch. 18. Aufl. München: Vahlen 2006.

Krahe A. Wirtschaftsförderung von A bis Z. Köln: Verlag Deutscher Wirtschaftsdienst 2003.

Krause R. Arbeitsrecht I: Individualarbeitsrecht. München: C. H. Beck 2006.

Laux H. Grundlagen der Organisation. Die Steuerung von Entscheidungen als Grundproblem der Betriebswirtschaftslehre. 6. Aufl. Berlin, Heidelberg, New York: Springer 2005.

Mertens P, Bodendorf F. Programmierte Einführung in die Betriebswirtschaftslehre. Institutionenlehre. 12. Aufl. Wiesbaden: Gabler 2005.

Müller B. Arbeitsrecht im öffentlichen Dienst. 6. Aufl. München: Vahlen 2006.

Pulte P. Das deutsche Arbeitsrecht. Kompaktwissen für die Praxis. 2. Aufl. München: Luchterhand 2006.

Redeker H. IT-Recht in der Praxis. 3. Aufl. München: C. H. Beck 2003.

Schade F. Wirtschaftsprivatrecht. Grundlagen des bürgerlichen Rechts sowie des Handels- und Wirtschaftsrechts. Stuttgart: Kohlhammer 2006.

Schaub G, Koch U, Linck R. Arbeitsrecht-Handbuch. München: C. H. Beck 2005.

Schimitzek P. Das effektive Unternehmen. 6. Aufl. Neuwied: Luchterhand in Wolters Kluwer Deutschland 2006.

Schmalen H, Pechtl H. Grundlagen und Probleme der Betriebswirtschaft. 13. Aufl. Stuttgart: Schäffer-Poeschel 2006.

Schultz V. Basiswissen Betriebswirtschaft. Management, Finanzen, Produktion, Marketing. München: Deutscher Taschenbuch-Verlag 2006.

Sonntag M. IT-Sicherheit kritischer Infrastrukturen. Von der Staatsaufgabe zur rechtlichen Ausgestaltung. München: C. H. Beck 2005.

Specht G, Balderjahn I. Einführung in die Betriebswirtschaftslehre. 4. Aufl. Stuttgart: Schäffer-Poeschel 2005.

Teschke-Bährle U. Arbeitsrecht – schnell erfasst. 6. Auflage. Berlin, Heidelberg, New York: Springer 2006.

Ullrich N. Wirtschaftsrecht für Betriebswirte. Grundzüge des BGB; Grundzüge des Handels- und Gesellschaftsrechts; mit Fällen und Lösungen. 5. Aufl. Herne, Berlin: NWB 2006.

Weber H, Rogler S. Betriebswirtschaftliches Rechnungswesen. Bd. 2. Kosten- und Leistungsrechnung sowie kalkulatorische Bilanz. 4. Aufl. München: Vahlen 2006.

Wörlen R, Metzler-Müller K. Zivilrecht. 1000 Fragen und Antworten; bürgerliches Recht, Handelsrecht, Arbeitsrecht. Köln: Carl Heymanns 2004.

Gesundheitsökonomie

Lauterbach/Schrappe (Hrsg.)
Gesundheitsökonomie, Qualitätsmanagement und Evidence-based Medicine
Eine systematische Einführung

2., überarb. u. erw. Aufl. 2004.
589 Seiten, 103 Abb., 99 Tab., geb.
€ 99,– (D)/€ 101,80 (A)/CHF 153,–
ISBN 978-3-7945-2287-3

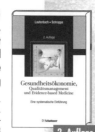

Der große Erfolg der ersten Auflage von „Lauterbach/Schrappe" und die Dynamik in der gesundheitspolitischen Diskussion der letzten Jahre haben binnen zwei Jahren eine zweite Auflage notwendig werden lassen, die die Fachgebiete Gesundheitsökonomie, Qualitätsmanagement und Evidence-based Medicine nachvollziehbar darstellt. Neu hinzugekommen sind Kapitel zu Diagnosis Related Groups (DRG), Disease Management, Health Technology Assessment und Versorgungsforschung. Auf die Thematik Patientensicherheit und Risikomanagement wird umfassend in mehreren Kapiteln eingegangen.

Die systematische Gliederung des Handbuchs blieb unverändert:
- Teil I: Grundlagen zu Ethik und Klinischer Epidemiologie sowie Evidence-based Medicine
- Teil II: Gesundheitsökonomische und betriebswirtschaftliche Fragestellungen
- Teil III: Qualitätsmanagement, Leitlinien/Behandlungspfade und Risikomanagement in der institutionellen Perspektive

Gerber/Lauterbach (Hrsg.)
Gesundheitsökonomie und Pädiatrie

2006. 264 Seiten, 25 Abb., 50 Tab., kart.
€ 69,– (D)/€ 71,– (A)/CHF 110,–
ISBN 978-3-7945-2449-5

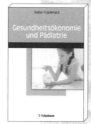

Gesundheitsökonomische Überlegungen werden oft als unvereinbar mit pädiatrischem Handeln angesehen – können wir uns diese Haltung noch „leisten"? Die aktuellen Probleme drängen auf eine Lösung: Die Zahl der Kinder geht immer weiter zurück, die Kinder wachsen in eine wenig kinderfreundliche Umwelt hinein und sind vielfachen Belastungen ausgesetzt. PISA fördert weitere Defizite zutage.

Dieses Buch leistet einen wichtigen Beitrag zur Beseitigung dieses Defizits: Nach einer Einführung in die Grundlagen und Bewertungsformen wird die Gesundheitsökonomie in der Pädiatrie im internationalen Vergleich dargestellt. Fragen der Versorgungsstruktur werden eingehend untersucht. Relevante Krankheitsbilder werden gesondert in den Blick genommen. Auch Fragen der Forschung sowie ethische Aspekte kommen zum Tragen.

Damit gibt das Buch einen umfassenden Einblick in die Leistungsfähigkeit gesundheitsökonomischer Forschung und deren State of the Art in der deutschsprachigen Pädiatrie.

Vogel/Wasen (Hrsg.)
Gesundheitsökonomie in Psychotherapie und Psychiatrie
Gesundheitsökonomische Untersuchungen in der psychotherapeutischen und psychiatrischen Versorgung

2004. 317 Seiten, 48 Abb., 74 Tab., kart.
€ 89,– (D)/€ 91,50 (A)/CHF 142,–
ISBN 978-3-7945-2258-3

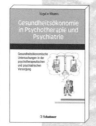

Dieses Buch behandelt die Grundlagen gesundheitsökonomischer Untersuchungen und ihre Anwendung im Bereich Psychotherapie und Psychiatrie. Untersuchungsmethoden und Bewertungsmodelle der gesundheitsökonomischen Effekte werden ausführlich erläutert, beispielhafte gesundheitsökonomische Untersuchungen für ein breites Spektrum psychischer Störungen werden vorgestellt. So wird das hohe Wirtschaftlichkeitspotential fachgerechter Behandlungsmethoden aufgezeigt.

Damit leisten die Autoren einen wichtigen Beitrag in der gesundheitspolitischen Diskussion um die Bedeutung psychotherapeutischer Interventionen in der gesundheitlichen Versorgung.

Schattauer

www.schattauer.de

Irrtum und Preisänderungen vorbehalten

Gesundheits-Management

Ammenwerth/Haux
IT-Projektmanagement in Krankenhaus und Gesundheitswesen
Einführendes Lehrbuch und Projektleitfaden für das taktische Management von Informationssystemen

2006. 343 Seiten, 68 Abb., 65 Tab., kart.
€ 34,95 (D)/€ 36,– (A)/CHF 56,–
ISBN 978-3-7945-2416-7

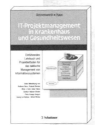

Die Bedeutung rechnerbasierter Informationssysteme im Gesundheitswesen wird auch in Zukunft weiter wachsen. Die Analyse bestehender Systeme und die Auswahl und Einführung neuer Systeme bringen besondere Herausforderungen für Projektleiter und -mitarbeiter mit sich.

In Theorie und Praxis beschreibt das Buch die wesentlichen Schritte bei der Analyse, Auswahl und Einführung von Informationssystem-Komponenten im Gesundheitswesen. Es liefert das notwendige Know-how, um Projekte des taktischen Informationsmanagements effektiv zu planen, durchzuführen und abzuschließen.

Mit zahlreichen Beispielen und Fragen zur Erfolgskontrolle vermittelt es Studenten das Wissen für ein erfolgreiches Examen. Als Projektleitfaden für den Praktiker ist es ein wertvoller Ratgeber für die effiziente Gestaltung von Informationssystemen im Krankenhaus und Gesundheitswesen.

Leiner/Gaus/Haux/Knaup-Gregori/Pfeiffer
Medizinische Dokumentation
Grundlagen einer qualitätsgesicherten integrierten Krankenversorgung
Lehrbuch und Leitfaden

5., aktualisierte Aufl. 2006.
238 Seiten, 4 Abb., 19 Tab., kart.
€ 29,95 (D)/€ 30,80 (A)/CHF 48,–
ISBN 978-3-7945-2457-0

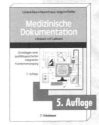

Das beliebte Lehrbuch, jetzt in der 5. Auflage, führt den Leser systematisch in die Grundlagen einer professionellen medizinischen Dokumentation ein. Wissenschaftlich fundiert, didaktisch geschickt und mit hohem Praxisbezug beschreiben die Autoren, wie medizinische Informationssysteme sinnvoll gestaltet und genutzt werden können. Angepasst an die Erfordernisse der Lehre und der Praxis ist die „Medizinische Dokumentation" mehr denn je eine wertvolle Informationsquelle für alle, die sich mit diesem Thema befassen, seien es Studierende, Ärzte, Pflegekräfte, Dokumentare oder Verwaltungsangestellte im Krankenhaus.

„Wer wissenschaftlich arbeiten will (auch in der Allgemeinpraxis) wird gut beraten sein, sich mit der hier aufgezeigten und anschaulich erklärten Begriffswelt näher zu befassen." Der Allgemeinarzt, Verlag Kirchheim, Mainz

Herbig/Büssing (Hrsg.)
Informations- und Kommunikationstechnologien im Krankenhaus
Grundlagen, Umsetzung, Chancen und Risiken

2006. 245 Seiten, 44 Abb., 10 Tab., kart.
€ 49,95 (D)/€ 51,40 (A)/CHF 80,–
ISBN 978-3-7945-2447-1

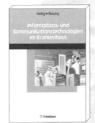

Ein interdisziplinäres Autorenteam vermittelt eindrücklich wie Informations- und Kommunikationssysteme positiv in den Klinikalltag integriert und Arbeitsabläufe optimiert werden können, ohne dass hierbei der Mensch aus dem Blickfeld gerät.

Mehr noch: An realen Projekten wird anschaulich erläutert, wie die Integration dieser Technologien in die Klinik zur Entlastung, Zeiteinsparung und Qualitätssteigerung beitragen kann. Überstunden durch lästiges Diktieren von Arztbriefen, zeitaufwendige Telefonate nach Untersuchungsterminen und -befunden, die Suche nach Patientenakten und Formularen gehören der Vergangenheit an — wenn Menschen, Prozesse und Technik sinnvoll vernetzt und so zum „System Krankenhaus" werden.

Wissenschaftler aus dem Bereich Informationstechnologie im Gesundheitswesen, Medizininformatiker, Arbeitswissenschaftler und -psychologen, Entscheidungsträger in Krankenhausverwaltungen und ärztlichen und pflegerischen Direktionen, Studenten der (Medizin-)Informatik sowie Mitarbeiter von Hardware- und Softwarefirmen im Gesundheitswesen finden in diesem Werk Anregungen und Antworten rund um das Thema Informations- und Kommunikationstechnologien im Krankenhaus.

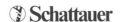
Schattauer   www.schattauer.de   Irrtum und Preisänderungen vorbehalten

Krankenhaus-Report

Klauber/Robra/
Schellschmidt (Hrsg.)
**Krankenhaus-Report
2006**
Schwerpunkt:
**Krankenhausmarkt
im Umbruch**

2007. 462 Seiten, 65 Abb., 68 Tab.,
kart., mit CD-ROM
€ 49,95 (D)/€ 51,40 (A)/CHF 80,–
ISBN 978-3-7945-2490-7

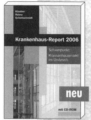

Mit seinem Schwerpunktthema „Krankenhausmarkt im Umbruch" beleuchtet der **Krankenhaus-Report 2006** den Status quo und die künftige Entwicklung.

Fachbeiträge behandeln u. a. folgende Fragen: Welche Faktoren bestimmen den Wandel im Krankenhausmarkt? • Wie wird die Restrukturierung des Krankenhausmarktes aus Sicht des Kartellamtes bewertet? • Wird die regionale Versorgung in einem gewandelten Markt sichergestellt? • Wie wirken sich Qualitätsregulierungen auf die zukünftige Struktur des Krankenhausmarktes aus? • Wie positionieren sich private Träger oder Klinikketten im Markt und wie sieht die Zukunft des öffentlich-rechtlichen Krankenhauses aus? • Wie wandeln sich die Berufsbilder von Ärzten und Pflege im neuen Umfeld?

Klauber/Roba/
Schellschmidt (Hrsg.)
**Krankenhaus-Report
2005**
Schwerpunkt:
Wege zur Integration

2006. 422 Seiten, 71 Abb., 65 Tab.,
kart., mit CD-ROM
€ 49,95 (D)/€ 51,40 (A)/CHF 80,–
ISBN 978-3-7945-2408-2

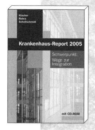

Mit seinem Schwerpunkt „Wege zur Integration" behandelt der **Krankenhaus-Report 2005** Perspektiven und Schwierigkeiten der Integration im Gesundheitswesen.

Fachbeiträge behandeln u.a. folgende Fragen: Wer ist der Treiber, der Integrationsmotor im System? Welche Rolle kommt den Krankenhäusern zu? Wie erleben Patienten das Nebeneinander der Sektoren? Wie sind die Modelle und Verträge zu bewerten, die im Jahr 2004 als Integrationsmodelle vereinbart wurden? Was für Impulse ergeben sich aus der DRG-Reform und der anstehenden Vergütungsreform im ambulanten Bereich für die Frage der Integration? Wo steht die internationale Diskussion zu Managed Care und Integration?

Klauber/Robra/Schellschmidt (Hrsg.)
Krankenhaus-Report 2004
Schwerpunkt:
**Qualitätstransparenz –
Instrumente und Konsequenzen**

2005. 447 Seiten, 47 Abb., 35 Tab., kart.,
mit CD-ROM
€ 49,95 (D)/€ 51,40 (A)/CHF 80,–
ISBN 978-3-7945-2350-4

Arnold/Klauber/Schellschmidt (Hrsg.)
Krankenhaus-Report 2002
Schwerpunkt:
Krankenhaus im Wettbewerb

2003. 406 Seiten, 60 Abb., 44 Tab., kart.,
mit CD-ROM
€ 49,95 (D)/€ 51,40 (A)/CHF 80,–
ISBN 978-3-7945-2219-4

Arnold/Litsch/Schellschmidt (Hrsg.)
Krankenhaus-Report 2000
Schwerpunkt:
Vergütungsreform mit DRGs

2001. 528 Seiten, 68 Abb., 74 Tab., kart.,
mit CD-ROM
€ 45,95 (D)/€ 47,30 (A)/CHF 74,–
ISBN 978-3-7945-2098-5

Klauber/Robra/Schellschmidt (Hrsg.)
Krankenhaus-Report 2003
Schwerpunkt: **G-DRGs im Jahre 1**

2004. 487 Seiten, 74 Abb., 72 Tab., kart.,
mit CD-ROM
€ 49,95 (D)/€ 51,40 (A)/CHF 80,–
ISBN 978-3-7945-2284-2

Arnold/Klauber/Schellschmidt (Hrsg.)
Krankenhaus-Report 2001
Schwerpunkt: **Personal**

2002. 367 Seiten, 50 Abb., 65 Tab., kart.,
mit CD-ROM
€ 45,95 (D)/€ 47,30 (A)/CHF 74,–
ISBN 978-3-7945-2163-0

Arnold/Litsch/Schwartz (Hrsg.)
Krankenhaus-Report '99
Schwerpunkt:
Versorgung chronisch Kranker

2000. 432 Seiten, 68 Abb., 74 Tab., kart.,
mit CD-ROM
€ 40,95 (D)/€ 42,10 (A)/CHF 66,–
ISBN 978-3-7945-2022-0

Schattauer

www.schattauer.de

Irrtum und Preisänderungen vorbehalten